萧龍友醫案

主　编　张绍重
副主编　金　涛
编　委　王晓莉　侯春英　郭　华　殷世鹏

中国中医药出版社
·北京·

图书在版编目（CIP）数据

萧龙友医集 / 张绍重主编 .—北京：中国中医药出版社，2018.2（2021.12重印）
ISBN 978－7－5132－4620－0

Ⅰ . ①萧…　Ⅱ . ①张…　Ⅲ . ①医案—汇编—中国—现代
Ⅳ . ① R249.7

中国版本图书馆 CIP 数据核字（2017）第 287878 号

中国中医药出版社出版
北京经济技术开发区科创十三街 31 号院二区 8 号楼
邮政编码　100176
传真　010-64405721
廊坊市祥丰印刷有限公司印刷
各地新华书店经销

开本 787×1092　1/16　印张 46　字数 669 千字
2018 年 2 月第 1 版　2021 年 12 月第 2 次印刷
书号　ISBN 978－7－5132－4620－0

定价　198.00 元
网址　www.cptcm.com

服务热线　010-64405510
购书热线　010-89535836
维权打假　010-64405753

微信服务号　zgzyycbs
微商城网址　https://kdt.im/LIdUGr
官方微博　http://e.weibo.com/cptcm
天猫旗舰店网址　https://zgzyycbs.tmall.com

如有印装质量问题请与本社出版部联系（010-64405510）

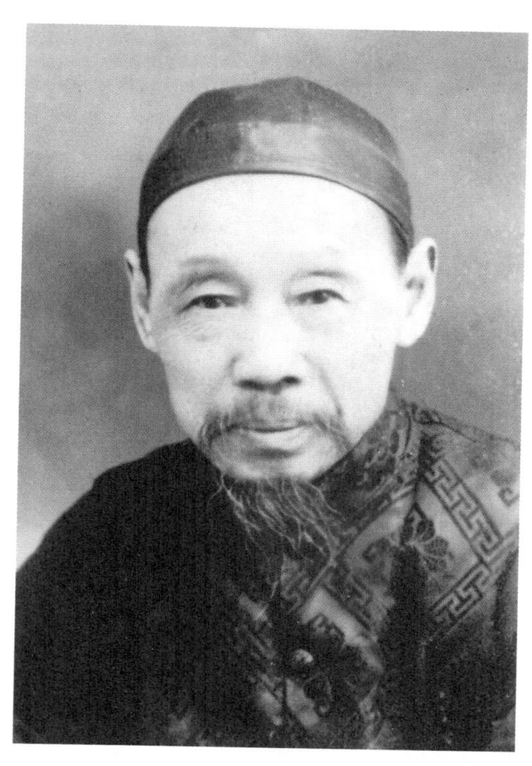

萧龙友先生七十七岁肖像

平生願鑄黃金像紙
上翻呈白玉姿形須鬢蒼渾
不老胸懷蕩蕩了無私世情
歷盡方知我家事丟提骨
付誰七十七年一彈指圖[illegible]
學道祇憑醫 玄玄老人

自题于七十七岁肖像后

代序·忆先师龙友先生

(一)

先师萧龙友先生，名方骏，号息园、息翁、蛰蛰公，1949年中华人民共和国建立后改号不息翁。四川省三台县人。清同治九年庚午夏历正月十四日（1870年2月13日），生于雅安县学署，时先生曾祖韵镳公任雅安县学教谕，四世同堂，一时传为佳话。其时适当太平天国之后，帝国主义竞相入侵之时，先生少即聪颖过人，力学不倦，14岁时，为便于学习，自创《音字经》一篇，为重堂嘉许。时科举尚未废除，弱冠应试，屡列前茅，自入庠后，声华籍籍，问字之车，络绎于途。旋登光绪丁酉科拔贡。时井研廖季平先生以公羊学鸣于世，对先生尤加器重。尔后，其著作屡乞先生题耑。吴郡陆晋笙先生，以医学蜚声于东南半壁，有《鲟溪医述》十余种行世，每书脱稿，亦必就正于先生。

先生究心医药，盖自幼年而然。族中有设药肆者，得暇即往访问，对于一药之形态、气味、品种、真伪、炮炙、修合等等，无不详加研询。先世藏书甚富，尤多医籍，先生于枕经藉史之余，辄加涉猎，继因母病，本“为人子者当知医”之义，遂发奋读医书，遇有疑难之处，乃就地访问老辈，必得其解而后已。又以古代医经文字古奥，其用词造句多与周秦诸子有触类旁通之处，乃采以经解经之法，旁搜博览，参酌诸子书，遇有会意处即作剳记，积稿盈尺，惜庚子年毁于兵燹。虽然，其医学固已卓然成家矣，从事临床之始，疗效即甚著。清光绪十八年（1892），川中疫疠流行，成都一地，日死数千，街巷至有闭门不敢外出者，而谈之色变。先生目击心伤，乃与陈君蕴生相约，提囊施药，济世救人，所活颇众，经验益丰。先生以医药服务人民，此为嚆矢焉。

先生自会考以第一名入贡后，文章书法，声誉鹊起，乃得派充京师正蓝旗官学教习，仍一面教学，一面研医，又得亲炙都中各名医，其时虽未以医问世，求诊者已接踵于门。教习期满，依例以知县分发山东，先后主嘉祥、济阳、淄川邑政，三地皆鲁中名郡，文风颇盛，经其励精图治，一时向化。当时正值维新之际，废科举，兴学堂。山东省会议立高等学堂，先生手订章程，兼任教习，同时以办理教案与外国神父作斗争而深得民心。在嘉祥任内，对地方文物多方保护，曾于光绪三十一年（1905）重修县龙王庙，并亲自撰文书丹摹勒上石立于庙内，今拓片尚有存者。先生中年之后，笃好老庄，淡于仕途。会逢鼎革，乃返京，京中诸当事屡约其任要职，均婉辞不就，有不容脱卸者，亦仅允咨询。斯时盖已决心以医为专业，而以活人愈多，名乃愈重。先生尝语诸当事曰："愿为良医，不为良相。方今欧风东渐，时流崇尚西学，中国医学将有日趋淹没之势。龙友不揣，愿为此坠绪而努力。"尔后益加笃志于医学，虽耗力折资弗顾也。

1928年，国民政府迁都南京。先生睹国事之日非，乃于北京西城，拓数弓之地，为诊病之所。授徒传习，谆谆善诱，莳花种菜，亲自劳作，暇则染翰临池，赋诗作画，偶有余钱则搜访金石书画，加以考订（详见附篇所录），榜其斋曰息园，尝与友朋曰："息者，息于茫茫浊世之政治活动耳。至为医，至授徒，至莳花种菜，则方兴未艾，不在所息范围之内也。"

1929年，南京国民政府卫生部召开第一届中央卫生委员会，通过余云岫所提《废止旧医以扫除医事卫生之障碍案》，先生闻之，万分愤慨，乃与孔伯华、瞿文楼诸医界同仁创办北京国医学院。虽阻力横生，教育部不予立案，卫生署不予承认，崇洋之辈加以讥笑，舆论方面不予支持。先生筚路蓝缕，披荆斩棘，倾囊维持，乃得延续至十五年之久。其中虽备受当局之种种掣肘，仍勇往直前，未尝少懈，造就中医人才颇众，为中医之继承工作，打下良好基础。1949年后，卫生部中医司副司长赵树屏，乃先生早年高足，为吾门中之最长者，其余在京医疗、研究机构中担任临床及研究工作者，颇有国医学院之历届莘莘学子也。

先生与先君为光绪丁酉科拔贡同年，绍重髫龄，即在先生处牙牙学语，兼习岐黄，蒙先生视同犹子，耳提面命，孜孜教诲，然顽钝无知，未敢称承其衣钵。

丁丑（1937）七七事变，日寇侵华，故都沦陷，先生除诊务外，不问外事，取别号曰“蛰蛰公”。己卯（1939）七十初度，于答友人诗中有“年华虽暮心犹壮，世事无关耳自聋”句，观此二语，既可括其八年蛰处之基本思想，又可见其坚贞不屈之精神，前句又寓有老骥伏枥，志在千里之意，为“不息翁”预下注脚也。

先生于中华人民共和国成立之初，深喜日月重新，即命其侄婿左君次修，为治一印，文曰“息翁今改不息翁”，以示其思想转变，关怀国家经济建设，为人民保健事业加倍努力。当土改及工商业改造之后，先生有“阶级分明无剥削，人民今是主人翁”句，西藏和平解放之后，先生又有“八方携手同前进，东至昆仑西海滨”及“腰鼓口琴声不断，中华儿女奏和平”句。在医学方面，则竭力主张发皇古义，融会新知，并主张通俗而不神秘，易致而不难求，并有“病客随缘任往来，老夫医病主公开。望闻问切须精细，医案医方不用猜”之山歌。对于整理中医学方面，主张去芜存菁，对于中西医之间，则从无门户之见，尝曰：“中医已历数千年，其中先圣先贤之学说，有应发明而未发明者，有已发明而又晦盲者，去其糟粕，存其精华，以示国人，以昭来者，我辈之责也。”“学问公器也，讲学公理也，何中西之有哉。”1954年，为了贯彻党的中医政策，继承发扬中医学，中医研究院随之成立，先生被聘为学术委员会委员，为便利医学研究，乃以所藏日本文久元年（清咸丰十一年，1861）江户学训堂刊本《医方类聚》捐赠，此书海内仅存四部，其公而忘私，爱护中医学术之精神，于此可见矣。1955年中医研究院正式成立，先生虽在病中，仍冒寒前往，归语绍重曰：“观于中医研究院之成立，益见共产党之英明伟大，汝辈应积极学习政治，积极钻研业务，方不负党之培养与期待，吾老矣，犹不甘颓放，愿尔曹益勉之。”

1954年，先生被选为第一届全国人民代表大会代表，即提请设立中医大学，屡次与会，均津津乐道。1956年，北京、上海、广州、成都四地中医学院成立，先生时卧病人民医院，闻此消息，兴奋异常，乃曰：“余生平素志，终于得偿，更充分说明人民政府的一切措施，莫不符合人民的利益与人民的愿望。”并对如何办好中医学院，提出若干建议，如课程之循序渐进也，教学之质量并重也，学习之注重实践也，讲义之系统编排也，学医之应识药也，古文书法之应重视也。傥论宏言，均足为今日中医教学之取法。绍重每往请益，先生必孜孜以学院之情况见询。并嘱其孙女承悰，于高中毕业后，报考中医学院，可见其对于继承中医学及培养后学之重视。

树屏师兄病逝，家人未敢以告，恐影响其健康，先生素极警悟，以其久未晤对，即隐忧不腿，居恒叹曰："方今继承发扬祖国医学，正渠辈奋发有为之时，冀其早日康复，多所建树耳。"言下不胜唏嘘。

第二届全国人民代表大会，先生被连选为代表，时先生已卧院疗养，未能亲自出席，但对于大会文件，必命家人逐一诵读，其关心政治之忱，老而弥笃。

先生以八九高龄，不幸有丧明之痛。冢嗣元献之物故也，家人秘不以闻，先生虽微觉之，亦避而不言。方树屏之故也，如仲尼之隐泣颜渊，乃长君之殁也；又颜路之痛哭颜渊，唯哭法不同耳。一日，命绍重检架上之《霜红龛集》，翻至傅青主哭寿毛诗，朗吟其"父哭子常事，奈兹八十身"句，吟毕，泪涔涔下，乃曰："非寿毛之夭，乃青主晚死耳。"使绍重侍立，亦不知何言以对，其内心之沉痛可知，然亦终未明言，可见先生修养之深。盖元献亦知医，乃藉哭古人，而一发泄耳。

越日，又语侍者曰："余于二十年前有七十自嘲诗，诗中有'心医愿学公之佗'句，恐成语谶矣。"正以其抱恨于中，未加发泄，遂悲伤心肺，由是体力益不支。1960年10月19日临危前夕，语环视诸人曰："余亲见国家解放，亲见人民翻身，亲历新中国十年，亲见祖国医学得以继承发扬，亲见莘莘学子得以弦歌不辍，死亦瞑目，愿及门诸子及家人努力学习，努力向上。"语毕溘然长逝。时庚子年九月初一日（1960年10月20日）上午五时也，享寿九十岁。

噩耗传来，医林震动，各方纷赐挽诗挽联，琳琅满目，不遑备录。时耿鉴庭大夫方于役酒泉，次嘉峪关下，邮来五言排律挽诗，中有句曰："噩耗到边疆，医林折栋梁。""燕京殒耆老，鲁殿失灵光。"即此数语，亦可见吾师在医林之地位与声望矣。

中央统战部与中医研究院拟葬先生于八宝山革命公墓，以先生伉俪情深，预谋同穴，乃尊遗愿，与饶琼蕊夫人合葬于北京香山万安公墓。

（二）

忆绍重初立雪于先生之门，先后手书《说四诊》一篇，并检抄本《脉诀汇编说统》一册，加跋赐余，为余启蒙。今墨瀋犹新，临文检视，不知涕泗之何从。先生对于望闻问切的辩证关系及平脉与病脉，皆有精辟的论述，悉详后文。

先生论平脉与病脉曾语同门曰：“脉以和缓为平，病中如见此脉，即是退病象，平人更无论矣，否则皆病脉也。故梦觉道人周先生于其所著《三指禅》中于脉诀二十七字，独取缓字为平，而以二十六字配合阴阳以定寒热虚实。而名其书曰三指禅，即《内经》以平人定病脉之要旨，而贯通以究其极者也。夫禅者，玄机也，凡事皆有机，而病机尤甚，察脉能得其机，则心中了了，指下未有不了了者，自无以寒为热，以虚为实，而阴阳不分之弊矣，然此非三折肱者，不能悟也。”

先生虽非医史学家，但由于文史精通，故对医学史亦有精辟之见解，且树屏师兄曾有《医学史纲要》之著，由此亦可间接窥见先生学说之一斑。书成，先生并亲为作序。

先生尝谓：“中国药学创自神农，夫人而知之矣，然自三代以来，所传之书，仅《神农本草经》三卷，识者以为战国时人所辑，非神农时口授之原也。秦汉以后，发明本草之家，不下数百，但可取者，亦甚寥寥，以余眼而论，蔡邕、陶弘景两书外，最古之本草，莫如唐卷子抄本，其书朱墨并行，持编最精，湘潭王壬秋先生曾论定之。惜其书仅有说而无图，以苏恭图经本为有据，下此则苏颂《嘉祐图经》，及曹孝忠校正之《经史证类本草》、陈承《补注图经》而已。明代李时珍《本草纲目》，虽较诸本加多，而图亦备，第多以意为之，与药物本质不合，且无彩色分别，读者憾焉。清内府有写本新本草，与纲目相似，最动目者，为药物图考皆依类赋色，灿然可观，此书为厂肆一古董商所得，江安傅沅叔先生见之，曾劝其影印。以供医林研究，卒未果，此最为余所心仪者也。”

于此可见，先生虽从事于临床，其平时对于文物之关怀，对于古籍之浏览，亦不遗余力焉。

先生对于学术从无门户之见，对汇通中西的主张，曾屡发议论，某些论点竟能与今日之中医政策有所暗合。二十世纪三四十年代，观世风之日下，尝奋笔作《医范》十条，为后学之针砭。在此文中曾论及今与古的辩证关系云：“以今眼视古术，犹登塔楼而望泰岱，其高难跻；以古眼视今术，犹对明镜而察妍媸，其蔽立见。故泥于古不可言医，囿于今亦不可言医，必也斟酌损益，以求合乎今人之所宜，而后可以愈病。非困于学、竭于术不能至斯境也，彼夸寸长、炫小慧而洋洋得意者，知所反已。”彼时主张废置中医者，盛倡中医之不科学。先生独力辟其谬云：“盖彼有彼之科学，我有我之科学，非必如彼而后言科学也，况古之医本从科学来者乎。”至于如何对待，亦曾具体论及。“总之，医药为救人而设，本无中西之分，研此道者，不可为古人囿，不可为今人欺，或道或术，当求其本，以定一是，不可舍己芸人，亦不可非人是我。如此办理，中医或有昌明之日，否则径学西医可也，何必谓整理国医也哉。”对于勉强沟通，则大不谓然，尝云：“要知中医医术，皆有特长，胥能治病，但使国人有医学常识，自能择而用之，正不必强而沟通，亦不必显为区别。如能扣除门户之见，取彼之长，补我之短，可也；舍我之长，攻彼之短，不可也。”

去岁，绍重曾将先生仅存之诗稿，编成《不息翁诗存》五卷（戊子集、己丑集、丙戌集、丁酉集、拾遗集），拾遗集中有诗三首，作于中医几于议废之时，其第三首自注云：“医无中西，同一救人，不过方法不同耳。即以针而论，西医用药针，便则便矣，但与经穴毫无关系，如能按穴使用，则奏效当更速也。中医用针灸，按穴道调理气血，万病皆宜，且获奇效，不过精者少耳……如提倡中西并用，或有振兴之日，谓余不信，请以十年为期，国家如有意兴学育材，十年之后，中医如不有成，鄙人愿受妄言之罪，即时废止，决无异言。倘听其自生自灭，不之闻问，吾恐不出十年，中医绝迹矣，到中国之中医绝迹，而西医必将中法拾去研究，一旦发扬，华人又必转于西国求中法矣。言念及此，声泪俱下，不知同道中人作何感想也”。彼时，先生已有中西医结合及穴位注射之想法矣。

先生尝谓祖国医籍，汗牛充栋，主张以《伤寒论》为鉴，曾云：“以镜鉴人，不如以人鉴人，盖镜中影只自知无可比，而不知书中影则使万世之人皆知也。伤寒诸书，仲景之影也，以之作鉴，则治病必有一定之法，如影之不变也。反是，则离神而取影，鉴中之影，皆作真影矣。学医者其鉴诸。”又曾谓《伤寒》《金匮》为可读之书，“医书虽汗牛充栋，究其可读者，惟《伤寒》《金匮》《本草》等等而已。然《伤寒》虽分六经而多脱简，《金匮》亦非完全之本，特古医之精义皆在，故汉以来，皆奉为金科玉律。”

一日，先生与及门诸子论读书之法，酒酣兴豪，谓仲景书如英雄之迹，烈士之行，并奋笔直书云：“人有观英雄之迹，闻烈士之行，中心慷慨而向慕之者，无他，忠愤之感，万古一气，不可止也，况举古之术以疗今之病。吐下寒热苟中窍，则知古贤之不欺，自可与之晤言于一堂，交欢于万里，梦寐之间如相语也，岂非神乎技也哉。”

先生一贯主张医与药不能分割，医者不但应识药，而且须能亲自采药，于三十年前尝论及古代医家采药制药之法及其与治疗的关系、野生药物与种植药物的药力之不同，并忆及数十年前在蜀地所见诸家本草中未载之草药，备及功效。

中医愈病快而用钱少，外人已注意及之，而部分国人往往迷信西药，故先生郑重转述其事，以昭告国人：“德国著名医学博士贝斯多（译音）曾在医校演说，谓医家需要有两要事，一愈病要快，一用钱要少，究以何法为善？众不能答，则君曰除中国特效汤液，他药不能如此。西人尚以汤液为善，吾人转欲改之，亦太嗔矣。”且对用药之法，亦谆谆加以论及。

先生尝语余云：“三春草旱，得雨即荣，残腊枯枝，虽灌而弗泽，故对象不同即须作不同之措施，然又须顾及同中有异，异中有同，对老少患者之治法尤应注意。”先生治老人尝作譬喻云：“衣料之质地原坚，惜用之太久，虽用者加倍爱护，终以久经风日，饱历雪霜，其脆朽也必然。若仅见其表面之污垢，而记其穿着太久，用以碱水浸之，木板搓之，未有不立时破碎者。若仔细周密，以清水小掇轻浣，宿垢虽不必尽去，但晾干之后，能使人有出新之感，由此可更使其寿命增长，其质地非惟无损，且益加坚。”

先生调理虚症，多采育阴培本之法，然亦择其可育可培者施之。尝戒及门曰：“若投药失宜，治之失所，以致滋腻不化，又能得相反之效果。”故每语绍重曰：“欲投育阴培本之剂，必先观其条件如何，设病宜投而有一二征象不便投，又必须先除其障碍，或为其创造条件。若果时不我与，则于育阴培本之中，酌加香化运中之药，如陈皮、郁金、枳壳、沉香、焦曲、鸡金之类。”先生每用地黄，多遵古法以砂仁拌之，使其阴中有阳，静中有动，泥而不着，行而不滞。

虚怯之症，过中者不治，古有明训。先生于此点，特三致意，故治损症，每多满意之效果。时贤治痨，多着眼于肺肾，先生则于肺肾之外尤重于脾，尝云：“得谷者昌，若致土败，虽卢扁复生，亦难为力矣。”故补脾则党参、山药、白术、莲肉；运中则扁豆、苡仁；纳谷不甘则谷麦芽，其有须投酸甘益胃则投石斛、麦冬、金樱子等。

先生调理慢性病症，特别注意病者之五志七情，故处方中多加入合欢花、橘子络等，调其情志，舒其郁结。其忧思甚者则投香附，其善恐易惊者，则又使用镇定之剂，如磁石、茯苓、茯神等。

先生自民国十七年（1928）正式悬壶后，每日上午门诊，下午出诊，亲书方笺，从不假手他人，故所有方笺，均为病家携去，亦未留存底稿。庚寅（1950）春余初立雪于先生之门，始抄存底稿。己丑（2009），曾汇集孔伯华、施今墨、汪逢春三先生之案，成《北平四大名医医案选集》一书。去岁，又于箧中得《时方存真》稿本一册，乃余于庚寅、辛卯两年所录存者，书衣上四字，为先生亲笔所题，己丑汇编《选集》时，遍寻未得，以为不存矣，偶得之，欣喜无似，乃重新编排整理。此外箧藏先生零星杂稿，文革中所烬余者，包括医学与书画文物题跋，共30余篇，附之于后，一并付之枣梨。此先生除《不息翁诗存》外仅存文稿，迨吉光片羽之谓欤！

二〇一四年岁次甲午仲夏月受业张绍重谨识于

古金城之洴澼絖斋

目录

上篇　时方存真

下篇　息园医话

附篇　蛰公谈艺

時方存真

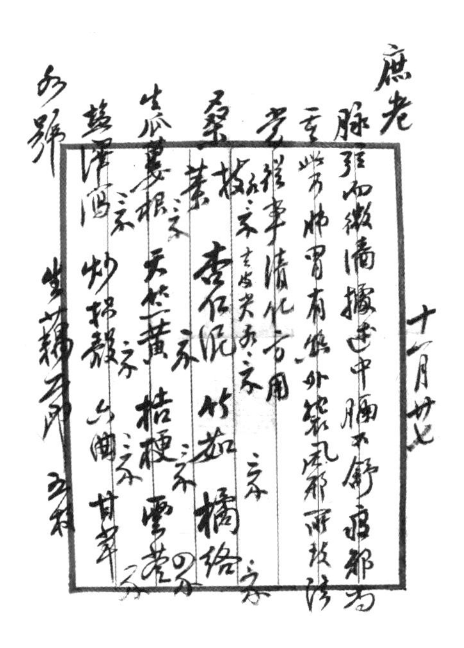

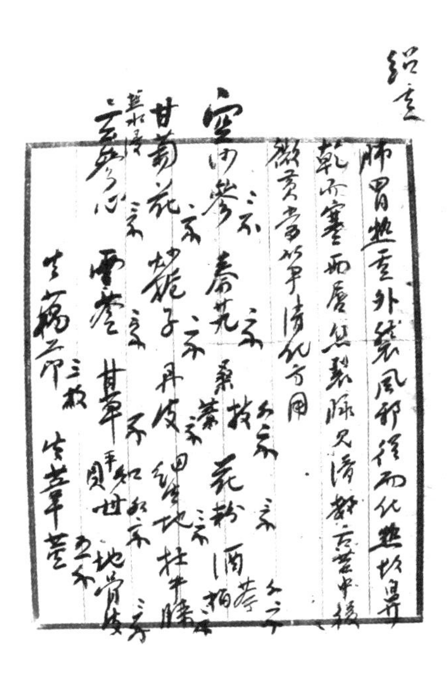

萧龙友先生亲笔处方

内科病案

风温

冬春两季感受风热病邪，起居不慎、寒暖失调，使外邪侵入则发为风温。先生治疗风温或以宣肺化痰，或以清肺降气，总不离清法。用药以清润为主，如生地、沙参、黄芩等，多用对药，如知贝母、天麦冬，尤喜用梨汁、梨皮、荸荠、藕节、荷叶等鲜药以生津润燥，清热消积和胃。清肺热而兼顾脾胃，不离保胃气存津液之治则。

官某　男　47岁　1951年1月3日

脉见弦滑，舌苔薄黄，素有胃病，大便经常秘结，近因内热感风，发为呛咳，痰涎时出，鼻涕亦多，咳甚则作呕，法当清肺和胃，祛风化痰为治。

南沙参三钱　苦桔梗三钱　知贝母各三钱　天花粉三钱
西防风二钱　火麻仁三钱　炒栀子三钱　粉丹皮三钱
云茯苓四钱　淡竹茹二钱　制乳没各三钱　盐泽泻三钱
酒黄芩三钱　生甘草二钱　生苇茎一尺　生藕节三枚

二诊　1月10日

服前方各病皆轻，惟咳嗽未尽，胃痛牵及两胁亦痛，有时干呕，大便不畅，小溲色黄，内热尚甚，法当清降。

南沙参三钱　知贝母各三钱　大麦冬三钱　天花粉四钱
制乳没各三钱　沉香曲布包，四钱　火麻仁四钱　细生地五钱
淡竹茹二钱　炒栀子三钱　粉丹皮三钱　赤苓芍各四钱

北五味二钱　生甘草二钱　生梨皮一具

王某　女　28 岁　1951 年 11 月 15 日

脉见弦滑而数，据述病情乃内热感风，风邪入肺，发为呛咳，痰吐涎沫，鼻塞不通，右胁肋牵及肩背皆痛，法当通络豁痰以消息之。

白蒺藜去刺，三钱　苦杏仁去皮尖，三钱　苦桔梗三钱　西防风三钱
西秦艽三钱　天花粉四钱　法半夏三钱　知贝母各三钱
真郁金三钱　橘子络三钱　冬瓜子四钱　浮小麦四钱
生甘草二钱　生藕节五枚　生姜一片

二诊　11 月 20 日

服前方尚安，据述晨起喉部发痒而干，咳吐涎沫数口后稍安，午后则胸满无痰，肩臂周围尚痛，此乃肺气不宣之故，非关外邪，所以鼻观亦寒，法当从本治。

空沙参三钱　苦杏仁去皮尖，三钱　当归须三钱　小川芎三钱
真郁金三钱　桑寄生五钱　天花粉四钱　知贝母各三钱
天麦冬各三钱　阿胶珠三钱　老苏梗三钱　姜竹茹二钱
生杭芍四钱　云茯苓四钱　生甘草二钱　生梨皮一具
生藕节五枚

冯某　男　14 岁　1950 年 3 月 18 日

脉见滑大，面部浮肿，色亦不荣，内蕴温热，外袭风邪，致身热见汗不退，便干溲黄，法当从本治。

白蒺藜去刺，四钱　冬瓜皮八钱　空沙参四钱　西防风三钱
忍冬藤五钱　炒栀子四钱　粉丹皮三钱　绵茵陈四钱
炒苡仁五钱　藿香梗四钱　郁李仁四钱　生苇茎五寸
天水散冲，五钱

二诊　3月19日

素体血热，兼有湿邪，外袭风寒则头昏，头为诸阳之首，法当从本治。

南沙参四钱　冬瓜皮八钱　西秦艽三钱　蔓荆子三钱
杜牛膝三钱　栀子皮四钱　粉丹皮三钱　酒黄芩柏各三钱
生苡仁四钱　西防风二钱　赤白苓芍各三钱　首乌藤五钱
生甘草三钱　生苇茎一尺

萧某　女　18岁　未婚　1950年6月11日

喉际偏右，白腐红肿，会厌亦红，不时作痛，现当经期，法当清降。

南沙参四钱　桑枝叶各二钱　知贝母各二钱　天花粉四钱
真郁金三钱　杜牛膝三钱　射干三钱　嫩白前三钱
苦杏仁去皮尖，三钱　云茯苓二钱　当归尾三钱　桃仁泥二钱
细生地四钱　生甘草二钱　鲜荷梗一尺

二诊　6月18日

喉际偏右白腐已愈，昨日偏左又发红，但不痛，此乃肝热侵及肺胃，外袭风邪所致，经期已过，法当清化。

空沙参四钱　知贝母各三钱　苦杏仁去皮尖，三钱　苦桔梗三钱
射干二钱　生石膏先煎，三钱　天花粉四钱　大麦冬三钱
杜牛膝三钱　真郁金三钱　青蒿梗二钱　桑寄生四钱
干地黄四钱　山萸肉三钱　灵磁石先煎，四钱　生甘草二钱

三诊　6月22日

依前方加酒芩柏各三钱，鲜竹叶三钱，减去桑寄生，再进。

四诊　9月26日

据述近日胃部不和，早起干呕，食物后则吐，呛咳痰多，大便日行三四次不等，入夜则安，此因食滞感风之故，法当标本兼治。

空沙参四钱　西防风三钱　六神曲布包，四钱　生熟稻芽各三钱

知贝母各三钱　苦杏仁去皮尖，三钱　天花粉四钱　焦鸡金三钱
大腹皮三钱　云茯苓四钱　制厚朴川连水炒，一钱
苦桔梗三钱　生甘草二钱　生姜二片　大枣三枚

萧某　男　14岁　1951年3月9日

脉见弦滑，喉际红肿，口干引饮，肢体倦怠，略有咳嗽，此乃内热感风，又过劳累之故，法当标本兼治。

空沙参四钱　苦杏仁去皮尖，三钱　桑枝叶各三钱　西防风二钱
杜牛膝三钱　忍冬藤四钱　天花粉三钱　粉丹皮三钱
炒栀子三钱　朱茯神四钱　知贝母各三钱　苦桔梗三钱
生甘草二钱　生藕节五枚

二诊　3月9日

喉际仍痛，咳嗽痰多，肢体乏力，此由劳乏感风化热，肺胃之气未舒，致成此候，当依法加减再进。

南沙参四钱　苦桔梗三钱　苦杏仁去皮尖，三钱　制乳没各三钱
杜牛膝三钱　嫩白前三钱　天花粉四钱　西防风二钱
炒栀子三钱　粉丹皮三钱　真郁金三钱　知贝母各三钱
朱茯神四钱　生甘草二钱　鲜梨汁冲入，一小杯

三诊　5月2日

脉不条达，舌苔垢腻，头部串痛，由督脉而上攻，少腹刺痛，大便作泻，日行七八次，中气因而短促，肢体过于劳乏，又感风邪，致成此候，病势逐轻，宜小心将护，防其成痢。

北沙参四钱　焦冬术三钱　炒枳壳三钱　大腹皮三钱
广木香二钱　小川连一钱　抱木茯神四钱　首乌藤四钱
赤苓芍各三钱　焦鸡金三钱　六神曲布包，四钱　生熟稻芽各三钱
薄荷梗二钱　真郁金三钱　甘草梢二钱　鲜藿香后下，二钱

四诊　5月15日

咳嗽已久，夜间更甚，几不停声，肺虚有热，睡久热更甚，故呛咳亦甚，当从本治。

空沙参四钱　知贝母各三钱　天麦冬各三钱　北五味二钱
酒黄芩二钱　云茯苓四钱　嫩白前三钱　野百合四钱
枇杷叶三钱　炙百部三钱　苦楝子二钱　薄荷梗二钱
生石膏先煎，五钱　酒黄柏二钱　鲜茅根五钱　天水散冲，四钱
生荸荠捣，五枚

耿某　女　23岁　未婚　1952年3月18日

据述经水逾期始行，业经数月，内蕴有热，外袭风邪，喉际偏右红肿，肢体畏寒，腹部作胀，胃纳不佳，为日已久，当从本治，不可过劳为要。

忍冬藤四钱　桑枝叶各三钱　净连翘三钱　知贝母各三钱
杜牛膝三钱　炒栀子三钱　粉丹皮三钱　单桃仁去皮尖，三钱
苦杏仁去皮尖，三钱　大腹皮三钱　真郁金三钱　全当归三钱
小川芎三钱　赤苓芍各三钱　细生地四钱　酒芩柏各三钱
甘草梢二钱　生苇茎五寸

二诊　3月23日

药后尚安，喉肿已消，尚微红作痛，进食后胃部发胀而吐酸水，此乃内热太甚之故，皆由过劳所致，稍事休息为要。

忍冬藤四钱　净连翘三钱　知贝母各三钱　杜牛膝三钱
炒栀子三钱　粉丹皮三钱　酒芩柏各三钱　大腹皮三钱
冬瓜皮仁各四钱　赤苓芍各三钱　五味槟榔布包，四钱　细生地四钱
生稻芽四钱　生藕节五枚

郝某　女　5岁　1952年11月16日

伤风呛咳，业已多日，耳内作痛，不时发闭，手足皆凉，口渴引饮，夜眠不安，内热甚重，法当清化。

金银花二钱　净连翘二钱　桑枝叶各二钱　粉丹皮二钱
炒栀子二钱　知贝母各二钱　苦杏仁去皮尖，三钱　苦桔梗三钱
嫩白前三钱　大力子一钱　酒黄芩二钱　六神曲二钱
天水散三钱，二味同布包　生苇茎五寸

二诊　11月18日

药后大便下秽物甚多，此积滞渐去之象，惟内热尚重，手足发冷，呛咳仍剧，宜取微汗以解之。

桑枝叶各二钱　忍冬藤三钱　薄荷梗二钱　知贝母各二钱
苦杏仁去皮尖，三钱　大力子一钱　炒栀子二钱　粉丹皮二钱
六神曲布包，二钱　净连翘二钱　天花粉二钱　甘草梢一钱
生藕节三枚　生苇茎五寸

三诊　11月20日

内伤食物，外感风邪，温度加高，面色时红时青，口干引饮，大便作泻，多不消化之物，因泻而乏，宜小心将护，防其反复。

米炒台党二钱　土炒冬术二钱　炒枳壳一钱　天花粉二钱
知贝母各二钱　首乌藤五钱　炒稻芽三钱　焦鸡金三钱
朱茯神三钱　六神曲布包，三钱　西秦艽二钱　炒栀子二钱
粉丹皮二钱　大腹皮二钱　芡实米四钱　生甘草二钱
生藕节五枚

沈某　男　32岁　1958年11月25日

内热甚重，外袭风邪，发为呛咳，咳甚则牵及后脑作痛，温度略高，法当

清化。

南沙参四钱　知贝母各三钱　首乌藤八钱　川羌活一钱
苦杏仁去皮尖，三钱　桑枝叶各三钱　天花粉四钱　云茯苓四钱
西防风二钱　嫩白前三钱　生甘草二钱　生藕节五枚

二诊　11 月 27 日

内热未清，呛咳喉痒，舌木口干，津液不足，风邪侵肺所致，法当清化。

空沙参四钱　天花粉四钱　天麦冬各三钱　西防风二钱
西秦艽三钱　苦杏仁去皮尖，三钱　北五味二钱　云茯苓四钱
知贝母各三钱　川羌活二钱　苦桔梗三钱　嫩白前三钱
野百合四钱　炙百部三钱　生甘草二钱　生梨皮一具

三诊　11 月 30 日

肺胃热重，气逆不爽，呛咳久则头部牵痛，涎沫尚甚，尚未成痰，法当清降。

空沙参四钱　嫩白前三钱　西秦艽三钱　知贝母各三钱
杜牛膝三钱　真郁金三钱　苦杏仁去皮尖，三钱　天花粉四钱
北五味二钱　苦桔梗三钱　老苏梗三钱　云茯苓四钱
酒黄芩三钱　广陈皮二钱　生甘草二钱　生藕节五枚
生梨皮一具

万某　女　18 岁　未婚　1950 年 10 月 10 日

脉不条达，面色不荣，舌苔薄黄而垢，头微昏而眩，鼻塞不通，周身发生风疹，略形呛咳，大便四日未通，月经亦不调，内热感风，致成此候，法当标本兼治。

白蒺藜去刺，三钱　桑枝叶各三钱　炒栀子三钱　粉丹皮三钱
牛蒡子三钱　忍冬藤四钱　净连翘四钱　西防风二钱
知贝母各三钱　当归须三钱　火麻仁四钱　六神曲布包，四钱

淡竹茹二钱　干生地砂仁二钱研拌，四钱　生甘草二钱
鲜茅根五钱　生藕节五枚

二诊　10 月 29 日

脉息不和，面色不荣，据述月经过期始至，带下极多，小溲濒数，有时遗而不能忍，此乃内热之故，肢体发凉，呛咳不止，劳乏太过致夜眠不安，仍当标本兼治。

南沙参四钱　全当归三钱　小川芎三钱　炒栀子三钱
粉丹皮三钱　芡实米四钱　怀山药四钱　酒芩柏各三钱
赤苓芍各三钱　细生地四钱　嫩白前三钱　知贝母各三钱
西秦艽三钱　朱茯神四钱　生甘草二钱　生藕节五枚
生梨皮一具

三诊　11 月 2 日

药后病无出入，头部不适，低头尤甚，呛咳仍作，小溲仍不能忍而频数，鼻塞不通，夜眠不安，仍依前法加减。

北沙参四钱　首乌藤五钱　蔓荆子三钱　嫩白前三钱
知贝母各三钱　酒芩柏各三钱　炒栀子三钱　粉丹皮三钱
当归首三钱　小川芎三钱　川牛膝三钱　北细辛五分
细生地四钱　赤苓芍各三钱　甘草梢三钱　生藕节五枚

张某　男　30 岁　1951 年 6 月 19 日

感风入肺，化热咋咳，上攻头部不适，喉际发干，连及舌根，腹中作胀，胸次及两胁作痒，法当标本兼治。

空沙参四钱　苦杏仁去皮尖，三钱　苦桔梗三钱　炒栀子三钱
粉丹皮三钱　西秦艽三钱　知贝母各三钱　霍石斛四钱
嫩白前三钱　天花粉四钱　云茯苓四钱　青蒿梗三钱
制乳没各三钱　天水散冲，四钱　生苇茎五钱　鲜藕节五枚

二诊　6月21日

依前方加杜牛膝三钱，大腹皮三钱，鲜荷叶一角，带梗五寸，减去生苇茎、鲜藕节，再进。

三诊　8月17日

据述咳嗽日久，喉际有胶痰不易出，中气不舒，素有牙痛之病，偏右牙龈有腐烂处，虚火上炎，则两耳闭塞不通，兼有痔疮下血之病，食物不甘，二便如常，法当从事清降。

空沙参四钱	知贝母各三钱	苦杏仁去皮尖，三钱	苦桔梗三钱
嫩白前三钱	炒栀子三钱	粉丹皮三钱	地榆炭三钱
川牛膝三钱	小川连一钱	火麻仁四钱	酒芩柏各三钱
甘枸杞三钱	甘菊花三钱	生甘草二钱	鲜荷梗一尺

四诊　8月19日

据述牙龈已愈，便血亦止，惟胸次作痛，咳嗽加剧，痰色为黄，两耳仍闭，胃纳已开，内热尚重，仍从本治。

空沙参四钱	知贝母各三钱	天麦冬各三钱	天花粉四钱
嫩白前三钱	苦杏仁去皮尖，三钱	射干三钱	苦桔梗三钱
酒芩柏各三钱	炒栀子三钱	粉丹皮三钱	地榆炭三钱
甘枸杞四钱	甘菊花三钱	生甘草二钱	生藕节五枚
生梨皮一具			

五诊　8月21日

据述昨夜肢体不适，温度加高，项复发强，夜不能眠，心中不适，口淡无味，耳闭日甚，风湿入内化热，法当清养。

南沙参四钱	薄荷梗二钱	香青蒿二钱	川羌活一钱
西防风二钱	苦杏仁去皮尖，三钱	知贝母各三钱	天花粉四钱
金银花四钱	净连翘三钱	嫩白前三钱	炒栀子三钱
粉丹皮三钱	苦桔梗三钱	北五味二钱	生甘草二钱

生藕节五枚　生梨皮一具

六诊　8月23日

项强已愈，两耳仍闭，虚汗时出，晨起呛咳，痰中混有瘀血甚多，足征肺胃之火尚重，仍当从事清化。

生石膏先煎，五钱　台党参四钱　苦杏仁去皮尖，三钱　知贝母各三钱
天花粉三钱　霍石斛四钱　桃仁泥三钱　炒栀子三钱
粉丹皮三钱　薄荷梗二钱　淡竹叶二钱　净连翘四钱
天麦冬各三钱　北五味二钱　忍冬藤四钱　嫩白前三钱
生甘草二钱　生藕节五枚　生梨皮一具

七诊　8月26日

脉见弦虚，据述虚汗已无，惟中气不舒，不时上冲方适，两耳尚闭，头部作响，呛咳痰不易上，痰中之血已无，但鼻涕中有血丝，涕浓而黄，鼻孔亦干，肺肾两经火旺，仍当从本治。

空沙参四钱　首乌藤八钱　蔓荆子三钱　嫩白前三钱
甘菊花三钱　甘枸杞四钱　干生地四钱　炒栀子三钱
粉丹皮三钱　杜牛膝三钱　知贝母各三钱　苦桔梗三钱
盐菟丝四钱　盐黄柏三钱　生甘草二钱　生藕汁一大勺
生梨汁一勺

杨某　男　26岁　1950年5月20日

内热太重，外袭风邪，上攻头部左半面颊牵及牙齿皆痛，不能安眠，便干溲黄，法当从本治。

生石膏先煎，五钱　台党参四钱　西秦艽三钱　炒栀子三钱
粉丹皮三钱　知贝母各三钱　川牛膝三钱　生茅根五钱
制乳没各三钱　首乌藤一两　酒芩柏各三钱　真郁金三钱
忍冬藤五钱　净连翘四钱　天水散冲，四钱

二诊　5 月 22 日

据述头昏眼干而胀，喉际发痒而紧，痰涎亦多，肢体倦怠，昨日体温极高，得汗而解，内热甚重感暑夹滞，法当标本兼治。

生石膏先煎，四钱　空沙参三钱　知贝母各三钱　生栀子三钱
粉丹皮三钱　淡竹叶三钱　杜牛膝三钱　赤白苓芍各二钱
天花粉三钱　忍冬藤五钱　净连翘四钱　六神曲布包，三钱
生稻芽四钱　生茅根五钱　天水散冲，四钱　生藕节五枚

三诊　5 月 24 日

脉沉取微数，内热尚重，热甚则生内风，故喉际发痒而紧，肠胃宿垢未尽，胁肋间不时串痛，法当清化。

生石膏先煎，五钱　南沙参四钱　香青蒿三钱　射干二钱
淡竹叶二钱　苦杏仁去皮尖，三钱　苦桔梗三钱　知贝母各三钱
天花粉四钱　炒稻芽四钱　制乳没各三钱　忍冬藤五钱
真郁金三钱　川牛膝三钱　天水散冲，四钱　生藕节五枚

四诊　6 月 14 日

据述素有肠胃病，而内热又重，故上攻头部发昏，两眼发红，口干舌燥，喉际作痛，会厌四周皆红而有糜烂之处，食物不甘，便干溲黄，法当从事清降。

忍冬藤三钱　净连翘三钱　粉丹皮三钱　炒栀子三钱
香青蒿三钱　桑枝叶各二钱　杜牛膝三钱　知贝母各二钱
酒芩柏各二钱　郁李仁三钱　细生地四钱　天水散冲，四钱
鲜荷叶一角，带梗五寸

五诊　6 月 16 日

依前方加首乌藤五钱，北沙参四钱，再进。

六诊　6 月 21 日

据述胃纳未开，大便微溏，肠中湿热尚甚，肝脾不和，仍从本治。

空沙参四钱　忍冬藤四钱　净连翘三钱　赤白苓芍各三钱

酒芩柏各二钱　炒扁豆四钱　焦苡仁四钱　大腹皮三钱
细生地四钱　益元散冲，四钱　盐砂仁二钱　火麻仁四钱
炒栀子三钱　粉丹皮三钱　鲜荷叶一角，带梗五寸

周某　女　66岁　1951年10月30日

据述病情乃内蕴有热，外袭风邪所致，故头部作痛，咽喉亦痛，耳鸣咳嗽，早起及半夜为甚，法当从本治。

空沙参四钱　知贝母各三钱　蔓荆子三钱　香白芷二钱
杜牛膝三钱　西防风二钱　天花粉四钱　苦杏仁去皮尖，三钱
大麦冬三钱　霍石斛四钱　炒栀子三钱　粉丹皮三钱
酒芩柏各三钱　云茯苓四钱　生甘草二钱

二诊　11月3日

药后头痛已愈，惟尚作呛咳，震动耳中不适，痰不易上，内热尚甚，法当标本兼治。

南沙参四钱　天麦冬各三钱　知贝母各三钱　天花粉四钱
嫩白前三钱　西秦艽三钱　云茯苓四钱　北五味二钱
野百合四钱　炙百部三钱　法半夏三钱　橘子络三钱
川牛膝三钱　甘菊花三钱　生甘草二钱　生藕节五枚
生梨皮一具

三诊　11月8日

据述口干、喉痛、耳鸣、呛咳痰多，法当清化。

南沙参四钱　苦杏仁去皮尖，三钱　苦桔梗三钱　知贝母各三钱
杜牛膝三钱　霍石斛四钱　天麦冬各三钱　甘菊花三钱
忍冬藤六钱　天花粉四钱　净连翘四钱　天水散冲，四钱
生梨皮一具

四诊　11月13日

脉见弦滑，呛咳痰不易上，喉际发紧，胸次作痛，夜不安眠，且多恶梦，大便发干，内热太甚，法当清降。

首乌藤一两　桑枝叶各三钱　白蒺藜去刺，三钱　西秦艽三钱
苦杏仁去皮尖，三钱　真郁金三钱　制乳没各三钱　知贝母各三钱
天花粉四钱　酒芩柏各三钱　川牛膝三钱　天水散冲，四钱
生梨皮一具

暑温

夏秋之间感受暑热之邪，因劳作过度，抵御外邪能力低下，则感受暑热之邪而病。先生治暑温虽以清暑泄热为总则，然又根据病人实际情况辅以补中益气、和中化滞、养血祛风等法。用药上除用藿香、荷叶、天水散、益元散等清暑益气之药外，多用生地、麻仁等药以润为补，兼用白芷、防风等风药祛邪，以期邪去而正安。

藉某　男　41岁　1950年6月13日

脉见弦虚，中气不足，略感暑邪，故大便又成细条而不畅达，法当从本治。

炙黄芪四钱　台党参四钱　炒於术三钱　炒枳壳三钱
藿香梗二钱　炒扁豆四钱　净百合四钱　炙百部三钱
抱木茯神四钱　淮山药四钱　干地黄砂仁二钱研拌，四钱
山萸肉三钱　杭巴戟盐炒，三钱　炙甘草二钱　生姜一片
大枣三枚

二诊　7月1日

据述服前方尚安，大便已正常，小溲频数，有时遗尿亦不觉，此膀胱有热，

肠胃亦不和，仍当从本治。

炙黄芪五钱　台党参四钱　於潜术三钱　金狗脊去毛，四钱
杭巴戟三钱　甘枸杞四钱　干地黄砂仁二钱研拌，四钱
芡实米四钱　白扁豆五钱　净百合四钱　生甘草二钱

三诊　8月13日

服前方尚安，大便虽成条，但出恭困难，中气太弱，仍当从本治。

炙黄芪五钱　台党参四钱　於潜术三钱　淡苁蓉四钱
金狗脊去毛，四钱　干地黄砂仁二钱研拌，四钱　山萸肉四钱
火麻仁三钱　抱木茯神三钱　杭巴戟三钱　淮山药四钱
芡实米四钱　麸炒枳壳三钱　白扁豆四钱　枸杞子四钱
生甘草二钱　生藕节五枚

四诊　9月9日

脉不和畅，据述服前方尚安，惟二十余日以前右睾丸忽然下坠，肿大而硬，经西医注射药物，肿已渐消，但未复元，现仍发硬，大便仍不畅，肺气不宣，肠壁有热，法当从事疏导，从本主治。

炙黄芪五钱　台党参四钱　於潜术三钱　小茴香盐炒，三钱
盐橘核三钱　油当归五钱　淡苁蓉五钱　麻仁滋脾丸布包，四钱
郁李仁三钱　苦杏仁去皮尖，三钱　绿升麻五分　连皮苓四钱
盐泽泻三钱　干地黄四钱　生甘草二钱　生藕节五枚
生姜一片

五诊　9月14日

脉见平调，睾丸尚有硬处未化，大便仍不畅，当依法加减再进。

炙黄芪四钱　台党参四钱　於潜术泔浸，三钱　酒当归四钱
干生地四钱　淡苁蓉五钱　麻仁滋脾丸布包，五钱
方通草三钱　郁李仁四钱　桃杏仁各三钱　小茴香盐炒，四钱
胖大海三枚　赤白苓芍各三钱　盐泽泻四钱　甘草梢三钱

荔枝核七枚　　梨藕汁各一勺，冲入

张某　女　22　未婚　1951年7月25日

据述头部时痛时止，口淡无味，肢体倦怠，胃纳亦钝，此乃肝热脾湿，外感暑热所致，法当从事和化。

空沙参四钱　白蒺藜去刺，三钱　炒栀子三钱　粉丹皮三钱
忍冬花四钱　净连翘三钱　沉香曲布包，四钱　云茯苓四钱
当归身三钱　土炒白芍四钱　干生地砂仁二钱研拌，五钱
生甘草二钱　鲜荷叶一角

二诊　7月27日

服前方尚安，惟头尚微昏，口中无味，微有寒热，胃纳不佳，感暑夹滞尚未尽化，二便均调，当依前法加减再进。

空沙参三钱　明天麻三钱　霜桑叶三钱　杭菊花三钱
炒栀子三钱　粉丹皮三钱　藿香梗三钱　杜牛膝三钱
干生地砂仁二钱研拌，五钱　当归身三钱　土炒杭芍四钱
生甘草二钱　鲜荷叶一角

三诊　8月2日

据述口中仍无味，脾胃不和，肢体倦怠，体温时高时低，血分有热，法当清养。

空沙参三钱　知贝母各三钱　酒芩柏各三钱　香白芷三钱
杭菊花三钱　香青蒿三钱　酥鳖甲三钱　粉丹皮三钱
炒栀子三钱　桑寄生五钱　嫩桑枝三钱　小川芎三钱
干生地砂仁二钱研拌，五钱　生白芍四钱　当归身三钱
生甘草二钱　鲜荷梗一尺　生姜一片

郭某 女 53岁 1950年6月11日

脉见沉弦而滑，舌苔垢腻，据述胸次偏左，有一包块已七八年之久，不时上冲胃部难受，肢体因之疲乏，近日略受暑邪，发为咳嗽，痰白而胶，多而易吐，大便干结，湿热甚重，法当标本兼治。

台党参三钱　焦冬术二钱　炒枳壳二钱　嫩白前二钱
藿香梗二钱　苦杏仁去皮尖，三钱　知贝母各三钱　灵磁石先煎，四钱
天花粉四钱　天麦冬各五钱　火麻仁四钱　郁李仁四钱
天水散冲，四钱

二诊 6月13日

药后大便已通，腹中略适，惟咳嗽痰多，色白而胶，早晚加甚，肺胃之热未清，故有时心跳，法当标本兼治。

北沙参四钱　知贝母各三钱　天麦冬各三钱　净连翘三钱
天花粉四钱　苦桔梗三钱　苦杏仁去皮尖，三钱　忍冬藤二钱
青蒿梗三钱　灵磁石先煎，五钱　郁李仁四钱　火麻仁四钱
大生地四钱　酒芩柏各三钱　益元散冲，四钱　鲜荷叶一角，带梗五寸

萧某 男 16岁 1951年5月19日

感暑夹滞，周身不适，坐卧不安，便干溲黄，间作呃逆，法当清化。

藿香梗二钱　香青蒿二钱　炒栀子三钱　粉丹皮三钱
薄荷梗二钱　大腹皮三钱　炒稻芽三钱　焦鸡金三钱
六神曲布包，四钱　淡竹茹二钱　酒黄芩二钱　天水散冲，四钱
生荸荠捣，五枚

二诊 9月15日

内热伤风，发为咳嗽，业已多日，近又重感风邪，致头部昏痛，鼻流清涕，喉咽连及胸部作痛，法当从本治。

空沙参三钱	知贝母各三钱	西防风三钱	蔓荆子三钱
香白芷二钱	苦杏仁去皮尖，三钱	炒栀子三钱	粉丹皮三钱
大麦冬三钱	真郁金三钱	制乳没各三钱	苦桔梗三钱
天花粉四钱	酒黄芩三钱	生甘草二钱	生梨皮一具

三诊　9月18日

脉滑舌黄，呛咳痰多，晡后及晨起呛咳加甚，近又重感风邪，鼻塞不通，痰亦变黄，法当标本兼治。

空沙参四钱	知贝母各三钱	嫩白前三钱	西防风三钱
天花粉四钱	苦杏仁去皮尖，三钱	苦桔梗三钱	淡竹茹二钱
云茯苓四钱	冬瓜子四钱	蔓荆子三钱	大麦冬三钱
广陈皮二钱	生甘草二钱	生苇茎五钱	生梨皮一具

王某　女　47岁　1950年2月25日

脉见弦滑，舌苔黄垢，呛咳，痰色发白，前后胁肋均觉牵痛，周身酸懒体痛而畏寒，此乃内蕴有热外袭风邪之故，法当从本治。

空沙参四钱	知贝母各三钱	嫩白前三钱	西秦艽三钱
嫩桑枝三钱	忍冬藤四钱	真郁金三钱	赤苓芍各三钱
酒芩柏各三钱	制乳没各三钱	炒栀子三钱	粉丹皮三钱
生甘草三钱	生藕节五枚	生荸荠捣，三枚	

二诊　3月5日

药后各病皆轻，惟头部昏眩，时出虚汗，肢体乏力，胃纳不佳，内热未清，仍当治本。

台党参四钱	黄芪皮五钱	抱木茯神四钱	知贝母各三钱
炒栀子三钱	粉丹皮三钱	当归身四钱	小川芎三钱
川牛膝三钱	酒黄芩三钱	制乳没各三钱	浮小麦一两
土炒杭芍四钱	生甘草二钱	生藕节五枚	

三诊　4月15日

脉见滑数，舌有灰垢苔，呛咳多日，痰吐白沫，胸次不舒，体温略高，头部昏眩，肢体乏力，内热感风之象，法当清化。

灵磁石先煎，四钱　空沙参四钱　薄荷梗二钱　西秦艽二钱
知贝母各三钱　天花粉四钱　炒栀子三钱　粉丹皮三钱
酒芩柏各三钱　朱茯神四钱　当归身四钱　土炒白芍四钱
生甘草二钱　生茅根五钱

四诊　5月22日

据述中气觉短，纳食不甘，周身酸痛，疲乏无力，咳嗽痰不易咯，此乃感风夹滞故鼻塞多涕，法当标本兼治。

空沙参四钱　焦冬术三钱　桑寄生四钱　西秦艽二钱
薄荷梗二钱　忍冬藤四钱　海风藤四钱　苦杏仁去皮尖，三钱
知贝母各三钱　大生地砂仁二钱研拌，五钱　全当归四钱
土炒杭芍五钱　鲜藿香二钱　生甘草二钱

五诊　7月1日

据述头部眩痛，肢体软弱无力，食物不甘，夜眠转侧，腰痛如折，此乃感受暑邪之故，法当标本兼治。

台党参四钱　香青蒿三钱　蔓荆子三钱　香白芷三钱
西防风二钱　桑寄生四钱　朱茯神四钱　全当归三钱
小川芎三钱　六神曲布包，四钱　炒稻芽四钱　知贝母各三钱
盐杜仲三钱　宣木瓜四钱　生甘草二钱　鲜荷叶一角，带梗五寸

邹某　男　48岁　1950年7月1日

脉见滑弦，舌质干黄苔腻，素体湿热甚重，血液亦燥，故觉头昏，后脑午后作痛，周身疲乏，睡后脚背小腿均觉掣痛，不能安眠，胃纳不甘，略感暑邪，法

当标本兼治。

台党参四钱　首乌藤一两　蔓荆子三钱　香白芷三钱
藿香梗三钱　桑寄生五钱　朱茯神四钱　川牛膝三钱
沉香曲布包，三钱　大生地砂仁二钱研拌，四钱　生熟稻芽各三钱
制乳没各三钱　益元散冲，四钱　鲜荷叶一角，带梗五寸

二诊　7月3日

依前方加：宣木瓜四钱，焦冬术三钱，西防风二钱，再进。

三诊　11月3日

素体血虚有热，不能养脑，故后脑强痛，不能左右顾，法当以养血祛风为治。

台党参四钱　嫩藁本三钱　蔓荆子三钱　首乌藤二两
金狗脊去毛，四钱　朱茯神五钱　当归须四钱　川牛膝四钱
桑寄生五钱　制乳没各三钱　补骨脂四钱　骨碎补四钱
忍冬藤六钱　赤苓芍各三钱　细生地四钱　生茅根五钱
生甘草二钱　生藕节五枚

四诊　11月6日

病稍见轻，头部左右顾仍不便，风邪化热未尽，仍依法加减。

生黄芪五钱　台党参四钱　首乌藤一两　西防风三钱
香白芷三钱　川羌活一钱　金狗脊去毛，四钱　当归须四钱
小川芎三钱　赤苓芍各三钱　制乳没各三钱　川牛膝三钱
海风藤六钱　金银花六钱　桑寄生五钱　生茅根六钱
生甘草三钱

五诊　11月8日

脉有条达之象，后脑之痛已轻，左右顾亦正常，风邪已尽，当从本治，以和血为主。

老箭芪七钱　台党参四钱　泔浸於术三钱　川羌活一钱

金狗脊去毛，五钱　首乌藤一两　当归身四钱　山萸肉三钱
忍冬藤五钱　干地黄砂仁二钱研拌，五钱　制乳没各三钱
蔓荆子二钱　桑寄生五钱　抱木茯神四钱　生甘草二钱
生藕节五枚

六诊　11 月 11 日

据述因说话过多，故后脑又痛，血不养脑之故，仍从本治。

台党参四钱　当归身四钱　小川芎三钱　首乌藤一两
西秦艽三钱　抱木茯神四钱　金狗脊去毛，三钱　桑寄生五钱
制乳没各三钱　大熟地上上肉桂心五分研拌，六钱　真郁金三钱
川羌活一钱　生杭芍七钱　广木香二钱　生甘草二钱
生梨皮一具　生茅根五钱

发热

发热分外感内伤。外感发热，因感受六淫之邪及疫疠之气所致；内伤发热，多由饮食劳倦或七情变化，导致阴阳失调，气血虚衰所致。先生治疗发热，除针对病因施治外，以清热凉血养阴为治则，习用青蒿、鳖甲、生地、丹皮，而少用苦寒药直折其热。热病后期兼顾脾胃，清热而不伤脾胃为要。

周某　女　35 岁　1950 年 5 月 9 日

据述头部昏痛，肢体懒倦贪眠，月经愆期，经前周身发热，量亦不多，经后热亦不退，时作呛咳，此乃阴虚之故，法当以养阴为主，病势非轻，不可大意。

台党参四钱　全当归五钱　小川芎三钱　炒栀子三钱
粉丹皮三钱　醋青蒿三钱　酥鳖甲四钱　朱茯神四钱
首乌藤八钱　知贝母各三钱　地骨皮三钱　干地黄五钱

嫩白前三钱　北五味二钱　生甘草二钱　生藕节五枚

二诊　5月13日

病情列前方，服前方病无出入，头仍昏痛，温度午后加高，入夜咳嗽更甚，痰黄而不易咯，内热甚重，阴分太亏，当依法加减再进，宜小心将护。

台党参四钱　醋青蒿三钱　酥鳖甲四钱　香白芷三钱
蔓荆子三钱　炒栀子三钱　粉丹皮五钱　知贝母各三钱
嫩白前三钱　天花粉四钱　苦杏仁去皮尖，三钱　云茯苓四钱
苦桔梗三钱　北五味二钱　杜牛膝三钱　生甘草二钱
生茅根五钱　生藕节五枚

三诊　5月15日

脉见滑弦，面色不荣，食物下咽则胃部作胀，胃纳不旺，时作恶心，有时腹痛，大便时作水泻，肝旺脾虚肺热，宜小心将护。

台党参四钱　焦冬术三钱　炒枳壳三钱　真郁金三钱
大腹皮三钱　苦桔梗三钱　炒扁豆四钱　炒山药四钱
芡实米四钱　炒苡仁四钱　藿香梗三钱　淡竹茹三钱
制乳没各三钱　生藕节五枚

四诊　5月18日

前方加：天花粉四钱，天麦冬各三钱，浮小麦一两，减去制乳没，再进。

五诊　6月18日

据述胸次发结，周身发热，见汗不退，月经两月余未行，口中发酸，食物不香，感冒夹滞之象，法当标本兼治。

空沙参四钱　制厚朴一钱　香青蒿三钱　真郁金三钱
炒栀子三钱　粉丹皮三钱　当归须三钱　小川芎三钱
赤苓芍各四钱　酒黄芩三钱　天水散冲，四钱　鲜荷叶一角，带梗五寸

吴某　男　3岁　1950年9月11日

指纹发紫，此乃肝热极重之象，近感外邪，食物停滞不化，头部有时发热，手心亦热，肢体倦怠，此由宿滞夹风为患，为日已久，当从本治。

台党参二钱　薄荷叶七分　香白芷一钱　西秦艽一钱
蔓荆子一钱　炒稻芽三钱　六神曲布包，五钱　酒芩柏各一钱
焦鸡金二钱　大腹皮二钱　醋青蒿一钱　炒栀子一钱五分
粉丹皮一钱　生甘草五分　生苇茎五寸

二诊　9月14日

前方加：桑枝叶各二钱，生熟麦芽各三钱，再进。

吴某　男　54岁　1950年5月19日

脉见洪滑，大苔干而色薄黄，素体肝旺，由内热感风湿而化热，发为呛咳，痰中带血，便干溲黄，体温颇高，午后更甚，见汗不退，法当标本兼治，病势非轻，不可大意。

空沙参四钱　忍冬藤三钱　薄荷梗二钱　苦杏仁去皮尖，三钱
炒栀子三钱　粉丹皮三钱　醋青蒿三钱　酥鳖甲三钱
净连翘三钱　酒黄芩柏各二钱　知贝母各三钱　天水散冲，四钱
生茅根五钱　生藕节五枚

二诊　5月21日

药后各病皆轻，惟痰中尚有血丝，两胁作痛，有时心跳，午后体温仍高，血虚有热，仍当治本。

南沙参四钱　炒栀子三钱　粉丹皮三钱　知贝母各三钱
血余炭三钱　醋青蒿三钱　酥鳖甲三钱　制乳没各三钱
真郁金三钱　苦桔梗三钱　川牛膝三钱　酒黄芩柏各三钱
甘枸杞四钱　细生地四钱　甘菊花三钱　益元散冲，四钱

鲜茅根五钱　　生藕节五枚

蔡某　女　57岁　1951年5月30日

据述病经月余，初起因感冒发热，牙齿掣痛，近则牙痛愈而头昏身热，出凉汗，汗后仍热，多在午后，喉痒作咳，时吐白沫，内热感风，致成此候，日久失治，防其有变，亟当从事清解。

空沙参四钱　　霜桑叶三钱　　甘菊花三钱　　西防风二钱
炒栀子三钱　　薄荷梗二钱　　知贝母三钱　　醋青蒿三钱
酥鳖甲三钱　　香白芷二钱　　浮小麦一两　　苦桔梗三钱
六神曲布包，三钱　　酒黄芩三钱　　生甘草二钱　　生苇茎五寸
大红枣三枚

二诊　6月1日

依前方加：天花粉四钱，川牛膝三钱，再进。

三诊　6月3日

咳嗽已减，惟心烦作恶，头昏身热，见汗不退，感风化热，为时太久，病时变化，致成此候，仍当依法加减再进。

生石膏先煎，四钱　　空沙参四钱　　薄荷叶梗二钱　　生栀子三钱
粉丹皮三钱　　金银花四钱　　净连翘四钱　　淡竹叶三钱
肥知母三钱　　酒黄芩三钱　　西防风二钱　　天花粉四钱
川牛膝三钱　　六神曲布包，四钱　　浮小麦一两　　生甘草二钱
大红枣三枚

四诊　6月7日

依前方加：台党参四钱，盐砂仁二钱，减去薄荷叶梗、空沙参，西防风改用一钱，再进。

卢某　女　20 岁　未婚　1950 年 1 月 12 日

脉见滑数，肢体发热，胸次作胀，鼻衄亦多，业已数日，病由食物不和停滞而起，咳嗽气滞，喉际发痒，不能右卧，内外皆热，病势非轻，不可大意。

忍冬藤三钱　净连翘三钱　炒栀子三钱　粉丹皮三钱
知贝母各三钱　醋香蒿三钱　酥鳖甲四钱　地骨皮三钱
大生地四钱　西防风三钱　苦杏仁去皮尖，三钱　焦鸡金三钱
六神曲布包，四钱　炒稻芽四钱　生甘草二钱

二诊　1 月 16 日

药后尚安，惟咳嗽痰重，胸满腹胀，便干溲红，内热甚重，食滞未化，不能偏右倚息，肺胃两虚之证，当依法加减再进。

空沙参四钱　肥知母三钱　川贝母三钱　苦桔梗三钱
真郁金三钱　炒栀子三钱　粉丹皮三钱　北五味二钱
五味槟榔三钱　六神曲四钱　磁朱丸三钱，三味同布包
乌梅炭二钱　酒芩柏各三钱　焦鸡金三钱　大生地四钱
生甘草二钱

三诊　1 月 24 日

药后体温已降，腹痛亦轻，惟尚作呛咳，胸闷，气食两滞，纳食无多，肺胃不调，法当从此消息。

南沙参四钱　知贝母各三钱　苦桔梗三钱　苦杏仁去皮尖，三钱
六神曲布包，四钱　炒枳实三钱　真郁金三钱　焦鸡金三钱
北五味二钱　嫩白前三钱　元胡索三钱　淡竹茹二钱
生甘草二钱　生藕节五枚

罗某　女　40 岁　1951 年 11 月 25 日

脉见弦虚，所述病情皆属贫血之象，肺气见虚，肾经亦弱，腰际偏右作痛，

每年夏秋之复，则肢体软弱无力，阴虚生内热，故头部时痛且昏，食物不甘，睡眠尚可，法当从本治。

台党参四钱　焦冬术三钱　炒枳壳三钱　全当归四钱
首乌藤八钱　朱茯神四钱　小川芎三钱　桑寄生五钱
山萸肉三钱　盐杜仲三钱　干地黄砂仁二钱研拌，五钱
杭白芍四钱　沉香曲布包，四钱　大桂圆三枚　大红枣三枚

二诊　11 月 28 日

药后尚安，现当经期，一切如常，精神颇佳，惟头部有时作痛，腰仍作痛，食物不甘，牙龈偏右肿胀，鼻孔亦干，内热甚重，仍当治本。

台党参四钱　全当归四钱　小川芎三钱　真郁金三钱
蔓荆子三钱　干生地砂仁二钱研拌，四钱　朱茯神四钱
川牛膝三钱　杭白芍五钱　盐杜仲四钱　酒芩柏各三钱
沉香曲布包，四钱　炒稻芽三钱　桑寄生五钱　生甘草二钱
生藕节五枚

三诊　12 月 3 日

素体虚弱，稍劳则肢体疲乏，头痛腰酸，法当以和肝养脾肾为治。

台党参四钱　桑寄生五钱　朱茯神四钱　金狗脊去毛，四钱
盐杜仲三钱　大生地砂仁二钱研拌，六钱　山萸肉三钱
全当归五钱　阿胶珠三钱　怀山药五钱　沉香曲布包，四钱
炒杭芍五钱　真郁金三钱　平贝母三钱　酒黄芩三钱
炙甘草三钱　鲜姜三片　大枣三枚

四诊　12 月 7 日

药后头痛、腰痛均减，惟食物下胃消化力薄，腹中汩汩有声，此停水为患，法当标本兼治。

台党参四钱　沉香曲布包，四钱　生熟稻芽各三钱　大腹皮三钱
焦鸡金三钱　盐砂仁三钱　全当归四钱　小川芎三钱

土炒杭芍四钱　真郁金三钱　五味槟榔布包，三钱　生甘草三钱
鲜姜三片　生藕节五枚

五诊　12月13日

依前方加：抱木茯神四钱，桑寄生五钱，首乌藤八钱，再进。

张某　女　9岁　1950年1月24日

据述素有肠胃之病，食物不和，每夜必烧，两颧发红，腹胀而硬，大便干结，小溲黄短，早晚略作呛咳，此乃食滞为患，宜小心将护。

白蒺藜去刺，三钱　苦杏仁去皮尖，三钱　知贝母各三钱　炒栀子三钱
粉丹皮三钱　生熟稻芽各三钱　焦鸡金三钱　赤白苓芍各三钱
沉香曲布包，四钱　炒枳实二钱　地骨皮三钱　天水散布包，四钱
生甘草三钱　生藕节五枚

二诊　2月6日

依前方加：南沙参四钱，焦冬术三钱，细生地四钱，再进。

三诊　2月10日

呛咳未止，内热甚重，晡后两颧发红而热，眼白发红，口唇焦裂，肝邪太甚，当依法加减再进。

南沙参四钱　炒栀子三钱　粉丹皮三钱　地骨皮三钱
醋青蒿三钱　酥鳖甲三钱　苦杏仁去皮尖，三钱　酒芩柏各三钱
赤白芍各三钱　细生地砂仁二钱研拌，四钱　知贝母各三钱
嫩白前三钱　炒稻芽四钱　天水散布包，四钱　生苇茎五寸
生藕节五枚

赵某　女　39岁　1950年4月17日

脉不和畅，舌苔薄白，月经不调，或二十余日，或四五十日一行，肝郁脾约，思虑过甚则心跳失眠，自去年八月，腰部作痛，至今未愈，平时尚轻，晨起

睡醒后加甚，此乃气滞为患，法当和肝健脾养肾以为治。

南沙参四钱　盐杜仲三钱　制续断三钱　桑寄生五钱
真郁金三钱　金狗脊去毛，三钱　制乳没各三钱　当归尾四钱
小川芎三钱　细生地四钱　首乌藤一两　朱茯神五钱
土炒白芍四钱　蕲艾梗三钱　生甘草三钱　生藕节五枚

二诊　4 月 19 日

药后病无出入，头部不清，腰际连尾骨，每日天明时必痛，此乃肝邪串动为患，素体肝肾两虚，法当从本治，少动肝气为要。

桑寄生五钱　白蒺藜去刺，三钱　香白芷三钱　蔓荆子三钱
真郁金三钱　盐杜仲三钱　川牛膝三钱　金狗脊去毛，三钱
菟丝子三钱　杭巴戟四钱　当归尾四钱　抱木茯神四钱
生杭芍四钱　制乳没各三钱　生茅根五钱　生甘草二钱

三诊　4 月 25 日

据述头已不昏，惟黎明时，腰部连及脊背仍痛，起坐则愈，此乃湿邪为患，久停则滞食之故，素体肝旺脾虚，法当从本治。

台党参四钱　生桑枝三钱　真郁金三钱　元胡索三钱
杭巴戟三钱　当归尾四钱　制乳没各三钱　宣木瓜三钱
云茯苓四钱　盐泽泻四钱　川牛膝三钱　生甘草三钱
生藕节五枚

陈某　男　39 岁　1950 年 4 月 14 日

脉见弦滑，舌苔白腻，据述时发寒热，见汗则退。素有疟疾之根，近因食物不和，痰食两滞，故中宫跳动不安，头部昏眩，大便溏而少，腹中汩汩有声，小溲短而深黄，内蕴有滞，外袭时邪，致成此候，法当标本兼治。

忍冬藤八钱　净连翘三钱　炒栀子三钱　粉丹皮三钱
醋青蒿三钱　酥鳖甲三钱　沉香曲布包，四钱　生熟稻芽各三钱

焦鸡金三钱　真郁金三钱　五味槟榔布包，三钱　赤白苓芍各三钱
盐泽泻四钱　大腹皮三钱　天水散布包，四钱　西防风三钱
生苇茎五寸

二诊　4月15日

药后尚安，头汗仍多而发凉，肢体出汗则热，胸次胀闷不适，两耳时鸣，小溲深黄，大便仍溏已能畅通，此有滞下行之征，上焦热重，法当清降。

生黄芪四钱　忍冬藤四钱　川牛膝三钱　川厚朴二钱
炒栀子三钱　粉丹皮三钱　麸炒枳实二钱　焦鸡金三钱
天水散四钱　六神曲四钱　五味槟榔四钱，三味同布包
西防风二钱　赤白苓芍各三钱　炒稻芽四钱　老干姜二钱
浮小麦一两　生苇茎五寸

三诊　4月16日

依前方加：南沙参四钱，香青蒿三钱，酥鳖甲三钱，酒芩柏三钱，香砂仁二钱，减去黄芪皮、五味槟榔、炒稻芽、老干姜、天水散、川厚朴，再进。

四诊　4月17日

服前方病无出入，温度甚高，头汗时出，寒热往来，大便黄而黑，小溲深黄而红，头尚作痛，两耳时鸣，腹中汩汩有声，胃纳仍不佳，病久且深，仍当治本。

生石膏先煎，四钱　金银花四钱　净连翘三钱　竹叶茹各三钱
知贝母各三钱　赤茯苓四钱　酒芩柏各三钱　六神曲四钱
天水散四钱，二味同布包　盐川朴二钱　杜牛膝三钱
细生地四钱　酥鳖甲三钱　醋青蒿三钱　朱灯心三十寸
浮小麦一两　生苇茎五寸

五诊　4月18日

依前方加：小川连五分，再进。

王某　女　26岁　1950年5月23日

素有肺疾，每日午前十时至下午二时，发热最甚，有时亦有汗，右肺部觉发空，动则咳嗽，痰胶而色黄，此乃肺热太甚之故，法当从本治。

空沙参四钱　知贝母各三钱　天麦冬各三钱　地骨皮四钱
赤苓芍各三钱　北五味一钱　嫩白前三钱　野百合四钱
炙百部三钱　醋青蒿三钱　酥鳖甲三钱　苦桔梗三钱
炒栀子三钱　粉丹皮三钱　生甘草三钱　生苇茎五钱
生藕节五枚

二诊　5月26日

肝虚有热，刑肺作咳，自午前八钟起至午后一二钟止，两脚如生火，两手亦然，此乃肝热太甚之故，法当从本治，依前法加减再进。

生石膏先煎，六钱　台党参四钱　苦杏仁去皮尖，三钱　醋青蒿三钱
淡竹茹二钱　川牛膝三钱　忍冬藤五钱　炒栀子三钱
粉丹皮三钱　知贝母各三钱　嫩白前三钱　赤苓芍各三钱
甘草梢三钱　鲜荷叶一角，带梗五寸

三诊　6月6日

服前方五帖，各症皆轻，惟肢体疲软，胸次及两手心均发热，因呛咳而不能安眠，虚恭甚多，大便多不消化之物，法当标本兼治。

台党参四钱　焦冬术三钱　炒枳壳三钱　知贝母各三钱
嫩白前三钱　桑寄生五钱　制女贞四钱　甘枸杞四钱
野百合四钱　炙百部三钱　焦鸡金三钱　北五味二钱
炒栀子三钱　粉丹皮三钱　甘草梢三钱　生藕节五枚
生姜三片　大枣三枚

四诊　6月10日

药后温度已减，动则咳嗽，痰涎甚多，手足背有时筋抽作痛，此乃风热为

患，法当标本兼治。

台党参四钱　知贝母各三钱　天麦冬各三钱　桑寄生四钱
制乳没各三钱　苦杏仁去皮尖，三钱　苦桔梗三钱　天花粉四钱
金狗脊去毛，四钱　伸筋草四钱　野百合四钱　炙百部三钱
嫩白前三钱　北五味二钱　生甘草三钱
鲜荷叶一角，带梗五寸

五诊　6月13日

药后手足背筋已不抽，惟尚作呛咳，行动加剧，体温稍高，当依法加减再进。

灵磁石先煎，五钱　台党参四钱　焦冬术三钱　炒枳壳三钱
嫩白前三钱　天花粉四钱　北五味二钱　野百合四钱
炙百部三钱　金狗脊去毛，三钱　赤白苓芍各三钱　知贝母各三钱
青蒿梗三钱　生甘草二钱　鲜荷叶一角，带梗五寸

六诊　6月14日

依昨方加：朱茯神四钱，苦桔梗四钱，再进。

七诊　6月22日

据述各病皆愈，惟咳嗽加甚，胸次发空，气若不接，喜弯腰，乃咳久肺虚之故，仍从本治。

灵磁石先煎，五钱　台党参四钱　薄荷梗二钱　香青蒿三钱
炒栀子三钱　粉丹皮三钱　抱木茯神四钱　泔浸冬术三钱
天花粉四钱　北五味二钱　金狗脊去毛，三钱　炙百部三钱
野百合四钱　苦桔梗三钱　生甘草二钱　生藕节五枚

八诊　8月1日

脉见平和，惟脾胃太弱，食硬物不消化，胃与腹皆作痛，只能食流食，阴吹之症又发，其虚可知，仍当从本治。

老箭芪四钱　台党参四钱　焦冬术三钱　炒枳壳三钱

制乳没各三钱	金狗脊去毛，三钱	全当归四钱	小川芎三钱
山萸肉三钱	大熟地砂仁二钱研拌，五钱		土炒杭芍四钱
北五味二钱	野百合四钱	炙百部三钱	生甘草三钱
生藕节五枚			

九诊　11 月 7 日

咳嗽太久，肺脾两虚，肝邪日旺，口唇有时内缩，两口角因之掣动，心烦厌闻人声，周身骨节酸痛，有时气闭，不能出声，睡眠尚酣，食物稍多即吐，病久而虚，当从本治。

台党参四钱	桑寄生七钱	全当归三钱	小川芎三钱
首乌藤一两	干地黄砂仁二钱研拌，八钱		朱茯神四钱
朱枣仁四钱	酒黄柏三钱	真郁金三钱	制乳没各三钱
金狗脊去毛，四钱	北五味二钱	大乌梅五枚	山萸肉三钱
海风藤六钱	炙甘草三钱	生姜三片	大枣三枚

十诊　11 月 13 日

据述二月前因惊咳后咳血，至今咳嗽不止，上腭会厌红肿，肢体倦怠，精神不足，心烦厌闻人声，腰腿作酸，咳时腹亦不适，虚恭甚多，仍依前法加减再进。

台党参四钱	知贝母各三钱	天麦冬各三钱	天花粉四钱
炒栀子三钱	粉丹皮三钱	细生地五钱	盐黄芩柏各三钱
真郁金三钱	杜牛膝三钱	北五味二钱	朱茯神四钱
嫩白前三钱	野百合四钱	炙百部三钱	首乌藤八钱
生甘草三钱	生藕节五枚		

十一诊　12 月 1 日

咳嗽日久，虚火日甚，口渴引饮，舌心糜烂，肢体倦怠，腿软不能行路，心中烦燥，夜不安眠，肝郁脾约肺虚，仍依前法加减。

台党参四钱	天麦冬各三钱	霍石斛四钱	知贝母各三钱

天花粉四钱	朱茯神四钱	真郁金三钱	霜桑叶三钱
嫩白前三钱	甘菊花三钱	首乌藤一两	炒栀子三钱
粉丹皮三钱	炙百部三钱	生甘草三钱	鲜茅根五钱
生梨皮一具			

十二诊　12月8日

咳嗽痰多，头部作痛，口角内抽，食物不香，稍多则呕，肢体倦怠，两腿无力，夜眠不安，昨日重感风邪，病势非轻不可大意。

生石膏先煎，五钱	台党参四钱	知贝母各三钱	西防风三钱
净连翘四钱	忍冬藤五钱	嫩桑枝三钱	真郁金三钱
嫩白前三钱	天花粉四钱	首乌藤八钱	酒黄芩三钱
炒栀子三钱	粉丹皮三钱	生甘草三钱	生藕节五枚
生荸荠捣，五枚			

十三诊　12月11日

药后病无出入，口角内抽稍轻，呛咳痰多，坐起则易吐，但气虚而短，无力送出，大便不畅，不能下达，两腿无力，夜不安眠，法当标本兼治。

灵磁石先煎，五钱	南沙参四钱	盐砂仁二钱	知贝母各三钱
苦桔梗三钱	天花粉四钱	细生地五钱	苦杏仁去皮尖，三钱
嫩白前三钱	真郁金三钱	炒栀子三钱	粉丹皮三钱
抱木茯神四钱	酒黄芩三钱	生甘草三钱	生藕节五枚
生梨皮一具			

十四诊　12月17日

依前方加：盐砂仁二钱　当归首三钱，再进。

十五诊　12月21日

据述各病皆减，惟食物下胃则痛，两腿酸痛，不时抽搐，大便作溏，消化力薄，仍依前法加减。

台党参四钱	桑寄生五钱	川牛膝三钱	制续断三钱

盐杜仲三钱　西秦艽二钱　全当归四钱　生熟稻芽各四钱
沉香曲布包，四钱　大生地砂仁二钱研拌，五钱　怀山药四钱
芡实米四钱　焦鸡金三钱　土炒於术四钱　小川芎三钱
土炒杭芍四钱　炙甘草三钱　生姜三片　大枣三枚

萧某　男　4 岁　1950 年 3 月 14 日

据述患疹子之后，两腿行路不如常度，此乃热邪尚重，肝胆两虚之故，夜眠不安，肢体瘦削，面色不荣，当从本治。

忍冬藤四钱　净连翘三钱　炒栀子三钱　粉丹皮三钱
知贝母各三钱　首乌藤五钱　杜牛膝三钱　赤苓芍各三钱
酒黄芩二钱　细生地三钱　桑寄生四钱　天花粉三钱
生甘草二钱　生荸荠捣，三枚

二诊　3 月 16 日

药后尚安，体温稍高，夜眠喜啼，内热尚重，法当清化。

首乌藤五钱　炒栀子三钱　粉丹皮三钱　六神曲布包，三钱
知贝母各三钱　老苏梗二钱　苦杏仁去皮尖，三钱　赤苓芍各三钱
酒芩柏各二钱　天花粉三钱　胆草炭五分　嫩白前二钱
生甘草二钱　生藕节三枚

三诊　3 月 19 日

温度仍高，手心亦热，两腿仍软，由内热感风所致，法当清养。

首乌藤六钱　海风藤四钱　川牛膝三钱　赤苓芍各二钱
西秦艽二钱　炒栀子三钱　粉丹皮三钱　苦杏仁去皮尖，三钱
北五味一钱　嫩白前二钱　六神曲布包，三钱　生甘草二钱
生荸荠捣，三枚

四诊　4 月 18 日

近日肝热太甚，外袭风邪，两眼多眵，两腿软弱无力，行路艰难，日前曾流

鼻血，近两日黄涕甚多，胃纳不甘，法当从本治。

忍冬藤四钱　净连翘三钱　霜桑叶三钱　甘菊花三钱
粉丹皮三钱　炒栀子三钱　川牛膝三钱　金狗脊去毛，四钱
谷精珠四钱　酒黄芩二钱　桑寄生四钱　六神曲布包，二钱
生熟稻芽各三钱　生甘草二钱　生藕节五枚

五诊　4月22日

药后各症皆轻，惟尚作呛咳，兼流黄涕，内热未清，法当清养。

霜桑叶二钱　甘菊花二钱　知贝母各二钱　天花粉三钱
北五味一钱　嫩白前二钱　野百合三钱　炙百部三钱
云茯苓三钱　六神曲布包，三钱　酒黄芩二钱　生甘草二钱
生荸荠捣，三枚

方某　女　29岁　未婚　1950年3月4日

脉见弦虚，面色不荣，素体阴虚，每日午后体温加高，直至次日天明始退，并不见汗，而发热时自觉有汗，夜眠不安，为日已久，法当从本治，更宜小心静养，不可劳思为要。

南沙参四钱　全当归四钱　小川芎三钱　醋青蒿三钱
酥鳖甲四钱　桑寄生五钱　地骨皮四钱　首乌藤一两
知贝母各三钱　朱茯神四钱　北五味一钱　炙甘草三钱
大红枣三枚　生藕节五枚

二诊　3月7日

依前方加：大生地四钱，香砂仁二钱，台党参三钱，土炒杭芍四钱，再进。

三诊　3月11日

脉弦象已减，面色渐荣，夜眠亦安，午后体温极高，天明始退，素体阴虚，仍从本治。

台党参四钱　焦冬术三钱　炒枳壳三钱　地骨皮四钱

炒栀子三钱　土炒杭芍三钱　粉丹皮三钱　醋青蒿三钱
酥鳖甲四钱　朱茯神四钱　当归身四钱　首乌藤二两
浮小麦一两　大生地砂仁二钱研拌，四钱　生甘草三钱
生藕节五枚

汤某　男　28岁　1950年3月8日

脉见弦虚，痰中有时带血，温度有时加高，小溲带有白浊，心肾不交，脾肺两虚，为日已久，法当从本治。

空沙参四钱　知贝母各三钱　炙紫菀三钱　酒芩柏各三钱
真郁金三钱　炒栀子三钱　粉丹皮三钱　抱木茯神四钱
生杭芍四钱　生苡仁四钱　怀山药四钱　芡实米四钱
地骨皮三钱　干地黄砂仁二钱研拌，五钱　生甘草二钱
带心莲子十五粒

二诊　3月12日

依前方加：台党参四钱，灵磁石先煎，五钱，大麦冬三钱，天花粉四钱，减去空沙参，再进。

三诊　3月16日

据述心中发慌，中气较短，体温略高，夜眠不安，痰中已无血丝而色转灰而胶腻，肺脾仍虚，依前法加减再进。

台党参四钱　於潜术三钱　柏子仁三钱　朱茯神四钱
朱枣仁四钱　绵茵陈三钱　地骨皮三钱　芡实米四钱
怀山药四钱　大熟地砂仁二钱研拌，四钱　野百合四钱
炙百部三钱　知贝母三钱　炙甘草三钱　带心莲子十五粒

四诊　3月20日

药后病无出入，良由病由年后受惊，肝郁而发，故心时作跳，肝经失疏泄之故，大小便同出而带白浊，痰色发灰，中气觉短，肾囊发冷而湿，小便时茎中作

痛，口中发苦，不时眩晕皆虚象也。

灵磁石先煎，五钱　台党参四钱　朱茯神四钱　海金沙布包，三钱
萹蓄三钱　川萆薢三钱　朱枣仁四钱　炒栀子三钱
粉丹皮三钱　赤苓芍各三钱　酒芩柏各二钱　甘枸杞四钱
甘菊花三钱　莲子心一钱　细生地砂仁二钱研拌，四钱
杭巴戟三钱　生甘草二钱

五诊　3 月 21 日

依前方加：首乌藤二两，制乳没各三钱，再进。

六诊　3 月 23 日

据述每夜只能睡三小时，因而精神萎靡不振，大便作泻，黄沫甚多，大小便同出而带白浊，乃消化不良之故，仍不时发晕，阴阳两亏，系属本病，宜小心将护。

台党参四钱　首乌藤三两　夜合花六钱　朱茯神四钱
焦冬术三钱　炒枳壳三钱　真郁金三钱　海金沙布包，五钱
赤白苓芍各三钱　枸杞子四钱　甘菊花三钱　车前子三钱
细生地砂仁二钱研拌，三钱　杭巴戟三钱　甘草梢三钱
生藕节五枚

七诊　3 月 27 日

依前方加：朱枣仁三钱，制乳没各三钱，生熟苡仁各三钱，炒栀子三钱，粉丹皮三钱，减去焦冬术、炒枳壳、杭巴戟，再进。

八诊　3 月 29 日

据述昨夜已能安眠，胃纳亦开，精神颇振，但觉心脏有时发慌，头部亦眩时出燥汗，天明尤甚，喉干口苦而酸，腹中有水声，小溲短少，久病虚怯之象，总宜小心将护。

台党参五钱　朱枣仁四钱　盐菟丝三钱　首乌藤四两
朱茯神五钱　夜合花五钱　大生地砂仁二钱研拌，五钱

浮小麦一两　　生芪皮五钱　　车前子三钱　　制乳没各三钱
甘菊花三钱　　甘枸杞四钱　　甘草梢三钱　　生藕节五枚

九诊　4月3日

依前方加：苦葶苈三钱，炒栀子三钱，大红枣三枚，再进。

十诊　4月14日

药后各病皆轻，惟气血未复，劳乏即觉不适，左颧发红，乃肝热又甚，水不涵木之象，仍从本治。

台党参四钱　　生白术三钱　　首乌藤二两　　朱茯神四钱
全当归四钱　　大生地砂仁二钱研拌，五钱　　小川芎三钱
土炒杭芍四钱　　炒栀子三钱　　粉丹皮三钱　　地骨皮四钱
制乳没各三钱　　生甘草二钱　　生藕节五枚

十一诊　4月20日

依前方加：生熟稻芽各三钱，莲子心一钱，再进。

十二诊　4月25日

胃热甚重，故口中发苦，小溲黄浊，食物不甘，病后肢体未复，阴虚易生内热，仍从本治。

生石膏先煎，五钱　　台党参四钱　　泔浸生白术三钱　　知贝母各三钱
炒栀子三钱　　地骨皮三钱　　酒芩柏各二钱　　首乌藤一两
赤苓芍各二钱　　六神曲布包，三钱　　生桑枝三钱　　益元散冲，四钱
粉丹皮三钱　　生茅根五分

屈某　女　23岁　未婚　1951年11月8日

据述心中时觉郁闷，睡后往往发热，热甚则作抽搐，此血分太热，热极生风之象，大半为郁火所发，宜节劳休息为要。

盐元参五钱　　首乌藤八钱　　忍冬藤八钱　　生栀子四钱
粉丹皮三钱　　真郁金三钱　　大生地八钱　　赤白苓芍各三钱

全当归五钱　小川芎三钱　桑寄生七钱　朱灯心三十寸
生甘草二钱　生藕节五枚

二诊　11月23日

据述中气觉短，内热未清，法当标本兼治。

台党参四钱　焦冬术三钱　乌梅炭三钱　炙百部四钱
全当归四钱　小川芎三钱　炒白芍四钱　干生地四钱
桑寄生五钱　朱茯神四钱　炒栀子三钱　生甘草二钱
生藕节五枚

三诊　11月27日

药后气短稍好，肢体尚有时抽搐，疏方再服一二帖，可用膏丸调理。

台党参四钱　首乌藤一两　桑寄生五钱　海风藤八钱
乌梅炭三钱　全当归五钱　炒白芍五钱　焦冬术三钱
朱茯神四钱　炙百部四钱　干生地四钱　炒栀子三钱
粉丹皮三钱　生甘草二钱

孙某　男　34岁　1951年1月11日

脉不调和，舌苔干黄，据述病经七日，曾腹泻三日，体温极高，见汗不退，头部昏痛，周身疲乏无力，胃纳极钝，时形困睡，素体呛咳，又感外风致成此候，病势非轻不可大意。

空沙参四钱　西秦艽三钱　西防风三钱　忍冬藤四钱
净连翘三钱　酒芩柏各二钱　炒栀子三钱　粉丹皮三钱
抱木茯神三钱　六神曲布包，三钱　知贝母各三钱　蔓荆子二钱
北五味一钱　大生地砂仁二钱研拌，三钱　生甘草二钱
生苇茎三寸

二诊　1月12日

脉略见平，舌尚干黄，药后得汗，体温大减，胃纳亦开，大便通畅，惟肢体

乏力，咳嗽痰胶而黄，不易吐出，内热尚重，法当清化。

灵磁石五钱 生石膏五钱，二味同先煎 空沙参四钱
肥知母三钱 川贝母三钱 淡竹茹三钱 霍石斛四钱
大麦冬三钱 酒芩柏各二钱 六神曲布包，三钱 北五味一钱
云茯苓四钱 盐泽泻三钱 生甘草二钱 生梨皮一具

三诊 1月13日

脉尚见滑，舌苔白底黄面而垢腻，肺胃热重，咳嗽虽剧，但风寒已化，胃纳渐开，惟肢体软弱无力耳，法当标本兼治，小心将护。

台党参四钱 焦冬术三钱 炒枳壳三钱 嫩白前三钱
知贝母各二钱 苦杏仁去皮尖，三钱 天花粉四钱 桑寄生五钱
朱茯神四钱 酒芩柏各二钱 山萸肉三钱 炒栀子三钱
粉丹皮三钱 干地黄砂仁二钱研拌，四钱 生甘草二钱
生苇茎五寸 大枣三枚

四诊 1月17日

依前方加：炙黄芪四钱，北五味一钱，六神曲布包，三钱，再进。

痄腮

痄腮之病虽多发于幼儿，然成人亦有患病之可能，治则总以清热解毒，消肿散结为主，谨防变生他症。用药以芩、柏、栀、翘等清热药为主，辅以皂刺等软坚散结，后期则以顾护脾胃为主。

萧某 女 18岁 未婚 1951年2月1日

两腮胀痛，喉际发声不畅而觉有痰作呛，血分有热，现当经期，法当标本兼治，宜小心将护。

薄荷梗三钱	杜牛膝三钱	炒栀子三钱	粉丹皮三钱
忍冬藤四钱	净连翘四钱	知贝母各三钱	大青叶三钱
胖大海三枚	苦杏仁去皮尖，三钱	天花粉四钱	苦桔梗三钱
生藕节五枚	生荸荠捣，五枚		

二诊　2月3日

药后病无出入，内热尚甚，肝肾两经尤甚，喉际声哑稍轻，呛咳亦少，两腮仍胀痛，法当和化清降，更宜小心将护。

空沙参四钱	薄荷梗三钱	知贝母各三钱	金银花四钱
净连翘三钱	杜牛膝三钱	板蓝根四钱	真郁金三钱
天花粉四钱	制乳没各三钱	苦杏仁去皮尖，三钱	苦桔梗三钱
甘菊花二钱	酒黄芩二钱	生甘草二钱	生藕节五枚
生荸荠捣，五枚			

三诊　2月5日

两腮已不胀痛，颈部按之有核，呛咳不爽，两颧发赤，内热尚甚，仍以清降为法。

金银花四钱	净连翘三钱	生栀子三钱	粉丹皮三钱
杜牛膝三钱	干地黄四钱	真郁金三钱	板蓝根五钱
知贝母各三钱	酒芩柏各三钱	鲜石斛四钱	天花粉三钱
苦杏仁去皮尖，三钱	制乳没各三钱	甘草梢三钱	生梨皮一具
生荸荠捣，三枚			

四诊　12月21日

脉滑弦，舌垢腻，食物之后胃部不舒，内有食滞，外感风邪，法当标本兼治。

空沙参四钱	苦杏仁去皮尖，三钱	真郁金三钱	生熟稻芽三钱
五味槟榔三钱	六神曲四钱，二味同布包		焦鸡金三钱
赤白苓芍各三钱	西防风三钱	海风藤五钱	大腹皮四钱

生甘草二钱　生藕节五枚

萧某　女　7岁　1951年2月16日

面色不荣，两腮肿痛，痄腮已成，牵及牙齿亦痛，此乃肝胆之热上攻，外袭风邪所致，入夜温度极高，见汗亦不退，病势非轻，不可大意，法当标本兼治。

金银花四钱　净连翘三钱　生栀子三钱　粉丹皮三钱
杜牛膝三钱　薄荷梗一钱　西防风二钱　板蓝根四钱
酒芩柏各二钱　甘中黄四钱　皂角刺二钱　赤芍苓各三钱
甘草梢一钱　生苇茎五钱　生荸荠捣，五枚

二诊　2月18日

痄腮已成，内热太甚，痛不能忍，法当清化。

生石膏先煎，八钱　竹叶茹各三钱　知贝母各三钱　六神曲布包，三钱
炒稻芽三钱　薄荷梗二钱　大青叶四钱　酒芩柏各三钱
粉丹皮三钱　生栀子三钱　杜牛膝三钱　甘中黄四钱
板蓝根四钱　赤苓芍三钱　甘草梢二钱　生荸荠捣，五枚

三诊　2月20日

药后腮肿渐消，痛亦略止，内热尚重，两颧发红，仍当从事清降。

生石膏先煎，四钱　盐元参三钱　淡竹茹各三钱　知贝母各三钱
六神曲三钱　五味槟榔三钱，二味同布包　酒芩柏各三钱
板蓝根三钱　赤苓芍各三钱　炒栀子三钱　粉丹皮三钱
甘中黄三钱　金银花四钱　净连翘三钱　杜牛膝三钱
甘草梢二钱　生荸荠捣，五枚　生梨皮一具

四诊　2月23日

前方加：细生地四钱，再进。

五诊　5月13日

内热夹滞，时作恶心，头痛颇甚，口有臭气，腹中亦痛，入夜温度极高，大

便二日未通，大溲黄短，法当清化。

藿香梗三钱　金银花四钱　净连翘三钱　六神曲布包，四钱
大腹皮三钱　广木香二钱　炒稻芽三钱　焦鸡金三钱
炒栀子三钱　粉丹皮三钱　酒芩柏各二钱　郁李仁四钱
杜牛膝三钱　天水散冲，四钱　生苇茎五钱

六诊　9月12日

面色不荣，肢体困乏，温度极高，呛咳继之以呕吐，多不消化之物，大便微泻，小溲黄短，感风夹滞化热，故成此候，法当标本兼治。

南沙参四钱　西防风二钱　西秦艽二钱　香青蒿二钱
淡竹茹三钱　大腹皮三钱　生熟稻芽各三钱　六神曲布包，三钱
焦鸡金三钱　粉丹皮三钱　苦杏仁去皮尖，三钱　知贝母各三钱
酒芩柏各二钱　炒栀子三钱　伏龙肝二两，煎汤代水

七诊　9月13日

前方加制厚朴川连水炒，一钱，减去竹茹、青蒿，再进。

八诊　9月15日

前方再加郁李仁四钱，再进。

九诊　12月2

咳嗽多日，入夜更甚，并无痰涎，食物不甘，内热感风夹滞，故口干引饮，当从本治。

空沙参三钱　桑枝叶各三钱　知贝母各三钱　六神曲布包，三钱
炒稻芽三钱　甘菊花二钱　西防风二钱　炒栀子三钱
粉丹皮三钱　大麦冬三钱　云茯苓三钱　生甘草一钱
生梨皮一具

十诊　12月16日

据述近两日不思饮食，呛咳喉际有痰，饮水辄吐，已经多次，不能容物，大

便干结，仅下粪团数枚，小溲黄短，内热太重，法当清降。

空沙参四钱　五味槟榔布包，三钱　焦鸡金三钱　六神曲布包，四钱
炒栀子三钱　粉丹皮三钱　炒枳壳三钱　大腹皮三钱
酒芩柏各三钱　生熟稻芽各三钱　甘草梢二钱　生荸荠捣，五枚

十一诊　12 月 17 日

前方加知贝母各三钱，嫩白前三钱，再进。

十二诊　12 月 19 日

药后病无出入，呛咳有痰不易出，肢体困倦思眠，此由感风化热入肺所致，胃滞亦重，故病则作吐，法当标本兼治。

空沙参四钱　苦杏仁去皮尖，三钱　苦桔梗三钱　知贝母各三钱
天花粉四钱　淡竹茹三钱　生石膏先煎，五钱　生熟稻芽各三钱
六神曲布包，四钱　蔓荆子三钱　炒栀子三钱　粉丹皮三钱
焦鸡金三钱　酒芩柏各三钱　生甘草二钱　生荸荠捣，五枚
生梨皮一具

咳嗽

咳嗽一证，总分外感内伤，如《内经》所言：五脏六腑皆令人咳，非独肺也。而久咳又易变生喘脱、肺痿等证，不可不慎也。先生治疗咳嗽，习用知贝母、苦杏仁、天麦冬、生苇茎，多用止嗽散加减化裁，辨外感内伤，随证用药，热证则栀子、丹皮、生石膏等，痰证则瓜蒌、竹茹、法半夏等，内伤则多顾肝肾。本证收病案多例，新证久证皆有，可一窥先生治法之变化。

钱某　男　6 岁　1951 年 9 月 13 日

脉见滑象，舌苔薄黄，据述呛咳已两月余，曾服西药未效，日间及夜晚均

轻，惟每晨起时呛咳则甚，痰在喉际而不易吐出，鼻塞不通，胃纳不佳，此乃外感风寒所致，法当从事宣化。

桑枝叶各三钱　苦桔梗三钱　天花粉四钱　知贝母各三钱
杜牛膝三钱　西秦艽三钱　炒栀子三钱　粉丹皮三钱
西防风二钱　云茯苓四钱　嫩白前三钱　苦杏仁去皮尖，三钱
生草梢二钱　生姜一片

二诊　9月15日

服前方各症皆轻，纳食尚可，惟鼻仍塞而涕亦不易出，呛咳亦减，当依法加减再进。

霜桑叶三钱　嫩白前三钱　西防风二钱　苦桔梗二钱
蔓荆子三钱　老苏梗二钱　苦杏仁去皮尖，三钱　知贝母各三钱
天花粉四钱　云茯苓四钱　法半夏三钱　橘子络三钱
生甘草二钱　生姜一片

马某　男　65岁　1950年1月21日

脉弦而滑，感风化热，痰胶黄而不易吐，气逆作咳，此由肺虚有热，肝胃不和，外感风邪，从而化热之故，法当标本兼治。

空沙参三钱　苦杏仁去皮尖，三钱　苦桔梗三钱　炒栀子三钱
粉丹皮三钱　天花粉三钱　知贝母各三钱　生石膏先煎，四钱
大麦冬三钱　真郁金三钱　小枳实二钱　酒黄芩二钱
云茯苓四钱　嫩白前三钱　生甘草二钱　生姜三片
大枣三枚

二诊　1月25日

据述药后尚安，惟肺胃两经热尚重，肝邪亦甚，痰中偶有血丝，法当从本治。

盐元参三钱	生石膏先煎，五钱	知贝母各三钱	天花粉四钱
竹叶茹各二钱	苦杏仁去皮尖，三钱	云茯苓四钱	忍冬藤五钱
酒黄芩三钱	天麦冬各三钱	赤白芍各三钱	真郁金三钱
炒栀子三钱	粉丹皮三钱	细生地五钱	生甘草二钱
生藕节五枚	生苇茎一尺		

李某　男　43岁　1951年1月21日

据述咳嗽已两月有余，咽喉发痒，胸次不舒，痰中略有血丝，此乃肺胃两经热重，外感风邪，致成此候，为日已久，法当清化。

桑枝叶各三钱	白蒺藜去刺，三钱	知贝母各三钱	嫩白前三钱
生紫菀二钱	西防风三钱	苦杏仁去皮尖，三钱	天花粉四钱
大麦冬三钱	北五味一钱	云茯苓四钱	淡竹茹三钱
生石膏先煎，三钱	丝瓜络三钱	生甘草二钱	生苇茎一尺

二诊　1月24日

服前方尚安，惟呛咳未止，腹部作胀，每有热物下咽则呛咳，此肺虚有热为患，法当从本治。

空沙参三钱	桑寄生五钱	竹叶茹各二钱	天花粉四钱
云茯苓四钱	忍冬藤五钱	苦杏仁去皮尖，三钱	知贝母各三钱
天麦冬各三钱	嫩白前三钱	冬瓜皮四钱	大腹皮三钱
盐泽泻四钱	天水散布包，四钱	生藕节五枚	

孙某　男　23岁　1951年9月7日

脉滑而弦，喉际发红，据述咽部似黏痰，呛咳不爽，此乃肺胃两经有热，感风化热所致，业经一年，肺肾为子母，当属肾经仍虚之故，法当从本治。

空沙参四钱	知贝母各三钱	瓜蒌仁四钱	天花粉四钱
杜牛膝三钱	苦杏仁去皮尖，三钱	苦桔梗三钱	制乳没各三钱

橘子络三钱　淡竹茹二钱　灵磁石先煎，五钱　云茯苓四钱
炒栀子三钱　粉丹皮三钱　生甘草二钱　生藕节五枚
生梨皮一具

二诊　9月11日

依前方加：天麦冬各三钱，霍石斛四钱，冬瓜子五钱，再进。

郑某　男　56岁　1951年8月18日

脉见虚弦而微浮，肺气本弱，近又感风，喉痒作咳，痰涎有泡沫，法当标本兼治，疏方酌服，得效再议。

空沙参四钱　知贝母各三钱　嫩白前三钱　西防风三钱
北五味二钱　苦杏仁去皮尖，三钱　野百合四钱　炙百部三钱
天花粉四钱　瓜蒌子四钱　盐砂仁三钱　云茯苓四钱
橘子络二钱　淡竹茹二钱　生甘草二钱　生梨皮一具
生藕节五枚

二诊　8月23日

服前方尚安，惟喉际仍发痒作咳，痰味作咸，此乃肾水上泛之故，来源甚远，吐出涎水有丝，肺肾为子母，两经皆虚，虚则生热，仍须从本治。

空沙参四钱　知贝母各三钱　甘枸杞三钱　杭菊花三钱
干生地四钱　金狗脊去毛，三钱　嫩白前三钱　北五味二钱
盐黄柏二钱　冬瓜子四钱　赤白苓芍各三钱　天花粉四钱
杜牛膝三钱　生藕节五枚　生梨皮一具

蒋某　男　53岁　1950年4月24日

脉见洪滑，舌苔中后薄黄垢腻，据述呛咳两周，至今未愈，痰多而黄，感寒更甚，鼻中生小疙瘩而发干，大便有时干燥则牵发内痔出血，此由肺虚有热所致，法当从本治。

空沙参四钱 天麦冬各三钱 知贝母各三钱 天花粉四钱
老苏梗三钱 苦杏仁去皮尖，三钱 冬瓜子五钱 炒栀子三钱
粉丹皮三钱 细生地五钱 制乳没各三钱 火麻仁四钱
淡茯苓四钱 忍冬藤四钱 生甘草三钱

二诊 5月13日

服前方尚安，惟两太阳穴作痛，左甚于右，颈部有时连及督脉作痛，呛咳有痰，其味发咸，此乃肾部所出之痰，鼻仍有小疙瘩，大便仍干，内热太甚，仍从本治。

台党参四钱 蔓荆子三钱 嫩白前三钱 西秦艽二钱
川羌活一钱 抱木茯神四钱 知贝母各三钱 天麦冬各三钱
天花粉四钱 甘枸杞四钱 冬瓜子四钱 甘菊花三钱
制乳没各三钱 淡茯苓四钱 生甘草二钱 鲜茅根五钱
生藕节五枚

蒋某 男 49岁 1950年2月5日

据述患呛咳已十余日，痰色黄白相间，咳甚则前后心掣痛，夜眠尚安，醒后则咳甚，此乃肝虚有热之故，脉见弦虚，舌心脱皮，口角糜烂，得呃则舒，法当宜肺气清胃热以为治。

南沙参四钱 苦杏仁去皮尖，三钱 苦桔梗三钱 嫩白前三钱
天花粉四钱 灵磁石先煎，五钱 制乳没三钱 真郁金三钱
淡竹茹二钱 橘子络三钱 生栀子三钱 粉丹皮三钱
杜牛膝三钱 赤苓芍各三钱 生甘草三钱 生梨皮一具
生荸荠捣，五枚

二诊 2月8日

脉息见平，各症皆减，惟呛咳尚甚，但痰易吐出，咳甚则头额发昏，内热尚重，法当清化，依法加减再进。

霍石斛先煎，四钱　空沙参四钱　知贝母各三钱　北五味二钱
真郁金三钱　杜牛膝三钱　西秦艽三钱　制乳没各三钱
苦杏仁去皮尖，三钱　嫩白前三钱　天花粉四钱　赤苓芍各三钱
酒芩柏各三钱　大麦冬三钱　生甘草二钱　生梨皮一具
生苇茎五钱

李某　男　29岁　1952年11月28日

据述病已十余日，初起感冒身热，见汗未退，风邪化热，成为呛咳，胃纳不佳，大便干结，鼻涕亦多，口中发甜，此乃内热为患，法当从事清化。

净连翘四钱　金银花四钱　桑枝叶各三钱　炒栀子三钱
粉丹皮三钱　苦杏仁去皮尖，三钱　知贝母各三钱　火麻仁三钱
郁李仁三钱　天花粉四钱　淡苁蓉四钱　沉香曲布包，四钱
焦鸡金三钱　生熟稻芽各三钱　生甘草三钱　生藕节五枚
生苇茎五寸

二诊　11月30日

药后咳嗽见轻，惟鼻塞有涕，并吐白涎，大便已通，风邪化热挟湿之故，当依前法加减再进。

空沙参四钱　嫩白前三钱　知贝母各三钱　天花粉四钱
苦杏仁去皮尖，三钱　苦桔梗三钱　天麦冬三钱　北五味一钱
野百合四钱　炙百部四钱　老苏梗三钱　西防风二钱
六神曲布包，三钱　云茯苓四钱　生甘草三钱　生姜三片
大枣三枚

三诊　12月2日

咳嗽日轻夜重，仍有白沫，内热尚甚，故大便发干，胃纳极钝，口中发腻，仍当从本治。

南沙参四钱　知贝母各三钱　生石膏先煎，五钱　竹叶茹各三钱

火麻仁四钱　天花粉四钱　六神曲布包，四钱　炒稻芽四钱
嫩白前三钱　细生地砂仁二钱研拌，五钱　云茯苓四钱
苦杏仁去皮尖，三钱　苦桔梗三钱　酒黄芩三钱　生甘草二钱
生梨皮一具

李某　男　50岁　1951年1月10日

据述患咳嗽业已半年，喉际发痒，痰吐白沫，日轻夜重，夜眠不安，此乃肺胃热重感风使然，为日已久，当从本治。

生石膏先煎，八钱　空沙参三钱　知贝母各三钱　嫩白前三钱
苦杏仁去皮尖，三钱　天花粉四钱　首乌藤五钱　西防风三钱
霜尧叶三钱　甘菊花三钱　北五味二钱　粉丹皮三钱
生甘草三钱　生梨皮一具

二诊　1月13日

脉见弦滑而虚，头部昏痛，入夜咳嗽加甚，不能安眠，痰吐白沫，肺热感风，法当标本兼治。

南沙参四钱　老苏梗三钱　苦杏仁去皮尖，三钱　苦桔梗三钱
天花粉四钱　西防风三钱　嫩白前三钱　蔓荆子三钱
香白芷二钱　粉丹皮三钱　炒栀子三钱　北五味一钱
首乌藤一两　野百合四钱　生甘草二钱　生荸荠捣，三枚
生梨皮一具

三诊　1月16日

内蕴风热未尽，咳则后脑震痛，夜眠不酣，痰尚发白成沫，肺虚有热，仍当治本。

生石膏先煎，八钱　台党参四钱　嫩藁本三钱　香白芷三钱
西秦艽三钱　天花粉四钱　炙百部三钱　首乌藤一两
北五味二钱　川牛膝三钱　知贝母各三钱　野百合四钱

嫩白前三钱　苦杏仁去皮尖，三钱　苦桔梗三钱　生苇茎五钱
生梨皮一具

四诊　1月19日

药后各症皆轻，惟咳嗽尚甚，痰仍未化为黄痰，肺热尚甚，法当清化。

生石膏先煎，八钱　空沙参四钱　知贝母各三钱　天麦冬各三钱
天花粉四钱　竹叶茹各二钱　北五味二钱　嫩白前三钱
野百合四钱　炙百部三钱　苦桔梗三钱　苦杏仁去皮尖，三钱
酒芩柏各三钱　云茯苓四钱　生甘草二钱　生荸荠捣，三枚
生梨皮一具

赵某　男　32岁　1951年5月30日

脉见滑弦，面色不荣，肺部素虚，据医院检查，右肺叶有伤损之处，近因感受外邪，发为呛咳，晨起顿咳，吐痰甚多，其色发白，入夜亦咳，大便干溏不定，日行二次，黎明时周身出汗，法当宁肺止咳，更宜小心将护。

灵磁石先煎，五钱　台党参四钱　土炒冬术三钱　冬瓜子五钱
嫩白前三钱　野百合四钱　苦桔梗三钱　云茯苓四钱
炙百部四钱　芡实米四钱　炒苡仁四钱　浮小麦一两
生甘草二钱　大红枣三枚

二诊　6月2日

药后咳轻痰少，惟虚汗尚出，小溲深黄，肺虚有热，当依昨法加减再进。

灵磁石先煎，五钱　台党参四钱　冬瓜子六钱　天花粉三钱
嫩白前三钱　野百合五钱　炒栀子皮三钱　酒芩柏各二钱
云茯苓四钱　粉丹皮二钱　炒扁豆衣四钱　焦苡仁五钱
芡实米四钱　北五味二钱　浮小麦二两　生甘草二钱
大红枣五枚

三诊　6月9日

服前方四帖甚安，各病皆轻，惟阴囊潮湿，汗出亦少，仍依前法加减。

台党参四钱　泔浸於术三钱　冬瓜子五钱　甘枸杞四钱
丝瓜络三钱　盐菟丝子四钱　云茯苓四钱　芡实米五钱
炒栀子三钱　炒扁豆四钱　北五味二钱　浮小麦一两
生甘草二钱　大红枣三枚

苏某　女　22岁　未婚　1950年8月19日

脉不和畅，肝热刑金，外感风邪，发为咳嗽，痰不易上，胸次作胀，过于劳乏之故也，法当调肺气，清肝热以为治。

空沙参四钱　桑枝叶各三钱　知贝母各三钱　苦杏仁去皮尖，三钱
真郁金三钱　法半夏三钱　广陈皮二钱　西防风二钱
云茯苓三钱　嫩白前三钱　北五味一钱　苦桔梗二钱
生甘草二钱　生姜一片　大枣三枚

二诊　8月24日

依前方加：台党参四钱，火麻仁四钱，干生地六钱，首乌藤一两，减去空沙参、西防风，再进。

三诊　9月1日

药后尚安，惟左胸作胀，时作呛咳，乃停水为患，故小溲不畅，食物不甘，消化力薄，法当从本治。

台党参四钱　苦葶苈四钱　苦杏仁去皮尖，三钱　知贝母各三钱
茯苓皮四钱　建泽泻三钱　大腹皮三钱　真郁金三钱
车前子三钱　方通草二钱　首乌藤一两　甘草梢二钱
生藕节五枚　大红枣三枚

四诊　9月8日

据述胁胀已愈，惟尚作呛咳，小溲极少，仍属水停为患，经水逾期十日未

行，当仍前法加减再进。

台党参四钱　苦杏仁去皮尖，三钱　苦桔梗三钱　真郁金三钱
大腹皮三钱　苦葶苈三钱　连皮苓四钱　建泽泻四钱
北五味二钱　广陈皮二钱　首乌藤八钱　苏枋木三钱
当归尾三钱　生赤芍二钱　甘草梢二钱　生藕节五枚
大红枣三枚

五诊　10 月 6 日

药后经水已至，惟尚作呛咳，小溲色黄而短，积水尚未尽去，当依法加减再进。

台党参四钱　知贝母各三钱　连皮苓四钱　橘子络三钱
真郁金三钱　苦葶苈三钱　北五味二钱　建泽泻四钱
全当归四钱　小川芎三钱　土炒杭芍四钱　嫩白前三钱
首乌藤六钱　细生地四钱　生甘草二钱　生藕节五枚
大红枣三枚

黄某　女　71 岁　1950 年 11 月 25 日

脉见弦滑，舌苔干黄，素有咳嗽，入冬尤甚，此乃肺虚有热，感寒则发，夜眠不安，当从本治。

灵磁石先煎，四钱　台党参三钱　焦冬术三钱　知贝母各三钱
嫩白前三钱　野百合四钱　首乌藤一两　北五味一钱
炙百部三钱　云茯苓四钱　酒黄芩二钱　天花粉三钱
广陈皮二钱　杜牛膝三钱　生苇茎五寸　生甘草二钱
生藕节五枚

二诊　11 月 29 日

药后咳嗽略轻，痰涎亦少，睡眠尚安，惟头部偏左连颈部皆作痛而晕，内热尚甚仍当治本。

灵磁石先煎，四钱	台党参四钱	香白芷三钱	西秦艽三钱
蔓荆子三钱	北五味一钱	野百合四钱	炙百部三钱
首乌藤一两	云茯苓四钱	川贝母三钱	嫩白前三钱
生甘草二钱	生梨皮一具	生藕节五枚	

三诊　12 月 7 日

脉略有神，据述服前方尚安，惟头尚昏眩，背部作痛，食物下胃则上逆作呕，肢体仍畏寒，高年气血不足，仍宜治本。

台党参四钱	焦冬术三钱	炒枳壳二钱	盐砂仁二钱
五味槟榔布包，三钱	川牛膝三钱	制乳没各三钱	抱木茯神四钱
煨天麻三钱	全当归四钱	小川芎三钱	土炒白芍四钱
炒栀子三钱	粉丹皮三钱	六神曲布包，四钱	生藕节五枚

王某　男　22 岁　1950 年 3 月 18 日

脉息见芤，面色不荣，据述去年八月吐血后，未经医治，近又因劳乏太过，饥饱不匀，感受外邪，发为咳嗽，病势日增，肢体乏力，胃纳极钝，日晡发热，此乃阴虚太甚所致，宜加意调护，久恐成怯症，疏方照服，得效再议。

空沙参四钱	紫菀茸三钱	知贝母各三钱	天麦冬各三钱
天花粉三钱	苦杏仁去皮尖，三钱	苦桔梗三钱	盐砂仁二钱
嫩白前三钱	醋青蒿三钱	酥鳖甲四钱	北五味二钱
炒栀子三钱	粉丹皮三钱	生甘草二钱	鲜茅根五钱
生藕节五枚			

二诊　3 月 23 日

依前方加：六神曲布包，四钱，炒稻芽三钱，再进。

三诊　3 月 28 日

药后尚安，胃纳尚未大开，咳嗽仍甚，据述腹中觉有包块上冲，咳嗽即止，此乃气分不舒之故，当依前法加减再进。

台党参四钱　知贝母各三钱　天麦冬各三钱　天花粉四钱
大腹皮三钱　广陈皮三钱　真郁金三钱　北五味二钱
地骨皮三钱　粉丹皮三钱　炒栀子三钱　苦桔梗三钱
野百合四钱　细生地砂仁二钱研拌，四钱　生甘草二钱
生茅根五钱　生藕节五枚

四诊　4月6日

依前方加：桑寄生五钱，朱茯神四钱，嫩白前三钱，六神曲布包，四钱，灵磁石先煎，四钱，减去野百合、大腹皮、真郁金，再进。

杨某　男　60岁　1950年4月15日

脉见滑弦，舌苔白腻，内蕴湿邪太重，外感风邪，发为呛咳，甚则周身汗出，有时饮热水亦出汗，夜眠盗汗，此皆肺虚之象，心肾亦弱，法当治本。

台党参四钱　生芪皮五钱　嫩白前三钱　知贝母各三钱
北五味一钱　云茯苓三钱　苦桔梗三钱　野百合四钱
炙百部三钱　浮小麦一两　焦冬术二钱　盐砂仁二钱
六神曲布包，四钱　炒稻芽四钱　粉甘草二钱　生藕节五枚

二诊　4月18日

脉已不弦，尚见滑平，据述仍作呛咳，痰黏喉际不易吐出，右臂时不时作痛，汗出亦少，两手中二指发强而麻，此皆风湿为患，中气太虚，仍当治本。

台党参三钱　黄芪皮四钱　焦冬术三钱　炒枳壳三钱
生桑枝四钱　首乌藤六钱　当归须三钱　小川芎三钱
制乳没各三钱　北五味一钱　野百合四钱　炙百部三钱
嫩白前三钱　浮小麦一两　干生地砂仁二钱研拌，四钱
生藕节五枚

三诊　4月21日

胸次气仍阻遏，呛咳未止，夜眠不安，虚汗仍出，右脚大二趾亦麻，脉尚

滑，舌尚腻，内蕴湿痰尚重，仍从本治。

台党参三钱　老黄芪六钱　真郁金三钱　野百合四钱
嫩白前三钱　桑寄生五钱　全当归四钱　北五味一钱
嫩桑枝三钱　海风藤五钱　首乌藤八钱
干生地砂仁二钱研拌，四钱　乌梅肉三钱　宣木瓜四钱
浮小麦一两　生甘草二钱　生姜三片　大枣三枚

四诊　4月25日

据述药后各病皆轻，惟胸次仍阻，气不调达，眠后更甚，有时烦燥，虚汗仍出，病由动气而得，肝胃不和已久，仍从本治。

台党参四钱　苦杏仁去皮尖，三钱　苦桔梗三钱　真郁金三钱
嫩白前三钱　北五味一钱　酒炒元胡三钱　赤白苓芍各三钱
炒稻芽四钱　盐砂仁二钱　焦鸡金三钱　首乌藤四钱
宣木瓜四钱　酒黄芩柏各二钱　浮小麦一两　生甘草二钱
生藕节五枚

贺某　女　27岁　1950年7月19日

素有呛咳之病，近日又发，两胁作痛，喉肿口苦，胸中发热，大便干结，胃纳不佳，病由产后而得，素体贫血，阴虚生内热之故，法当标本兼治。

南沙参四钱　制乳没各三钱　知贝母各三钱　射干三钱
天麦冬各三钱　北五味二钱　川牛膝三钱　天花粉三钱
淡竹茹二钱　霍石斛四钱　苦桔梗三钱　苦杏仁去皮尖，三钱
嫩白前三钱　火麻仁三钱　干生地砂仁二钱研拌，四钱
生甘草二钱　生梨皮一具

二诊　7月22日

药后各病皆轻，惟咳嗽加甚，晚饭后则腹中胀痛，大便不畅，产后之病，收效稍迟，仍当依法加减再进。

南沙参三钱　天麦冬各三钱　知贝母各三钱　天花粉四钱
橘子络三钱　火麻仁四钱　全当归三钱　小川芎三钱
炒白芍三钱　细生地四钱　净百合四钱　炙百部三钱
嫩白前三钱　苦杏仁去皮尖，三钱　生甘草二钱　生藕节五枚

三诊　7月29日

据述呛咳见轻，惟胸次胀闷作痛，食物不易消化，气食两滞病发于产后，阴虚生内热，上攻牙龈亦痛，仍当治本。

台党参三钱　真郁金三钱　桑寄生四钱　制乳没各三钱
六神曲四钱　五味槟榔三钱，二味同布包　生熟稻芽各三钱
焦鸡金三钱　大腹皮三钱　全当归三钱　小川芎三钱
苦杏仁去皮尖，三钱　知贝母各三钱　杜牛膝三钱　生甘草二钱
生藕节五枚　生姜三片

四诊　8月9日

药后病无出入，近日略感外邪，头部昏痛，眼不思开，口中干燥无味，胸次略舒，食物不甘，痰涎甚多，时形惊悸，总之产后之病，不易收效，气血两虚之故也。

灵磁石四钱　生石膏四钱，二味同先煎　台党参三钱
竹叶茹各二钱　知贝母各三钱　蔓荆子三钱　西防风三钱
朱茯神四钱　酒芩柏各三钱　龙胆草二钱　炒栀子三钱
粉丹皮三钱　细生地四钱　生甘草二钱　生藕节五枚
生梨皮一具

五诊　8月12日

药后病已见轻，头已不昏，惟喉际作梗，胃时泛酸，气不舒畅，痰不易吐，胃纳尚佳，食已知味，仍依前法加减再进。

生石膏四钱　灵磁石五钱，二味同先煎　台党参三钱
苦桔梗三钱　苦杏仁去皮尖，三钱　竹叶茹各三钱　首乌藤七钱

炒栀子三钱　粉丹皮三钱　天花粉四钱　真郁金三钱
六神曲布包，四钱　细生地砂仁二钱研拌，四钱　生甘草二钱
生藕节五枚

六诊　8月24日

近日病情稍有变化，两胁肋不时跳动作痛，此乃肝虚有热，肝气四串，故胸次发热，产后之病，纯属血亏，阴虚生内热，致成此候，仍当治本。

台党参三钱　西秦艽三钱　制乳没各三钱　炒杭芍四钱
全当归三钱　小川芎三钱　蕲艾尖二钱　阿胶珠三钱
川牛膝三钱　制续断三钱　山萸肉三钱　炒栀子三钱
粉丹皮三钱　干生地砂仁二钱研拌，四钱　生甘草二钱
生藕节五枚

林某　男　48岁　1950年元月23日

脉滑微弦，肺胃两经虚热，呛咳时作，痰黏喉际不爽，已成胶涎，鼻流脓涕，间有血点，大便作溏，乃食物不和之故，法当标本兼治。

空沙参四钱　知贝母各三钱　天麦冬各三钱　霍石斛四钱
嫩白前三钱　胖大海三枚　天花粉四钱　云茯苓四钱
炒栀子三钱　粉丹皮三钱　野百合四钱　炙百部四钱
六神曲布包，四钱　首乌藤八钱　生甘草二钱　生荸荠捣，五枚
大枣三枚

二诊　3月1日

内热尚重，为风寒所闭，发为呛咳，入夜更甚，致眠食不安，喉际偏左略痛，腹中偶尔作痛，据述数日之内，曾经梦遗二次，内热感寒，咳又加剧，仍当标本兼治。

灵磁石先煎，五钱　台党参三钱　苦桔梗三钱　知贝母各三钱
北细辛五分　北五味一钱　首乌藤八钱　老干姜一钱

锁阳三钱　金樱子三钱　杜牛膝三钱　胖大海三钱
细生地四钱　生甘草二钱　带心莲子十五粒

三诊　3 月 13 日

脉见弦滑，据述体温略高，小溲不畅，口干引饮，午睡后两颧发红，眠亦不酣，肢体微觉发冷，此由气郁不舒，兼夹食滞，外感风邪，仍当标本兼治。

台党参三钱　首乌藤六钱　真郁金三钱　制乳没各三钱
沉香曲布包，四钱　西秦艽三钱　炒栀子三钱　粉丹皮三钱
天花粉四钱　赤苓芍各三钱　生桑枝三钱　生甘草二钱
生藕节五枚

四诊　3 月 15 日

药后病无出入，温度仍高，午后稍减，小溲仍少，大便仍溏，右鼻孔有鲜血随涕而出，内热甚重，气分太郁，内伤外感，兼而有之，仍当标本兼治。

南沙参四钱　知贝母各三钱　炒栀子三钱　粉丹皮三钱
真郁金三钱　车前子四钱　小木通三钱　炒稻芽四钱
六神曲布包，四钱　焦鸡金三钱　醋青蒿三钱　酥鳖甲三钱
酒芩柏各三钱　赤苓芍各三钱　甘草梢二钱　鲜茅根五钱

五诊　3 月 29 日

脉弦而微数，舌苔黄垢而腻，喉际偏右红肿，会厌亦发紫而下垂，肺胃之热太重，故痰中有血丝，间作呛咳，近日午后晡时寒热往来，体温已正常，大便仍溏，仍当标本兼治。

空沙参四钱　香青蒿三钱　酥鳖甲三钱　炒栀子三钱
粉丹皮三钱　川牛膝三钱　天花粉四钱　大麦冬三钱
紫菀茸三钱　知贝母各三钱　盐黄柏三钱　细生地四钱
地骨皮四钱　嫩白前三钱　生甘草三钱　生苇茎五寸

李某　女　12岁　1950年9月25日

据述患咳嗽已两月余，轻咳痰少，气促而急，此乃内热受风之故，未能避风，故日久未愈，法当标本兼治。

空沙参四钱　苦杏仁去皮尖，三钱　苦桔梗三钱　西防风二钱
西秦艽二钱　嫩白前三钱　北五味一钱　云茯苓三钱
知贝母各三钱　天麦冬各三钱　六神曲布包，四钱　生熟稻芽各三钱
野百合四钱　炙百部三钱　生藕节五枚

二诊　9月27日

药后尚安，惟咳嗽日久，肺气略虚，伏则胸次作痛，仰则气舒，胃纳尚佳，眠食均佳，法当宁肺清热以为治。

南沙参四钱　土炒冬术三钱　嫩白前三钱　西防风二钱
真郁金二钱　制乳没各二钱　北五味一钱　知贝母各二钱
天麦冬各二钱　苦杏仁去皮尖，二钱　沉香曲布包，三钱　云茯苓三钱
广陈皮二钱　生甘草二钱　生藕节五枚

三诊　9月29日

依前方加：野百合四钱，炙百部四钱，天花粉四钱，再进。

王某　女　17岁　未婚　1950年2月25日

脉见滑洪，舌苔干白，据述前患风热咳嗽，业已见愈，近日劳乏，感受风寒，引起内热，又作咳嗽，痰白而胶，头部昏痛，法当从事清化，更宜小心将护。

空沙参三钱　知贝母三钱　天花粉四钱　西秦艽三钱
西防风三钱　忍冬藤四钱　净连翘四钱　真郁金三钱
赤苓芍各三钱　杜牛膝三钱　酒芩柏各三钱　北五味二钱
嫩白前三钱　生甘草三钱　生藕节五枚

二诊 2月28日

药后各病皆轻，惟尚作呛咳，痰白而胶，当依前法加减再进。

南沙参四钱 苦杏仁去皮尖，三钱 苦桔梗三钱 天花粉四钱
嫩白前三钱 知贝母各三钱 赤苓芍各三钱 真郁金三钱
北五味一钱 酒黄芩三钱 桑枝叶各三钱 生甘草二钱
生姜三片 大枣三枚

三诊 4月19日

肺胃有热，外袭风邪，又发咳嗽，痰色黄白相间而胶腻，脉见洪滑，法当清化。

南沙参四钱 知贝母各三钱 霜桑叶三钱 嫩白前三钱
苦杏仁去皮尖，三钱 天花粉四钱 苦桔梗三钱 云茯苓四钱
北五味一钱 天麦冬各三钱 炒栀子三钱 粉丹皮三钱
生甘草三钱 生荸荠捣，三枚

四诊 4月21日

依前方加：野百合四钱，炙百部三钱，酒芩柏各二钱，再进。

陈某 男 32岁 1950年11月28日

脉见弦滑，据述病经三月，咳嗽始终未愈，近日尤甚，周身痛楚，体温时高时低，声音嘶哑，胃纳亦钝，不时作恶，夜不安眠，素体阴虚，近又感受外邪化热，为日已久，法当标本兼治，更宜小心将护。

空沙参四钱 西秦艽三钱 首乌藤一两 知贝母各三钱
苦杏仁去皮尖，三钱 嫩白前三钱 忍冬藤四钱 真郁金三钱
炒栀子三钱 法半夏三钱 云茯苓四钱 广陈皮二钱
生甘草二钱

二诊 11月29日

服昨方咳嗽微减，夜眠仍不安，大便二次，肢体仍作痛，虚汗时出，外邪化

热未清，病已三月，当依法加减再进。

台党参四钱　首乌藤一两　嫩白前三钱　天花粉四钱
苦杏仁去皮尖，三钱　云茯苓四钱　生桑枝三钱　知贝母各三钱
真郁金三钱　制乳没各三钱　浮小麦一两　海风藤四钱
金狗脊去毛，三钱　姜半夏三钱　生甘草二钱

三诊　11月30日

依前方加：苦桔梗三钱，天麦冬各三钱，南沙参四钱，生梨皮一具，减去姜半夏、台党参，再进。

涂某　女　45岁　1950年1月7日

脉见滑弦，舌苔中后微黄，据述感冒已久，忽寒忽热，喉际作痛，呛咳颇剧，素有胃病，不时作痛，法当标本兼治。

空沙参四钱　知贝母各三钱　苦杏仁去皮尖，三钱　西防风二钱
霜桑叶二钱　北五味一钱　嫩白前三钱　淡竹茹三钱
苦桔梗三钱　制乳没各二钱　炒栀子三钱　粉丹皮三钱
真郁金三钱　天水散冲，四钱　生藕节五枚　生梨皮一具

二诊　1月9日

咳嗽仍甚，夜不安眠，大便微干而色黑，头部有时眩晕，喉际总觉有痰，肺胃皆热，法当标本兼治。

生石膏先煎，四钱　南沙参四钱　西秦艽三钱　蔓荆子三钱
嫩白前三钱　首乌藤一两　北五味一钱　真郁金三钱
知贝母各三钱　天花粉四钱　天麦冬各三钱　炒栀子三钱
粉丹皮三钱　酒芩柏各三钱　云茯苓四钱　甘草梢二钱
鲜茅根五钱　生梨皮一具

三诊　1月12日

药后尚安，咳嗽太久，内热甚重，痰阻喉际，不易吐出，胃纳不佳，大便微

干，法当清化。

生石膏先煎，八钱　空沙参四钱　知贝母各三钱　天麦冬各三钱
西秦艽三钱　西防风二钱　淡竹茹三钱　杜牛膝三钱
真郁金三钱　天花粉四钱　沉香曲布包，四钱　炒稻芽四钱
云茯苓四钱　盐泽泻三钱　生甘草二钱　生梨皮一具

杨某　男　55岁　1950年3月4日

脉见滑弦，素体湿重，近日感风化热，发为呛咳，日轻夜重，眠后一转侧则痰上泛作呕，法当清化。

南沙参四钱　知贝母各三钱　苍白术各三钱　炒枳壳三钱
生熟苡仁各四钱　大麦冬三钱　西防风二钱　天花粉四钱
法半夏三钱　橘子皮二钱　云茯苓四钱　生甘草二钱
生梨皮一具　生荸荠捣，三枚

二诊　3月9日

药后各病皆轻，但素体湿重，近日白眼珠发黄，面色亦不荣，过劳则作喘，痰阻气机，防成黄疸，呛咳少痰，当依法再进。

灵磁石先煎，五钱　老箭芪四钱　台党参四钱　泔浸苍白术各五钱
炒枳壳三钱　生熟苡仁各四钱　法半夏三钱　绵茵陈四钱
炒栀子三钱　粉丹皮三钱　橘子皮二钱　云茯苓四钱
知贝母各三钱　桑寄生五钱　生甘草二钱　生藕节五枚

三诊　3月29日

脉见滑弦而数，舌苔亦黄，内热极重，故呛咳多痰，法当清化。

生石膏五钱　灵磁石五钱，二味同先煎　南沙参四钱
知贝母各三钱　天花粉四钱　云茯苓四钱　焦冬术三钱
淡竹叶二钱　炒枳壳三钱　炒栀子三钱　粉丹皮三钱
嫩白前三钱　野百合四钱　生甘草二钱　生荸荠捣，三枚

四诊　4月12日

据述近日晨起呕吐痰涎数口，夜眠尚安，惟左半身自臂骨至膝盖至脚跟皆作掣痛，此乃肝气为患，法当从本治。

五诊　8月21日

内热甚重，舌上起裂，据述夜眠不安，因呛咳甚重，痰多尚易出，故辗转反侧不能安眠，湿邪仍重，因热生风，故见此候，当从本治。

南沙参四钱　霍石斛四钱　知贝母各三钱　天花粉四钱
云茯苓四钱　首乌藤一两　土炒苍白术各二钱　广陈皮二钱
炒枳壳三钱　白蔻仁三钱　生苡仁四钱　炒栀子三钱
粉丹皮三钱　酒芩柏各三钱　生甘草二钱　生梨皮一具

六诊　9月2日

依前方加：射干二钱，大麦冬三钱，再进。

七诊　11月28日

据述自去年冬今患咳喘之病，业已治愈，今冬又发，每夜睡醒之时，则吐白涎沫甚多，近则白日亦吐，兼作呛咳，此乃内热感风所致，当以清肺胃，豁痰涎以为治。

南沙参四钱　焦冬术三钱　知贝母各三钱　天花粉四钱
炒苡仁五钱　法半夏三钱　西防风二钱　云茯苓四钱
芡实米四钱　盐泽泻三钱　炒栀子三钱　粉丹皮三钱
六神曲布包，四钱　生甘草二钱　生藕节五枚　生梨皮一具

范某　男　56岁　1951年3月21日

脉不条达，近因感邪，牵发喘痰，五心发热，肠胃不和，食物下胃则腹作痛，大肠不时下坠，肛门微肿但不痛，惟坐时不安平，此乃肠热为患，法当标本兼治。

灵磁石先煎，四钱　北沙参四钱　苦杏仁去皮尖，三钱　知贝母各三钱

生熟稻芽各三钱　沉香曲布包，四钱　绿升麻五分　嫩白前三钱
北五味一钱　野百合四钱　忍冬藤四钱　甘草梢三钱
生藕节五寸　生梨皮一具

二诊　3月26日

药后病无出入，素体湿热甚重，二便均不利，前后阴时形肿胀，食物下胃则腹胀如鼓，入夜尤甚，五心发热，烦燥不安，仍依前法加减。

空沙参五钱　知贝母各三钱　真郁金三钱　炒栀子三钱
粉丹皮三钱　忍冬藤八钱　酒芩柏各三钱　大腹皮三钱
淡苁蓉五钱　瞿麦三钱　萹蓄三钱　五味槟榔布包，三钱
净连翘四钱　赤白苓芍各三钱　绿升麻五分　甘草梢二钱
生荸荠三枚　生梨皮一具

三诊　4月9日

（按：三月二十六日诊后，转投他医诊治，今日又来诊。）

脉见弦虚，据述服行气利水之药多剂，近日中气觉短，而大腹觉胀，前后胸均觉胀痛不舒，胃纳不多，大便作溏，每日二三次，五心发烦，仍当从本治，更宜小心将护，服药宜慎，不可大意。

台党参四钱　焦冬术三钱　炒枳壳三钱　沉香曲布包，三钱
制乳没各三钱　真郁金三钱　茯苓皮四钱　建泽泻三钱
芡实米四钱　生熟仁各三钱　炒栀子三钱　粉丹皮三钱
生藕节五枚

四诊　4月12日

药后尚安，胃肠仍未调，良由中气受伤，化力不足，食物下胃则发胀痛，大便发热，小溲亦黄，法当标本兼治。

空沙参五钱　焦冬术三钱　连水炒川朴二钱　大腹皮三钱
冬瓜皮四钱　炒栀子三钱　盐黄芩二钱　制乳没各三钱
细生地四钱　车前子三钱　肥知母二钱　甘草梢二钱

鲜茅根六钱

彭某 女 71岁 1950年1月23日

脉见弦滑，舌苔微干，时作呛咳，肢体倦怠喜眠，胃纳不旺，痰邪太甚，大便三四日一行，内蕴风湿之热，气血两虚，为日已久，当从本治，更宜小心将护。

台党参四钱 桑寄生五钱 知贝母各三钱 抱木茯神四钱
首乌藤八钱 金狗脊去毛，四钱 全当归四钱 天花粉四钱
淡苁蓉五钱 海风藤五钱 干地黄砂仁二钱研拌，四钱
生甘草三钱 生藕节五枚 大枣三枚

二诊 1月24日

病情较昨日稍缓，惟口苦舌木，呛咳痰多，周身乏力，胃纳渐增，夜眠略安，大便已通，当从本治。

台党参四钱 霍石斛四钱 知贝母各三钱 天麦冬各三钱
天花粉四钱 云茯苓四钱 金狗脊去毛，四钱
大生地砂仁二钱研拌，四钱 法半夏三钱 橘子络三钱
冬瓜子五钱 桑寄生五钱 淡苁蓉四钱 生甘草二钱
生梨皮一具

三诊 1月25日

内热太甚，口中发苦，呛咳痰多，小溲色红，眠食如常，当以清化为治。

生石膏先煎，八钱 空沙参四钱 苦杏仁去皮尖，三钱 天麦冬各三钱
知贝母各三钱 盐黄芩柏各二钱 天花粉四钱 细生地四钱
云茯苓四钱 鲜石斛四钱 冬瓜子四钱 甘草梢三钱
生荸荠捣，三枚 生梨皮一具

四诊 1月26日

脉渐有力，惟口中无味，呛咳未止，胸中不适，痰胶而有热臭之气，此乃肺

胃两热之故，仍当以清化为治。

生石膏先煎，一两　南沙参四钱　竹叶茹各三钱　嫩白前三钱
粉丹皮三钱　生栀子三钱　天花粉五钱　盐砂仁三钱
知贝母各三钱　天麦冬各三钱　云茯苓四钱　橘子络三钱
酒黄芩三钱　苦杏仁去皮尖，三钱　生甘草三钱
生梨藕汁各一大勺，冲入药汁中

五诊　1月28日

依前方加：北五味一钱，北细辛五分，再进。

六诊　2月4日

咳嗽未愈，痰仍有臭气，黄白相间，夜眠不安，起坐头昏，胃纳不佳，仍当从本治。

生石膏先煎，一两　空沙参四钱　知贝母各三钱　真血竭二钱
生栀子三钱　粉丹皮三钱　制乳没各三钱　淡竹茹三钱
苦桔梗三钱　天花粉四钱　杜牛膝三钱　桑寄生四钱
甘菊花三钱　冬瓜子四钱　生甘草三钱　生藕节五枚

唐某　女　21岁　未婚　1950年12月8日

据述咳嗽已经四月余，早晚加甚，痰并不多，月经如常，此乃肺热感风之故，为日已久，法当清化。

全当归三钱　小川芎三钱　苦桔梗三钱　嫩白前三钱
苦杏仁去皮尖，三钱　桑枝叶各三钱　西防风二钱　天花粉四钱
云茯苓四钱　北五味一钱　野百合四钱　炙百部三钱
土炒白芍四钱　广陈皮二钱　生甘草二钱　生藕节五枚
生梨皮一具

二诊　12月10日

咳嗽未减，痰不易出，内热太甚，仍当清化。

老苏梗三钱　苦杏仁去皮尖，三钱　苦桔梗三钱　知贝母各三钱
天花粉四钱　云茯苓四钱　嫩白前三钱　大麦冬三钱
橘子皮三钱　淡竹茹二钱　西防风二钱　酒黄芩二钱
生甘草二钱　生梨皮一具

三诊　12 月 12 日

咳嗽未清，痰仍不易出，内热未清之故，当依法加减再进。

灵磁石先煎，五钱　金银花四钱　净连翘三钱　桑枝叶各三钱
天花粉四钱　粉丹皮三钱　生栀子三钱　知贝母各三钱
苦杏仁去皮尖，三钱　酒黄芩三钱　云茯苓四钱　淡竹茹二钱
生甘草二钱　生荸荠捣，三枚

四诊　12 月 14 日

内热太甚，外袭风邪，发为呛咳，甚则作喘，早晚加甚，胃纳不佳，法当标本兼治。

南沙参四钱　知贝母各三钱　天花粉四钱　云茯苓四钱
橘子络三钱　冬瓜子四钱　盐砂仁二钱　六神曲布包，三钱
炒稻芽三钱　西防风二钱　嫩白前三钱　苦杏仁去皮尖，三钱
苦桔梗三钱　芡实米四钱　生甘草二钱　生姜三片
大枣三枚

五诊　12 月 18 日

咳嗽早晚仍剧，痰在喉间，闭结不易出，饭后头部出汗，肢体软弱无力，此乃阴虚之故，当依法加减再进。

空沙参四钱　天花粉四钱　杜牛膝三钱　知贝母各三钱
姜竹茹三钱　嫩白前三钱　北五味一钱　云茯苓四钱
橘子络三钱　西秦艽二钱　全当归四钱　桑寄生五钱
盐砂仁二钱　生甘草二钱　生姜三片　大枣三枚

六诊　12月20日

药后头汗已止，肢体亦稍有力，惟痰黏喉结不易吐出，内热未清，仍当清化。

南沙参四钱　桑寄生五钱　天麦冬各三钱　嫩白前三钱
橘子络二钱　全当归四钱　知贝母各三钱　小川芎三钱
炒白芍四钱　细生地砂仁二钱研拌，四钱　苦杏仁去皮尖，三钱
苦桔梗三钱　天花粉四钱　生甘草二钱　生梨皮一具
生姜三片

七诊　12月20日

依前方加：生石膏先煎，五钱，法半夏三钱，竹叶茹各二钱，再进。

八诊　12月22日

据述昨日又感外邪，咳痰仍不易上，脉微数，舌微黄，法当标本兼治。

生石膏先煎，五钱　天花粉四钱　北五味二钱　桑枝叶各三钱
西防风二钱　竹叶茹各三钱　野百合四钱　云茯苓四钱
苦杏仁去皮尖，三钱　大麦冬三钱　霍石斛四钱　知贝母各三钱
沉香曲布包，四钱　炒稻芽四钱　生甘草二钱　生荸荠捣，三枚

九诊　12月30日

近日又感外邪，从而化热，发为呛咳，多日不愈，鼻衄时出，肺胃热邪太甚，仍当清化。

生石膏先煎，一两　金银花四钱　净连翘四钱　淡竹叶二钱
西防风三钱　西秦艽三钱　云茯苓四钱　六神曲布包，四钱
北五味二钱　酒芩柏各三钱　天麦冬各三钱　鲜苇茎五钱
鲜茅根五钱　生藕节五枚

张某　男　19岁　1950年11月20日

脉见虚滑，舌苔薄黄而腻，据述患呛咳已月余，痰色黄而不易出，咳甚则左胁肋内作痛，宜小心将护，从本主治。

南沙参四钱　知贝母各三钱　苦杏仁去皮尖，三钱　苦桔梗三钱
天麦冬各三钱　制乳没各三钱　云茯苓四钱　北五味二钱
嫩白前三钱　野百合四钱　冬瓜子四钱　炙百部三钱
西防风二钱　盐菟丝三钱　细生地四钱　生甘草二钱

二诊　12月5日

药后胁痛已愈，惟喉尚作痒，咳痰不易出，此乃风邪入肺所致，法当清解。

南沙参四钱　嫩白前三钱　西防风二钱　苦杏仁去皮尖，三钱
北五味一钱　天花粉四钱　冬瓜子四钱　西秦艽二钱
老苏梗三钱　野百合四钱　炙百部三钱　生甘草二钱
生梨皮一具　生姜三片

三诊　12月10日

药后呛咳未清，喉际发干，痰不易上，愈咳愈干，因而发痒，此乃风邪化热，法当清化。

霍石斛四钱　细生地四钱　桑枝叶各三钱　甘菊花三钱
苦杏仁去皮尖，三钱　苦桔梗三钱　天花粉四钱　天麦冬各三钱
知贝母各三钱　酒黄芩三钱　西防风三钱　冬瓜子四钱
野百合四钱　北五味二钱　生甘草二钱　生梨皮一具
生藕节五枚

四诊　12月17日

脉尚弦滑，咳嗽气串及左胁肋下均觉刺痛，痰色黄白相间，法当标本兼治。

南沙参四钱　苦桔梗三钱　云茯苓四钱　制乳没各三钱
丝瓜络三钱　冬瓜子四钱　西防风三钱　苦杏仁去皮尖，三钱
北五味二钱　天花粉四钱　知贝母各三钱　野百合四钱
炙百部三钱　细生地四钱　生甘草二钱　生藕节五枚
生梨皮一具

五诊　12月24日

脉略见滑，弦象已减，吸气时胸胁仍作痛，鼻涕甚多，中气仍虚，依前法加减再进。

南沙参四钱　嫩白前三钱　知贝母各三钱　天麦冬各三钱
丝瓜络三钱　制乳没各三钱　六神曲布包，三钱　西秦艽三钱
酒芩柏各三钱　大生地砂仁二钱研拌，四钱　生熟稻芽各三钱
焦鸡金三钱　云茯苓四钱　北五味二钱　霍石斛四钱
生甘草二钱　生藕节五枚

徐某　男　39岁　1950年10月3日

素有肺疾，曾经失红，近又感风化热，呛咳多白痰，痰中微带红点，牵及左肋并季胁按之作痛，法当从本治。

灵磁石先煎，四钱　空沙参三钱　炙紫菀四钱　知贝母各三钱
制乳没各三钱　土炒白芍四钱　鲜茅根五钱　丝瓜络五钱
冬瓜子四钱　细生地四钱　桑寄生五钱　当归炭三钱
生藕节五枚

二诊　10月5日

药后尚安，痰吐已轻，胁痛亦减，当依法再进。

灵磁石先煎，五钱　北沙参四钱　冬瓜子四钱　丝瓜络五钱
朱茯神四钱　知贝母各三钱　制乳没各三钱　天花粉四钱
大生地四钱　炒白芍四钱　当归须四钱　真郁金三钱
鲜茅根五钱　鲜藕节五枚

三诊　10月12日

咳嗽牵及右胁作痛，按之尤甚，此乃肝气犯肺之故，仍从本治。

空沙参四钱　老苏梗三钱　西秦艽三钱　橘子络三钱
淡竹茹二钱　制乳没各三钱　真郁金三钱　盐青皮二钱

当归身四钱　　炒白芍四钱　　炙紫菀三钱　　单桃仁去皮尖，三钱
冬瓜子四钱　　朱茯神四钱　　生甘草三钱　　鲜茅根五钱
生藕节五枚

四诊　10 月 17 日

据述腰际出汗而肢体无汗，右胁仍痛，恐有陈寒在内，仍依前法加减。

南沙参四钱　　西秦艽二钱　　海风藤五钱　　盐杜仲三钱
制乳没各三钱　　桑寄生五钱　　当归须四钱　　小川芎三钱
土炒杭芍四钱　　朱茯神四钱　　大桂木三钱　　生甘草二钱
生姜三片　　大枣三枚

金某　男　18 岁　1951 年 10 月 19 日

脉虚而无力，舌苔白腻，据述因感冒咳嗽，痰不易上，日轻夜重，胸次不舒，法当标本兼治。

南沙参四钱　　知贝母各三钱　　天麦冬各三钱　　天花粉四钱
野百合四钱　　苦桔梗三钱　　嫩白前三钱　　炙百部三钱
北五味二钱　　苦杏仁去皮尖，三钱　　首乌藤六钱　　朱茯神四钱
金狗脊去毛，三钱　　生甘草二钱　　生姜三片

二诊　10 月 22 日

药后痰较活动易出，睡眠亦安，惟面色不荣，咳则头部震痛，此虚象也，仍从本治。

台党参四钱　　首乌藤一两　　香白芷三钱　　嫩藁本三钱
朱茯神四钱　　川牛膝三钱　　知贝母各三钱　　天花粉四钱
北五味二钱　　金狗脊去毛，三钱　　野百合四钱　　苦杏仁去皮尖，三钱
天麦冬各三钱　　生甘草二钱　　生姜三片　　大枣三枚

三诊　10 月 25 日

药后尚安，惟每夜眠至次晨四时即醒，呛咳不能再眠，头部震痛，风邪入脑

化热所致，脉尚弦滑，仍从本治。

首乌藤二两　白蒺藜去刺，四钱　西防风三钱　香白芷三钱
苦杏仁去皮尖，三钱　知贝母各三钱　嫩白前三钱　北五味二钱
川牛膝三钱　朱茯神四钱　野百合六钱　生甘草二钱
生藕节五枚

四诊　10月28日

依前方加：灵磁石先煎，五钱，炙百部三钱，生姜三片，再进。

高某　男　64岁　1951年2月11日

脉不和畅，舌苔白腻，据述因食物之后，睡眠感寒，发为呛咳，痰邪极重，痰色黄白相间，时出冷汗，夹食受寒，法当表里兼治。

老苏梗三钱　苦杏仁去皮尖，三钱　六神曲三钱　知贝母各三钱
天花粉四钱　五味槟榔三钱，二味同布包　西秦艽三钱
空沙参四钱　西防风二钱　焦冬术三钱　炒枳壳三钱
生熟稻芽各三钱　焦鸡金三钱　浮小麦五钱　酒芩柏各三钱
生苇茎五钱

二诊　2月14日

药后尚安，惟前夜忽然受惊，因而夜眠不安时有呓语，呛咳加甚，胃纳尚佳，大便五六日未行，仍从本治。

空沙参四钱　朱茯神四钱　知贝母各三钱　炒栀子三钱
粉丹皮三钱　淡苁蓉四钱　大麦冬三钱　苦杏仁去皮尖，三钱
天花粉四钱　生熟稻芽各三钱　大腹皮三钱　焦鸡金三钱
酒芩柏各三钱　首乌藤一两　苦杏仁去皮尖，三钱　甘草梢三钱
生藕节五枚　生荸荠捣，三枚

三诊　2月16日

大便已通，溲亦不黄，呛咳尚甚，夜眠不安，手足不时发凉，内热尚甚，仍当治本。

南沙参四钱　知贝母各三钱　天花粉四钱　五味槟榔布包，三钱
朱茯神四钱　生於术三钱　苦桔梗三钱　北五味二钱
桑寄生五钱　首乌藤一两　沉香曲布包，三钱　金狗脊去毛，四钱
焦鸡金三钱　生熟稻芽各三钱　甘草梢三钱　生荸荠三枚

四诊　2月18日

药后夜眠甚安，惟呛咳尚甚，痰并不多，手足仍发凉，有时头晕，内热尚甚，法当清养。

空沙参四钱　天花粉四钱　桑寄生五钱　忍冬藤五钱
朱茯神四钱　生於术三钱　当归须四钱　炒枳壳三钱
首乌藤一两　金狗脊去毛，四钱　北五味二钱　生熟稻芽各三钱
苦杏仁去皮尖，三钱　六神曲布包，三钱　炒栀子三钱　甘草梢三钱
生藕节五枚

五诊　2月20日

昨日吐蛔虫一条，因而食物稍减，大便仍未通，夜眠尚安，食火亦甚，仍从本治。

空沙参四钱　土炒於术三钱　朱茯神四钱　桑寄生五钱
沉香曲布包，三钱　淡苁蓉四钱　火麻仁四钱　川牛膝三钱
首乌藤一两　大生地砂仁二钱研拌，四钱　天花粉四钱
使君子二钱　炒稻芽四钱　焦鸡金三钱　生熟苡仁各三钱
酒黄芩三钱　生荸荠捣，三枚

王某　女　61岁　1950年11月2日

据述内热甚重，外袭风邪，发为咳嗽，小腹疼痛，夜不安眠，心满而急，虚汗时出，自九月起至今未愈，法当标本兼治。

南沙参四钱　知贝母各三钱　天麦冬各三钱　真郁金三钱
苦杏仁去皮尖，三钱　朱茯神四钱　北五味二钱　大腹皮三钱
小茴香三钱　制乳没各三钱　浮小麦一两　柏子仁三钱

当归身四钱　炒杭芍四钱　生甘草二钱　生藕节五枚

二诊　11月6日

药后尚安，惟食物下胃脘间发胀而热，此消化力薄，疾邪甚重之故，故夜眠后虚汗时出，肺肾两虚，当从本治。

灵磁石先煎，五钱　台党参四钱　嫩白前三钱　野百合四钱

炙百部三钱　北五味二钱　冬瓜子四钱　知贝母各三钱

生芪皮四钱　杭白芍四钱　全当归四钱　山萸肉三钱

云茯苓四钱　甘枸杞三钱　六神曲布包，三钱　金狗脊去毛，四钱

大生地砂仁二钱研拌，四钱　制乳没各三钱　生甘草二钱

生姜三片

三诊　11月8日

据述病源由气郁胆怯而起，致食物不和，咳嗽有痰，时出虚汗，肺肾两虚，肝阳又旺，仍从本治。

台党参四钱　冬瓜子四钱　真郁金三钱　沉香曲布包，三钱

北五味二钱　当归身四钱　小川芎三钱　杭白芍四钱

山萸肉三钱　大生地砂仁二钱研拌，四钱　云茯苓四钱

知贝母各三钱　浮小麦一两　野百合四钱　生甘草二钱

生藕节五枚

四诊　11月12日

内蕴湿热甚重，咳嗽气短，痰沫如胶，食物不香，脉见滑弦，法当清化。

南沙参四钱　桑寄生五钱　朱茯神四钱　北五味二钱

冬瓜皮五钱　嫩白前三钱　炙百部三钱　野百合四钱

沉香曲布包，四钱　炒稻芽四钱　天麦冬各三钱　老苏梗三钱

苦杏仁去皮尖，三钱　生甘草二钱　生姜三片　大枣三枚

杜某　男　46岁　1950年8月21日

脉见滑弦，舌有薄苔，素有失红之症，时发时止，近因外感，鼻流清涕，咳嗽声重，防其牵发吐红，亟当清肝宁肺，小心将护，不可大意。

空沙参三钱　西防风三钱　嫩白前三钱　炒栀子三钱
粉丹皮三钱　苦杏仁去皮尖，三钱　天花粉四钱　知贝母三钱
苦桔梗三钱　射干三钱　生杭芍四钱　川牛膝三钱
冬瓜子五钱　北五味二钱　胖大海三枚　生甘草三钱
生藕节五枚　生梨皮一具

二诊　8月25日

肺气不宣，呛咳声重，痰不易出，非顿咳不舒，感风化热，痰仍胶黏，法当大剂清肺，防其牵发旧痰，小心将护为要。

空沙参四钱　生石膏先煎，五钱　知贝母各三钱　竹叶茹各三钱
苦杏仁去皮尖，三钱　香青蒿三钱　嫩白前三钱　冬瓜子四钱
天花粉四钱　薄荷梗三钱　干地黄四钱　广陈皮三钱
云茯苓四钱　法半夏三钱　生甘草二钱　生梨皮一具

三诊　9月11日

药后各症皆轻，昨日又感外邪，呛咳加剧，痰已易出，昨日晡后发热，晚间虽见汗，邪尚未尽，肺尚未宣，当依法加减再进。

南沙参四钱　生石膏先煎，五钱　西秦艽二钱　淡竹叶三钱
嫩白前三钱　冬瓜子四钱　知贝母各三钱　地骨皮四钱
天花粉四钱　苦杏仁去皮尖，三钱　法半夏三钱　广陈皮三钱
北五味二钱　炒栀子三钱　粉丹皮三钱　生甘草二钱
生梨皮一具

庞某　男　56岁　1951年5月2日

脉不和畅，据述食物入胃消化力薄，停滞不能下行，肺胃有热，发为呛咳，痰不易吐，大便四五日一行，法当从事清降。

空沙参四钱　知贝母各三钱　苦杏仁去皮尖，三钱
五味槟榔三钱　六神曲五钱　天水散四钱，三味同布包
炒稻芽三钱　酒黄芩二钱　苦桔梗三钱　北五味二钱
嫩白前三钱　火麻仁四钱　大生地砂仁二钱研拌，四钱
鲜茅根五钱

二诊　5月4日

据述服前方后胃纳稍能下，惟两胁仍作痛，呛咳痰不易上，大便通而不畅，内热尚甚，当依前法加减再进。

桑枝叶各三钱　苦杏仁去皮尖，三钱　苦桔梗三钱　知贝母各三钱
天花粉四钱　沉香曲布包，四钱　西防风二钱　郁李仁四钱
嫩白前三钱　广木香二钱　制乳没各二钱　焦鸡金三钱
大腹皮四钱　云茯苓四钱　生甘草二钱　鲜茅根五钱

咽痛

咽痛之证，有新有久，多由热而化生，然热分虚热实热，治法亦有不同。先生治疗本证虽以清热为总则，然血虚有热者补气血而凉血以治，肝木刑金者平肝气以治，风邪犯之者疏风清热为治，随证加减药物，兼顾他证，非独用清肺利咽润肺之法。

李某　女　21岁　未婚　1950年5月20日

脉不调和，舌苔薄黄，喉际会厌红肿作痛，牙龈及耳部掣痛而鸣，月经多少不等，二十余日一行，其色紫黑而兼粉，此乃血虚有热之故，有时呛咳，虚汗时出，法当从本治，更宜小心将护。

南沙参四钱　知贝母各三钱　杜牛膝三钱　霍石斛三钱
炒栀子三钱　粉丹皮三钱　赤苓芍各三钱　天花粉六钱
北五味二钱　嫩白前三钱　苦桔梗三钱　浮小麦一两
生甘草二钱　生藕节五枚

二诊　5月22日

药后各病皆愈，惟肺气太虚，不能耐劳，夜眠不安眼亦胀痛，食物不甘，口不知味，亦不思食，脾肾两虚，当从本治。

台党参四钱　焦冬术三钱　桑寄生五钱　首乌藤一两
抱木茯神四钱　全当归五钱　土炒白芍四钱　炒栀子三钱
粉丹皮三钱　细生地砂仁二钱研拌，五钱　知贝母各三钱
北五味二钱　大麦冬三钱　生甘草二钱　生藕节五枚

三诊　6月10日

据述夜眠仍不安，喉际发干，食物不香，易饥易饱，饮食下胃长久上泛，更觉不舒，有时腹部作响而痛，皆由素体太虚之故，脉尚弦虚，法当以安眠化食为治，更宜小心将护，不可过劳。

台党参四钱　焦冬术三钱　炒枳壳三钱　真郁金三钱
朱茯神四钱　首乌藤一两　夜合花四钱　大腹皮三钱
淡竹茹二钱　干地黄砂仁二钱研拌，五钱　知贝母各三钱
天麦冬各三钱　全当归四钱　杭白芍四钱　生藕节五枚

四诊　6 月 13 日

药后胃纳已开，食物已不上泛，惟肢体不时发战，心时作跳，虚汗时出，手出冷汗，此虚象也，法当从本治。

台党参四钱　黄芪皮四钱　桑寄生五钱　朱茯神四钱
当归须四钱　首乌藤一两　炒枣仁三钱　真郁金三钱
甘枸杞三钱　细生地砂仁二钱研拌，五钱　山萸肉三钱
生甘草二钱
带心莲子十五粒

五诊　7 月 1 日

据述胸次发闷，气不调达，食物则胃部不舒，心时作跳，腹中掣痛，肢体发软，头亦昏痛，此皆血虚有热，不能荣养之故，仍当治本。

台党参四钱　苦杏仁去皮尖，三钱　苦桔梗三钱　真郁金三钱
制乳没各三钱　炒枳实二钱　六神曲布包，四钱　生熟稻芽各三钱
小川连一钱　大腹皮三钱　桑寄生四钱　川牛膝三钱
生甘草二钱　生藕节五枚

为某　女　21 岁　未婚　1951 年 8 月 26 日

脉见沉弦，喉际偏右及中部略红而微痛，头部午后发晕，腹及胃部亦胀，月经逾期始行，其色发黑，常下杂色，行经腹痛，此乃肝经有瘀热夹湿邪为患，肝木刑金，发为呛咳，法当从本主治。

珍珠母四钱　生牡蛎六钱，二味同先煎　桑寄生五钱
盐橘核四钱　炒栀子三钱　粉丹皮三钱　真郁金三钱
杜牛膝三钱　大腹皮三钱　当归须五钱　芡实米四钱
小川芎三钱　银杏肉四钱　酒炒元胡三钱　炒五灵脂三钱
生甘草二钱

二诊　8月28日

脉两手不匀，舌有白苔，呛咳痰不易出，肺胃不和，内热尚甚，仍当从本治。

南沙参四钱　苦杏仁去皮尖，三钱　北五味二钱　野百合四钱
炙百部三钱　天花粉四钱　冬瓜子五钱　法半夏三钱
嫩白前三钱　云茯苓四钱　炒栀子三钱　瓜蒌仁四钱
盐砂仁二钱　酒芩柏各二钱　生甘草二钱　生藕节五枚
生梨皮一具

三诊　8月30日

前方加：郁金三钱，橘子络三钱，减野百合，再进。

李某　男　33岁　1950年8月21日

脉弦而微数，舌苔黄白相间，喉际糜烂后肿，口腔偏左连至口角腐烂大片，据述六年前，出外劳动，行路口干，无水为济，而成此候，迄今屡治不愈，以致饮食不顺，但食流质，咽喉为肺胃之关，一为气管，一为食管，因干渴太甚，两管受伤，病经数年，治颇费手，姑拟一方酌服，得效再议。

生石膏先煎，一两　空沙参四钱　盐元参四钱　知贝母各三钱
天麦冬各三钱　鲜石斛一两　细生地五钱　制乳没各三钱
杜牛膝四钱　天花粉四钱　酒芩柏各三钱　胖大海三枚
生草梢三钱　生梨藕汁各一大勺，合匀冲服

二诊　8月23日

服药二帖，病无出入，口中糜烂依然，重感风邪化热，发为咳嗽痰多，劳伤之证，内热极重，宜加意保护，勿受外邪，冀其有效。

生石膏先煎，五钱　台党参四钱　盐元参四钱　薄荷叶二钱
淡竹叶三钱　天花粉四钱　知贝母各三钱　天麦冬各三钱

嫩白前三钱	苦杏仁去皮尖，三钱	杜牛膝三钱	炒栀子三钱
粉丹皮三钱	鲜石斛一两	制乳没各三钱	盐杜仲三钱
枸杞子三钱	甘菊花三钱	鲜生地五钱	甘草梢三钱
生梨藕汁一大勺，合匀冲服			

三诊　8月26日

药后口腔糜烂稍轻，腰部酸痛，呛咳痰胶不易吐，内热极重，宜静摄休养勿再过劳。

生石膏先煎，一两	盐元参四钱	鲜生地一两	鲜石斛一两
淡竹叶四钱	天花粉五钱	甘枸杞四钱	酒芩柏各三钱
知贝母各三钱	制乳没各三钱	杜牛膝三钱	生栀子三钱
粉丹皮三钱	天水散冲，四钱	甘菊花三钱	生梨汁一大勺
生荷梗一尺			

四诊　9月2日

药后病无出入，口糜左侧见轻，右侧又发，咳嗽亦轻，痰仍不易吐，肝热尚重，脾胃不调，劳火太重，当从本治。

生石膏先煎，四钱	空沙参四钱	淡竹茹三钱	知贝母各三钱
天麦冬各三钱	生栀子三钱	粉丹皮三钱	酒芩柏各三钱
鲜生地八钱	元参心五钱	霍石斛八钱	莲子心二钱
杜牛膝三钱	制乳没各三钱	真郁金三钱	朱灯心三十寸
甘草梢三钱			

五诊　9月16日

服药多帖，口糜已愈，惟津液不生，午夜醒来，口干特甚，因而不能再眠，阴虚生内热，仍从本治，以节劳为要。

生石膏先煎，一两	南沙参四钱	盐元参四钱	首乌藤一两
大生地八钱	天麦冬各三钱	淡竹茹三钱	知贝母各三钱

杜牛膝三钱　生栀子三钱　粉丹皮三钱　甘草梢三钱
生梨皮一具　生藕节五枚

服汤剂二三帖后，可用丸药调理，早服知柏地黄丸，晚服杞菊地黄丸，每次二钱，淡盐水送下。

郭某　男　46岁　1950年1月8日

肝胆热重，肠胃不和，上攻左侧牙齿作痛，左腮亦肿，已三四日，法当从事清降。

台党参四钱　薄荷梗二钱　金银花四钱　净连翘四钱
生栀子三钱　粉丹皮三钱　龙胆草三钱　酒黄芩三钱
赤苓芍各三钱　生熟稻芽各三钱　六神曲布包，三钱　朱灯心三十寸
天水散冲，四钱　生苇茎一尺

二诊　1月12日

药后齿痛腮肿皆愈，惟肺胃热重，喉际发痒，呛咳痰多白沫，夜不安眠法当清化。

南沙参四钱　知贝母各三钱　生栀子三钱　粉丹皮三钱
龙胆草二钱　薄荷梗二钱　苦桔梗三钱　苦杏仁去皮尖，三钱
嫩白前三钱　西防风二钱　首乌藤一两　酒芩柏各三钱
云茯苓四钱　冬瓜子六钱　甘草梢三钱　生梨皮一具
生荸荠捣，三枚

三诊　1月16日

肺胃热尚重，呛咳咽痛，入夜不能安眠，当以清降为法。

空沙参四钱　霍石斛四钱　川牛膝三钱　知贝母各三钱
首乌藤一两　炒栀子三钱　粉丹皮三钱　嫩白前三钱
野百合四钱　炙百部三钱　射干三钱　生甘草三钱

生梨皮一具　生苇茎一尺

李某　男　53岁　1951年4月12日

据述内热伤风，因而声哑，为日已久，鼻涕曾带血，近日左胸部呼吸时感微痛，喉际发干，初发时曾服鹿茸末，且曾饮酒过多，致成此候，肺胃均热，非凉化不能平也。

空沙参四钱　知贝母各三钱　炒栀子三钱　粉丹皮三钱
胖大海三枚　苦杏仁去皮尖，三钱　真郁金三钱　制乳没各三钱
霍石斛四钱　杜牛膝三钱　生甘草二钱　生藕节五枚

二诊　4月17日

药后尚安，喉际偏右作痛，出语微哑，鼻仍有血，内热尚甚，当依法加减再进。

南沙参四钱　天麦冬各三钱　知贝母各三钱　苦杏仁去皮尖，各三钱
天花粉四钱　胖大海三枚　川牛膝三钱　真郁金三钱
粉丹皮三钱　炒栀子三钱　霍石斛四钱　酒芩柏各三钱
天水散冲，四钱　生荸荠捣，三枚

三诊　5月2日

据述嗓音尚未复元，胸膈有时发闷而觉热，晨起尤甚，此乃心包有火，外袭风邪，而肺胃亦因之不适，鼻衄已净，仍当从事清养。

空沙参四钱　苦桔梗三钱　天花粉四钱　真郁金三钱
苦杏仁去皮尖，三钱　薄荷梗三钱　忍冬藤四钱　知贝母各三钱
净连翘三钱　胖大海三枚　嫩白前三钱　炒栀子三钱
粉丹皮三钱　干生地四钱　天水散冲，四钱　生藕节五枚

四诊　5月9日

据述嗓音每日变换数次，大小轻重清浊不一，而时形呛咳，左胁肋有时气串

不舒，此乃肝热为患，木火刑金，仍当治本。

生石膏先煎，五钱　台党参四钱　知贝母各三钱　天麦冬各三钱
霍石斛四钱　嫩白前三钱　制乳没各三钱　真郁金三钱
淡竹茹二钱　粉丹皮三钱　炒栀子三钱　生甘草三钱
鲜茅根五钱

五诊　5月25日

脉濡而有劳形，面色不荣，肢体清瘦，嗓音虽稍愈，尚未复元，胁肋间气冲作痛已愈，仍当从事清养。

南沙参五钱　胖大海三枚　射干三钱　知贝母各三钱
霍石斛四钱　天麦冬各三钱　天花粉四钱　朱茯神四钱
炒栀子三钱　粉丹皮三钱　甘枸杞四钱　甘菊花二钱
益元散冲，四钱　生藕节五枚

岳某　男　17岁　1950年3月12日

脉见弦数，舌有黄苔，头部昏痛，两眼发黑，喉际红肿而痛，据述病情因外出宣传，用声过度而发，良由内热太甚，外感风邪，又过劳累所致，当从本治，更宜小心将护。

忍冬藤三钱　净连翘三钱　薄荷梗二钱　杜牛膝三钱
炒栀子三钱　粉丹皮三钱　西防风二钱　元参心三钱
盐黄芩柏各二钱　蔓荆子二钱　知贝母各三钱　生甘草二钱
生苇茎五钱　生藕节五枚

二诊　3月14日

药后汗出，汗后身虚，周身骨节作痛，两腿不能弯曲，此乃劳乏太过经络受伤之故，内热尚重，大便干结，小溲黄短，口渴引饮，食物不甘，法当标本兼治。

南沙参四钱　海风藤四钱　忍冬藤四钱　首乌藤五钱
抱木茯神四钱　制乳没各三钱　桑寄生五钱　西秦艽三钱
炒栀子三钱　天花粉四钱　大麦冬三钱　盐芩柏各三钱
郁李仁四钱　生甘草二钱　生藕节五枚

三诊　3 月 16 日

依前方加：川牛膝三钱，再进。

四诊　3 月 20 日

药后病已见轻，据述头部昏痛，喉际偏左发红而痛，两腿行路吃力，两眼视物作痛，此乃劳乏太过，感受风邪之故，当依法再进。

盐元参三钱　朱茯神三钱　海风藤四钱　桑枝叶各三钱
甘菊花二钱　谷精珠四钱　蔓荆子二钱　炒白芍二钱
炒栀子二钱　粉丹皮二钱　杜牛膝二钱　制乳没各二钱
细生地四钱　赤苓芍各二钱　酒黄芩二钱　知贝母各三钱
生茅根五钱　生甘草二钱　生藕节五枚

五诊　3 月 23 日

据述头尚作痛，口干引饮，食物或服药，往往上泛而又吐不出，两腿发凉，行路维艰，蹲则腿痛，此乃肝气郁结不荣养之故，法当从本治。

北沙参四钱　蔓荆子三钱　香白芷三钱　天花粉四钱
大麦冬三钱　焦冬术三钱　炒枳壳三钱　真郁金三钱
川牛膝三钱　桑寄生五钱　制续断三钱　金狗脊去毛，三钱
当归须三钱　赤苓芍各三钱　生茅根五钱　生甘草二钱

沈某　男　39 岁　1950 年 3 月 19 日

脉见弦滑，舌苔薄黄，据述偏右面颊疼痛，牵及大牙亦痛，喉际微红作痛，体温较高，得汗不退，两胁有时亦痛，内热感风劳乏太过所致，法当标本兼治。

台沙参四钱　炒栀子三钱　粉丹皮三钱　知贝母各三钱
杜牛膝三钱　苦桔梗三钱　首乌藤八钱　真郁金三钱
酒芩柏各三钱　制乳没各三钱　忍冬藤五钱　西防风二钱
炒杭芍四钱　细生地五钱　天水散冲，四钱　生藕节五枚
生荸荠捣，三枚

二诊　3月21日

药后尚安，惟头部偏左不适，少阳经亦牵痛，两眼发干，喉痛已愈，略有呛咳，痰尚易吐，胁痛亦止，肝热稍轻，当依法加减再进。

空沙参四钱　首乌藤六钱　嫩白前三钱　胆草炭二钱
知贝母各三钱　谷精珠四钱　甘菊花三钱　甘枸杞三钱
酒芩柏各三钱　制乳没各三钱　天花粉四钱　苦杏仁去皮尖，三钱
忍冬藤四钱　西防风二钱　细生地四钱　甘草梢二钱
生藕节五枚

三诊　4月13日

脉见弦滑，呛咳声重，午前痰多易吐，午后则不易吐，行动多则腿软，血不荣经，肺虚有热，略感外邪，法当治本。

北沙参四钱　知贝母各三钱　天麦冬各三钱　霍石斛四钱
苦杏仁去皮尖，三钱　天花粉四钱　云茯苓四钱　北五味二钱
桑寄生五钱　野百合四钱　炙百部三钱　生甘草二钱
生姜三片　大枣三枚

四诊　4月16日

药后尚安，惟呛咳未减，午前痰重，胸次略痛，夜眠易醒，两腿软弱无力，肝脾两虚，仍从本治。

台党参四钱　苦桔梗三钱　嫩白前三钱　野百合四钱
炙百部三钱　制乳没各三钱　真郁金三钱　知贝母各三钱

天麦冬各三钱	天花粉四钱	连皮苓四钱	北五味二钱
首乌藤一两	苦杏仁去皮尖，三钱	生甘草二钱	生藕节五枚
生荸荠捣，三枚			

喘证

喘证由外感或内伤，致肺失宣降，肺气上逆或气无所主，肾失摄纳，以致现呼吸喘促，甚则张口抬肩，不能平卧。先生治疗喘证，虽随证用药各有不同，但喜用灵磁石，取其潜阳纳气、重镇安神之效。补肾则多用熟地，以肉桂心研拌，滋补肾水而引入下焦，不使水气上犯。

牟某　女　63岁　1951年9月19日

据述患喘咳已一月有余，痰邪甚重，肝气亦旺，气串作痛，夜眠不安，法当疏肝理气，兼去风邪。

空沙参三钱	桑枝叶各三钱	灵磁石先煎，五钱	西防风三钱
知贝母各三钱	云茯苓四钱	法半夏三钱	苦杏仁去皮尖，三钱
嫩白前三钱	土炒杭芍四钱	真郁金三钱	制乳没各三钱
冬瓜子四钱	生甘草二钱	生藕节五枚	生梨皮一具

二诊　9月20日

服前方已能安眠，惟仍作喘咳，气串作痛，右半身肩臂胁肋为甚，风邪化热，肝火亦旺，仍当依前法加减再进。

台党参三钱	苦杏仁去皮尖，三钱	苦桔梗三钱	生杭芍四钱
射干三钱	制乳没各三钱	真郁金三钱	冬瓜子五钱
橘子络二钱	制香附三钱	首乌藤六钱	生桑枝四钱
灵磁石先煎，五钱	西防风三钱	当归须三钱	生甘草二钱

生藕节五枚　　生姜一片

张某　男　58 岁　1950 年 6 月 2 日

素有肺虚之证，劳则气喘，近又因过劳牵发。肢体倦怠乏力，胃纳不甘，呛咳无痰，大便干结，小便黄短，午后发热，而不见汗，此乃阴分太虚之象，法当从本治。

台党参四钱　嫩白前三钱　野百合四钱　炙百部四钱
川贝母三钱　苦杏仁去皮尖，三钱　灵磁石先煎，六钱　桑寄生六钱
朱茯神四钱　酥鳖甲四钱　香青蒿三钱　天花粉四钱
淡苁蓉五钱　盐黄芩柏各三钱　甘草梢三钱　冬瓜子八钱
生茅根一两

二诊　6 月 5 日

据述服前方尚安，惟病由劳累而得，故肢体格外劳乏，疲软无力，脚背微肿，乃气虚之故，午后仍发热，而不见汗，可见阴阳俱虚，仍当从本治，宜加意安养，不可过劳。

台党参四钱　抱木茯神四钱　地骨皮四钱　桑寄生五钱
土炒冬术三钱　淡苁蓉五钱　香青蒿三钱　酥鳖甲四钱
苦桔梗三钱　野百合四钱　金狗脊去毛，四钱　西秦艽二钱
酒黄芩二钱　生甘草二钱　生茅根五钱

三诊　6 月 8 日

脉较前略有神，惟尚弱耳，此乃中气不足之征，故肺虚微喘，两腿脚午后发肿，肢体发热而出汗，阴阳两虚，仍当治本，更宜小心安养。

生芪皮四钱　台党参四钱　地骨皮四钱　嫩白前三钱
炙百部三钱　桑寄生五钱　朱茯神四钱　野百合四钱
泔浸苍术三钱　金狗脊去毛，三钱　醋香蒿三钱　酥鳖甲四钱
当归身三钱　杭白芍四钱　生甘草二钱　生藕节五枚

四诊　6 月 11 日

药后尚安，惟内热未清，动则呛咳气喘，胃纳仍钝，食物不甘，午后肢体仍发热有汗，两腿足仍肿，便干溲黄，法当清养，更宜节劳。

生黄芪三钱　台党参三钱　盐砂仁三钱　知贝母各三钱
醋青蒿三钱　酥鳖甲四钱　生熟稻芽各三钱　焦鸡金二钱
宣木瓜四钱　桑寄生五钱　朱茯神四钱　野百合四钱
灵磁石先煎，五钱　杭白芍四钱　生甘草三钱　生藕节三枚

五诊　6 月 13 日

依前方加：天花粉三钱，浮小麦五钱，冬瓜皮五钱，减醋青蒿、酥鳖甲，再进。

吴某　女　37 岁　1950 年 6 月 22 日

脉见沉涩，舌苔薄黄，据述肺经素虚，中气短促，稍劳则喘，每月经期前数日，夜眠往往惊醒而大叫，此乃肝胃有热之故，食物不甘，胸次作痛，腹部胀满不静，安卧则静，此乃虚怯之象，法当从本治。

生黄芪三钱　台党参三钱　焦冬术三钱　苦杏仁去皮尖，三钱
真郁金三钱　苦桔梗三钱　制乳没各三钱　全当归四钱
小川芎三钱　醋香附三钱　首乌藤一两　九节菖蒲五分
赤苓芍各三钱　灵磁石先煎，五钱　干生地砂仁二钱炒研拌，四钱
大腹皮三钱　生甘草二钱　生藕节五枚

二诊　6 月 25 日

药后病无出入，惟劳乏太过，说话过多，致中气不足，故时作呛咳，两胁肋作痛，此肝络有损之征，宜节劳安养勿使成怯症也。

生黄芪四钱　台党参四钱　苦桔梗三钱　苦杏仁去皮尖，三钱
知贝母各三钱　制乳没各三钱　北五味二钱　野百合四钱
炙百部四钱　嫩白前三钱　盐菟丝三钱　抱木茯神四钱
泔浸生於术三钱　杭巴戟三钱　生甘草三钱　鲜荷叶一角，带梗五寸

陈某　男　58岁　1952年3月29日

据述患哮喘已多年，稍一劳乏则喘咳不止，时有背部作痛，痰白而多，兼有胃痛之疾，痛无定时，上得嗳气，下出虚恭则安，病由肝郁而起，嗣则肝肾两虚，不得休息，致成此候，当当从本治，为日已久，恐未能收速效也。

灵磁石先煎，五钱　生箭芪四钱　台党参四钱　焦冬术三钱
制乳没各三钱　甘枸杞四钱　真郁金三钱　天花粉四钱
云茯苓四钱　山萸肉三钱　干生地砂仁二钱研拌，五钱
生甘草二钱　生荸荠捣，五枚

二诊　4月1日

药后病无出入，惟痰阻经络，故胃部牵扯及后脊背皆痛，痰出不易当以理气豁痰为治。

台党参四钱　知贝母各三钱　天花粉四钱　制乳没各三钱
真郁金三钱　云茯苓四钱　橘子络三钱　丝瓜络三钱
甘枸杞三钱　甘菊花三钱　细生地四钱　大麦冬三钱
霍石斛四钱　苦杏仁去皮尖，三钱　生甘草二钱　生藕节五枚
生梨皮一具

三诊　4月10日

据述药后各病皆轻，惟稍一劳动尚作喘，舌心干燥，大便不畅，当依前法加减再进。

灵磁石先煎，四钱　台党参四钱　云茯苓四钱　知贝母各三钱
天麦冬各三钱　干地黄四钱　霍石斛四钱　甘枸杞四钱
甘菊花三钱　天花粉四钱　真郁金三钱　淡苁蓉四钱
制乳香三钱　北五味二钱　生甘草二钱　生荸荠捣，五枚
生藕节五枚

四诊　4 月 30 日

患者自津来函，按所述病情，处方酌服。

灵磁石先煎，五钱　台党参四钱　生於术三钱　炒枳壳三钱
火麻仁四钱　天花粉四钱　杭巴戟四钱　淡苁蓉四钱
郁李仁三钱　苦杏仁去皮尖，三钱　苦桔梗三钱　真郁金三钱
甘枸杞三钱　甘菊花三钱　盐黄柏三钱　知贝母各三钱
生甘草二钱　干地黄砂仁三钱研拌，五钱　生藕节五枚

庞某　男　32 岁　1952 年 8 月 27 日

脉见虚弦而滑，舌苔薄黄而腻，素有肺疾，肾部亦虚，脾呆肾滞，食物下咽则胸次胀满，不往下行，呛咳有痰，甚则作喘，往往梦遗，且有滑脱之候，病杂而久，内伤外感，兼而有之，不易收速效也，法当标本兼治，更宜小心将护。

灵磁石先煎，五钱　台党参四钱　朱茯神四钱　杭巴戟三钱
金樱子四钱　炒枳壳三钱　大腹皮三钱　北五味二钱
知贝母各三钱　沉香曲布包，四钱　五味槟榔布包，三钱　大百合四钱
炙百部三钱　生甘草二钱　生姜三片　大枣三枚

二诊　9 月 1 日

药后尚安，惟又感外邪，鼻塞而有清涕，仍作呛咳，痰邪尚重，两胁作痛，肺肾两虚，为日已久，其根甚深，当依法加减再进，更宜小心将护。

灵磁石先煎，五钱　台党参四钱　西秦艽三钱　西防风三钱
六神曲布包，四钱　川贝母三钱　杭巴戟三钱　抱木茯神四钱
制乳没各三钱　真郁金三钱　大腹皮三钱　橘子络三钱
大百合四钱　炙百部三钱　北五味二钱　生甘草二钱
生姜三片　大枣三枚

三诊　9 月 4 日

脉见虚弦而滑，胃有积滞，运化无力，肺脾两虚，食物不易消化，时有完谷

泻出，胃、腹皆痛，有时两肩背沉重作痛，当从本治。

台党参四钱　焦冬术三钱　炒枳壳三钱　沉香曲四钱
五味槟榔三钱，二味同布包　焦鸡金三钱　生熟稻芽各三钱
盐巴戟三钱　北五味二钱　芡实米四钱　怀山药四钱
金狗脊去毛，三钱　厚附片三钱　淡干姜一钱　生甘草二钱
大枣三枚

马某　男　25岁　1952年9月27日

据述今年二月，忽得痰喘之病，业经治愈，近日又发，喉际不舒，痰为阻塞，汩汩有声，胁间牵及后背均觉胀痛，痰白而胶，内热感风之象，卧则痰更甚，胃纳不佳，小溲色黄，法当清化。

灵磁石先煎，五钱　空沙参四钱　苦杏仁去皮尖，三钱　苦桔梗三钱
西秦艽三钱　知贝母各三钱　天花粉四钱　制乳没各三钱
姜竹茹二钱　金狗脊去毛，三钱　云茯苓四钱　橘子络三钱
真郁金三钱　天水散四钱　六神曲四钱，二味同布包
生藕节五枚　生梨皮一具

二诊　9月30日

药后尚安，痰已活动，色亦变黄，惟喉际尚发痒，此乃感风化热未尽之象，故鼻塞胃钝，法当清肺胃以为治。

灵磁石先煎，四钱　南沙参四钱　嫩白前三钱　西防风二钱
老苏梗三钱　苦杏仁去皮尖，三钱　盐砂仁二钱　六神曲布包，四钱
天花粉四钱　金狗脊去毛，三钱　知贝母各三钱　云茯苓四钱
北细辛一钱　甘草梢二钱　生藕节五枚　生梨皮一具

三诊　10月4日

药后各病皆轻，惟喉际尚痒，夜眠呼呼不畅，甚则作喘，此乃痰邪为患，两肋亦不舒，胃纳仍钝，仍从本治。

台党参四钱　西秦艽三钱　嫩白前三钱　西防风二钱
苦杏仁去皮尖，三钱　苦桔梗三钱　知贝母各三钱　天花粉四钱
云茯苓四钱　北细辛一钱　法半夏三钱　制乳没各三钱
细生地砂仁二钱研拌，四钱　生甘草二钱　生藕节五枚
生梨皮一具

四诊　10月8日

依前方加：灵磁石先煎，四钱，杜牛膝三钱，再进。

马某　男　28岁　1950年11月26日

肺气本虚，近又感风入里，发为呛咳，痰不易出，喉际汩汩有声，夜眠之后更甚，天明时喘气尤觉不舒，前后心均觉胀闷作痛，法当标本兼治。

灵磁石先煎，五钱　台党参四钱　桑枝叶各三钱　川羌活一钱
苦杏仁去皮尖，三钱　西防风三钱　知贝母各三钱　苦桔梗三钱
野百合四钱　炙百部三钱　云茯苓四钱　天花粉四钱
橘子皮三钱　制乳没各三钱　生甘草二钱　干姜片三钱
生藕节五枚

二诊　11月29日

药后日间吐痰减少而易出，夜间仍难吐，气仍作喘，胸次不舒，咳甚则牵及头部作痛，风寒化热，当以豁痰理气为治。

台党参四钱　苦杏仁去皮尖，三钱　天花粉四钱　嫩白前三钱
苦桔梗三钱　云茯苓四钱　西秦艽二钱　老苏梗三钱
知贝母各三钱　蔓荆子三钱　法半夏三钱　橘子络三钱
酒黄芩三钱　生甘草二钱　生梨皮一具　生藕节三枚

三诊　12月7日

药后各病皆轻，惟夜眠后气仍不顺，早晚咳嗽，痰易出而少，鼻涕甚多，仍依前法加减再进。

台党参四钱　苦杏仁去皮尖，三钱　苦桔梗三钱　老苏梗三钱
西防风三钱　西秦艽二钱　炙麻黄一钱　生石膏先煎，五钱
嫩白前三钱　云茯苓四钱　橘子皮三钱　淡竹茹二钱
天花粉四钱　知贝母各三钱　生甘草二钱　生藕节五枚

蔡某　男　32岁　1950年8月8日

据述自幼即患哮喘，每年冬季必发，今岁至秋已犯，良由肺胃两虚，外袭风邪，内伤饮食，其根已深，当从本治。

灵磁石先煎，五钱　台党参四钱　老苏梗三钱　苦杏仁去皮尖，三钱
金狗脊去毛，四钱　抱木茯神四钱　西秦艽二钱　北五味一钱
野百合四钱　炙百部三钱　杭巴戟四钱　生甘草二钱
生姜三片　大枣三枚

二诊　8月10日

药后病无出入，多年旧病，感风复发，呛咳白痰颇多，入夜更甚，法当豁痰宣肺以为治。

灵磁石先煎，五钱　台党参四钱　苦杏仁去皮尖，三钱　苦桔梗三钱
橘子络二钱　云茯苓四钱　知贝母各三钱　法半夏三钱
西防风三钱　北五味一钱　瓜蒌子三钱　生甘草二钱
生藕节五枚　生姜三片　大枣三枚

三诊　8月12日

药后喘已见轻，惟痰阻胸次，仍作呛咳，夜眠不安，食物不甘，当从本治。

灵磁石先煎，五钱　台党参四钱　炒冬术三钱　炒枳壳三钱
真郁金三钱　沉香曲布包，四钱　生熟稻芽各三钱　焦鸡金三钱
首乌藤一两　杭巴戟三钱　盐砂仁三钱　生甘草三钱
生藕节五枚

谭某　女　30 岁　1950 年 9 月 26 日

据述素有痰喘之疾，近因过劳牵发，行动坐卧均不安，喘甚则大汗出而小溲多，肺肾两亏，久病阴虚而内热偏甚，故近日每日午后面部两颧发红，此阳虚也，当从本治。

灵磁石先煎，五钱　台党参四钱　生於术三钱　北五味二钱
黄芪皮五钱　山萸肉三钱　杭巴戟三钱　补骨脂四钱
大熟地砂仁二钱研拌，六钱　骨碎补三钱　枸杞子四钱
甘菊花二钱　厚附片三钱　全当归四钱　杭白芍四钱
甘草梢三钱　生姜三片　大枣三枚

二诊　10 月 7 日

药后喘仍未止，痰涎亦多，肾气太亏，阴阳俱虚，仍当从本治。

灵磁石先煎，四钱　台党参四钱　生於术三钱　枸杞子四钱
北五味二钱　金狗脊去毛，四钱　厚附片三钱　当归身四钱
杭白芍五钱　山萸肉三钱　阿胶珠三钱　补骨脂三钱
骨碎补三钱　北细辛一钱　大熟地上上肉桂心二分研拌，七钱
生甘草二钱　生姜三片　大枣五枚

三诊　10 月 26 日

据述近日咳嗽又甚，喘亦因之而剧，涎沫甚多，胃纳不佳，仍不能倚息，肺肾两虚，当依法加减再进。

灵磁石四钱　代赭石四钱，二味同先煎　生黄芪五钱
知贝母各三钱　旋覆花布包，三钱　北五味二钱　金狗脊去毛，三钱
厚附片三钱　山萸肉三钱　阿胶珠三钱　当归身五钱
大熟地上上肉桂心五分研拌，六钱　北细辛一钱　杭白芍五钱
台党参四钱　浮小麦一两　生甘草二钱　大枣三枚

林某　女　34 岁　1950 年 11 月 9 日

据述喘症已六年之久，感寒则发，往岁尚轻，今年较重，周身骨节酸痛，右肩臂及手均作痛，夜间呛咳不能安眠，肝郁太久，肝火太旺，脾肾不调，经水逾期始至，气血两亏，治当治本。

灵磁石先煎，五钱	台党参四钱	西秦艽二钱	西防风二钱
桑寄生五钱	首乌藤五钱	海风藤四钱	知贝母各三钱
香白芷二钱	北五味二钱	北细辛一钱	真郁金三钱
当归身三钱	炒杭芍四钱	生甘草二钱	生藕节五枚
生姜三片	大枣三枚		

二诊　11 月 11 日

药后尚安，惟夜眠不安，二小时即醒，醒后则不能再睡，发为呛咳，喉际汩汩有声，肺肾两虚，内蕴湿热，臂腕及手背仍牵痛，气血两虚，当依法加减再进。

灵磁石先煎，五钱	台党参四钱	射干三钱	嫩白前三钱
西防风二钱	当归须五钱	真郁金三钱	知贝母各三钱
北五味二钱	炒杭芍四钱	首乌藤一两	制乳没各三钱
海风藤八钱	嫩桑枝四钱	橘子络三钱	生藕节五枚
生甘草二钱	生姜三片		

三诊　11 月 13 日

药后病略见轻，惟气结太甚，痰邪阻塞，不易外出，以致夜不能眠，仍从本治。

台党参四钱	真郁金三钱	天花粉四钱	苦杏仁去皮尖，三钱
苦桔梗三钱	嫩白前三钱	西秦艽二钱	橘子络三钱
当归须四钱	北细辛一钱	射干三钱	知贝母各三钱
杭白芍四钱	首乌藤六钱	生甘草二钱	生藕节五枚

四诊　11 月 17 日

药后痰已开豁，容易吐出，内热尚重，肺气不宣，夜眠不安，仍当治本。

南沙参五钱　知贝母各三钱　首乌藤一两　夜合花四钱
天花粉四钱　嫩白前三钱　当归须五钱　生杭芍四钱
苦杏仁去皮尖，三钱　射干三钱　连皮苓四钱　北细辛一钱
淡竹茹二钱　生甘草二钱　生藕节五枚

喻某　男　64 岁　1950 年 9 月 28 日

脉前滑数，舌苔薄黄而坼，呛咳气逆作喘，痰色发绿，胸中发烧，此乃肝经热重，脾运不强，食物消化力薄之故，法当以清肝化痰安神以为治。

珍珠母一两　灵磁石五钱　生牡蛎八钱　生龙齿七钱，四味同先煎
朱茯神四钱　天花粉四钱　龙胆草二钱　酒黄芩柏各三钱
知贝母各三钱　苦杏仁去皮尖，三钱　苦桔梗三钱　嫩白前二钱
净连翘三钱　忍冬藤四钱　生甘草二钱　生藕节五枚
生梨皮一具

二诊　9 月 30 日

素体心肾两虚，气喘已数年，时轻时重，脉弦滑而微浮，舌茎白减，内热甚重，外感风邪所致食均不安，法当标本兼治。

灵磁石先煎，五钱　台党参四钱　炒枣仁四钱　金狗脊去毛，四钱
朱茯神四钱　西秦艽三钱　杭巴戟四钱　补骨脂三钱
骨碎补三钱　干地黄砂仁二钱研拌，五钱　首乌藤一两
霍石斛三钱　知贝母各三钱　六神曲布包，四钱　生甘草二钱
生藕节五枚

三诊　10 月 2 日

脉滑弦，舌白腻，疾邪太甚，胃纳日钝，动辄喘促不安，甚至思吐，内热太久，法当宣肺、豁痰、清胃以为治。

灵磁石先煎，六钱　台党参四钱　天花粉四钱　知贝母各三钱
天麦冬各三钱　霍石斛四钱　盐砂仁三钱　炒稻芽四钱
沉香曲布包，四钱　橘子络三钱　淡竹茹三钱　甘枸杞四钱
甘菊花三钱　细生地四钱　生甘草二钱　生藕节五枚
生梨皮一具

孙某　男　45岁　1950年10月15日

脉见沉弦，舌苔微黄，面色不荣，据述患痰喘之疾已廿余年，每年秋冬之交，感受风寒必发，动辄气喘，不发安卧，眠亦不安，胃纳尚佳，当以豁痰宁肺为治，病久且深，不易收速效也。

灵磁石先煎，五钱　台党参四钱　知贝母各三钱　天麦冬各三钱
天花粉四钱　老干姜二钱　厚附片二钱　金狗脊去毛，三钱
西秦艽二钱　嫩白前三钱　广陈皮二钱　橘子络二钱
云茯苓四钱　法半夏三钱　北五味二钱　生甘草二钱
生藕节五枚

二诊　10月21日

药后尚安，惟晚饭后或午夜时，尚作微喘，痰亦减少，眠食均安，当从本治。

灵磁石先煎，四钱　台党参四钱　生於术三钱　朱茯神四钱
厚附片二钱　杭巴戟三钱　北五味二钱　法制陈皮二钱
知贝母各三钱　嫩白前三钱　金狗脊去毛，三钱　生甘草二钱
生姜三片　大枣三枚

三诊　11月9日

药后各病皆减，惟每晚饭后尚作微喘，阴分未复，当从本治。

灵磁石先煎，五钱　台党参四钱　抱木茯神五钱　甘枸杞四钱
金狗脊去毛，三钱　厚附片二钱　老干姜二钱　山萸肉三钱

广陈皮二钱　大熟地上上肉桂心五分研拌，四钱　川贝母三钱
生甘草三钱　生藕节五枚　大红枣三枚

张某　男　46岁　1950年4月8日

脉见沉弦，重按少神，舌苔薄黄而垢腻，呛咳痰胶不易出，甚则作喘，右肩臂作痛，不能抬举，有时牵及胁下亦痛，温度加高，肢体倦怠，肺虚肝旺，兼因劳乏而生热，法当标本兼治。

台党参三钱　苦杏仁去皮尖，三钱　苦桔梗三钱　天花粉四钱
制乳没各三钱　炒栀子三钱　粉丹皮三钱　朱茯神四钱
大腹皮三钱　嫩白前三钱　野百合四钱　北五味一钱
知贝母各三钱　生甘草二钱　生藕节五枚

二诊　4月10日

药后尚安，惟左胁肋仍作痛，不能偏左倚息，饮食下胃则作呃逆，晨起仍作咳喘，肺胃有热，肝脾不和，当从本治。

台党参三钱　天花粉四钱　知贝母各三钱　制乳没各三钱
真郁金三钱　广木香三钱　炒栀子三钱　粉丹皮三钱
首乌藤一两　忍冬藤五钱　酒芩柏各三钱　净连翘四钱
朱茯神四钱　北五味一钱　生甘草二钱　生藕节五枚

三诊　4月13日

肢体乏力，中气不足，动则作喘，左胁或胀或痛，夜眠不安，转侧不便，非起坐不能翻身，胃纳不甘，便干溲红，内蕴有热，法当标本兼治。

台党参三钱　真郁金三钱　制乳没各三钱　苦葶苈三钱
焦冬术二钱　炒枳壳三钱　朱茯神四钱　桑寄生五钱
沉香曲布包，三钱　炒栀子三钱　粉丹皮三钱　忍冬藤四钱
酒芩柏各三钱　生甘草二钱　生藕节五枚　大枣三枚

四诊　4月16日

脉见虚滑，舌苔薄黄垢腻，动则作喘，气不足用，左胁肋不舒，食不甘味，二便如昨，肺肾两虚，肝脾不和，症属阴虚，当加意保养，依前法加减再进。

灵磁石先煎，五钱　台党参四钱　盐巴戟四钱　盐菟丝四钱
甘枸杞四钱　朱茯神四钱　泔浸於术三钱　真郁金三钱
沉香曲布包，三钱　金狗脊去毛，四钱　细生地砂仁二钱研拌，五钱
生甘草三钱　生藕节五枚　大枣五枚

五诊　4月21日

依前方加：全当归四钱，炒杭芍四钱，再进。

六诊　4月23日

脉略见平调，喘仍未止，此由肾虚之故，仍当从本治，依前法加减再进。

灵磁石先煎，五钱　台党参四钱　泔浸於术三钱　盐巴戟四钱
抱木茯神四钱　补骨脂四钱　骨碎补四钱　甘枸杞四钱
金狗脊去毛，四钱　山萸肉四钱　大熟地上上肉桂心五分研拌，六钱
炙甘草三钱　桂圆五枚　大枣三枚

七诊　4月28日

据述腹泻三日，多不消化之物，腹时微胀，肢体不时发热，喘略见轻，近又微感外邪，法当标本兼治。

灵磁石先煎，五钱　台党参四钱　焦冬术三钱　炒枳壳三钱
六神曲布包，三钱　焦鸡金三钱　大腹皮三钱　赤苓芍各四钱
藿香梗三钱　天花粉四钱　苦桔梗三钱　炒稻芽四钱
生甘草二钱　生姜三片　大枣三枚

八诊　5月3日

药后病已去八九，惟腹泻尚未尽止，肢体疲乏，乃病久之故，仍当治本。

台党参四钱　桑寄生五钱　藿香梗三钱　炒稻芽四钱
抱木茯神四钱　焦冬术三钱　炒枳壳三钱　焦鸡金三钱

金狗脊去毛，三钱 芡实米四钱 怀山药四钱 赤白芍各三钱
陈仓米三钱 生甘草三钱 生姜三片 大枣三枚

九诊 5月14日

脉见有神，面色渐荣，久泻伤及脾胃，故中气觉短，甚则作喘，精神倦怠，仍从本治。

灵磁石先煎，五钱 台党参四钱 老箭芪五钱 焦冬术三钱
桑寄生五钱 抱木茯神四钱 怀山药四钱 芡实米五钱
甘枸杞四钱 细生地五钱 山萸肉三钱 沉香曲布包，四钱
生熟稻芽各四钱 北五味一钱 嫩白前三钱 甘草皮一钱
生姜三片 大枣三枚

十诊 8月28日

前因肺胃不和，曾服金匮收效，但未痊愈，停留静养，现已休息百日之久，眠食皆安，二便亦调，惟气尚作喘，两肩有时仍作酸痛，不能高举耐劳，仍属肺肾两虚，仍当从本治。

灵磁石先煎，五钱 台党参四钱 桑寄生五钱 制乳没各三钱
朱茯神四钱 焦冬术三钱 天花粉四钱 知贝母各三钱
天麦冬各三钱 芡实米四钱 苦桔梗三钱 嫩白前三钱
野百合四钱 炙百部三钱 北五味一钱 真郁金三钱
生甘草二钱 生藕节五枚 生梨皮一具

十一诊 9月3日

药后尚安，惟呛咳作喘未敛，夜眠不酣，肢体软弱无力，仍从本治。

灵磁石先煎，五钱 台党参四钱 焦冬术三钱 朱茯神四钱
首乌藤一两 北五味一钱 苦桔梗三钱 全当归四钱
制乳没各三钱 西秦艽二钱 真郁金三钱 小川芎三钱
知贝母各三钱 天麦冬各三钱 野百合四钱 生甘草二钱
生藕节五枚 大枣三枚

十二诊　10 月 21 日

据述日来，眠食均安，惟头晕耳鸣，咳嗽痰少，呃逆甚多，右胁内时跳动，恐有积水为患，肺虚有热，肝胃不和，法当从本治。

灵磁石先煎，七钱　台党参四钱　焦冬术三钱　炒枳壳三钱
西秦艽三钱　首乌藤一两　苦杏仁去皮尖，三钱　制乳没各三钱
真郁金三钱　沉香曲布包，四钱　知贝母各三钱　云茯苓四钱
苦葶苈三钱　天花粉四钱　生甘草二钱　大红枣三枚
生梨皮一具

十三诊　11 月 11 日

服前方多帖，各病皆愈，惟呛咳作喘，痰少不易出，左胁下有时仍痛，劳乏后更甚，眠食均安，当以理中气为主。

灵磁石先煎，六钱　台党参四钱　焦冬术三钱　炒枳壳三钱
知贝母各三钱　真郁金三钱　海风藤一两　嫩桑枝五钱
制乳没各三钱　全当归八钱　小川芎四钱　云茯苓八钱
苦杏仁去皮尖，四钱　天花粉六钱　生甘草三钱　生藕节五枚
生荸荠捣，五枚

白某　女　76 岁　1951 年 2 月 7 日

素有痰喘之病，业经数十年，感寒则发，夜不安眠，四肢发凉，周身作痛，年高久病，宜小心将护。

灵磁石先煎，四钱　台党参四钱　焦冬术三钱　真郁金三钱
广陈皮二钱　首乌藤一两　桑寄生八钱　川牛膝四钱
当归身四钱　小川芎三钱　抱木茯神四钱　金狗脊去毛，四钱
谷精珠五钱　细生地五钱　六神曲布包，三钱　生甘草二钱
带心莲子十五粒

二诊　2 月 10 日

据述自幼即患痰喘，已近七十年，每感风寒则发，此次发作已久，又因外感化热，故喘更甚，大便干结，出恭不畅，小溲深红，夜眠不安，高年久病，宜小心将护。

灵磁石先煎，四钱　台党参四钱　知贝母各三钱　西秦艽三钱
西防风二钱　炒栀子三钱　粉丹皮三钱　桑寄生五钱
天花粉四钱　酒芩柏各三钱　淡苁蓉五钱　干生地四钱
首乌藤一两　天麦冬各三钱　天水散冲，四钱　生藕节五枚

三诊　2 月 16 日

依前方加：六神曲布包，四钱，苦杏仁去皮尖，三钱，减去西防风、淡苁蓉，再进。

四诊　2 月 21 日

药后各病皆轻，咳喘亦减，大便已通，小溲仍频数不尽，胃纳仍钝，夜不安眠，仍从本治。

灵磁石先煎，四钱　台党参四钱　知贝母各三钱　炒栀子三钱
粉丹皮三钱　天花粉四钱　火麻仁三钱　车前子三钱
酒芩柏各三钱　盐砂仁二钱　六神曲布包，四钱　首乌藤一两
细生地四钱　天麦冬各三钱　天花粉四钱　鲜茅根五钱
生藕节五枚

五诊　2 月 24 日

药后咳痰仍不爽，有时寒热交作，此乃营卫不和，故眠食均未复元，当依法加减再进。

台党参四钱　谷精珠五钱　甘菊花三钱　知贝母各三钱
天花粉四钱　首乌藤一两　火麻仁四钱　酒芩柏各三钱
炒栀子三钱　粉丹皮三钱　生熟稻芽各三钱　六神曲布包，三钱
干生地砂仁二钱研拌，四钱　西秦艽三钱　生甘草二钱

生梨皮一具　　生藕节五枚

六诊　2月28日

依前方加：灵磁石先煎，四钱，车前子三钱，再进。

胡某　男　53岁　1951年4月4日

脉见弦滑，舌薄薄黄根腻，据述三年前曾患痰喘，业经治愈，去冬复发，服药稍轻，近日又发，痰中带血，两胁作痛，虚汗时出，肺肾两虚，兼感外邪，法当标本兼治。

灵磁石先煎，五钱　空沙参四钱　知贝母各三钱　苦杏仁去皮尖，三钱
苦桔梗三钱　天花粉四钱　大麦冬三钱　制乳没各三钱
真郁金三钱　西秦艽三钱　野百合四钱　炙百部三钱
北五味二钱　浮小麦一两　金狗脊去毛，三钱　生藕节五枚

二诊　4月6日

素体肺部太虚，动则出汗，汗止则身又发凉，痰喘未止，痰色清白而不易出，中气不足，当从肺肾心脾各经消息，更宜小心将护，不可过劳，避免外感至要至要。

生芪皮四钱　台党参四钱　净百合四钱　炙百部四钱
嫩白前三钱　北五味二钱　朱茯神四钱　炒枣仁三钱
知贝母各三钱　大麦冬三钱　浮小麦一两　甘枸杞四钱
大熟地四钱　山萸肉三钱　盐芩柏各三钱　生甘草二钱
生姜三片　大枣三枚

三诊　4月8日

依前方加：代赭石先煎，四钱，旋覆花布包，三钱，盐砂仁二钱，再进。

四诊　4月11日

脉来略平，久咳肺虚，出语气短，肢体软弱无力，余病皆轻，当依法加减再进。

台党参四钱 抱木茯神四钱 桑寄生四钱 胖大海三枚
苦桔梗三钱 知贝母各三钱 北五味二钱 苦杏仁去皮尖，三钱
天麦冬三钱 大熟地砂仁二钱研拌，四钱 野百合四钱
金狗脊去毛，三钱 山萸肉三钱 生甘草二钱 生藕节五枚
大红枣三枚

五诊 5月2日

据述日前曾患腹泻，业已治愈，近日胃纳甚佳，惟有时气短而喘促，肢体软弱乏力，此肺虚之故，仍当治本。

灵磁石先煎，五钱 台党参四钱 焦冬术三钱 炒枳壳三钱
抱木茯神四钱 桑寄生五钱 金狗脊去毛，四钱 山萸肉三钱
北五味二钱 野百合四钱 生甘草二钱 六神曲布包，三钱
生姜三片 大枣三枚

余某 男 64岁 1951年6月27日

素有痰喘之病，近又牵发，早晚加甚，非呛咳将痰吐尽不安，法当从本治。

灵磁石先煎，四钱 台党参四钱 苦杏仁去皮尖，三钱 苦桔梗三钱
天花粉四钱 西防风二钱 法半夏三钱 嫩白前二钱
云茯苓四钱 北五味二钱 知贝母各三钱 生甘草二钱
鲜荷叶一角，带梗五寸

二诊 6月30日

药后尚安，惟痰喘已久，故仍作呛咳，早晚加甚，此乃肺胃有热，劳乏则剧，法当标本兼治。

代赭石先煎，五钱 台党参四钱 焦冬术三钱 天花粉四钱
知贝母各三钱 旋覆花布包，三钱 嫩白前三钱 野百合四钱
炙百部三钱 苦桔梗三钱 苦杏仁去皮尖，三钱 北五味二钱
酒黄芩二钱 云茯苓四钱 生甘草二钱 生藕节五枚

三诊　8月29日

据述喉际发紧，胸次发闷，颊部偏右发热且痛，两腿亦胀痛，大便后肛门坠痛，此由肺虚有热，中气下遗，致成此候，法当从本治，更宜小心将护。

生石膏先煎，五钱　南沙参五钱　知贝母各三钱　天麦冬各三钱
真郁金三钱　制乳没各三钱　野百合四钱　首乌藤一两
嫩白前三钱　淡竹茹三钱　天花粉四钱　绿升麻一钱
炙百部三钱　川羌活五分　甘草梢二钱　生藕节五枚
生梨皮一具

四诊　12月17日

据述病情乃因劳受风，腰际酸痛，又牵发咳嗽，痰邪太甚，非用力咯不能吐出，往往牵动腰痛，不能自持，病势非轻不可大意，法当标本兼治。

台党参四钱　苦杏仁去皮尖，三钱　老苏梗三钱　西秦艽二钱
射干三钱　盐杜仲四钱　金狗脊去毛，四钱　苦桔梗三钱
知贝母各三钱　云茯苓四钱　法半夏三钱　北五味二钱
老干姜二钱　北细辛五分　生甘草二钱　生藕节五枚

五诊　12月19日

药后各症皆轻，惟咳嗽痰出费力，牵及腰际作痛，此多年劳累积成之病，当依法加减再进。

台党参四钱　老苏梗三钱　苦杏仁去皮尖，三钱　瓜蒌仁四钱
西秦艽三钱　金狗脊去毛，四钱　菟丝子四钱　杭巴戟四钱
盐杜仲四钱　法半夏三钱　老干姜二钱　北细辛五分
北五味二钱　射干三钱　生甘草二钱　大枣三枚

续某　男　60岁　1950年8月18日

脉见弦滑，据述患痰喘数年，以前尚轻，近二年加重，热痰阻塞，气机不畅，入夜呛咳加剧，痰黄尚易出，便干溲黄，素体湿重，近又感时邪，致成此

候，法当标本兼治。

生石膏五钱　灵磁石五钱，二味同先煎　空沙参四钱
苦杏仁去皮尖，三钱　苦桔梗三钱　知贝母各三钱　炒栀子三钱
粉丹皮三钱　天花粉四钱　冬瓜仁皮各四钱　云茯苓四钱
酒芩柏各三钱　生熟苡仁各四钱　淡竹茹三钱　火麻仁四钱
甘草梢三钱

二诊　8 月 20 日

依前方加：盐砂仁二钱，六神曲布包，三钱，龙胆草一钱，嫩白前三钱，减去火麻仁，再进。

三诊　8 月 23 日

药后尚安，惟呛咳未止，每日下午加甚而痰不易出，午夜之后，渐渐平复，素体湿重，血虚有热，仍依前法加减。

生石膏五钱　灵磁石五钱，二味同先煎　空沙参五钱
知贝母各三钱　天麦冬各三钱　天花粉四钱　嫩白前三钱
冬瓜皮五钱　炙百部三钱　野百合四钱　酒芩柏各三钱
法半夏三钱　云茯苓四钱　炒栀子三钱　粉丹皮三钱
炒苡仁四钱　浮小麦一两　生甘草二钱　生姜三片
大枣三枚

四诊　8 月 28 日

药后胃纳已开，惟尚作喘，虚汗时出，法当和胃宁肺以为治。

灵磁石先煎，五钱　台党参四钱　嫩白前三钱　北五味二钱
生桑枝四钱　生芪皮四钱　北五味二钱　冬瓜子五钱
西秦艽二钱　野百合四钱　炙百部三钱　云茯苓四钱
天花粉四钱　知贝母各三钱　天麦冬各三钱　淡竹茹三钱
浮小麦一两　生甘草二钱　大红枣三枚

王某　男　46岁　1951年1月4日

据述素有痰喘之病，业经数年，近又牵发，胸闷胁痛，肩臂手腕经络均痛，略有外感，当标本兼治。

台党参四钱　苦杏仁去皮尖，三钱　苦桔梗三钱　知贝母各三钱
制乳没各三钱　真郁金三钱　云茯苓四钱　橘子络三钱
大腹皮三钱　法半夏三钱　天花粉四钱　生甘草二钱
生荸荠捣，三枚　生梨皮一具

二诊　1月8日

据述两胁作痛，饭后肠胃不舒，中气不足，因之作喘，痰成颗粒，尚易吐出，当依法加减再进。

灵磁石先煎，五钱　台党参四钱　苦杏仁去皮尖，三钱　苦桔梗三钱
真郁金三钱　天花粉四钱　云茯苓四钱　知贝母各三钱
制乳没各三钱　沉香曲布包，三钱　生熟稻芽各三钱　生甘草二钱
生藕节五枚　生梨皮一具

三诊　1月10日

胁痛未愈，气逆作喘，腹中作响，如有水声，肺气不定，肠胃不和。脾运失权，致成此候，为日已久，宜缓缓图之。

台党参四钱　连水炒川朴二钱　丝瓜络三钱　真郁金三钱
苦桔梗三钱　法半夏三钱　大腹皮三钱　知贝母各三钱
焦冬术三钱　炒枳壳三钱　茯苓皮四钱　生甘草二钱
生苇茎五寸　生藕节五枚

四诊　1月14日

药后各病皆减，惟气短作喘，胸次胀闷，近因外感，发为呛咳，痰尚不多，虚恭甚多，此乃肠道通畅之征，仍依法加减再进。

灵磁石先煎，五钱　台党参四钱　知贝母各三钱　嫩白前三钱

老苏梗三钱　西秦艽三钱　苦杏仁去皮尖，三钱　炒枳壳三钱
真郁金三钱　沉香曲布包，三钱　苦桔梗三钱　云茯苓四钱
大腹皮三钱　焦冬术三钱　生甘草二钱　生荸荠捣，三枚

五诊　1月19日

据述喉际发痒则咳，胸次及右胁内气仍不畅，时作呃逆，虚恭极多，食物下胃则作胀，晨起较轻，午后加甚，脾运不强，肺肾两虚，肝气略郁，仍从本治。

空沙参四钱　苦杏仁去皮尖，三钱　嫩白前三钱　西防风二钱
六神曲三钱　五味槟榔三钱，二味同布包　白蔻仁三钱
炒苡仁五钱　大腹皮三钱　广木香二钱　焦冬术二钱
连水炒川朴二钱　真郁金三钱　炒枳壳三钱　生甘草二钱
生藕节五枚　生荸荠捣，三枚

六诊　1月23日

肺肾有热，脾肾两虚，消化力薄，虚恭极多，肠胃不调，仍依昨法加减再进。

台党参四钱　真郁金三钱　苦桔梗三钱　连水炒川朴二钱
酒芩柏各二钱　海风藤六钱　制乳没各三钱　沉香曲布包，三钱
知贝母各三钱　佛手片三钱　焦鸡金三钱　杜牛膝三钱
大腹皮三钱　生桑枝四钱　生甘草二钱　生藕节五枚
生苇茎五寸

七诊　2月3日

服前方四帖，病情稍减，惟喉仍作痒，呛咳尚甚，中气觉短，十指发木，活动不灵活，虚恭仍多，大便不畅，已五日未行，内热尚甚法当标本兼治。

台党参四钱　苦杏仁去皮尖，三钱　西秦艽三钱　西防风三钱
知贝母各三钱　天花粉四钱　焦冬术三钱　桑枝尖五钱
金狗脊去毛，三钱　六神曲布包，三钱　淡苁蓉四钱　火麻仁四钱
炒栀子三钱　粉丹皮三钱　生甘草二钱　生荸荠捣，三枚
生梨皮一具

八诊　2月17日

脉息渐调，精神亦振，惟中气尚未舒，内有风湿化热，喉痒作嗽，痰尚易吐，饭后腹中作胀而滞，呼吸因之不调得虚恭则安，法当标本兼治。

台党参四钱　焦冬术三钱　苦杏仁去皮尖，三钱　知贝母各三钱
金狗脊去毛，五钱　真郁金三钱　制乳没各三钱　甘菊花三钱
霜桑叶三钱　沉香曲布包，三钱　生熟稻芽各三钱　淡苁蓉四钱
广木香二钱　生甘草二钱　生梨皮一具　生荸荠捣，三枚

九诊　3月5日

近日略感外邪，咳嗽痰多，夜眠不安，中气短促，虚恭亦多，此肺气不宣之故，仍依前法加减。

生石膏先煎，六钱　空沙参四钱　苦杏仁去皮尖，三钱　苦桔梗三钱
嫩前胡三钱　知贝母各三钱　制乳没各三钱　真郁金三钱
云茯苓四钱　淡苁蓉四钱　大腹皮三钱　生甘草二钱
生藕节五枚　生荸荠捣，三枚

十诊　3月17日

药后各症皆轻，惟中气觉短，胸次尚闷，喉际发痒，此乃肝热侵肺所致，故咳嗽痰多，仍依前法加减。

灵磁石先煎，五钱　台党参四钱　知贝母各三钱　天麦冬各三钱
炒枳壳三钱　真郁金三钱　北五味二钱　炒栀子三钱
粉丹皮三钱　西防风二钱　赤苓芍各三钱　天花粉四钱
苦杏仁去皮尖，三钱　生甘草二钱　生梨皮一具　生藕节五枚

李某　女　43岁　1950年12月23日

据述素有喘病近又牵发，咳嗽头部昏痛，肢体倦怠，经水提前而至，肝热肺虚，外感风邪，法当标本兼治。

南沙参四钱　桑枝叶各三钱　知贝母各三钱　西防风二钱

北五味二钱　蔓荆子二钱　苦杏仁去皮尖，三钱　苦桔梗三钱
天花粉四钱　云茯苓四钱　法半夏三钱　广陈皮二钱
酒黄芩二钱　野百合四钱　生甘草二钱　生姜三片
大枣三枚

二诊　12月25日

依前方加：灵磁石先煎，五钱，嫩白前三钱，减去西防风，再进。

三诊　12月27日

药后甚安，因动肝气，又觉喘促，此乃感风化热之故，当从本治。

空沙参四钱　磁朱丸布包，三钱　真郁金三钱　制乳没各三钱
北五味二钱　知贝母各三钱　苦桔梗三钱　朱茯神四钱
云茯苓四钱　嫩白前三钱　川牛膝三钱　蔓荆子二钱
杭巴戟三钱　西防风二钱　生甘草二钱　生藕节五枚

四诊　1951年1月3日

药后如四肢不活动则不喘，精神亦振，中气略舒，当依法加减再进。

南沙参四钱　北五味二钱　知贝母各三钱　真郁金三钱
苦桔梗三钱　制乳没各三钱　天花粉四钱　云茯苓四钱
嫩白前三钱　磁朱丸布包，三钱　野百合四钱　炙百部四钱
杜牛膝三钱　盐菟丝三钱　杭巴戟三钱　生甘草二钱
生姜三片　大枣三枚

五诊　1月9日

脉已见平，病亦见轻，惟昨夜睡时肘在被外，又感外邪，复又作喘，法当标本兼治。

南沙参四钱　西防风二钱　生桑枝三钱　磁朱丸布包，三钱
北五味二钱　知贝母各三钱　苦桔梗三钱　苦杏仁去皮尖，三钱
云茯苓四钱　制乳没各三钱　冬瓜子四钱　盐菟丝三钱
杭巴戟三钱　炙百部三钱　野百合四钱　生甘草二钱

马某　男　8岁　1950年6月11日

脉见滑弦，面色不荣，据述肺叶作胀，呛咳痰不易出，病经年余，中气略虚，法当从本治。

南沙参四钱　知贝母各三钱　苦杏仁去皮尖，三钱　苦桔梗三钱
天花粉一钱　苦葶苈三钱　淡竹茹二钱　北五味二钱
嫩白前三钱　云茯苓四钱　炙百部三钱　野百合四钱
生甘草二钱　大枣三枚　鲜荷叶一角，带梗五寸

二诊　6月13日

据述食物下胃则作呕吐，入夜尤甚，睡熟之后，热气上攻则吐痰涎及不消化之物，肺虚有热，胃纳太钝，仍从本治。

生石膏四钱　灵磁石四钱，二味同先煎　南沙参三钱
竹叶茹各二钱　知贝母各二钱　天花粉三钱　嫩白前二钱
六神曲布包，三钱　生熟稻芽各三钱　云茯苓三钱　焦鸡金二钱
伏龙肝二两，煎汤代水

三诊　6月15日

依前方加：天麦冬各三钱，北五味一钱，再进。

四诊　6月17日

据述呛咳见轻，尚作呃逆，中气仍未舒，法当宣肺和胃以为治。

土炒冬术二钱　麸炒枳壳二钱　苦桔梗三钱　知贝母各二钱
苦杏仁去皮尖，三钱　广陈皮二钱　淡竹茹二钱　天花粉三钱
西防风一钱　六神曲布包，三钱　伏龙肝二两，煎汤代水

五诊　6月20日

依前方加：北五味二钱，杜牛膝三钱，再进。

六诊　6月23日

前方再加：生熟稻芽各三钱，焦鸡金三钱，大腹皮三钱，再进。

七诊　6 月 27 日

内热甚重，尚作呛咳，今早鼻梁受撞，出鼻血甚多，法当清化。

生石膏先煎，四钱　空沙参四钱　竹叶茹各二钱　知贝母各二钱
天花粉三钱　炒栀子三钱　粉丹皮三钱　杜牛膝三钱
嫩白前二钱　北五味一钱　云茯苓三钱　酒芩柏各三钱
甘草梢二钱　伏龙肝二两，煎汤代水

八诊　6 月 29 日

依前方加：法半夏三钱，炙百部三钱，野百合四钱，再进。

九诊　7 月 1 日

呛咳痰重，喉际汩汩有声，面色已荣，精神日强，肺热仍甚，当徐徐图之。

灵磁石四钱　生石膏四钱，二味同先煎　南沙参四钱
苦杏仁去皮尖，三钱　苦桔梗三钱　天花粉三钱　法半夏三钱
知贝母各三钱　北五味二钱　云茯苓四钱　野百合四钱
炙百部四钱　竹叶茹各三钱　生甘草二钱　生藕节五枚

痰饮

痰饮多系水湿不得输化，停于体内而致变化之病证。痰饮、水湿同出一源，俱因津液不归正化，停积而成。先生治痰饮总以降气为法，用葶苈、郁金、沉香曲行气，半夏、瓜蒌涤痰开结，以清肺、健脾、温肾为治本之法，以求标本兼治。

赵某　女　37 岁　1952 年 4 月 16 日

据述患咳嗽业已三月，痰多而有白沫，晨起尤甚，午后温度略高，大便日行二三次不等，先干后溏，消化不良，气机不畅，有时左胁肋内作响，此是停水为

患，为日已久，法当标本兼治。

台党参三钱　知贝母各三钱　天花粉四钱　酥鳖甲三钱
醋青蒿三钱　苦葶苈三钱　真郁金三钱　赤苓芍各三钱
炒稻芽三钱　沉香曲布包，四钱　炒栀子三钱　粉丹皮三钱
大腹皮三钱　生甘草三钱　大枣三枚　生荸荠捣，五枚

二诊　4月18日

依前方加首乌藤一两，酒黄芩三钱，霍石斛四钱，再进。

三诊　4月20日

服前方尚安，惟咳嗽有痰，气管汩汩有声，午后温度仍高，大便之先腹痛较剧，先干后溏，宿滞未尽，当依法加减再进。

台党参四钱　云茯苓四钱　苦葶苈三钱　天花粉四钱
知贝母各三钱　醋青蒿三钱　酥鳖甲四钱　制乳没各三钱
真郁金三钱　炒栀子三钱　粉丹皮三钱　六神曲布包，三钱
嫩白前三钱　北五味二钱　生甘草二钱　生藕节五枚
生荸荠三枚　大枣三枚

四诊　4月22日

脉微见弦虚而滑，据述药后觉左胁内气郁不舒，似痛非痛，尚作呛咳，二便已调，咳痰尚多，当从本治。

台党参四钱　生於术三钱　天花粉四钱　首乌藤一两
抱木茯神四钱　炙百部三钱　野百合四钱　北五味二钱
当归身四钱　金狗脊去毛，五钱　平贝母三钱　制乳没各三钱
干生地砂仁二钱研拌，五钱　生甘草二钱　生藕节五枚

五诊　4月27日

脉已见平，据述药后各病皆愈，惟呛咳痰白而有沫，头及偏右颈部睡后有时作酸而微痛，此血不荣养之故，仍当治本。

台党参四钱　生於术三钱　天花粉四钱　首乌藤一两

抱木茯神四钱	炙百部三钱	野百合四钱	北五味二钱
当归身五钱	金狗脊去毛，五钱	平贝母三钱	制乳没各三钱
大生地砂仁二钱研拌，五钱		生甘草二钱	生藕节五枚

六诊　4 月 30 日

依前方加：真郁金三钱，嫩白前四钱，再进。

七诊　5 月 2 日

据述近两日呛咳又剧，但痰尚易出，头部午后发晕而微痛，此乃又感外邪所致，法当标本兼治。

台党参四钱	知贝母各三钱	天麦冬各三钱	北五味二钱
西秦艽二钱	淡竹茹二钱	酒芩柏各三钱	真郁金三钱
天花粉四钱	制乳没三钱	首乌藤六钱	粉丹皮三钱
炒栀子三钱	藿香梗三钱	野百合四钱	炙百部三钱
生藕节五枚			

八诊　5 月 5 日

内热未清，呛咳痰重，右胁肋有时作微痛，头额不时发晕，法当以清理肺胃为治。

台党参四钱	焦冬术三钱	炒枳壳三钱	天花粉四钱
知贝母各三钱	云茯苓四钱	炒栀子三钱	粉丹皮三钱
制乳没各三钱	真郁金三钱	嫩白前三钱	野百合四钱
炙百部三钱	首乌藤八钱	生甘草二钱	生荸荠捣，五枚
生藕节五枚			

九诊　5 月 11 日

依前方加：地骨皮四钱，姜竹茹二钱，再进。

十诊　5 月 14 日

据述呛咳见轻痰出亦少，惟周身昼夜均觉微热，左胁肋间觉有气串，此乃阴虚之故，仍宜治本。

台党参四钱　焦冬术三钱　炒枳壳三钱　粉丹皮三钱
青蒿梗三钱　地骨皮四钱　知贝母各三钱　嫩白前三钱
野百合四钱　炙百部三钱　干地黄四钱　山萸肉三钱
赤白芍各四钱　真郁金三钱　生甘草二钱　生茅根五钱

十一诊　5 月 18 日

依前方加：制乳没各三钱，天花粉四钱，再进。

十二诊　5 月 21

据述呛咳已愈惟尚有痰，腹中不时作痛，痛则作泻，每日二三次不等，肢体温度已正常，肠胃不和，仍宜治本。

台党参四钱　天花粉四钱　知贝母各三钱　大腹皮三钱
广木香三钱　沉香曲布包，四钱　炒稻芽四钱　真郁金三钱
焦鸡金三钱　焦冬术三钱　藿香梗三钱　焦栀子三钱
陈仓米八钱　生甘草二钱　生藕节五枚

十三诊　6 月 9 日

近日又感风热，致喉咽发痒，便作呛咳，肢体温度因之加高，腹泻已止，法当标本兼治。

空沙参三钱　西秦艽三钱　西防风三钱　醋青蒿三钱
知贝母各三钱　炒栀子三钱　粉丹皮三钱　真郁金三钱
苦杏仁去皮尖，三钱　淡竹茹二钱　苦桔梗三钱　射干三钱
生甘草二钱　鲜荷叶一角，带梗五寸

十四诊　6 月 11 日

依前方加：霍石斛四钱，天花粉四钱，桑寄生四钱，再进。

十五诊　6 月 13 日

据述近日又发呛咳，痰不易出，痰白而胶，此乃肺胃两热之故，温度略高，法当标本兼治。

北沙参四钱　知贝母各三钱　天花粉四钱　苦杏仁去皮尖，三钱

苦桔梗三钱　青蒿梗三钱　射干二钱　天麦冬各三钱
桑寄生五钱　霍石斛三钱　云茯苓三钱　甘菊花二钱
橘子络二钱　生甘草二钱　鲜荷叶一角，带梗五寸

十六诊　7月2日

脉不和畅，据述胸次又觉痰响气逆，稀痰甚多，呛咳无定时，略感暑邪，牵发旧疾，法当标本兼治。

空沙参三钱　苦桔梗三钱　天花粉四钱　法半夏三钱
知贝母各三钱　嫩白前三钱　云茯苓四钱　瓜蒌仁三钱
生白芍四钱　酒黄芩三钱　当归身四钱　小川芎三钱
香青蒿三钱　北五味二钱　生甘草二钱　鲜荷叶一角，带梗五寸

十七诊　7月5日

脉微见滑，据述胸次仍汩汩有声，睡则更甚，醒后口干思饮，口中易生热疮，肝肾皆热，脾经有湿，法当从本治。

台党参四钱　焦冬术三钱　炒枳壳三钱　粉丹皮三钱
知贝母各三钱　赤苓芍各四钱　冬瓜子四钱　天麦冬各三钱
霍石斛四钱　天花粉五钱　净连翘四钱　细生地四钱
忍冬藤四钱　酒芩柏各三钱　炒栀子三钱　生甘草二钱
鲜荷梗一尺　生荸荠捣，五枚

张某　男　68岁　1952年8月25日

脉见滑弦，舌苔黄垢而腻，痰吐白沫而起丝，此乃湿痰化热为患，法当以清养肺胃为主。

台党参四钱　焦冬术三钱　知贝母各三钱　真郁金三钱
天花粉四钱　云茯苓四钱　炒枳壳三钱　老干姜二钱
厚附片三钱　苦杏仁去皮尖，三钱　老苏梗三钱　焦苡仁四钱
北五味一钱　生甘草二钱　大枣三枚

二诊　9月1日

药后尚安，惟近日睡眠后胸次不舒，按之则适，痰仍有丝，此乃食滞湿邪为患，故胃纳不佳，入夜则作呛咳，当从本治。

台党参四钱　老苏梗三钱　苦杏仁去皮尖，三钱　西秦艽三钱
真郁金三钱　老干姜三钱　厚附片三钱　苍白术各三钱
川贝母各三钱　云茯苓四钱　广陈皮二钱　北五味一钱
六神曲布包，四钱　生甘草二钱　生姜三片　大枣三枚

三诊　9月5日

据述腹泻已愈，惟胃脘作胀痛，脐以下觉胀痛，溲后则轻，此乃膀胱有热，上攻肺部，故作呛咳，痰胶而色白，入夜加剧，仍当治本。

台党参四钱　西秦艽二钱　西防风二钱　真郁金三钱
嫩白前三钱　苦杏仁去皮尖，三钱　连皮苓四钱　广木香三钱
大腹皮三钱　知贝母各三钱　酒芩柏各二钱　厚附片三钱
金狗脊去毛，三钱　五味子二钱　生甘草二钱　生姜三片
大枣三枚

温某　男　28岁　1951年5月4日

素有胃病，内热甚重，口渴喜饮，饮下则停蓄胃间，脘间便作胀痛，大便干结，脚趾甲有干碎之象，此乃血不荣养之故，脾虚易困，病杂而久，宜缓缓图之，法当标本兼治。

台党参四钱　川厚朴川连水炒，一钱　五味槟榔布包，四钱　淡苁蓉四钱
全当归四钱　沉香曲布包，四钱　首乌藤一两　大生地五钱
补骨脂三钱　赤白苓芍各三钱　盐泽泻三钱　甘草梢三钱
生藕节五枚　生荸荠捣，三枚

二诊　5月11日

药后病无出入，良由素体阴分太虚，津液不足，致成内热，热极生风，故头

部发痒，两足转筋，眼跳不安，手指颤动，小溲频数，大便干结而少，病久而杂，仍当依法再进。

台党参三钱 首乌藤八钱 忍冬藤五钱 海风藤五钱
天花粉四钱 细生地四钱 宣木瓜四钱 炒栀子三钱
粉丹皮三钱 全当归四钱 盐黄芩柏各三钱 淡苁蓉四钱
方通草二钱 甘草梢二钱

三诊 5月18日

积水太久，胃钝不开，食物不化，小溲极少，肢体困倦，乃水邪为患，当以行水为治。

生芪皮五钱 北沙参四钱 茯苓皮八钱 苦葶苈三钱
真郁金三钱 建泽泻三钱 盐砂仁三钱 抱木茯神四钱
淡苁蓉四钱 大腹皮三钱 方通草三钱 生熟稻芽各三钱
生藕节五枚 大红枣三枚

马某 女 45岁 1950年12月6日

脉弦数大小不匀，据述病情乃气郁积水为患，为日已久，水阻小肠而不能化解，致前阴肿胀，带下亦多，法当舒气行水以为治，更宜小心将护。

生黄芪皮四钱 炒栀子三钱 粉丹皮三钱 真郁金三钱
苦葶苈四钱 首乌藤一两 酒芩柏各三钱 生熟苡仁各四钱
当归须四钱 制乳没各三钱 土炒冬术三钱 冬瓜仁皮各四钱
大生地四钱 盐青皮三钱 莲子心一钱 生甘草三钱
大红枣五枚

二诊 12月7日

病久而杂，有风有水，上热下寒，当分别治理，徐徐图之。

空沙参三钱 忍冬藤四钱 真郁金三钱 制乳没各三钱
生苡仁七钱 方通草三钱 苦葶苈三钱 酒黄芩三钱

车前子四钱	云茯苓四钱	盐泽泻三钱	盐砂仁三钱
当归须三钱	小川芎三钱	盐青皮二钱	佛手片三钱
生草梢三钱	生藕节五枚		

三诊　12月8日

自述胸中有水甚多，四串为患，不思饮食，平日有反胃之病，心中发闷，口中发甜已二年余，乃脾虚有热之故，病杂而久，不能求速效也。

焦冬术二钱	炒枳壳二钱	忍冬藤四钱	连皮苓四钱
真郁金三钱	车前子四钱	盐泽泻四钱	炒栀子三钱
粉丹皮三钱	广陈皮二钱	广木香二钱	佛手片四钱
制香附二钱	生甘草二钱	生藕节五枚	

四诊　12月9日

药后小溲已长，大便下蛔虫一条，据述皮肤发热，心闷口甜，腰腿酸痛，四串为患，内热甚重，非尽属存水也，病杂而久，前方既效，当加减再进。

空沙参四钱	忍冬藤四钱	连皮苓四钱	焦冬术三钱
真郁金三钱	白蔻仁三钱	车前子四钱	制香附三钱
佛手片三钱	天花粉三钱	甘枸杞三钱	甘菊花三钱
酒黄芩三钱	桑枝叶各三钱	甘草梢二钱	生藕节五枚

五诊　12月12日

据述小溲已长，现当经期，色黑量多，前阴发热，兼有痔疮，总之血分有热，兼有水停，仍从本治。

生石膏先煎，五钱	全当归三钱	小川芎三钱	大生地四钱
知贝母各三钱	冬瓜皮四钱	酒芩柏各三钱	金银花三钱
净连翘三钱	炒栀子三钱	粉丹皮三钱	真郁金三钱
制乳没各三钱	佛手片三钱	大麦冬三钱	地骨皮四钱

六诊　12月13日

经行色黑，其量甚多，此通畅之象，停水太久，应引之从小溲出，肝郁有热，仍依法再进。

忍冬藤五钱　当归尾五钱　小川芎三钱　真郁金三钱
杜牛膝三钱　首乌藤八钱　方通草三钱　盐香附三钱
甘枸杞四钱　南红花三钱　佛手片三钱　酒炒元胡三钱
小木通三钱　细生地四钱　生甘草三钱　生苇茎五钱
生藕节五枚

肺痨

肺痨者结核所致，阴虚为主。先生常用青蒿、鳖甲清虚热，四君子培中气，地黄、天花粉滋阴润燥。此病宜静养，不可劳累，需补虚培元方能邪去正安。

张某　女　23岁　1952月5日22日

脉不条达，面色不荣，肺有结核，腹有包块，胃纳极钝，脾胃两虚，消化不良，大便日泻二三次不等，自乳数月，肢体虚怯，法当从本治，更宜小心将护。

台党参四钱　土炒冬术三钱　川贝母三钱　六神曲布包，四钱
焦鸡金二钱　炒稻芽三钱　芡实米四钱　怀山药四钱
金狗脊去毛，三钱　盐砂仁二钱　醋香附三钱　云茯苓四钱
大腹皮三钱　陈仓米三钱　生甘草二钱　生姜二片
大枣三枚

二诊　5月24日

素体血虚，产后乳少，不足儿食，且素有肺疾，胃热亦甚，口干引饮，食物下胃则恶心泛酸，呕吐白涎，肝热脾湿，胃肾不和，仍从本治，更宜小心将护，能断乳更佳。

台党参四钱　焦冬术三钱　炒枳壳三钱　五味槟榔三钱
六神曲三钱，二味同布包　天花粉四钱　盐砂仁三钱
炒稻芽四钱　大腹皮三钱　杜牛膝三钱　炒苡仁四钱
云茯苓四钱　陈仓米三钱　伏龙肝二两，煎汤代水

三诊　5月27日

药后病无出入，良由产后阴虚，内热尚重，近日晡后觉有寒热，口干思饮，食物下咽作哽，有时上泛作呕泛酸，呕吐白涎，大便仍日行二三次，产后之病，仍依前法加减再进。

灵磁石先煎，四钱　台党参四钱　焦冬术三钱　云茯苓四钱
六神曲布包，四钱　天花粉四钱　醋香蒿三钱　酥鳖甲四钱
酒黄芩三钱　大腹皮三钱　芡实米四钱　怀山药四钱
焦苡仁四钱　陈仓米三钱　生甘草二钱　生姜二片
大枣三枚

四诊　5月31日

药后尚安，脉息渐调，面色不荣，惟食物不和，仍作呃逆，胸膈不舒，腹作痛则思便，日仅一次，产后之病，见效稍迟，宜小心将护。

台党参四钱　真郁金三钱　炒枳壳三钱　焦冬术三钱
醋香附三钱　桑寄生四钱　酒黄芩二钱　大腹皮三钱
怀山药四钱　炒扁豆四钱　全当归四钱　小川芎三钱
真阿胶烊化后入，三钱　生甘草二钱　生姜二片　大枣三枚

五诊　6月7日

内热尚重，又作鼻衄，口干引饮，饮多则胸腹作胀而痛，两腿微肿，大便已和，产后阴虚，而生内热，仍当治本。

台党参四钱　桑寄生五钱　酒芩柏各三钱　干地黄六钱
全当归四钱　连心麦冬三钱　霍石斛四钱　宣木瓜三钱
冬瓜皮六钱　大腹皮三钱　醋香附三钱　炒栀子三钱

真阿胶烊化后入，三钱 甘草梢二钱 生藕节五枚

汗证

汗证系由阴阳失调，营卫不和，腠理不固、不利而引起汗液外泄失常之病证。虽分自汗、盗汗，然临证时常可并见。先生治疗汗证，常于益气固表之外，处以养阴清热，清心安神，以期表里兼顾。用药除浮小麦外，少用敛汗之品，而用北五味敛气固本，生芪皮补脾固表，青蒿、鳖甲清热除烦。

王某　女　45岁　1950年11月5日

脉见弦滑，舌苔黄腻，据述肢体出汗，业已20余日，但膝以下无汗，夜眠不安，胃纳不佳，有时畏寒，此乃内有伏热之故，致成此候，法当标本兼治。

台党参四钱　生芪皮三钱　炒栀子三钱　粉丹皮三钱
知贝母各三钱　西秦艽二钱　苦杏仁去皮尖，三钱　浮小麦五钱
川牛膝三钱　大麦冬三钱　盐砂仁二钱　赤苓芍各三钱
天水散布包，四钱　生苇茎五寸　生姜一片

二诊　11月9日

服前方尚安，惟头额、颈项及两胯间同时出盗汗，他处皆无，此乃阴虚生内热之故，时有头昏、咳嗽，四肢畏寒，法当清养。

台党参三钱　嫩桑枝五钱　西防风二钱　香白芷二钱
川羌活二钱　浮小麦一两　知贝母各三钱　朱茯神四钱
炒栀子三钱　粉丹皮三钱　酒黄芩二钱　赤白芍各三钱
天水散布包，四钱　生姜一片　大枣三枚

三诊　12月2日

肺部略虚，头、项及胯部时出盗汗，阴虚之故，仍当依前法加减。

生芪皮五钱	台党参四钱	炒白术三钱	知贝母各三钱
西防风二钱	浮小麦一两	朱茯神四钱	酒黄芩二钱
干生地五钱	桑寄生五钱	全当归三钱	炒白芍四钱
生甘草二钱	生姜一片	大枣三枚	

四诊　12月10日

服前方各病皆轻，惟内热太甚，重感风邪，呛咳加甚，痰尚易出，法当清化。

南沙参四钱	桑枝叶各三钱	白蒺藜去刺，三钱	知贝母各三钱
天麦冬各三钱	北五味二钱	野百合四钱	朱茯神四钱
炙百部三钱	嫩白前三钱	天花粉三钱	西防风三钱
霍石斛四钱	生甘草二钱	生梨皮一具	

五诊　12月21日

据述时作呛咳，夜眠仍出盗汗，此乃阴虚生内热之故，脚背似有浮肿之势，法当从本治。

南沙参四钱	知贝母各三钱	天麦冬各三钱	生芪皮五钱
浮小麦一两	北五味二钱	嫩白前三钱	朱茯神四钱
朱枣仁三钱	宣木瓜四钱	冬瓜仁皮各四钱	苦桔梗三钱
生甘草二钱	大枣五枚	生藕节五枚	

六诊　1月8日

服前方盗汗见轻，仍作呛咳，食纳不香，此由肺胃有热，兼感风邪之故，脚背浮肿已消，当从本治。

台党参三钱	焦冬术三钱	炒枳壳三钱	知贝母各三钱
朱茯神四钱	盐砂仁二钱	北五味二钱	冬瓜皮四钱
乌梅炭三钱	野百合四钱	炙百部三钱	天麦冬各三钱
浮小麦一两	生甘草二钱		

七诊　2月12日

肺胃有热，因劳乏之后，右手腕作痛，右膝及足亦痛，此乃血虚受风之故。法当标本兼治。

桑寄生五钱　知贝母各三钱　制乳没各三钱　当归须三钱
小川芎三钱　川牛膝三钱　苦桔梗三钱　苦杏仁去皮尖，三钱
云茯苓四钱　西防风三钱　土炒白芍四钱　干地黄五钱
炒栀子三钱　粉丹皮三钱　生甘草二钱　生藕节五枚

八诊　2月8日

内热太甚，外感风邪，故头昏身热，口中出气亦热，经行亦不正常，往往十余日不净，肝脾热甚，外袭风邪，太久太甚，故口腻痰胶，咳嗽不爽，宜小心将护。

桑枝叶各三钱　金银花四钱　净连翘三钱　知贝母各三钱
西防风三钱　炒栀子三钱　粉丹皮三钱　酒芩柏各三钱
细生地五钱　当归头三钱　小川芎三钱　赤苓芍各三钱
天花粉三钱　天水散布包，四钱　生苇茎五寸

九诊　2月12日

服前方病未大减，头仍不适，胃仍不甘，肢体倦怠，仍作呛咳，仍当表里兼治。

南沙参五钱　香白芷三钱　蔓荆子三钱　忍冬藤五钱
沉香曲布包，三钱　桑寄生五钱　朱茯神四钱　川牛膝三钱
当归炭四钱　干生地砂仁二钱研拌，四钱　知贝母各二钱
生甘草二钱　生藕节五枚

十诊　2月15日

咳嗽发干，手心作热，早起咳甚，痰极多而不易吐，周身发紧，此乃内热太甚，感风入里，为日太久，当从本治。

南沙参四钱　竹叶茹各三钱　知贝母各三钱　天花粉四钱

生石膏先煎，四钱	北五味二钱	天麦冬各三钱	西秦艽二钱
嫩桑枝四钱	净连翘三钱	忍冬藤四钱	炒栀子三钱
粉丹皮三钱	苦杏仁去皮尖，三钱	天水散布包，四钱	生苇茎五寸
生梨皮一具			

十一诊　2月23日

肝郁太甚，有木克土之势，胃纳极钝，肢体乏力，脾虚困，头及两胁腹部汗出颇多，睡后始觉，此盗汗也，当从本治。

桑寄生六钱	首乌藤一两	浮小麦一两	生芪皮八钱
盐炒砂仁三钱	生熟稻芽各五钱	真郁金三钱	合欢花五钱
制乳没各三钱	干地黄五钱	山萸肉四钱	广木香三钱
生白芍五钱	当归身四钱	生甘草三钱	大枣三枚
生藕节五枚			

十二诊　3月17日

据述夜眠时出虚汗，头额较多，肢体尚少，时作呛咳，胃纳不旺，内蕴有热，兼有食滞，故大便干溏不定，仍当从本治。

老黄芪四钱	知贝母各三钱	六神曲布包，三钱	炒稻芽三钱
西防风二钱	赤白苓芍各三钱	大腹皮四钱	焦鸡金三钱
浮小麦一两	北五味二钱	淮山药四钱	芡实米四钱
朱茯神四钱	生甘草二钱	生姜一片	大枣三枚

夏某　女　51岁　1950年2月1日

素体肝旺脾虚，食物不和则肠胃不调，近因大动肝气，后脑连脊背时出虚汗，肉皮作痛，肉内发烧，感凉则咳，肺部太虚，法当治本。

台党参四钱	真郁金三钱	合欢花四钱	制乳没各三钱
全当归四钱	小川芎三钱	知贝母各三钱	沉香曲布包，三钱
北五味二钱	嫩白前三钱	粉丹皮三钱	抱木茯神四钱

土炒杭芍四钱　干生地砂仁二钱研拌，五钱　生熟稻芽各三钱
生姜三钱　大枣三枚

二诊　2月3日

药后尚安，惟胃病太久太深，发则刺痛不支，口干不引饮，中虚散热上攻头部，两眼均胀痛，而汗出仅在背脊，前胸以次皆无，其为肺虚胃热可知，仍当治本，依前法加减再进。

台党参四钱　炒栀子三钱　粉丹皮三钱　真郁金三钱
制乳没各三钱　西秦艽二钱　忍冬藤四钱　知贝母各三钱
天麦冬各三钱　盐黄芩柏各三钱　谷精珠四钱　朱茯神三钱
甘菊花三钱　小川芎三钱　川牛膝三钱　北五味二钱
浮小麦一两　嫩白前三钱　野百合四钱　生甘草二钱
生藕节五枚

三诊　2月6日

据述病情乃伤气太甚，故心烧而痛，头昏而胀，食物发酸，消化力薄，后背出汗，咳嗽痰白，近两日失眠，精神更差，致口唇、舌尖均作麻木，阴虚生内热，致成此候，法当以凉胃为治。

空沙参四钱　真郁金各三钱　竹叶茹各三钱　生石膏先煎，五钱
制乳没各三钱　生栀子三钱　粉丹皮三钱　朱茯神四钱
夜合花四钱　细生地五钱　甘菊花三钱　甘枸杞四钱
知贝母各三钱　酒芩柏各二钱　生藕节五枚　生梨皮一具

汤某　女　34岁　1950年4月30日

脉见滑弦，据述病情系因脾肾两虚，外感风湿，从而化热，致周身骨节皆痛，盗汗时出，每日午后发寒热，入夜更甚，乃阴虚太甚之故，周身乏力，不能操劳，法当从本治，更宜小心将护。

台党参四钱　黄芪皮四钱　金狗脊去毛，四钱　补骨脂四钱

小川芎三钱	全当归五钱	桑寄生五钱	醋青蒿三钱
酥鳖甲三钱	杭白芍四钱	浮小麦一两	制乳没各二钱
醋香附三钱	朱茯神四钱	盐杜仲四钱	生甘草二钱
大红枣五枚			

二诊　5月4日

据述服前方尚安，惟午后发热，盗汗时出，汗出则周身乏力，前后胸部皆胀痛拒按，阴虚生内热，为日已久，依前法加减再进。

台党参五钱	生芪皮五钱	真郁金三钱	制乳没各二钱
当归身五钱	桑寄生五钱	补骨脂三钱	小川芎三钱
骨碎补三钱	酒芩柏各三钱	醋香附三钱	酥鳖甲四钱
醋青蒿三钱	金狗脊去毛，三钱	浮小麦一两	生甘草二钱
大红枣五枚			

三诊　5月11日

据述盗汗已止，胸部胀痛亦轻，停药数日，又觉汗出，左胁肋尚作痛，乃肝气为患，仍依前法加减再进。

台党参四钱	真郁金三钱	醋香附三钱	酒炒元胡三钱
醋青蒿三钱	酥鳖甲四钱	酒黄芩三钱	全当归三钱
小川芎三钱	补骨脂三钱	生杭芍四钱	浮小麦一两
生甘草二钱	大红枣三枚		

四诊　5月22日

药后各病皆轻，惟腰部作痛，不能弯曲，两胯骨有时亦痛，周身发强，此乃气血不周流之故，当从本治，以养肝脾肾为主。

老箭芪三钱	台党参三钱	金狗脊去毛，三钱	盐杜仲三钱
川牛膝三钱	桑寄生五钱	全当归四钱	小川芎三钱
补骨脂三钱	骨碎补三钱	醋香附三钱	酒炒元胡三钱
细生地四钱	首乌藤四钱	干姜片三钱	生甘草二钱

大红枣三枚

李某　男　83岁　1951年2月2日

脉见滑大，舌苔黄腻，据述素有头昏之症，不能用心，偶尔阅报，便出冷汗，此由内热太甚，稍感外邪则不适，素体多湿，受邪化热上攻，致有此候，高年宜少用心，法当从本治。

老芪皮五钱　台党参四钱　川牛膝三钱　白蒺藜去刺，三钱
苦杏仁去皮尖，三钱　北五味二钱　生熟苡仁各三钱　炒栀子三钱
浮小麦一两　酒芩柏各三钱　甘菊花三钱　谷精珠三钱
密蒙花四钱　朱茯神四钱　生甘草二钱

二诊　2月15日

脉仍见滑，舌苔黄垢而腻，头晕已轻，口中发苦，胃纳极钝，纳食不多，周身乏力，胃热太甚，仍从本治。

台党参四钱　炒栀子三钱　粉丹皮三钱　酒芩柏各三钱
六神曲布包，四钱　炒稻芽三钱　川牛膝三钱　桑寄生五钱
甘菊花三钱　知贝母各三钱　密蒙花四钱　细生地四钱
生甘草三钱　生藕节五枚

三诊　4月26日

近日又觉身热头眩，得汗则轻，昨日吐泻一次，两腿发软，行动无力，此乃湿热下注之故，年高气弱，仍当治本。

生芪皮三钱　台党参三钱　焦冬术三钱　淡竹茹二钱
抱木茯神四钱　桑寄生四钱　杜牛膝三钱　忍冬藤四钱
净连翘三钱　知贝母各三钱　金狗脊去毛，四钱　生甘草二钱
生藕节五枚

四诊　5月1日

据述不时头昏而出虚汗，两眼多眵，鼻出浓涕，胃纳渐开，两腿仍无力，肝

旺脾虚，略感外邪，高年阴虚，仍宜治本。

台党参四钱	生芪皮四钱	炒栀子三钱	粉丹皮三钱
甘菊花三钱	川牛膝三钱	桑寄生五钱	金狗脊去毛，四钱
生白芍四钱	酒芩柏各三钱	朱茯神四钱	盐杜仲三钱
西防风二钱	生藕节五枚		

王某　男　24岁　1951年11月1日

据述食物下胃消化力薄，腹中按之作痛，夜眠出盗汗而多梦，此乃阳明之病，肝热太甚，故胸次发热，口味亦重，食滞已久，阴分太虚，故不能消化，当从本治。

焦冬术三钱	首乌藤五钱	炒枳壳三钱	沉香曲布包，三钱
焦鸡金三钱	五味槟榔布包，三钱	酒芩柏各三钱	赤白芍各三钱
大腹皮三钱	盐泽泻四钱	浮小麦一两	广木香三钱
西防风二钱	天水散冲，四钱		

二诊　11月5日

脉已见和，各病皆轻，惟略形咳嗽，痰不易吐，乃内热太重之故，仍依昨法加减。

空沙参四钱	霜桑叶三钱	知贝母各三钱	生熟稻芽各三钱
云茯苓四钱	六神曲布包，四钱	天花粉四钱	大腹皮三钱
盐泽泻三钱	北五味二钱	大熟地砂仁二钱研拌，四钱	
嫩白前三钱	野百合四钱	酒芩柏各三钱	浮小麦一两
生苇茎五钱	天水散冲，四钱		

三诊　11月9日

脉已平调，咳嗽亦轻，胃纳已开，食物知味，惟呼吸稍重，法当和化。

台党参四钱	知贝母各三钱	天花粉四钱	北五味二钱
大生地砂仁二钱研拌，四钱		焦鸡金三钱	沉香曲布包，四钱

大腹皮三钱　野百合四钱　炙百部三钱　浮小麦一两
酒黄芩三钱　天水散冲，四钱　生藕节五枚

四诊　11月18日

脉略见数，内热甚重，血分亦燥，周身发生疙瘩，奇痒异常，胃纳大开，惟右胁下有刺痛之处，不能倚息，时发滑精，肺肾两虚，宜小心将护。

台党参四钱　冬瓜子五钱　锁阳四钱　金樱子四钱
野百合四钱　制乳没各三钱　丝瓜络三钱　知贝母各三钱
北五味二钱　酒芩柏各三钱　干生地四钱　炙百部三钱
柏子仁三钱　天花粉四钱　生甘草二钱　生藕节五枚
生梨皮一具

血证

血证系指由多种原因引起火热熏灼或气虚不摄，致使血液不循常道，或上溢于口鼻诸窍，或下泄于前后二阴，或渗出于肌肤所形成之出血性疾患，统称为血证。血证虽有多种，无非虚实两证，实证多热，以清热凉血为要；虚证多气虚，以益气固脱为要。然则清热凉血需兼顾益气，因气随血脱；益气固脱亦需兼清虚热，因血虚生热。

岳某　男　4岁　1951年1月24日

纹紫而青，脉数，两颧发紫，时有鼻衄，身热，呛咳，大便干结，内热夹滞，法当清化。

金银花三钱　净连翘三钱　炒栀子三钱　粉丹皮三钱
知贝母各三钱　六神曲四钱　天水散三钱，二味同布包
炒稻芽三钱　焦鸡金三钱　天花粉三钱　苦杏仁去皮尖，三钱

火麻仁二钱　细生地三钱　生苇茎一尺　生梨皮一具

二诊　1月29日

据述入夜咳甚，此乃因食滞感风使然，法当从本治。

金银花三钱　净连翘三钱　桑枝叶各二钱　苦杏仁去皮尖，三钱
知贝母各三钱　六神曲布包，三钱　炒稻芽四钱　焦鸡金三钱
西防风二钱　天花粉三钱　云茯苓三钱　酒芩柏各二钱
生甘草二钱　生苇茎一尺

吴某　男　39岁　1950年2月10日

患有失血之症，近因劳累又发，咳嗽连痰带血约有一小碗，喉际作痒而发咸，气逆不舒，此乃肺胃两经之血，宜小心将护不可大意，否则恐其开仓则难治矣。

北沙参四钱　焦山栀三钱　粉丹皮三钱　知贝母各三钱
灵磁石先煎，五钱　干地黄四钱　山萸肉四钱　北五味二钱
杭白芍四钱　当归炭三钱　净百合四钱　炙百部四钱
嫩白前三钱　生甘草二钱　生茅根一两

二诊　2月12日

内热尚重，气向上冲，冲则吐血数口，不时发迷，此乃痰阻为患，故食物亦不下行，虚火太甚，当以清降为治。

忍冬藤四钱　盐元参四钱　焦山栀三钱　花蕊石四钱
灵磁石五钱，二味同先煎　净连翘三钱　川牛膝三钱
酒芩柏各三钱　血余炭布包，三钱　赤白苓芍各三钱　细生地五钱
肥知母三钱　甘草梢三钱　生藕节五枚

三诊　2月16日

据述今晨呕紫血数口，周身气串作痛，动则作喘而中气不接，头部发晕，仍作呛咳，此乃肝肾两虚，子母不交之故，所以上热下寒，午后两足发冷，身体太虚，仍当从本治。

南沙参四钱　盐元参四钱　炒黑栀子三钱　花蕊石四钱
灵磁石五钱，二味同先煎　粉丹皮三钱　朱茯神四钱
血余炭布包，三钱　川牛膝三钱　知贝母各三钱　北五味二钱
金狗脊去毛，三钱　甘草梢三钱　生梨藕汁一小杯，兑入药汁中

四诊　3月18日

据述血吐已少，惟中气不足，时向上冲，不思饮食，头痛而眩，动则作呕，呛咳未止，防其再吐，仍当从事清降。

灵磁石五钱　花蕊石四钱，二味同先煎　北沙参四钱
炒焦栀子三钱　粉丹皮三钱　桑枝叶各三钱　柏子仁四钱
川牛膝三钱　血余炭布包，三钱　首乌藤四钱　北五味二钱
知贝母各三钱　盐砂仁二钱　生甘草二钱

五诊　2月22日

脉略见弦虚，晨起痰中仍常带紫血，头仍眩痛，中气喘促，筋骨有时作痛，不能久坐，大便通而不畅，小溲色红，排泄困难。病久体虚，故有此候，口苦而干，乃津液不足之故，仍当从本治。

灵磁石五钱　生石膏四钱，二味同先煎　台党参四钱
知贝母各三钱　炙紫菀四钱　首乌藤一两　朱茯神四钱
桑寄生四钱　川牛膝三钱　柏子仁三钱　细生地五钱
甘草梢三钱　生藕节五枚

六诊　3月3日

服前方呕血已止，惟晨起有时鼻衄，精神倦怠，中气短促而喘，有时心跳，皆虚象也，仍依前法加减再进。

灵磁石先煎，五钱　台党参四钱　泔浸於术三钱　朱茯神四钱
炒栀子三钱　粉丹皮三钱　知贝母各三钱　桑寄生四钱
干地黄砂仁二钱研拌，四钱　山萸肉三钱　炙紫菀三钱
炒枣仁三钱　炙甘草二钱　带心莲子十五粒

七诊　3月25日

据述近日咳嗽加甚，气短心跳，夜眠不安则喘咳大作，肺虚有热，法当清养。

灵磁石先煎，五钱　台党参四钱　知贝母各三钱　天麦冬各三钱
北五味二钱　首乌藤二两　粉丹皮三钱　炒栀子三钱
天花粉四钱　嫩白前三钱　苦桔梗三钱　朱茯神四钱
干生地四钱　山萸肉三钱　生甘草二钱　带心莲子十五粒

八诊　4月9日

咳嗽未减，甚则作喘，中气不足，咳甚则心跳而欲作呕，晨起口苦舌干，肺胃热重，仍当从本治。

灵磁石五钱　生石膏四钱，二味同先煎　台党参四钱
知贝母各三钱　淡竹茹三钱　北五味二钱　野百合四钱
嫩白前三钱　霍石斛四钱　首乌藤一两　炒栀子三钱
粉丹皮三钱　生甘草二钱　带心莲子十五粒

九诊　4月15日

据述服前方各症皆轻，惟鼻中时有血痂，耳部作痛，头有时仍晕，饮食不甘，腹中隐隐作痛，饮食不甘，腹中隐隐作痛，胸闷不舒，此乃停食之故，法当标本兼治。

灵磁石先煎，五钱　台党参三钱　首乌藤八钱　炒栀子三钱
粉丹皮三钱　知贝母各三钱　大腹皮三钱　生熟稻芽各四钱
焦鸡金三钱　酒黄芩三钱　天花粉四钱　北五味二钱
干生地砂仁二钱研拌，五钱　真郁金三钱　生甘草三钱
生藕节五枚

十诊　5月2日

据述前数日曾经作泻，每日仅一次，而腹痛作呕，现泻已止，但心跳气短，

有时仍作呛咳，痰不易出，气虚夹滞，当标本兼治。

灵磁石先煎，五钱　台党参四钱　焦冬术三钱　炒枳壳三钱
朱茯神四钱　首乌藤八钱　朱枣仁四钱　远志肉三钱
柏子仁三钱　金狗脊去毛，三钱　天花粉四钱　苦杏仁去皮尖，三钱
左金丸布包，三钱　真郁金三钱　生甘草二钱　生藕节五枚

十一诊　5月6日

素体肝肾两虚，肝热又甚，近又感受外邪，咳嗽加甚，自今日起，痰中又有血点，仍当从本治。

空沙参三钱　知贝母各三钱　天麦冬各三钱　天花粉四钱
朱茯神四钱　焦山栀三钱　粉丹皮三钱　血余炭布包，三钱
北五味二钱　嫩白前三钱　扁豆衣三钱　酒黄芩三钱
甘草梢二钱　生藕节五枚　生苇茎五寸

十二诊　5月9日

前方加：野百合四钱，炙百部三钱，再进。

十三诊　6月12日

服前方尚安，惟体温稍高，呛咳不止，痰血近日已无，大便溏薄，腹痛而鸣，内热尚重，法当清化。

台党参四钱　焦冬术三钱　炒枳壳三钱　大腹皮三钱
天花粉四钱　北五味二钱　嫩白前三钱　香青蒿三钱
知贝母各三钱　天麦冬各三钱　霍石斛四钱　炒扁豆四钱
淮山药四钱　芡实米四钱　酒芩柏各三钱　益元散布包，四钱
鲜荷叶一角，带梗五寸

十四诊　7月24日

脉尚见滑而微数，内蕴湿热，日来口苦溲黄，夜眠不安，晨起溏恭一次已两月余，绕脐作痛，乃肠胃不和之故，咳轻痰少，仍从本治。

台党参四钱　知贝母各三钱　天花粉四钱　炒栀子三钱

粉丹皮三钱　首乌藤一两　芡实米四钱　炒扁豆四钱
淮山药四钱　醋青蒿三钱　酥鳖甲四钱　大腹皮三钱
北五味二钱　左金丸三钱　益元散四钱，二味同布包
陈仓米三钱　烧大枣三枚

十五诊　8月10日

据述各病皆轻，惟咳嗽未止，牵及脊背及两胁皆痛，口苦唇干，乃肺胃有热之故，仍当治本。

台党参三钱　知贝母各三钱　霍石斛四钱　天麦冬各三钱
制乳没各三钱　橘子络三钱　真郁金三钱　云茯苓四钱
苦杏仁去皮尖，三钱　北五味二钱　天花粉四钱　嫩白前三钱
生甘草二钱　生梨皮一具

十六诊　8月23日

据述停药数日，觉中气仍虚，行路作喘，脉滑弦而数，内热又起，津液不升，故呛咳加甚而口苦也。

台党参四钱　鲜石斛四钱　野百合四钱　嫩白前三钱
炙百部三钱　天花粉四钱　苦杏仁去皮尖，三钱　知贝母各三钱
天麦冬各三钱　真郁金三钱　冬瓜子六钱　丝瓜络四钱
云茯苓四钱　北五味二钱　生甘草二钱　生梨皮一具
生藕节五枚

冯某　女　27岁　1950年5月18日

脉见弦虚而滑，据述鼻衄时作，中气不足，稍劳则出虚汗，腰腹作痛，食物则思呕，食后则头痛，法当从本治，宜小心将护。

台党参三钱　泔浸於术三钱　生芪皮四钱　金狗脊去毛，三钱
盐杜仲三钱　沉香曲布包，四钱　炒稻芽四钱　焦鸡金三钱
真郁金三钱　炒栀子三钱　粉丹皮三钱　浮小麦一两

抱木茯神四钱　当归身三钱　炒白芍三钱　生苇茎五钱
生藕节五枚

二诊　5月23日

据述两胁时作胀痛，偏右为甚，中气往往上逆，胃部胀满而腹中转空，头部有时尚作微痛，气血两亏，仍当从本治。

台党参四钱　焦冬术三钱　炒枳壳三钱　真郁金三钱
生熟稻芽各四钱　大腹皮三钱　炒扁豆四钱　芡实米四钱
制乳没各三钱　怀山药四钱　浮小麦一两　全当归三钱
炒杭芍一两　金狗脊去毛，四钱　生藕节五枚

郭某　男　46岁　1950年6月13日

据述七年前曾患肠风下血之症，近又复发，血随粪出，便后滴滴不休，止乃风湿兼血热为患，病根已深，当标本兼治。

空沙参四钱　炒栀子三钱　粉丹皮三钱　地榆炭三钱
槐角炭四钱　细生地四钱　赤芍苓各三钱　大腹皮三钱
当归炭三钱　阿胶珠三钱　益元散冲，四钱　鲜荷叶一角，带梗五寸

二诊　6月18日

药后尚安，依前方加：山萸肉四钱，芡实米四钱，再进。

郭某　男　19岁　1950年8月20日

脉沉弦而数，舌苔薄黄，据述耳鸣发堵，口不能张，喉痛呛咳，鼻衄甚多，一日之内已见五次，且有瘀块，背部及腰膝均不适，口干引饮，肾水不足，肺胃热甚，病势非轻，不可大意，法当从本治，更宜小心将护。

空沙参四钱　苦杏仁去皮尖，三钱　苦桔梗三钱　知贝母各三钱
炒栀子三钱　粉丹皮三钱　血余炭三钱　冬瓜仁皮各三钱
真郁金三钱　大腹皮三钱　金狗脊去毛，三钱　鲜石斛五钱

酒芩柏各二钱　小木通二钱　天水散布包，四钱　鲜荷梗一尺

二诊　8月22日

病情列前方，药后鼻衄仍多，且有瘀块流出，两耳亦发闭，牵及脑部刺痛，此乃肺肾两虚，阴分太亏之故，宜加意保重，当依前方加减再进。

台党参四钱　朱茯神四钱　当归炭四钱　知贝母各三钱
天花粉四钱　甘枸杞三钱　细生地四钱　炒栀子三钱
粉丹皮三钱　甘菊花三钱　补骨脂三钱　制乳没各三钱
首乌藤五钱　血余炭三钱　生甘草三钱　鲜茅根五钱
生藕节五枚

三诊　8月24日

药后左耳疼痛稍减，但有水外出，右耳尚痛，牵及脑部刺痛不止，鼻衄已止，尚有血瘀，肺胃之势尚重，仍当以养阴为法。

盐元参四钱　首乌藤一两　川牛膝三钱　知贝母各三钱
朱茯神四钱　霍石斛五钱　蔓荆子三钱　香白芷三钱
制乳没各三钱　甘菊花三钱　甘枸杞五钱　干生地五钱
生石膏先煎，四钱　酒芩柏各三钱　鲜茅根一两　生甘草二钱
生藕节五枚

四诊　8月26日

依前方加：灵磁石先煎，五钱，盐炒巴戟三钱，再进。

五诊　8月28日

药后各病皆轻，左耳已通，右耳尚微闭，左颈项发胀，乃肝火上炎之故，呛咳时作，仍当以养阴为法，从本治之。

盐元参四钱　龙胆草二钱　竹叶柴胡三钱　首乌藤二两
蔓荆子三钱　香白芷三钱　制乳没各三钱　苦杏仁去皮尖，三钱
杜牛膝三钱　知贝母各三钱　生石膏先煎，五钱　盐橘核三钱
酒芩柏各三钱　生甘草二钱　鲜茅根一两

六诊　8 月 30 日

依前方加：甘枸杞三钱，甘菊花三钱，干地黄四钱，减去蔓荆子，再进。

七诊　9 月 4 日

脉尚平调，微见滑弦，舌苔薄黄，口不能张大，两耳尚有脓水，呛咳痰少而不易吐，项部已不胀，内热尚甚，素体先后天均不足，宜小心将护，仍当以育阴为治。

空沙参四钱　盐元参四钱　甘枸杞四钱　甘菊花三钱
知贝母各三钱　生石膏先煎，五钱　盐芩柏三钱　干地黄五钱
龙胆草二钱　杜牛膝三钱　首乌藤一两　天花粉四钱
天麦冬各三钱　生甘草二钱　生梨皮一具　生藕节五枚

八诊　9 月 9 日

依前方加：小川连一钱，西防风一钱，嫩白前三钱，再进。

九诊　9 月 11 日

前方再加：真郁金三钱，再进。

十诊　9 月 13 日

脉已见和，右耳已聪，左耳尚觉微痛，耳门微肿，鼻流清涕，见风尤甚，尚作呛咳，内热未清，重感外邪，致成此候，法当标本兼治。

台党参四钱　盐元参四钱　西秦艽三钱　西防风二钱
嫩白前三钱　首乌藤五钱　胆草炭三钱　知贝母各三钱
甘菊花三钱　甘枸杞四钱　生石膏先煎，五钱　酒芩柏各三钱
小川连一钱　真郁金三钱　制乳没各三钱　干生地五钱
天麦冬各三钱　生甘草二钱　生梨皮一具　生藕节五枚

十一诊　9 月 25 日

药后尚安，惟内热尚甚，时作呛咳，痰不易吐则顿咳，胸次不舒，大便之后即感气短，见风仍流清涕，仍当治本。

台党参四钱　土炒白术三钱　苦杏仁去皮尖，三钱　苦桔梗三钱

嫩白前三钱	北五味一钱	乌梅炭二钱	野百合四钱
炙百部四钱	抱木茯神四钱	法半夏三钱	广陈皮二钱
川贝母三钱	生甘草二钱	生藕节五枚	

十二诊　9月27日

脉息较前已有神力，惟早晚仍作呛咳，痰涎极多，耳中出脓痂甚多，已能闻声，惟头额之间有时仍作胀痛，大便之后中气仍短，见风则鼻仍流清涕，法当标本兼治。

台党参四钱	土炒冬术三钱	苦杏仁去皮尖，三钱	天花粉四钱
香白芷三钱	蔓荆子三钱	紫菀茸四钱	嫩白前三钱
野百合四钱	炙百部四钱	抱木茯神四钱	北五味一钱
广陈皮二钱	苦桔梗三钱	生甘草二钱	生藕节五枚

十三诊　10月2日

据述头痛如裂，前脑后脑间日变化不一，总觉四串作痛，因重感风邪，故近日更加甚，仍用前法。

生黄芪四钱	西防风三钱	西秦艽三钱	知贝母各三钱
川牛膝三钱	首乌藤五钱	真郁金三钱	抱木茯神四钱
台党参四钱	生於术三钱	制乳没各三钱	嫩藁本三钱
川羌活一钱	小川芎三钱	生甘草二钱	生藕节五枚

赵某　男　27岁　1952年6月15日

吐血已四年，其致病之由，系因大笑之后猛跑，故伤肺胃之络，故每吐必大口兼有瘀块外出，为日已久，法当从本治，更宜小心将护，不可大意。

灵磁石先煎，五钱	空沙参四钱	知贝母各三钱	血余炭三钱
炒栀子三钱	粉丹皮三钱	阿胶珠三钱	酒芩柏各三钱
北五味二钱	霍石斛四钱	大麦冬三钱	大生地五钱
山萸肉三钱	鲜荷叶一角，带梗五寸		

二诊 6月20日

肺部有损，肝火太甚，每一行动，则必吐红，服前方既安，当依法加减再进。

代赭石先煎，四钱　霍石斛四钱　南沙参五钱　真郁金三钱
知贝母各三钱　制乳没各三钱　丝瓜络三钱　阿胶珠四钱
北五味二钱　淡竹茹二钱　陈棕炭三钱　干地黄四钱
赤苓芍各三钱　鲜荷叶一角，带梗五寸

三诊 7月2日

脉微见滑，气血两虚，据述喉内发痒而作呛咳，此乃肝热浸肺之象，肾经亦虚，遗精时作，当从本治。

台党参四钱　炒栀子三钱　粉丹皮三钱　制乳没各三钱
金樱子四钱　金狗脊去毛，四钱　锁阳四钱　干地黄五钱
北五味二钱　阿胶珠三钱　霍石斛四钱　甘菊花二钱
知贝母各三钱　蕲艾炭三钱　生甘草二钱　鲜荷叶一角，带梗五寸

四诊 7月19日

据述遗证时发，睡眠不安，肢体畏热，乃阴虚之故，法当标本兼治。

灵磁石先煎，五钱　盐元参四钱　细生地四钱　知贝母各三钱
酒芩柏各三钱　赤芍药三钱　生栀子三钱　粉丹皮三钱
金樱子四钱　净莲须三钱　小川连二钱　大麦冬三钱
净连翘三钱　朱茯神四钱　芡实米四钱　生甘草三钱
鲜荷梗一尺

马某　女　62岁　1950年10月3日

据述去年十月，因咳嗽太久而吐血，血色发紫，近又大发，昨夜今晨，吐之盈碗，兼有痰沫，脉见滑数而弦，肝郁亦甚，久咳伤及肺络，法当从本治。

灵磁石先煎，四钱　台党参四钱　焦山栀三钱　粉丹皮三钱

知贝母各三钱　血余炭三钱　当归炭三钱　生石膏先煎，四钱
干生地四钱　赤苓芍各三钱　酒芩柏各三钱　北五味二钱
天花粉四钱　苦杏仁去皮尖，三钱　生甘草二钱　鲜茅根五钱
生藕节五枚

二诊　10月6日

服昨方后吐血已止，痰中尚带紫血，此乃肝热太甚之故，郁结过久，致有此候，脉数象已减，当依法加减再进。

生石膏先煎，四钱　台党参四钱　当归炭三钱　血余炭三钱
焦栀子三钱　知贝母各三钱　天麦冬各三钱　干生地四钱
赤苓芍各三钱　酒芩柏各三钱　杜牛膝三钱　北五味一钱
粉丹皮三钱　鲜茅根五钱　生甘草三钱　生藕节五枚

三诊　10月10日

自幼曾患肺病，络本有伤，近忽喉中痰黏，气不舒达，大口吐血，且有瘀块，药后吐血虽止，但痰中尚有紫血，肝热为甚，仍当治本。

台党参四钱　苦桔梗三钱　射干三钱　桃杏仁各三钱
酒黄芩三钱　当归炭四钱　血余炭四钱　知贝母各三钱
炒栀子三钱　粉丹皮三钱　干生地四钱　天麦冬各三钱
鲜茅根五钱　生甘草三钱　生藕节五枚

四诊　10月19日

据述前日又吐血数口，未吐之前，胸次堵塞，气闷不舒，吐后转觉舒适，略有呛咳，肝阳太甚，仍依前法加减。

台党参三钱　枇杷叶三钱　真郁金三钱　知贝母各三钱
苦杏仁去皮尖，三钱　焦栀子三钱　粉丹皮三钱　血余炭三钱
花蕊石先煎，二钱　阿胶珠三钱　酒黄芩三钱　当归炭三钱
野百合四钱　鲜茅根五钱　生甘草二钱　生藕节五枚

五诊　11月6日

血已不吐，惟近日鼻塞多涕，眼亦流泪，呛咳有痰，心中发虚，此由失血过多复感风邪，乃虚象也，仍从本治。

台党参五钱　西秦艽三钱　甘菊花二钱　苦杏仁去皮尖，三钱
阿胶珠三钱　炒栀子三钱　粉丹皮二钱　朱茯神四钱
净百合四钱　桑寄生五钱　大生地砂仁二钱研拌，四钱
生甘草二钱　生藕节五枚

六诊　11月13日

据述鼻常流涕，因撞伤而起，呛咳有痰，内热伤风，法当标本兼治。

台党参四钱　苦杏仁去皮尖，三钱　苦桔梗三钱　西防风三钱
嫩白前三钱　蔓荆子三钱　云茯苓四钱　野百合四钱
炙百部四钱　北五味一钱　干生地砂仁二钱研拌，四钱
天花粉四钱　生甘草二钱　生藕节五枚

岳某　男　25岁　1950年9月29日

据述前二年因患温病，愈后偶尔动气，便咳嗽吐血，业经治愈，今年正月忽然牵发，大吐三次，吐血盈口，后则痰中带血，口中发黏，上腭尤甚，动则气喘，肺肾两虚，脾肾有热，肝邪亦甚，病根已深，不易收效，当从本治，更宜小心将护。

灵磁石五钱　霍石斛四钱，二味同先煎　台党参四钱
紫菀茸四钱　知贝母四钱　天麦冬四钱　金狗脊去毛，四钱
枸杞子三钱　甘菊花三钱　干地黄上上肉桂心二分研拌，四钱
山萸肉三钱　补骨脂三钱　酒芩柏各三钱　生甘草二钱
生梨皮一具

二诊　10月1日

药后尚安，痰中仍带血，咳喘亦如故，肢体疲乏，内热尚甚，两胁作痛，仍

当治本。

台党参四钱　焦山栀三钱　粉丹皮三钱　知贝母各三钱
天麦冬各三钱　桑枝叶各三钱　天花粉四钱　嫩白前三钱
野百合四钱　炙百部三钱　紫菀茸四钱　制乳没各三钱
真郁金三钱　北五味一钱　臭芜荑三钱　生甘草三钱
生藕节三枚

三诊　10 月 3 日

咳嗽痰中已不带血，但痰涎甚多而黏，不易咯出，鼻塞不通，夜眠不安，易于惊醒，小溲频数，大便有时便出白浊，湿热尚甚，仍当治本。

台党参四钱　西秦艽三钱　西防风三钱　制乳没各三钱
天麦冬各三钱　首乌藤一两　朱茯神四钱　嫩白前三钱
炙百部三钱　野百合四钱　紫菀茸三钱　天花粉四钱
臭芜荑三钱　知贝母各三钱　酒芩柏各三钱　生甘草二钱
生藕节五枚

四诊　10 月 5 日

咳嗽不止，晨起吐红痰两口，鼻塞不通，痰黏上腭，往往食物之后，将所食之物与痰涎一起吐出，两胁胀痛，素体太虚，故肢体畏寒，当心豁痰定喘为主，更宜小心将护。

灵磁石先煎，八钱　紫菀茸三钱　炒栀子三钱　首乌藤一两
制乳没各三钱　野百合五钱　北五味二钱　知贝母各三钱
天麦冬各三钱　炙百部三钱　真郁金三钱　鲜茅根一两
生甘草二钱　生藕节五两

五诊　10 月 8 日

据述近两夜，卧则气上作喘，痰仍有血，应以止血补肺为治。

灵磁石先煎，八钱　台党参四钱　当归炭四钱　血余炭四钱
大熟地八钱　山萸肉四钱　北五味二钱　炙百部四钱

制乳没各三钱	野百合五钱	焦栀子三钱	首乌藤一两
知贝母各三钱	天麦冬各三钱	川牛膝三钱	炙甘草三钱
鲜茅根一两	生藕节五枚		

陆某　女　37岁　1950年11月18日

据述一年前因动肝气，曾经大口吐血一次，以后即转为呛咳，痰中带血至今，午夜胸中发烧，午后寒热往来，肺肾两虚，肝邪亦甚，为日已久，当从本治，徐徐图之。

南沙参四钱	知贝母各三钱	紫菀茸三钱	焦栀子三钱
粉丹皮三钱	醋青蒿三钱	酥鳖甲四钱	赤白芍各三钱
野百合四钱	嫩白前三钱	炙百部三钱	首乌藤五钱
酒芩柏各三钱	鲜茅根五钱	生甘草二钱	生藕节五枚

二诊　11月19日

药后呛咳如故，午后尤甚，痰血已无，复感风邪，法当标本兼治。

南沙参四钱	嫩白前三钱	西秦艽三钱	苦杏仁去皮尖，三钱
知贝母各三钱	醋青蒿四钱	酥鳖甲四钱	地骨皮三钱
炒栀子三钱	粉丹皮三钱	野百合四钱	紫菀茸三钱
炙百部三钱	赤苓芍各三钱	鲜茅根五钱	生甘草二钱
生藕节五枚			

三诊　11月20日

服昨方呛咳已减，痰亦见少，晡后温度仍高，此阴虚之象，仍当治本。

台党参三钱	霍石斛四钱	六神曲布包，四钱	天花粉四钱
知贝母各三钱	炒稻芽三钱	醋青蒿三钱	酥鳖甲四钱
盐砂仁二钱	嫩白前三钱	云茯苓四钱	野百合四钱
炙百部三钱	生栀子三钱	粉丹皮三钱	生甘草二钱
生梨皮一具			

四诊　11 月 26 日

脉已见平，舌苔尚黄，口内微干，胃纳不佳，内热尚重，法当清化。

台党参四钱	知贝母各三钱	炒栀子三钱	粉丹皮三钱
醋青蒿三钱	生茅根五钱	酥鳖甲四钱	嫩白前三钱
野百合四钱	北五味一钱	炙百部三钱	生甘草二钱
紫菀茸三钱	云茯苓四钱	全当归三钱	杭白芍四钱
苦杏仁去皮尖，三钱	生藕节五枚		

五诊　11 月 23 日

脉又见滑弦，舌苔黄垢，现当经期，中气不舒，痰吐白沫甚多，内热尚重，仍当清化。

台党参四钱	霍石斛四钱	炒栀子三钱	粉丹皮三钱
知贝母各三钱	川牛膝三钱	天花粉四钱	嫩白前三钱
北五味一钱	炒稻芽三钱	云茯苓四钱	酒芩柏各三钱
西防风三钱	野百合四钱	干生地砂仁二钱研拌，四钱	
炙百部三钱	单桃仁去皮尖，三钱	生甘草二钱	生姜三片
大枣三枚			

李某　女　26 岁　1950 年 8 月 10 日

脉不条达，面色不荣，据述自去年三月产后，即患呛咳，痰中带血，继则大吐，虽经治愈，今年三月又发，吐血不多，近日胸闷且胀，吐出痰块甚多，后则大口吐鲜血，病发于春秋两季，肺叶有损，肝郁太甚之故，病由产后而得，近日晡后寒热发作，宜小心将护，防成怯症。

灵磁石四钱	花蕊石三钱，二味同先煎		台党参四钱
香青蒿三钱	酥鳖甲三钱	紫菀茸三钱	真郁金三钱
桑寄生四钱	制乳没各三钱	当归身三钱	生白芍三钱
知贝母各三钱	北五味二钱	生甘草二钱	生藕节五枚

二诊　5月12日

药后尚安，昨夜又吐血数口，其色鲜红，此新血也，胸闷已愈，仍当以养肝宁肺补肾以为治。

台党参四钱　真郁金三钱　小川芎三钱　杭白芍四钱
干生地四钱　当归身四钱　阿胶珠三钱　蕲艾炭二钱
金狗脊去毛，三钱　制乳没各三钱　焦栀子三钱　粉丹皮三钱
血余炭三钱　北五味二钱　生甘草二钱　鲜茅根五钱
生藕节五枚

三诊　8月16日

脉仍虚弦而沉，面色不荣，血已不吐，惟白痰甚多，大便作泻，仍是贫血之象，前方既效，当依法再进，但产后之病，恐不易霍然也。

台党参四钱　焦冬术三钱　炒枳壳三钱　真郁金三钱
当归身四钱　蕲艾梗三钱　六神曲布包，四钱　炒稻芽四钱
焦苡仁三钱　炒扁豆四钱　芡实米三钱　怀山药四钱
北五味二钱　炒杭芍四钱　金狗脊去毛，三钱　生甘草二钱
生藕节五枚

李某　女　32岁　1950年8月21日

据述素有吐血之病，时发时止，近因惊骇而牵发，心中发空，肢体倦怠，经期尚准，而量极少，其色发乌，呛咳痰多，良由肺虚有热，肝脾不能统藏，而又不能宣泄，致成此候，为日已久，其根已深，法当从本治，更宜小心将护。

空沙参四钱　朱茯神四钱　桑寄生五钱　血余炭四钱
当归炭四钱　炒栀子三钱　粉丹皮三钱　真郁金三钱
川牛膝三钱　知贝母各三钱　天花粉四钱　细生地四钱
甘草梢三钱　生藕节五枚　生梨皮一具

二诊　8月22日

药后吐血未止，精神倦怠不支，经量极少，腹中有包块，小溲极少，肝郁有热，病势非轻不可大意，法当从本治，疏方照服得效再议。

紫丹参三钱　台党参四钱　真郁金三钱　炒栀子三钱
粉丹皮三钱　当归炭四钱　血余炭四钱　干地黄五钱
山萸肉三钱　川牛膝三钱　车前子四钱　酒芩柏各三钱
地骨皮四钱　鲜茅根一两　生藕节五枚

三诊　9月20日

脉见虚弦，面色不荣，舌质发灰，据述月经不调已二三年，经期尚准，但色发黑量不多，隔二三日又行一次，此乃肝脾肾各经皆虚之故，故呛咳经久不愈，食物不易消化，呃逆时作，肝胃不和，法当从本治。

台党参五钱　土炒冬术三钱　全当归五钱　小川芎三钱
赤白芍各三钱　甘枸杞四钱　北五味二钱　知贝母各三钱
干生地砂仁二钱研拌，四钱　朱茯神四钱　真郁金三钱
阿胶珠三钱　蕲艾炭二钱　六神曲布包，四钱　鲜茅根一两
生甘草二钱　生藕节五枚

田某　男　28岁　1950年3月27日

脉见弦虚，乃贫血之象，据述素有脾肿肝损之病，久治未愈，此乃肾水亏肝脾失养之故，前经中西医治疗，已见效，近日又有发动之势，胸次肋骨作痛，肝脾因之牵痛，为日已久，其根已深，法当从本治，生肾水以养肝脾，疏方酌服，得效再议。

台党参四钱　全当归三钱　生白芍四钱　制乳没各三钱
真郁金三钱　甘枸杞三钱　仙灵脾三钱　干生地四钱
盐菟丝四钱　小川芎三钱　丝瓜络三钱　酒黄芩三钱
生甘草三钱　生藕节三枚　生荸荠捣，三枚

二诊　3 月 28 日

两胁肋仍痛，脾胀如故，当依法加减再进。

台党参四钱　杭白芍四钱　炒栀子三钱　粉丹皮三钱
酒黄芩三钱　制乳没各三钱　桑寄生五钱　金狗脊去毛，三钱
赤白苓芍各三钱　老松枝三钱　酒炒元胡三钱　细生地五钱
小川芎三钱　鲜佛手尖十枚　生藕节五枚

三诊　3 月 30 日

依前方加：焦冬术三钱　炒枳壳三钱，再进。

四诊　4 月 1 日

脾胀稍减，肝部仍胀，两胁腰际串痛，仍依前法加减。

台党参五钱　桑寄生五钱　焦冬术三钱　炒枳壳三钱
真郁金三钱　五味槟榔布包，三钱　盐杜仲三钱　金狗脊去毛，四钱
生白芍四钱　酒黄芩三钱　制乳没各三钱　甘枸杞三钱
细生地四钱　甘菊花三钱　小川芎三钱　生藕节五枚
生荸荠捣，三枚

五诊　4 月 3 日

脾仍肿胀，食后胃部及两胁发木而胀，肝木侮土之症，仍依前法加减。

空沙参五钱　沉香曲布包，四钱　真郁金三钱　佛手片三钱
焦鸡金三钱　制乳没各三钱　五味槟榔布包，三钱　连水炒川朴二钱
大腹皮三钱　炒谷芽四钱　小青皮二钱　云茯苓四钱
生荸荠捣，三枚

六诊　4 月 6 日

脾胀未减，内热太重，外袭风邪致喉际红肿，咽中作痛，胃纳略减，消化力薄，肋间时作胀痛，当依法再进。

空沙参四钱　杜牛膝三钱　知贝母各三钱　天麦冬各三钱
天花粉四钱　西防风二钱　薄荷梗二钱　六神曲布包，三钱

真郁金三钱　炒栀子三钱　粉丹皮三钱　赤苓芍各三钱
酒黄芩三钱　生甘草二钱　生荸荠捣，三枚

七诊　4月11日

脉见弦虚，素体肾亏，金水不能相生，致内热时起，而肝脾因之失养，故咽干思饮，干咳痰少，两胁不时牵痛，而脾部仍形肿胀，食物消化不良，鼻流黄涕如脓，法当从本治，更宜小心将护。

南沙参四钱　天麦冬各三钱　知贝母各三钱　制乳没各三钱
真郁金三钱　盐元参四钱　杜牛膝三钱　粉丹皮三钱
炒栀子三钱　桑枝叶各三钱　甘菊花三钱　生熟稻芽各三钱
六神曲布包，四钱　酒芩柏各三钱　生甘草三钱　生藕节五枚
生荸荠捣，三枚

张某　男　37岁　1951年11月24日

据述素有心跳之症，业经数载，过劳则甚，又有胃疾，食后人字骨下作胀，行路作痛，曾经吐血，此乃肝肾不和所致，当从本治，为日已久，收效恐迟，当小心将护。

灵磁石先煎，五钱　台党参四钱　朱茯神四钱　远志肉三钱
炒枣仁三钱　真郁金三钱　大生地五钱　制乳没各三钱
当归炭三钱　土炒杭芍四钱　山萸肉三钱　生甘草三钱
带心莲子十五粒

二诊　11月26日

药后各病见轻，惟失血过多，早晚仍吐少许，心跳稍减，当依法加减再进。

灵磁石先煎，五钱　台党参四钱　知贝母各三钱　朱茯神四钱
远志肉三钱　当归炭四钱　大生地五钱　血余炭三钱
生白芍四钱　炒枣仁四钱　川牛膝三钱　真郁金三钱
六神曲布包，三钱　焦鸡金三钱　生甘草二钱　生藕节五枚

三诊　11 月 28 日

脉沉细如丝，几不应指，此乃亡血过多之象，心跳仍作，肛门作抽，仍当从本治。

台党参四钱　生於术三钱　朱茯神四钱　知贝母各三钱
天麦冬各三钱　朱枣仁四钱　远志肉三钱　当归炭三钱
阿胶珠三钱　山萸肉四钱　九蒸大熟地砂仁二钱研拌，六钱
炙甘草三钱　桂圆三枚　大枣三枚

四诊　11 月 30 日

亡血过多，肝脾两虚，心生血不足，故心跳时作，而肺肾子母不相顾，肛门作抽，中气不足，皆虚象也，仍宜治本。

炙黄芪四钱　台党参四钱　土炒冬术三钱　甘枸杞四钱
甘菊花三钱　山萸肉三钱　朱茯神四钱　远志肉三钱
知贝母各三钱　大熟地砂仁二钱研拌，五钱　天麦冬各三钱
阿胶珠三钱　当归身四钱　生白芍五钱　炙甘草三钱
带心莲子十五粒

巴某　男　26 岁　1951 年 4 月 13 日

据述在锻炼中用力太过，忽然吐血，曾患肺病，此次劳累，牵发呛咳，午前痰中带血，午后日晡，则盈口大吐，其色鲜红，阴分太亏，当以养阴为主。

灵磁石先煎，四钱　空沙参四钱　炙紫菀四钱　知贝母各三钱
天麦冬各三钱　炒栀子三钱　野百合四钱　粉丹皮三钱
冬瓜皮五钱　杜牛膝三钱　抱木茯神四钱　炙百部三钱
生甘草二钱　鲜茅根一两　鲜藕节五枚

二诊　4 月 15 日

药后血已不大吐，夜眠亦安，日间尚吐小血块，呛咳未止，头部昏痛，用脑则更甚，宜静摄休养不可大意。

灵磁石先煎，五钱　南沙参四钱　首乌藤一两　制乳没各三钱
桃杏仁各三钱　炒栀子三钱　冬瓜子四钱　杜牛膝三钱
知贝母各三钱　天麦冬各三钱　酒芩柏各三钱　野百合四钱
炙百部三钱　甘草梢三钱　鲜茅根一两　鲜藕节三枚

三诊　4月21日

血已不吐，尚作呛咳有痰，两胁作痛，口舌发干，肺胃火重，法当标本兼治。

空沙参四钱　知贝母各三钱　天麦冬各三钱　天花粉四钱
炒栀子三钱　粉丹皮三钱　冬瓜子五钱　真郁金三钱
酒芩柏各三钱　野百合四钱　炙百部三钱　制乳没各三钱
杜牛膝三钱　北五味二钱　生甘草二钱　生藕节五枚

四诊　5月9日

据述喉际发干，不时引饮，尚作呛咳，痰色发黄，肺胃之热又因外感风邪加剧，稍用脑则头痛，亦虚象也，上焦火盛当从本治。

南沙参四钱　首乌藤一两　天花粉四钱　细生地四钱
天麦冬各三钱　盐元参三钱　冬瓜子五钱　苦桔梗三钱
知贝母各三钱　真郁金三钱　制乳没各三钱　酒黄芩三钱
野百合四钱　抱木茯神三钱　生甘草二钱　生梨皮一具
生荸荠捣，五枚

王某　女　40岁　1950年2月8日

脉见虚弦滑数，据述前后心皆作痛，中气不足由于讲话过多（按：患者为某单位讲解员），肺气受伤，肠胃有热，大便因而下血，法当标本兼治。

南沙参三钱　知贝母各三钱　制乳没各三钱　苦杏仁去皮尖，三钱
炒栀子三钱　粉丹皮三钱　首乌藤一两　真郁金三钱
地榆炭三钱　槐角炭三钱　当归炭三钱　赤苓芍各三钱

酒炒元胡二钱 生甘草二钱 生藕节五枚 生荸荠捣，三枚

二诊 2月11日

脉有劳形，中气不足，大便下血不止，前后胸及偏左肩臂皆串疼不支，手腕亦然，劳乏太过，感受风寒，腠理不固使然，虚汗时出肢体疲乏，宜加意休养，防成怯症。

台党参四钱 朱茯神四钱 桑寄生五钱 西秦艽三钱
首乌藤一两 海风藤八钱 当归炭五钱 阿胶珠四钱
山萸肉三钱 浮小麦五钱 生芪皮四钱 大熟地四钱
制乳没各三钱 金狗脊去毛，三钱 生甘草二钱 生藕节五枚

三诊 2月15日

脉稍有神力，惟气短不舒，食物不香，周身倦怠，两胁肋作痛，见风则发冷，虚汗时出，劳乏太过，一时气血难复，宜加意保养为要。

台党参四钱 生於术三钱 当归炭四钱 地榆炭三钱
朱茯神四钱 槐角炭三钱 金狗脊去毛，四钱 山萸肉三钱
生芪皮五钱 大熟地砂仁二钱研拌，五钱 阿胶珠四钱
老苏梗三钱 小川芎三钱 桑寄生五钱 浮小麦八钱
生甘草二钱 生藕节五枚

四诊 2月18日

肢体疲乏，夜眠不安，自汗虚汗，相继而出，大便仍下血，阴阳两亏，为日已久，法当从本治，更宜小心将护。

生芪皮八钱 台党参四钱 桑寄生五钱 朱茯神五钱
首乌藤一两 血余炭四钱 全当归四钱 山萸肉三钱
大熟地六钱 土炒杭芍五钱 地榆炭三钱 金狗脊去毛，四钱
阿胶珠三钱 浮小麦一两 生甘草二钱 生藕节五枚

五诊 6月19日

服前方多帖甚安，停药之后，近又感中气不足，便血又发，由于说话过多，

周身串痛，两胁肋牵及腰背刺痛，仍属血虚之故，法当从本治，更宜小心将护。

台党参四钱　全当归八钱　细生地四钱　小川芎三钱
血余炭三钱　制乳没各三钱　真郁金三钱　桑寄生五钱
朱茯神四钱　金狗脊去毛，四钱　盐杜仲四钱　制续断四钱
赤白芍各三钱　蕲艾炭二钱　阿胶珠四钱　鲜藕节五枚

六诊　6 月 23 日

两胁肋牵及后背脊均疼，腰肢串及两腿亦不适，肢体倦息，便血未愈，如能长期休息，庶可早日康复。

台党参五钱　炙黄芪八钱　全当归八钱　真郁金三钱
制乳没各三钱　朱茯神五钱　西秦艽三钱　金狗脊去毛，八钱
盐杜仲五钱　补骨脂四钱　骨碎补四钱　山萸肉四钱
蕲艾炭三钱　阿胶珠四钱　大生地砂仁二钱研拌，八钱
生於术三钱　生藕节五枚

七诊　7 月 1 日

据述现当经期，其量甚多，大便下血亦甚，因而腰痛，肢体倦息，复感暑邪，致腰以下发凉，法当标本兼治。

炙黄芪五钱　台党参四钱　焦冬术三钱　血余炭四钱
当归炭四钱　山萸肉四钱　金狗脊去毛，四钱　抱木茯神四钱
盐杜仲三钱　大熟地砂仁二钱研拌，五钱　阿胶珠四钱
藿香梗三钱　炙甘草三钱　生藕节五枚

八诊　7 月 10 日

据述肢体倦息，冷汗时出，两胁肋牵及腰背均觉胀痛，此乃劳乏太过，外袭暑邪之故，仍当标本兼治。

台党参四钱　忍冬藤四钱　首乌藤八钱　真郁金三钱
生於术三钱　制乳没各三钱　桑寄生五钱　全当归四钱
小川芎三钱　盐杜仲三钱　抱木茯神四钱　金狗脊去毛，三钱

杜牛膝二钱 炒栀子三钱 粉丹皮三钱 蔓荆子三钱
生甘草二钱 鲜荷叶一角，带梗五寸

尚某　女　29岁　未婚　1950年11月27日

素有肺病，时发时愈，时轻时重，曾经咯瘀血块三次，此由肝郁血热所致，故稍形呛咳而痰多，胃纳不佳，夜眠多梦，月经正常，法当标本兼治。

南沙参四钱 当归炭三钱 首乌藤八钱 苦杏仁去皮尖，三钱
苦桔梗三钱 真郁金三钱 粉丹皮三钱 炒栀子三钱
赤白苓芍各二钱 酒芩柏各二钱 知贝母各二钱 炒稻芽三钱
沉香曲布包，三钱 鲜茅根一两 生甘草二钱 生藕节五枚

二诊　11月30日

药后尚安，咳已见轻，精神渐振，稍感寒则腹中不适，夜眠多梦，肝热脾虚，当从本治。

南沙参四钱 全当归四钱 小川芎三钱 炒杭芍四钱
知贝母各三钱 天花粉四钱 真郁金三钱 酒黄芩二钱
首乌藤八钱 苦杏仁去皮尖，三钱 云茯苓四钱 甘菊花三钱
霜桑叶三钱 大生地四钱 鲜茅根八钱 生甘草二钱
生藕节五枚

三诊　12月5日

内蕴有热，外袭寒风，故喉干而痒，睡醒作咳，夜眠不酣，故精神疲倦，法当标本兼治。

空沙参四钱 全当归四钱 小川芎三钱 苦杏仁去皮尖、三钱
苦桔梗三钱 真郁金三钱 天花粉四钱 制乳没各三钱
抱木茯神四钱 知贝母各三钱 首乌藤一两 北五味一钱
嫩白前三钱 盐杜仲三钱 生甘草二钱 生藕节五枚
生梨皮一具

四诊 12月10日

药后尚安，惟临卧则发呛咳，口中发甜，脾热尚甚，仍当治本。

灵磁石先煎，四钱	台党参四钱	知贝母三钱	酒黄芩三钱
天花粉四钱	炒栀子三钱	大麦冬三钱	嫩白前三钱
云茯苓四钱	小川连五分	北五味一钱	当归身四钱
炒杭芍四钱	生甘草二钱	生荸荠捣，三枚	生梨皮一具

张某 女 28岁 1951年12月8日

脉沉弦而数，据述月经不调，每次仅来一日，余则逆而上行，鼻衄及痰中有血，面部发红，两颧发热，午后则寒热往来，头痛而晕，周身经络掣动不安，口中发甜，此乃肝郁脾热之故，为日已久，当从本治。

当归须四钱	桑寄生五钱	忍冬藤四钱	知贝母各三钱
杜牛膝三钱	炒栀子三钱	粉丹皮三钱	醋青蒿三钱
酥鳖甲四钱	细生地四钱	酒芩柏各三钱	首乌藤六钱
朱灯心三十寸	生甘草二钱		

二诊 12月12日

据述晨起寒热往来而无汗，咳痰仍多，周身发生小红颗粒作痒，两腿发凉，热在上焦，肝旺脾虚，兼有风湿，法当标本兼治。

醋青蒿三钱	酥鳖甲四钱	金银花四钱	净连翘三钱
桑枝叶各三钱	香白芷三钱	蔓荆子三钱	炒栀子三钱
粉丹皮三钱	川牛膝三钱	地骨皮四钱	知贝母各三钱
赤苓芍各三钱	甘草梢三钱		

三诊 12月14日

药后各病皆轻，惟寒热未尽，虚汗时出，前方见效，仍当以清化肝脾为法。

醋青蒿三钱	酥鳖甲四钱	忍冬藤四钱	净连翘三钱
炒栀子三钱	粉丹皮三钱	地骨皮四钱	赤苓芍各三钱

真郁金三钱　细生地四钱　制乳没各三钱　知贝母各三钱
桑寄生五钱　西秦艽二钱　生甘草二钱　生藕节五枚

四诊　12月16日

脉不和畅，吐痰发凉，周身仍发生小颗粒，奇痒异常，风热往来，内蕴风湿未尽，血分不清，仍当标本兼治。

醋青蒿三钱　酥鳖甲四钱　金银花四钱　净连翘三钱
白蒺藜去刺，三钱　炒栀子三钱　粉丹皮三钱　白鲜皮三钱
西防风三钱　当归须四钱　细生地四钱　知贝母各三钱
赤苓芍各三钱　地骨皮四钱　生甘草二钱　生苇茎五寸

五诊　12月21日

素体血燥，兼有风湿内蕴，面部肢体均发生颗粒，奇痒异常，此血热成毒之征，仍当依法加减。

金银花四钱　净连翘四钱　桑枝叶各三钱　甘菊花三钱
西防风三钱　生栀子三钱　粉丹皮三钱　细生地五钱
赤苓芍各三钱　白鲜皮三钱　地肤子三钱　知贝母各三钱
地骨皮四钱　醋青蒿三钱　酥鳖甲四钱　生苇茎一两
生甘草二钱

六诊　12月27日

脉见弦滑而数，素体血燥，肺虚有热，故容易感冒，热邪未尽，故周身发生颗粒作痒，面部尤甚，鼻准最多，肝火亦旺，小溲频数，为日已久，仍当标本兼治。

金银花四钱　净连翘四钱　炒栀子三钱　粉丹皮三钱
大生地五钱　真郁金三钱　单桃仁去皮尖，三钱　南红花三钱
苏枋木三钱　酒芩柏各三钱　西防风三钱　制乳没各三钱
当归须四钱　赤苓皮三钱　赤芍药三钱　小木通三钱
知贝母各三钱　天水散冲，四钱

七诊　1952年1月8日

据述月经当期未行，两乳发胀，肢体发热，温度颇高，胃纳无多，消化力薄，先以治标为主。

醋青蒿三钱	酥鳖甲四钱	桑枝叶各三钱	炒栀子三钱
粉丹皮三钱	甘菊花三钱	知贝母各三钱	大麦冬三钱
酒黄芩三钱	真郁金三钱	赤苓芍各三钱	桑寄生五钱
六神曲布包，三钱	地骨皮四钱	大生地砂仁二钱研拌，四钱	
炒稻芽三钱	生甘草三钱	生藕节五枚	

宫某　女　43岁　1950年12月4日

据述曾患子宫瘤，手术之后，烤电太过，致膀胱受伤，小溲不时便血而频数，而且坠痛，胃部因之不和，胸次及脊背皆痛，手术后经水一直未行，法当从本治，缓缓图之。

当归炭四钱	炒栀子三钱	粉丹皮三钱	瞿麦三钱
萹蓄三钱	制乳没各三钱	真血竭二钱	酒芩柏各三钱
细生地五钱	赤白苓芍各三钱	方通草二钱	甘草梢二钱
生藕节五枚			

二诊　12月11日

药后各病皆轻，惟小溲后仍有血而坠痛频数，小溲频数已经多年，时轻时重，手术后又添溲后余沥不净之状，仍从本治。

台党参四钱	炒栀子三钱	粉丹皮三钱	当归须四钱
细生地五钱	制乳没各三钱	真血竭二钱	酒芩柏各二钱
瞿麦三钱	萹蓄三钱	大腹皮三钱	赤苓芍各三钱
盐泽泻四钱	川牛膝三钱	甘草梢二钱	

三诊　12月20日

据述小溲仍出血而小腹胀，食物不易消化，瘤毒未尽，致成此候，仍从本治。

空沙参四钱　盐元参心三钱　盐杜仲三钱　当归炭三钱
制乳没各三钱　真血竭二钱　海金沙布包，四钱　赤白苓芍各三钱
炒栀子三钱　大生地四钱　生甘草二钱　生藕节五枚

四诊　12 月 25 日

据述小溲仍出血而小腹胀，食物不易消化，瘤毒未尽，致成此候，仍从本治。

空沙参四钱　盐元参心三钱　盐杜仲三钱　当归炭三钱
制乳没各三钱　真血竭二钱　海金沙布包，四钱　赤白苓芍各三钱
炒栀子三钱　大生地四钱　生甘草二钱　生藕节五枚

五诊　1951 年 1 月 8 日

据述后脑有时仍痛，腰际亦痛，小溲时溺道仍有血，小腹仍胀痛，晨起手不能拳，余邪未尽，仍当治本。

南沙参四钱　首乌藤一两　忍冬藤四钱　桑寄生五钱
制乳没各三钱　炒栀子三钱　粉丹皮三钱　赤苓芍各二钱
酒芩柏各二钱　真血竭三钱　细生地四钱　元参心三钱
萹蓄三钱　天水散冲，四钱　生藕节五枚

陈某　男　29 岁　1950 年 12 月 22 日

据述病情极为复杂，由于素体太虚，肺肾皆弱，肝肾有热，故上攻头部，有时鼻衄及牙龈出血，头脑亦昏，腹中有时作痛且胀，上寒下热，两胁有时作痛，法当标本兼治。

南沙参四钱　知贝母各三钱　苦桔梗三钱　苦杏仁去皮尖，三钱
制乳没各三钱　炒栀子三钱　粉丹皮三钱　北五味二钱
大腹皮三钱　西秦艽三钱　云茯苓四钱　小茴香二钱
杜牛膝三钱　桑枝叶各三钱　生甘草二钱　生藕节五枚

二诊　12 月 23 日

药后尚安，牙龈血已不出，惟右半身肢体尚疲软无力，食物不香，腹仍作胀

痛，两胁亦有时发痒，皆血虚不能荣养之故，仍从本治。

台党参四钱　焦冬术三钱　炒枳壳三钱　桑寄生五钱
小茴香三钱　制乳没各三钱　西防风二钱　抱木茯神四钱
金狗脊去毛，四钱　干地黄砂仁二钱研拌，四钱　杭巴戟三钱
炒栀子四钱　粉丹皮三钱　北五味二钱　生茅根五钱
生甘草三钱　生藕节五枚

三诊　12月24日

依前方加：五味槟榔布包，三钱，忍冬藤四钱，再进。

四诊　12月27日

前方再加：三七粉冲，七分，酒黄柏二钱，减去忍冬藤、粉丹皮，再进。

王某　女　46岁　1950年10月23日

脉见滑弦，据述尿血已经三日，每夜一时至次晨八时，血尿淋漓不断，心中发慌，经水四五十日一行，此非月经乃膀胱之病，宜小心将护，疏方酌服，得效再议。

台党参四钱　当归炭三钱　血余炭三钱　干地黄四钱
朱茯神四钱　阿胶珠四钱　制乳没各三钱　真血竭三钱
柏子仁四钱　首乌藤一两　忍冬藤一两　净连翘三钱
鲜茅根一两　甘草梢三钱　生藕节五枚

二诊　10月27日

脉滑象略减，药后尿血已止，惟前阴气坠，小溲时刺痛，大便亦坠，血虽止而未通调，法当从此消息。

台党参四钱　阿胶珠四钱　瞿麦三钱　萹蓄三钱
方通草二钱　朱灯心三十寸　制乳没各三钱　真血竭三钱
细生地五钱　忍冬藤八钱　净连翘四钱　当归须四钱
盐黄柏三钱　鲜茅根一两　火麻仁四钱　生草梢三钱

生藕节五枚

三诊　10月29日

药后大便仍下坠，小溲频数，排尿时又痛又痒，此风湿之邪，深入膀胱所致，尿血已止，当从本治。

台党参四钱　小木通三钱　炒栀子三钱　粉丹皮三钱
生苡仁四钱　瞿麦三钱　萹蓄三钱　酒芩柏各三钱
西防风三钱　白蒺藜去刺，三钱　忍冬藤一两　车前子三钱
净连翘四钱　小川连一钱　朱灯心三十寸　鲜茅根一两
生甘草三钱

四诊　11月6日

尿血已净，前阴仍作胀，气仍下坠，小溲浑浊，入夜频数，膀胱热重，仍当治本。

盐元参四钱　炒栀子三钱　粉丹皮三钱　芡实米四钱
怀山药四钱　小川连一钱　方通草三钱　酒芩柏各三钱
车前子四钱　细生地四钱　瞿麦三钱　萹蓄三钱
金银花四钱　净连翘四钱　天水散冲，四钱

韩某　男　35岁　1951年10月25日

素有失红之证，肺气本虚，近又感风化热，致两胁刺痛，又发吐血之症，先红后紫，口鼻皆干，内热太甚，法当从事清化，防其开仑。

生石膏先煎，六钱　空沙参四钱　炙紫菀四钱　知贝母各三钱
天麦冬各三钱　竹叶茹各二钱　制乳没各三钱　细生地四钱
赤苓芍各三钱　炒栀子三钱　粉丹皮三钱　霍石斛四钱
天水散冲，四钱　生藕节五枚　生梨皮一具

二诊　10月30日

药后血止，惟两胁仍作痛，眼及口鼻均发干，肺胃之热尚甚，法当清降，更

宜小心将护。

生石膏先煎，四钱　南沙参四钱　盐元参三钱　霍石斛四钱
天麦冬各三钱　知贝母各三钱　天花粉四钱　制乳没各三钱
真郁金三钱　细生地四钱　橘子络三钱　炒栀子三钱
粉丹皮三钱　杜牛膝三钱　天水散冲，四钱

三诊　11月3日

肺胃热重，口与鼻孔发干，食物下胃则不消化，中脘气闷，左胁牵痛，法当清化。

生石膏先煎，四钱　空沙参四钱　苦杏仁去皮尖，三钱　苦桔梗三钱
淡竹茹二钱　天花粉四钱　真郁金三钱　制乳没各三钱
橘子络三钱　丝瓜络四钱　知贝母各三钱　鲜生地四钱
生栀子三钱　粉丹皮三钱　天水散冲，四钱　生梨皮一具

四诊　11月17日

依前方加：酒芩柏各三钱，生藕节五枚，再进。

心悸

心悸系患者自觉心跳、心慌为主之病证，多为心气心血不足所致，治以养心安神为要。是以先生除用当归、党参以补气血外，喜用川芎、香附等行气活血，首乌藤、合欢花、柏子仁、朱枣仁、灵磁石等安神药以宁心稳心。

刘某　女　26岁　未婚　1952年6月4日

据述心时发慌，头时发晕，日晡发热，至晚八九时见微汗则退，经水二十余日一行，其色发黑，内热甚重，故不时急躁，夜眠不安，法当从本治。

空沙参四钱 香青蒿三钱 酥鳖甲三钱 炒栀子三钱
粉丹皮三钱 细生地四钱 赤苓芍各三钱 酒黄芩三钱
当归身三钱 小川芎三钱 首乌藤六钱 真郁金三钱
肥知母三钱 生甘草二钱 生藕节五枚

二诊 6月9日

药后尚安，食后仍作恶，心仍作跳，温度已平，手足有时发酸，眠仍不安，仍依昨法加减。

南沙参四钱 炒枳壳三钱 朱茯神四钱 焦冬术三钱
炒栀子三钱 六神曲布包，四钱 首乌藤一两 地骨皮四钱
桑寄生五钱 当归须三钱 川牛膝三钱 生甘草二钱
生藕节五枚

覃某 女 41岁 1950年4月15日

据述素有心跳之疾，上周劳乏太过，又感外邪，致头痛，四肢乏力，夜眠不安，心跳加甚，月经先期而至，内蕴有热，当从本治。

空沙参四钱 首乌藤八钱 西秦艽三钱 桑寄生五钱
海风藤五钱 抱木茯神四钱 全当归四钱 土炒杭芍五钱
炒栀子三钱 大生地砂仁二钱研拌，四钱 粉丹皮三钱
生甘草三钱 带心莲子十五粒

二诊 4月18日

药后心跳见轻，惟夜眠仍不安，且多乱梦，头额发闷，眼皮重坠，略有呛咳，内热尚重，法当标本兼治。

南沙参四钱 知贝母各三钱 蔓荆子三钱 甘菊花三钱
粉丹皮三钱 炒栀子三钱 首乌藤八钱 柏子仁三钱
酒黄芩三钱 连皮赤苓三钱 赤芍药三钱 合欢花四钱
抱木茯神四钱 当归身三钱 冬瓜皮四钱 生甘草三钱

带心莲子十五粒

三诊　4月21日

据述每次经期前数日，即感周身骨节不舒，心跳加快，夜眠多梦，不能酣睡，头额偏左胀闷，眼睑下坠而倦怠，此乃血虚之象，故每午后则腿脚发胀，仍当治本。

台党参四钱　首乌藤一两　香白芷三钱　全当归五钱
桑寄生六钱　柏子仁三钱　朱茯神四钱　川牛膝三钱
川芎片三钱　土炒白芍五钱　干生地五钱　夜合花四钱
带心莲子十五粒

四诊　4月23日

据述经期已过，身体仍困，近日因事牵发肝气，致头额偏左连及眼眶皆觉胀痛，心仍作跳，眠仍不安，脚微肿胀，素体血虚，仍当治本。

台党参四钱　蔓荆子三钱　真郁金三钱　全当归四钱
首乌藤八钱　桑寄生五钱　谷精珠四钱　朱茯神四钱
炒枣仁三钱　土炒白芍五钱　川牛膝三钱　干地黄四钱
夜合花三钱　生甘草三钱　带心莲子十五粒

五诊　4月15日

心跳仍甚，左胁连及乳房作痛，眼亦觉倦，此乃血不养心，肝气四串为患，当从本治，宜小心保护，不可动气，更宜节劳为要。

灵磁石先煎，八钱　台党参四钱　朱茯神四钱　真郁金三钱
当归身四钱　小川芎三钱　柏子仁三钱　朱枣仁四钱
远志肉三钱　炒杭芍四钱　干生地五钱　山萸肉三钱
谷精珠三钱　首乌藤八钱　生甘草三钱　带心莲子十五粒

六诊　4月28日

昨夜睡眠尚安，心跳仍甚，气仍串痛，呛咳不爽，痰不易上，纯属血虚不能荣养之故，腰又作痛，经期将至，仍依昨法加减再进。

灵磁石先煎，一两　台党参四钱　知贝母各三钱　嫩白前三钱
真郁金三钱　朱茯神四钱　朱枣仁四钱　远志肉三钱
柏子仁四钱　首乌藤二两　全当归四钱　细生地五钱
小川芎三钱　醋香附三钱　杭白芍四钱　生甘草三钱
带心莲子十五粒

七诊　5月1日

服昨方心跳见轻，惟舌尖早起发木，偏左太阳穴刺痛，鼻孔发干而热，呛咳痰重，小溲时亦觉发热，夜眠仍不安，素体气血不和，故左手腕连指尖皆发胀而微肿，稍事活动则解，经水已至，仍当治本。

台党参四钱　生芪尖三钱　蔓荆子二钱　香白芷二钱
朱茯神四钱　桑寄生四钱　首乌藤二两　当归须四钱
夜合花四钱　炒栀子三钱　粉丹皮三钱　细生地五钱
赤苓芍各三钱　小川芎三钱　鲜茅根五钱　甘草梢三钱
带心莲子十五粒

八诊　5月5日

据述药后甚安，心跳尚未尽愈，头部偏左太阳穴有时作痛，喉际发干，呛咳则喉痛，左半身腿以下直达足尖皆觉胀痛，行路维艰，此乃肝气流注兼有风湿为患，仍宜标本兼治。

生牡蛎先煎，四钱　生芪尖四钱　台党参四钱　川牛膝三钱
知贝母各三钱　苦杏仁去皮尖，三钱　西秦艽三钱　首乌藤一两
朱茯神四钱　当归身四钱　制乳没各三钱　干地黄五钱
山萸肉三钱　小川芎三钱　生赤芍三钱　宣木瓜五钱
鲜茅根五钱　生藕节五枚

九诊　5月8日

据述现当经期，心跳加甚，眼不喜开，肢体困倦，腰痛如折，间作呃逆，左脚尖趾仍觉牵痛，小有呛咳而痰黄腻，内热甚重，仍当标本兼治。

灵磁石先煎，五钱	台党参三钱	老箭芪四钱	朱枣仁四钱
远志肉三钱	盐杜仲三钱	川牛膝三钱	桑枝尖四钱
当归须四钱	小川芎三钱	天花粉三钱	知贝母各三钱
云茯苓四钱	生赤芍三钱	干生地砂仁二钱研拌，四钱	
生荸荠捣，三枚	生藕节五枚		

十诊　5 月 11 日

头痛心跳，皆血虚有热之征，非关外邪，故时作呛咳，痰色浅绿，肢体仍困倦，左脚趾仍痛，法当以养血清热为法。

台党参四钱	蔓荆子二钱	香白芷二钱	嫩白前三钱
知贝母各三钱	天花粉四钱	柏子仁四钱	朱茯神四钱
桑枝尖四钱	当归须四钱	酒黄芩三钱	粉丹皮三钱
生栀子三钱	细生地三钱	胆草炭一钱	生茅根五钱

十一诊　5 月 14 日

心跳未愈，夜眠不酣，胃纳不佳，食物消化力薄，两肩臂酸软无力，持物发颤，左腿微肿，脚趾仍痛，此皆血虚生热，不能荣养之故，仍当标本兼治。

北沙参四钱	蔓荆子二钱	粉丹皮三钱	炒栀子三钱
首乌藤一两	炒稻芽四钱	六神曲布包，三钱	海风藤四钱
当归须四钱	朱茯神四钱	川牛膝三钱	知贝母各三钱
桑寄生五钱	细生地四钱	生甘草三钱	生茅根五钱

另用七厘散适量，加少许白酒调匀，涂于腿及脚趾轻揉数十下。

十二诊　5 月 18 日

据述心跳正常，夜眠渐安，腿足用七厘散揉后肿痛均愈，惟臀部尚觉酸痛而发沉，连及手指均觉麻木，不能卷曲，此乃气不周流湿气未化之故，仍当标本兼治。

生芪皮四钱	台党参三钱	宣木瓜三钱	西秦艽二钱
当归须四钱	首乌藤二两	朱茯神四钱	海风藤四钱

桑寄生五钱　小川芎三钱　炒苡仁四钱　制乳没各三钱
真郁金三钱　炒栀子皮三钱　生甘草三钱　生藕节五枚

十三诊　5月24日

服前方并兼外治，肢体之痛均已向愈，拟以丸药常服调理。

老箭芪八钱　台党参七钱　苍白术各五钱　炒枳壳五钱
生杭芍八钱　全当归一两　小川芎五钱　干地黄八钱
东阿胶七钱　蕲艾梗五钱　宣木瓜六钱　桑寄生八钱
首乌藤一两　朱茯神八钱　海风藤一两　炒栀子七钱
粉丹皮六钱　生甘草五钱

上药共研细末，炼蜜为丸，如梧桐子大，每日早晚各服四十丸，淡盐水送下，如遇感冒暂停。

乐某　女　34岁　1950年7月15日

据述心虚不宁，稍劳则跳，头部亦眩，肺虚有热，劳累过甚之故，法当从本治。

台党参四钱　柏子仁三钱　远志肉三钱　朱枣仁三钱
首乌藤八钱　抱木茯神四钱　生杭芍五钱　酒黄芩柏各二钱
全当归四钱　小川芎三钱　干生地砂仁二钱研拌，五钱
阿胶珠三钱　生甘草二钱　生藕节五枚

二诊　7月22日

药后心跳见轻，惟郁闷不舒，头尚微眩，乃肝热未平之故，当依法加减再进。

台党参四钱　真郁金三钱　合欢花五钱　首乌藤八钱
朱枣仁四钱　抱木茯神四钱　全当归三钱　生杭芍五钱
火麻仁四钱　干地黄砂仁二钱研拌，五钱　小川芎三钱
酒芩柏各三钱　生甘草二钱　生藕节五枚

三诊　8月11日

据述平时心跳已愈，惟过劳则觉心跳加剧，气亦不接，头仍微眩，后脑作

痛，肢体疲乏，大便非导不下，肝热脾虚，仍当治本。

台党参四钱 桑寄生五钱 首乌藤一两 柏子仁三钱
朱枣仁四钱 抱木茯神四钱 生杭芍四钱 当归身三钱
郁李仁三钱 阿胶珠三钱 香白芷二钱 明天麻二钱
小川芎二钱 大生地砂仁二钱研拌，四钱 粉丹皮二钱
生藕节五枚

孟某 男 68岁 1950年6月7日

脉见弦滑，据述眠后心跳加剧，此血虚有热，心失所养之故，因而肝脾肺各经皆觉发燥，心不能下交于肾，故眠亦不安，当从本治。

台党参四钱 柏子仁三钱 朱枣仁三钱 远志肉三钱
炒栀子三钱 细生地四钱 甘枸杞三钱 甘菊花三钱
首乌藤八钱 生杭芍五钱 生甘草三钱 带心莲子十五粒

二诊 6月9日

药后已能安眠，惟心跳时作，行路尚觉眩晕，内热未清，当依法加减再进。

灵磁石先煎，五钱 台党参四钱 朱茯神四钱 朱枣仁三钱
柏子仁三钱 桑寄生五钱 炒栀子三钱 首乌藤八钱
细生地五钱 甘枸杞三钱 甘菊花三钱 生白芍四钱
生甘草二钱 带心莲子十五粒

三诊 6月11日

药后尚安，惟骨节尚痛，当去风湿，原方加：制乳没各三钱，西秦艽三钱，再服二帖，以丸方长服调理。

丸方 6月16日

素体血虚有热，睡后心跳不安，肝肺皆觉发慌，有时骨节作痛，内蕴湿邪甚重，有血虚生风之势，拟以丸剂调理。

老箭芪八钱　台党参七钱　桑寄生八钱　全当归八钱
柏子仁七钱　朱枣仁八钱　远志肉六钱　灵磁石七钱
炒栀子六钱　粉丹皮五钱　抱木茯神八钱　川牛膝六钱
干地黄八钱　金狗脊去毛，七钱　宣木瓜八钱　制乳没各五钱
首乌藤八钱　於潜术七钱　西秦艽七钱　枸杞子八钱
海风藤八钱　生白芍八钱　炒苡仁八钱　甘菊花六钱
生甘草八钱

上药选配道地，如法炮炙，共研细末，炼蜜为丸，如梧桐子大，每日早晚各服四十丸，淡盐水送下。

侯某　男　34岁　1950年1月23日

脉见弦滑而虚，头时发昏，心时作跳，房事之后，则腹中发凉，睾丸发皱而冷，腿脚亦发凉，甚至肛门部亦觉凉，此心肾不足，肝脾两虚，寒邪入肾，治宜温养，更宜小心将护，疏方照服，得效再议。

炙箭芪五钱　台党参四钱　焦冬术三钱　金狗脊去毛，五钱
川牛膝四钱　厚附片三钱　老干姜三钱　杭巴戟四钱
山萸肉四钱　枸杞子四钱　盐吴萸三钱　炒枣仁四钱
甘菊花三钱　大熟地上上肉桂心五分研拌，六钱　西秦艽三钱
炙甘草三钱　大桂圆三枚　荔枝三枚　大枣三枚

二诊　1月24日

药后心跳见轻，头昏亦减，惟肾寒太甚，当依法加减再进。

炙黄芪八钱　台党参五钱　焦冬术四钱　葫芦巴四钱
淡吴萸三钱　厚附片四钱　淡干姜三钱　金狗脊去毛，五钱
山萸肉四钱　大熟地上上肉桂心五分研拌，八钱　盐巴戟四钱
炒枣仁四钱　嫩白前三钱　甘枸杞五钱　炙甘草三钱
桂圆三枚　荔枝三枚　大枣三枚

三诊　1月26日

脉来往有神，各症皆轻，惟寒气四串为患，夜眠不酣，周身酸懒，行路无力，此虚象也，仍依法加减再进。

灵磁石先煎，五钱　炙箭芪一两　台党参五钱　於潜术五钱
大桂枝五钱　土炒杭芍八钱　厚附片五钱　老干姜四钱
盐吴萸四钱　山萸肉五钱　金狗脊去毛，八钱　盐巴戟五钱
大熟地上上肉桂心二钱研拌，一两　首乌藤一两　川羌活三钱
川贝母二钱　川牛膝三钱　炙甘草四钱　桂圆五枚
荔枝五枚

四诊　1月30日

药后中气仍短，心时作跳，下部仍寒，小腹肛门仍觉冷，周身乏力，此由肾经太亏，心肾不交，虚而血热，故头部发昏，水不涵木之故，仍当治本，更宜小心将护。

台党参八钱　朱茯神八钱　首乌藤一两　蔓荆子三钱
全当归五钱　小川芎三钱　厚附片五钱　盐吴萸三钱
山萸肉五钱　大熟地上上肉桂心二钱研拌，一两　金狗脊去毛，八钱
盐菟丝五钱　川牛膝四钱　炙甘草三钱　荔枝五枚

五诊　2月2日

服前方二帖，各病皆轻，惟小便时仍觉发冷，肾气太亏，仍从本治。

台党参六钱　葫芦巴四钱　盐巴戟四钱　首乌藤八钱
甘枸杞六钱　甘菊花三钱　山萸肉八钱　厚附片三钱
淡吴萸三钱　大熟地上上肉桂心二分研拌，五钱　生杭芍五钱
盐菟丝四钱　老干姜二钱　金狗脊去毛，四钱　炙甘草三钱
桂圆三枚　荔枝三枚

六诊　2月6日

药后尚安，惟腹中不鸣则不舒，大小便时仍觉发冷，腰亦作酸，肾经虚寒太

甚，心肾不交之故。

台党参七钱　焦冬术四钱　真郁金三钱　淡吴萸四钱
大腹皮三钱　肉桂子四钱　厚附片八钱　淡干姜五钱
盐巴戟五钱　金狗脊去毛，五钱　葫芦巴四钱　甘枸杞八钱
盐杜仲五钱　当归尾五钱　炙甘草三钱　桂圆五枚
荔枝五枚

七诊　2月8日

依前方加：上上肉桂三钱，减去肉桂子，再进。

八诊　2月10日

脉微有力，药后各病皆轻，惟脾胃尚寒，心仍作跳，仍依昨法加减再进。

台党参八钱　土炒苍白术各三钱　淡吴萸四钱　葫芦巴四钱
上上安桂三钱　厚附片八钱　淡干姜四钱　炒枣仁五钱
补骨脂四钱　骨碎补四钱　知贝母各三钱　干地黄八钱
嫩前胡三钱　甘枸杞四钱　甘菊花三钱　炙甘草三钱
生姜三片　大枣三枚

张某　男　51岁　1951年1月31日

脉两寸略见弦虚，据述有时心中发慌，两腿发麻，乃血不养心，心气循环不调之故，法当从本治。

灵磁石先煎，五钱　台党参四钱　首乌藤一两　朱茯神五钱
酸枣仁四钱　桑寄生五钱　山萸肉三钱　川牛膝三钱
宣木瓜四钱　柏子仁三钱　干地黄五钱　盐菟丝四钱
生甘草三钱　带心莲子十五粒

二诊　2月2日

药后尚安，心慌气短，夜眠不安，大便作溏而不畅，小溲清长，内热稍轻，仍当治本。

台党参四钱　焦冬术三钱　朱枣仁四钱　朱茯神四钱
首乌藤一两　淡苁蓉四钱　甘枸杞四钱　川牛膝三钱
山萸肉三钱　干生地砂仁二钱研拌，四钱　盐巴戟四钱
生甘草三钱　带心莲子十五粒

三诊　2月4日

依前方加：真郁金三钱，柏子仁三钱，再进。

四诊　2月6日

脉渐有神，药后尚安，惟稍劳则头仍不适，眠亦不酣，胃纳渐变，二便如常，法当和养。

灵磁石先煎，五钱　台党参四钱　焦冬术三钱　真郁金三钱
首乌藤八钱　蔓荆子三钱　朱茯神四钱　甘枸杞四钱
甘菊花三钱　干地黄六钱　小川芎三钱　川牛膝三钱
盐巴戟三钱　柏子仁三钱　生甘草二钱　带心莲子十五粒

服汤剂二三帖后，可早服柏子养心丹二钱，晚服杞菊地黄丸二钱，温开水送下。

郝某　女　26岁　未婚　1950年6月7日

据述月前曾患重感冒，现已痊愈，惟素体太虚，贫血亦甚，心时作跳，夜眠不安，多梦易醒，月经正常，法当从本治，更宜小心将护，勿使过劳为要。

灵磁石先煎，五钱　台党参四钱　焦冬术三钱　朱枣仁四钱
抱木茯神四钱　首乌藤一两　全当归四钱　山萸肉三钱
金狗脊去毛，四钱　大生地砂仁二钱研拌，五钱　柏子仁四钱
炙甘草三钱　带心莲子十五粒

二诊　6月10日

药后尚安，据述昨夜忽发寒热，见汗始退，但两腿酸痛，精神倦怠，法当清养。

台党参四钱　生桑枝四钱　香青蒿三钱　朱茯神四钱
浮小麦一两　桑寄生五钱　全当归四钱　川牛膝三钱
制续断三钱　干地黄砂仁二钱研拌，四钱　金狗脊去毛，三钱
生甘草三钱　炒杭芍四钱　带心莲子十五粒

三诊　6 月 12 日

据述病情仍心虚易惊，惊则出汗，入夜则两腿抽疼，肢体疲乏，仍从本治。

生芪皮四钱　台党参四钱　焦冬术三钱　朱茯神四钱
当归身四钱　金狗脊去毛，三钱　桑寄生五钱　土炒杭芍四钱
山萸肉三钱　干生地砂仁二钱研拌，四钱　小川芎三钱
生甘草三钱　带心莲子十五粒

四诊　6 月 14 日

依前方加：首乌藤一两，浮小麦一两，制续断三钱，再进。

五诊　6 月 16

腿抽已愈，惟尚心虚作跳，甚则出汗，当以养心为法。

生芪皮四钱　台党参四钱　朱枣仁四钱　远志肉三钱
柏子仁三钱　小川连一钱　朱茯神四钱　全当归四钱
土炒杭芍四钱　首乌藤一两　大生地六钱　小川芎三钱
浮小麦一两　炙甘草三钱　带心莲子十五粒

六诊　6 月 30 日

脉神力不足，心仍作跳，中气亦短，说话稍多则出虚汗，头痛鼻塞，感风之象，法当标本兼治方用。

灵磁石先煎，五钱　台党参四钱　生於术三钱　朱茯神四钱
朱枣仁四钱　西秦艽三钱　蔓荆子三钱　首乌藤一两
当归身五钱　小川芎三钱　甘枸杞四钱　甘菊花三钱
阿胶珠三钱　大生地砂仁二钱研拌，六钱　生甘草二钱
带心莲子十五粒

韩某　女　50岁　1951年3月4日

素体肝旺血燥，不时脚凉则上攻心部作跳，头响而昏，食物不甘，口中发苦而干喜饮，大便亦不正常，内热太重，当从本治。

空沙参四钱　霍石斛四钱　紫丹参二钱　炒栀子三钱
粉丹皮二钱　杜牛膝三钱　赤白苓芍各三钱　知贝母各三钱
细生地四钱　柏子仁三钱　盐砂仁二钱　火麻仁四钱
生草梢三钱　生藕节五枚

二诊　3月5日

心仍作跳，周身发冷，口苦引饮，头尚作响，内热甚重，血不养心，故大便不畅，夜眠不安，为日已久，仍依昨法加减。

空沙参四钱　盐元参心四钱　朱茯神四钱　小川连一钱
柏子仁三钱　大生地五钱　粉丹皮三钱　首乌藤一两
朱枣仁三钱　北五味二钱　火麻仁四钱　生甘草二钱
带心莲子十五粒

三诊　3月7日

依前方加：知贝母各三钱，大麦冬三钱，郁李仁四钱，再进。

四诊　3月12日

药后夜眠尚安，五六钟即醒，醒后心跳仍甚，肢体发麻，胃纳渐开，大便不畅，二三日未行，内热尚重，仍从本治。

灵磁石先煎，五钱　台党参四钱　盐元参心四钱　柏子仁三钱
朱茯神四钱　首乌藤二两　大麦冬三钱　淡苁蓉五钱
炒栀子三钱　粉丹皮三钱　知贝母各三钱　小川连一钱
净连翘四钱　莲子心一钱　生甘草二钱

五诊　3月25日

据述耳仍作鸣，鸣则心跳，虽能安眠，总不解乏，肢体有时尚发麻，腹中觉

饿而口不思食，此由内热尚重，阴分太虚之故，故眠后汗出，仍从本治。

台党参四钱　生芪皮四钱　远志肉三钱　朱茯神四钱
全当归四钱　首乌藤二两　甘菊花三钱　甘枸杞四钱
浮小麦一两　山萸肉四钱　川牛膝三钱　炒栀子三钱
粉丹皮三钱　干地黄砂仁二钱研拌，六钱　生甘草三钱

六诊　3月28日

据述周身疲软，食物不香，腹中偏左似有包块跳动而上冲，已有月余，此乃肝郁使然，眠后仍出汗，血虚不能荣养之故，仍从本治。

灵磁石先煎，五钱　老箭芪四钱　台党参四钱　炒枳壳三钱
焦冬术三钱　当归须四钱　桑寄生五钱　首乌藤一两
真郁金三钱　霍石斛四钱　甘枸杞四钱　甘菊花三钱
细生地四钱　浮小麦一两　生甘草二钱　生姜三片
大枣三枚

文某　女　65岁　1950年3月27日

据述不时心跳则周身抽搐，神识不定，眠不安，食不甘，头脑发乱，此由内热太甚，肝胃不和，有热极生风之象，法当从本治，但为日已久，恐收效稍迟耳。

台党参四钱　柏子仁三钱　朱茯神四钱　西秦艽三钱
炒栀子三钱　粉丹皮三钱　忍冬藤四钱　首乌藤六钱
酒芩柏各二钱　盐砂仁二钱　生杭芍四钱　当归须四钱
桑寄生五钱　净连翘四钱　生甘草三钱　生藕节五枚

二诊　3月30日

药后已能安眠，惟心尚作跳而发麻，乃心气不足之故，仍当从本治。

灵磁石先煎，五钱　空沙参四钱　首乌藤一两　朱茯神四钱

柏子仁三钱　朱枣仁四钱　桑寄生五钱　全当归四钱
炒栀子三钱　粉丹皮三钱　生杭芍四钱　生甘草二钱
带心莲子十五粒

三诊　4月9日

心仍作跳，夜眠不安，此乃血虚有热之故，高年血亏，故大便干结，仍从本治。

灵磁石先煎，五钱　台党参四钱　首乌藤一两　朱茯神四钱
淡苁蓉四钱　火麻仁四钱　全当归三钱　柏子仁三钱
盐砂仁二钱　土炒杭芍四钱　细生地四钱　炒稻芽三钱
酒黄芩三钱　生甘草二钱　生藕节五枚

四诊　5月14日

据述头部眩晕，心时作跳，中气极短，手心不时出汗，夜眠不安，食物不甘，大便干结，法当清化。

台党参四钱　盐元参四钱　首乌藤二两　柏子仁三钱
淡苁蓉五钱　朱茯神四钱　真郁金三钱　当归身四钱
益元散冲，四钱　干生地砂仁二钱研拌，四钱　酒芩柏各二钱
生白芍四钱　带心莲子十五粒

五诊　5月18日

依前方加：朱枣仁三钱，香青蒿三钱，浮小麦一两，火麻仁四钱，再进。

六诊　6月24日

据述昨日因洗澡稍劳，又牵发旧疾，心跳气闷出凉汗，脑响口麻，夜眠不安，内热尚重，法当清养。

台党参四钱　桑寄生五钱　香青蒿三钱　首乌藤二两
朱茯神四钱　海风藤四钱　当归须四钱　小川芎三钱
柏子仁三钱　远志肉三钱　朱枣仁四钱　炒栀子三钱
淡苁蓉四钱　浮小麦五钱　干地黄砂仁二钱研拌，五钱

生甘草三钱 生藕节五枚

七诊 6月12日

心仍作跳而慌，心跳则头眩不支，不能安眠，口干而木，大便干结，仍当治本。

灵磁石先煎，五钱 南沙参四钱 朱茯神四钱 首乌藤二两
远志肉三钱 小川连一钱 炒栀子三钱 粉丹皮三钱
夜合花四钱 淡苁蓉四钱 霍石斛四钱 生甘草二钱
生藕节五枚

唐某 女 65岁 1950年11月24日

脉见弦虚，沉取微数，素有心跳之病，日轻夜重，内蕴湿热，故头痛身重，肢肿、恶心、便血，诸症不时间发，天气寒凉则不适，过热亦然，法当从本治，为日已久，恐不能收速效也。

空沙参三钱 柏子仁三钱 蔓荆子三钱 香白芷三钱
川牛膝三钱 桑寄生四钱 全当归四钱 小川芎三钱
细生地四钱 炒白芍四钱 炒栀子三钱 粉丹皮三钱
地榆炭三钱 生甘草三钱 生藕节五枚

二诊 11月28日

药后各病有增有减，有验有否，心不时仍跳，昨日大便曾行六次并未见血，今日只行一次亦无血，惟肝阳尚甚面部发红，乃血贫之故，法当标本兼治。

南沙参四钱 桑寄生五钱 全当归四钱 小川芎三钱
炒白芍四钱 细生地四钱 炒栀子三钱 粉丹皮三钱
柏子仁四钱 川牛膝三钱 阿胶珠四钱 真郁金三钱
生甘草三钱 生藕节五枚

三诊 12月3日

各病皆减，便血已止，次数亦少，惟血虚肝旺，面部尚红，胃纳尚不如常，

仍当治本。

灵磁石先煎，五钱　空沙参四钱　全当归四钱　细生地四钱
炒白芍四钱　小川芎三钱　沉香曲布包，三钱　桑寄生五钱
真郁金三钱　炒栀子三钱　粉丹皮三钱　阿胶珠三钱
川牛膝三钱　柏子仁三钱　地榆炭三钱　生甘草三钱
生藕节五枚

四诊　12 月 9 日

素体肝旺脾虚，食物下胃，消化力薄，服前方多帖，虽见小效，仍未全愈，良由血分太亏，故不易收速效，仍从本治。

台党参四钱　焦冬术三钱　炒枳壳三钱　六神曲布包，三钱
真郁金三钱　生熟稻芽各三钱　盐砂仁二钱　焦鸡金三钱
云茯苓四钱　酒黄芩三钱　桑寄生五钱　海风藤四钱
土炒杭芍四钱　当归身四钱　生甘草二钱
伏龙肝二两，煎汤代水

五诊　12 月 28 日

依前方加：生黄芪五钱，再进。

不寐

不寐为患者睡眠时经常不易入眠，或睡眠短浅易醒，甚至整夜不能入眠，或眠而多梦以致神疲之病证。不寐之因虽多，但主要责之于肝、脾、肾，先生除以首乌藤、夜合花、茯神等安神，珍珠母、龙齿、牡蛎、灵磁石等重镇，还多以归、芪、地、杜仲等调补气血脾肾，郁金、香附以舒肝气，黄芩、栀子以除虚烦，徐徐见功。

李某　男　42岁　1950年11月27日

素体湿重，肝肾两虚，夜眠多恶梦，且有盗汗，腰部亦痛，周身不时作痛，此乃气血不调，兼受外邪之故，风湿相搏而成，法当标本兼治。

桑寄生五钱　首乌藤一两　生芪皮五钱　盐杜仲三钱
制乳没各三钱　当归须三钱　土炒白芍四钱　干生地五钱
西秦艽三钱　金狗脊去毛，三钱　小川芎三钱　酒芩柏各二钱
浮小麦一两　生甘草二钱　生藕节五枚

二诊　12月5日

服前方噩梦已无，汗出亦少，惟肩背尚痛，后背亦有时抽痛，消化力薄，当从本治。

首乌藤一两　生桑枝五钱　西防风二钱　当归身三钱
浮小麦一两　制乳没各三钱　金狗脊去毛，四钱　盐杜仲三钱
制续断三钱　川羌活二钱　桑寄生五钱　小川芎三钱
土炒杭芍四钱　生甘草二钱　生姜一片　大枣三枚

于某　女　31岁　1950年8月11日

脉不流畅，据述胸中不时发慌，头部发麻，记忆力差，夜间仅能睡三四钟，此乃肝虚有热，血不养脑之故，为日已久，当从本治。

珍珠母一两　生牡蛎一两　生龙齿八钱，三味同先煎
首乌藤二两　抱木茯神五钱　炒栀子三钱　粉丹皮三钱
炒五灵脂四钱　全当归四钱　小川芎三钱　干地黄四钱
酒黄芩三钱　生甘草二钱　生藕节五枚

二诊　8月13日

药后各病皆轻，惟肝热尚甚，法当清养。

生石决明八钱　生龙齿七钱　生牡蛎七钱，三味同先煎
台党参四钱　生白芍四钱　全当归四钱　酒黄芩三钱
首乌藤一两　小川芎三钱　干生地砂仁二钱研拌，五钱
知贝母各三钱　朱茯神四钱　甘菊花三钱　生甘草二钱
生藕节五枚

三诊　8月18日

据述心悸不安，闻人语则惊，便觉气血上冲，头部作痛，此乃肝虚血不荣养之故，法当养肺宁心生血以为治。

生石决明一两　生牡蛎八钱　生龙齿七钱　灵磁石五钱，四味同先煎
台党参四钱　首乌藤五钱　朱茯神五钱　朱枣仁四钱
山萸肉三钱　全当归四钱　大熟地砂仁二钱研拌，四钱
川牛膝三钱　小川芎三钱　土炒白芍四钱　生甘草二钱
生姜三片　大枣三枚

孙某　女　21岁　未婚　1950年3月7日

据述夜不成眠业已多日，近更加甚，良由思虑太过，脑部受伤所致，法当从本治。

珍珠母先煎，一两　南沙参四钱　首乌藤一两　夜合花五钱
朱茯神五钱　真郁金三钱　甘枸杞三钱　炒栀子三钱
粉丹皮三钱　莲子心一钱　细生地四钱　甘菊花三钱
生甘草二钱　生藕节五枚

二诊　3月15日

药后各病皆轻，因用脑太过，夜眠不安，仍依前法加减。

台党参四钱　朱茯神五钱　首乌藤二两　当归首四钱

生杭芍四钱 朱枣仁四钱 甘枸杞四钱 甘菊花三钱
干生地八钱 真郁金三钱 炒栀子三钱 粉丹皮三钱
生甘草二钱 带心莲子十五粒

三诊 4月15日

据述失眠之证，不时仍发，良由思虑太过，内热而生，故眼睛发红，记忆力差，仍当以养脑为法。

台党参四钱 真郁金三钱 炒栀子三钱 粉丹皮三钱
生白芍五钱 甘菊花三钱 夜合花四钱 大生地五钱
柏子仁三钱 朱茯神四钱 首乌藤二两 酒黄芩三钱
生甘草三钱 生藕节五枚

四诊 4月28日

药后尚安，失眠之证，不时仍发，良由思虑过多，遇事容易感触，肝热尚重，仍当治本，以丸剂常服调理。

台党参九钱 霜桑叶九钱 甘菊花九钱 夜合花一两
朱茯神一两 生杭芍一两 真郁金九钱 大生地二两
柏子仁九钱 酒黄芩九钱 首乌藤二两 炒栀子九钱
粉丹皮九钱 北五味六钱 生甘草六钱 带心莲子三十粒

上药选配道地，如法炮炙，共研细末，炼蜜为丸，如梧桐子大，每日早晚各服四十粒，淡盐水送下。

王某 男 70岁 1950年2月17日

脉见弦滑，舌苔灰黄垢腻，据述失眠已逾二周，食物不甘，消化力薄，食后胃部不舒，便通溲黄，时作呛咳，阴分略虚，内热甚重，法当标本兼治。

北沙参四钱 首乌藤一两 知贝母各三钱 天花粉四钱
夜合花五钱 盐元参四钱 朱茯神五钱 六神曲布包，三钱

炒稻芽四钱　粉丹皮三钱　炒栀子三钱　焦鸡金三钱
酒芩柏各三钱　赤苓芍各三钱　甘草梢三钱　带心莲子十五粒
生荸荠捣，三枚

二诊　4月3日

据述近日腹中作泻，昨日曾行五次，腹并不痛，此乃感受寒邪入里之故，法当从本治。

米炒台党三钱　土炒冬术三钱　大腹皮三钱　金狗脊去毛，三钱
干地黄上上肉桂心五分研拌，四钱　山萸肉三钱　盐菟丝三钱
沉香曲布包，四钱　广木香三钱　生熟稻芽各三钱　盐巴戟三钱
陈仓米四钱　生甘草三钱　生姜三片　大枣三枚

三诊　4月5日

腹泻已愈，肺胃有热，发为呛咳，痰胶而色白不易咯，法当标本兼治。

台党参三钱　知贝母各三钱　天花粉四钱　霍石斛三钱
大麦冬三钱　苦杏仁去皮尖，三钱　金狗脊去毛，三钱　焦冬术三钱
干地黄四钱　山萸肉三钱　苦桔梗二钱　嫩白前三钱
六神曲布包，四钱　盐巴戟三钱　甘草梢二钱　生藕节五枚
生荸荠捣，三枚

四诊　5月10日

肺虚有热，因咳嗽而夜眠不酣，脾胃亦不调，故大便日行二三次，所下不消化之物甚多，仍当治本。

米炒台党三钱　土炒苍术二钱　嫩白前三钱　野百合四钱
炙百部三钱　枇杷叶三钱　首乌藤八钱　六神曲布包，三钱
炒稻芽三钱　大腹皮三钱　焦鸡金三钱　北五味二钱
生甘草二钱　带心莲子十五粒　大枣三枚

五诊 5月14日

服前方三帖，各病皆轻，惟早晚尚作呛咳，痰尚胶黏，肺胃之热未清，法当清化。

台党参四钱 焦冬术三钱 炒枳壳三钱 天花粉四钱
嫩白前三钱 北五味一钱 野百合四钱 炙百部三钱
焦鸡金三钱 大腹皮三钱 炒栀子三钱 粉丹皮三钱
炙杷叶四钱 甘菊花三钱 生甘草三钱 鲜茅根五钱
生荸荠捣，三枚

六诊 5月19日

据述昨日感受暑雨，又作呛咳，痰邪仍重，大便仍日行二三次不等，肠胃尚未尽和，当从本治。

台党参四钱 苦杏仁去皮尖，三钱 苦桔梗三钱 薄荷梗二钱
藿香梗二钱 天花粉四钱 北五味二钱 焦冬术三钱
怀山药四钱 炒扁豆四钱 甘草梢二钱 生荸荠五枚

七诊 5月24日

药后尚安，惟夜眠不能酣熟，尚作呛咳，大便仍日行二次，肠胃有热，法当从事清化。

空沙参四钱 首乌藤一两 朱茯神四钱 知贝母各三钱
焦冬术三钱 炒枳壳三钱 夜合花五钱 怀山药四钱
天花粉四钱 北五味二钱 炒栀子三钱 生桑枝三钱
伸筋草三钱 炒扁豆四钱 甘草梢三钱 带心莲子十五粒

八诊 6月22日

脉见弦滑，舌苔灰黄垢腻，感受暑风，入肺化热，又因晨起感凉，痰不易出，肢体倦怠，不能安眠，法当标本兼治。

空沙参四钱 苦杏仁去皮尖，三钱 苦桔梗三钱 嫩白前三钱

香青蒿三钱　天花粉四钱　首乌藤一两　云茯苓四钱
知贝母各三钱　天麦冬各三钱　焦冬术三钱　连水炒川朴二钱
桑寄生五钱　北五味一钱　生甘草二钱　鲜荷叶一角，带梗五寸

九诊　6月30日

药后尚安，惟夜不安眠，咳嗽痰重而不易出，内热尚重，法当清养。

生石膏先煎，五钱　台党参四钱　首乌藤一两　合欢花四钱
苦杏仁去皮尖，三钱　天花粉四钱　忍冬藤四钱　嫩白前三钱
夜合花四钱　朱茯神四钱　知贝母各三钱　炒栀子三钱
粉丹皮三钱　生甘草二钱　鲜荷梗一尺

十诊　7月4日

药后甚安，咳痰仍胶而不易出，夜眠不安，此乃肺热太重，肺邪未清之故，故夜眠多梦，法当从此消息。

生石膏先煎，四钱　首乌藤一两　竹叶茹各三钱　天花粉四钱
朱茯神四钱　夜合花四钱　北五味二钱　知贝母各三钱
炒栀子三钱　粉丹皮三钱　天水散冲，四钱　鲜荷叶一角，带梗五寸

十一诊　7月11日

咳嗽已减，惟夜眠不安，恶梦甚多，乃肝热太甚之故，法当大剂清降。

灵磁石五钱　生石膏五钱，二味同先煎　空沙参四钱
忍冬藤四钱　酒芩柏各三钱　生栀子三钱　粉丹皮三钱
首乌藤一两　知贝母各三钱　天花粉四钱　苦杏仁去皮尖，三钱
苦橘皮三钱　天麦冬各三钱　淡竹叶五钱　甘草梢三钱
鲜荷叶一角，带梗五寸

十二诊　8月24日

据述连夜失眠，咳嗽痰多而胶，不易吐出，致两胁胀痛，此乃肺虚有热之故，法当清降。

生石膏先煎，八钱　空沙参四钱　知贝母各三钱　天麦冬各三钱
竹叶茹各三钱　制乳没各三钱　苦杏仁去皮尖，三钱　真郁金三钱
夜合花四钱　首乌藤一两　丝瓜络四钱　云茯苓四钱
生甘草三钱　生梨皮一具

刘某　男　48岁　1950年3月7日

据述食欲不佳，口淡无味，腹时作胀，夜眠不安而多梦，小溲频数，业经十一年之久，屡治未愈，不时发作，由于劳乏太过，饥饱寒热不均所致，法当从本治，病久而杂，为日太久，酌方酌服，得效再议。

南沙参四钱　焦冬术三钱　炒枳壳三钱　大腹皮四钱
真郁金三钱　赤苓芍各三钱　首乌藤八钱　炒栀子三钱
粉丹皮三钱　甘草梢三钱　鲜茅根三钱　生荸荠捣，五枚

二诊　3月10日

药后胃纳尚佳，夜眠亦安，惟肾囊时作坠痛，此虚象也，为日太久，当缓缓图之。

台党参四钱　焦冬术三钱　厚附片三钱　淡吴萸二钱
大腹皮三钱　干地黄上上肉桂心五分研拌，五钱　老干姜三钱
枸杞子四钱　金狗脊去毛，四钱　胡芦巴三钱　抱木茯神四钱
荔枝核五枚　甘草梢三钱　带心莲子十五粒

三诊　3月13日

药后夜眠甚安，肾囊仍发冷而坠胀，睡醒后更甚，肝虚胃寒之故，宜缓缓图之。

台党参四钱　焦冬术三钱　炒枳壳三钱　盐砂仁三钱
厚附片四钱　大腹皮四钱　大熟地上上肉桂心五分研拌，八钱
盐吴萸三钱　山萸肉四钱　首乌藤六钱　甘枸杞五钱

老干姜四钱　生杭芍八钱　当归身五钱　真郁金三钱
朱茯神四钱　荔枝核七枚　甘草梢三钱

四诊　3月17日

腹中绕脐匝气不舒达，左边尚有硬块，用手按之则微作痛，气上串肾，下则入肾囊，致睾丸硬而作冷，寒湿未化，仍依昨法加减。

台党参四钱　泔浸苍白术各三钱　厚附片三钱　胡芦巴三钱
老干姜三钱　大熟地上上肉桂心五分研拌，八钱　山萸肉三钱
盐吴萸三钱　真郁金三钱　广木香三钱　大腹皮四钱
荔枝核七枚　生甘草三钱

痫证

痫证为发作性神识恍惚，以突然昏仆、口吐涎沫、两目上视、四肢抽搐，或口中如有猪羊叫声等为临床特征的神志异常之病证。多为久病，不可速效，故先生以丸药徐图之，以珍珠母、灵磁石等重镇安神，归、地、苓、芍调补气血，秦艽、丝瓜络搜风，以求久效。

王某　男　39岁　1951年6月7日

脉息两手不同，面色不荣，眼神发呆，据述因惊骇而成此症，发则肢体皆厥，不省人事，口吐涎沫，心部恐慌，不能安眠，每月必发一次，病发之前，头痛眼黑而痛，业经五年，病久且深，疏方酌服，得效再议。

灵磁石先煎，五钱　台党参四钱　首乌藤一两　真郁金三钱
抱木茯神五钱　朱枣仁三钱　桑寄生五钱　当归首四钱
香白芷三钱　金狗脊去毛，四钱　知贝母各三钱　制女贞五钱
干生地六钱　川牛膝三钱　炙甘草三钱

二诊　6月10日

依前方加：石决明先煎，六钱，盐元参四钱，再进。

三诊　6月28日

据述药后病发见轻，但病根已深，非旦夕所能愈也，拟以丸药长服调理。

珍珠母一两　生牡蛎八钱　生龙齿七钱　灵磁石六钱，四味同先煎
首乌藤一两　忍冬藤八钱　赤苓芍各五钱　西秦艽五钱
丝瓜络五钱　全当归五钱　朱茯神六钱　酒芩柏各五钱
大生地一两　盐元参八钱　炒栀子五钱　粉丹皮五钱
生甘草五钱

上药选配道地，如法炮炙，共研细末，炼蜜为丸，如梧桐子大，每日早晚各服四十粒，温开水送下。

中风

中风为本虚标实之证，在本为阴阳偏胜，气机逆乱；在标为风火相煽，痰浊壅塞，瘀血内阻。先生治风疾，总以荣养气血为要，兼以祛风、清热、化痰，少用大辛大热之品，随证加减不离肝肾。中风日久之证如枯灯续油，徐徐为之。

卜某　女　42岁　1950年1月30日

脉不和畅，面色不荣，据述胸中烦闷，一月前曾经头昏失去知觉，夜间外出，而不自知，肢体发强，行动不灵，此乃肝郁太久，脾运失常之故，法当从本治。

台党参四钱　小川芎三钱　真郁金三钱　朱茯神四钱
桑寄生五钱　酒黄芩三钱　净连翘四钱　忍冬藤四钱

老苏梗三钱　苦杏仁去皮尖，三钱　川牛膝三钱　生甘草三钱
生苇茎一两　生藕节五枚

二诊　2月3日

药后行动无力，两手腕经络发胀，有时失去知觉而发狂，当依前法加减再进。

九孔石决明一两　生牡蛎八钱　生龙齿六钱，三味同先煎
海风藤五钱　忍冬藤五钱　首乌藤一两　当归须四钱
朱茯神四钱　真郁金三钱　生杭芍四钱　生甘草三钱
生藕节五枚

三诊　9月20日

据述头脑不清，肢体发木，两胁间不时作痛，胃纳不佳，大便失常，此乃血虚不能荣养之故，经云："血不足则木"，为日已久，当从本治。

台党参四钱　桑寄生四钱　首乌藤八钱　全当归四钱
小川芎三钱　土炒杭芍四钱　金狗脊去毛，四钱　朱茯神四钱
干地黄砂仁二钱研拌，五钱　酒黄芩三钱　阿胶珠三钱
制乳没各三钱　生熟稻芽各三钱　真郁金三钱　生甘草三钱
生藕节五枚

四诊　9月25日

药后尚安，惟中气不调，两胁尚痛，肢体仍觉倦怠，睡醒后两眼发胀，口干舌燥，饮水则安，此内热未清，血虚不足之故，仍当从本治。

台党参四钱　全当归四钱　小川芎三钱　天花粉四钱
大麦冬三钱　制乳没各三钱　真郁金三钱　甘菊花三钱
细生地五钱　甘枸杞三钱　生白芍四钱　酒黄芩三钱
首乌藤八钱　桑寄生八钱　生甘草三钱　生藕节五枚

五诊　9月27日

据述头仍作痛，胸次发胀，晨起吐涎沫甚多，此乃肝阳犯胃，热邪上攻头面

所致，仍当从本治。

南沙参四钱 炒栀子三钱 粉丹皮三钱 知贝母各三钱
川牛膝三钱 天花粉四钱 天麦冬各三钱 西秦艽二钱
酒黄芩三钱 霜桑叶三钱 甘菊花三钱 灵磁石先煎，四钱
生茅根五钱 生甘草三钱

杜某　男　6岁　1951年12月14日

素有肝风之疾，昨夜又牵发，口眼歪斜，肢体抽搐，夹食伤风，内热颇盛，致成此候，法当标本兼治。

白蒺藜去刺，二钱 石决明先煎，八钱 西防风二钱 桑枝叶各三钱
忍冬藤三钱 净连翘三钱 炒稻芽四钱 六神曲布包，三钱
酒黄芩二钱 焦鸡金三钱 炒栀子三钱 粉丹皮二钱
北五味一钱 赤苓芍各二钱 嫩钩藤二钱 生甘草二钱
生荸荠捣，三枚

二诊　12月21日

药后抽搐已止，惟入夜温度较高，小溲短黄，内热尚甚，食滞亦未尽化，依前法加减再进。

珍珠母先煎，八钱 西秦艽二钱 忍冬藤四钱 净连翘三钱
粉丹皮二钱 炒栀子二钱 醋青蒿三钱 酥鳖甲三钱
焦鸡金三钱 六神曲布包，三钱 嫩桑枝三钱 北五味一钱
赤白芍各三钱 酒黄芩二钱 嫩钩藤二钱 朱灯心二十寸
生甘草二钱 生藕节三枚

三诊　12月22日

前方加：南沙参三钱，生熟稻麦芽各四钱，再进。

四诊　12月23日

据述温度已减，惟食后作呕，此乃食积尚未尽化之故，所以不时胃尚作痛，

法当从本治。

焦冬术三钱　炒枳壳三钱　生熟稻麦芽各四钱　沉香曲二钱
五味槟榔三钱，二味同布包　大腹皮二钱　焦鸡金三钱
炒栀子三钱　粉丹皮二钱　赤白芍各二钱　淡竹茹二钱
生藕节三枚　生甘草二钱

五诊　1951 年 1 月 11 日

素有肝风之疾，不时发动，时轻时重，去岁发作，服药已愈。近又小有发作，大便干结而带血，腹中有虫，此皆由食火为患，法当标本兼治。

白蒺藜去刺，三钱　桑枝叶各三钱　炒栀子三钱　粉丹皮三钱
酒黄芩二钱　郁李仁三钱　细生地四钱　五味槟榔三钱
六神曲三钱，二味同布包　炒稻芽四钱　使君子三钱
嫩钩藤三钱　灵磁石先煎，五钱　生梨皮一具　生藕节三枚

六诊　1 月 21 日

前方加：生龙齿先煎，四钱，生牡蛎先煎，四钱，再进。

七诊　2 月 11 日

肝热太甚，抽搐之症，时发时止，时轻时重，据述昨夜又发，尚属轻微，内热太甚，感风则发，阴分太虚，故抽搐多在夜间，当从本治。

珍珠母四钱　生龙齿四钱　灵磁石四钱　生牡蛎四钱，四味同先煎
海风藤四钱　首乌藤四钱　当归须三钱　西秦艽二钱
炒栀子三钱　粉丹皮三钱　六神曲布包，三钱　生甘草二钱
生荸荠捣，三枚

杨某　男　66 岁　1950 年 4 月 29 日

脉见弦滑，来往不匀，舌质深红无苔，据述去年十二月撞伤右额太阳穴，次日左半身忽然不遂，不能行动，但卧床上，眠亦不安，烦燥不宁，小溲频而色黄，胃纳尚佳，内热太重，起居宜多加保重，不可再有倾跌。

生黄芪四钱	西防风三钱	汉防己三钱	桑寄生五钱
当归须四钱	炒栀子三钱	粉丹皮三钱	酒黄芩三钱
盐黄柏三钱	忍冬藤五钱	海风藤五钱	肥知母三钱
大生地四钱	生赤芍四钱	益元散冲，四钱	

二诊　5月3日

服前方四帖，烦燥之势已轻，胸中仍发闷，小溲仍频数，色已淡黄而清，略能安卧，此内热渐轻之象，手足能动而不能抬举，乃血不荣养所致，当依昨法加减。

生黄芪五钱	汉防己三钱	生栀子三钱	粉丹皮三钱
酒芩柏各三钱	肥知母三钱	真郁金三钱	西秦艽二钱
桑寄生五钱	大生地六钱	制乳没各三钱	台乌药二钱
赤白苓芍各三钱	当归须四钱	海风藤五钱	忍冬藤五钱
益元散冲，四钱	生茅根五钱		

三诊　5月6日

脉息渐调，脚能踏地，胸闷亦轻，惟内热尚重，皮肤灼热，小溲仍频数，眠食均安，口干津液不足，当以滋肾水和肝阴以为治。

生芪尖三钱	生桑枝四钱	当归须四钱	桑寄生四钱
粉丹皮三钱	炒栀子三钱	肥知母三钱	盐黄柏三钱
天麦冬各三钱	海风藤四钱	忍冬藤四钱	酒黄芩二钱
细生地四钱	川牛膝三钱	方通草三钱	益元散冲，四钱
生茅根五钱			

四诊　5月9日

依前方加：西秦艽二钱，金狗脊去毛，四钱，减去西防风，再进。

五诊　5月13日

脉微有和象，精神亦振，眠食均安，自是佳象，惟左半身气不舒达，手足背均觉发肿，小溲次数已减，口干引饮，仍从本治。

左牡蛎先煎，八钱　生芪皮四钱　桑寄生四钱　真郁金三钱
西秦艽三钱　甘松节四钱　川牛膝三钱　木瓜皮四钱
炒栀子三钱　粉丹皮三钱　酒黄芩三钱　金狗脊去毛，三钱
天麦冬各三钱　首乌藤八钱　海风藤五钱　甘草梢三钱
生藕节五枚　生荸荠捣，三枚

六诊　5 月 16 日

据述药后手能高抬，足尚不能举，左腿早起发硬，足背仍肿，小溲色深而短，内蕴湿热仍重，膀胱尤甚，为日已久，当缓图之。

北沙参四钱　天花粉四钱　天麦冬各三钱　肥知母三钱
盐黄柏三钱　桑寄生五钱　宣木瓜四钱　真郁金三钱
生桑枝五钱　制乳没各三钱　川牛膝三钱　海风藤四钱
炒栀子三钱　粉丹皮三钱　天水散冲，四钱　生苇茎五钱
生荸荠捣，三枚

七诊　5 月 19 日

据述口干已轻，手尚不能举，上臂仍不能高举，足背肿已消，早起腿仍肿，抬高则舒，小溲色淡渐长，大便日行二次微泻，湿热尚重，当依法加减再进。

北沙参四钱　生桑枝四钱　宣木瓜四钱　西秦艽三钱
川牛膝三钱　忍冬藤四钱　制续断三钱　生苡仁五钱
茯苓皮四钱　结猪苓三钱　建泽泻四钱　车前子三钱
海风藤四钱　芡实米四钱　怀山药四钱　甘草梢三钱
生荸荠捣，三枚

八诊　5 月 24 日

脉见弦滑，左半身肢体仍觉不适，早起肩背腕均发僵，脚弯筋掣更甚，不能踏地，中气更郁，非深呼吸则中膈不舒，大便溏薄日行三次，小溲仍频数色已淡黄，此皆内热未清之故，仍当治本。

生黄芪尖四钱　北沙参四钱　金狗脊去毛，四钱　真郁金三钱

宣木瓜四钱　当归须四钱　海风藤八钱　沉香曲布包，三钱
白蔻仁三钱　西秦艽三钱　忍冬藤五钱　真松节四钱
川牛膝三钱　制续断三钱　盐砂仁二钱　生甘草三钱
生藕节三枚

九诊　5月28日

药后病无出入，脚弯仍发僵，不能直伸，大便已日行一次，肠胃渐和，胃纳甚佳，小溲仍淡黄而频数，内热未清，法当从此消息。

生芪尖四钱　台党参四钱　丝瓜络三钱　西秦艽三钱
宣木瓜四钱　炒栀子三钱　粉丹皮三钱　忍冬藤四钱
川牛膝三钱　净连翘四钱　盐黄柏三钱　酒黄芩三钱
肥知母三钱　盐杜仲三钱　金狗脊去毛，三钱　朱灯心三十寸
甘草梢三钱　生藕节五枚

安某　女　60岁　1951年3月5日

脉沉涩来往不匀，病情叙述不清，以脉象论，当系肝气郁结，外感风邪，神识不清，不能说话，时流口涎，内热之重可知，病经三月余，疏方酌服，得效再议。

空沙参四钱　白蒺藜去刺，三钱　真郁金三钱　苦杏仁去皮尖，三钱
苦桔梗三钱　绿升麻五分　炒栀子三钱　粉丹皮三钱
抱木茯神四钱　知贝母各三钱　西防风三钱　胖大海三枚
莲子心一钱

二诊　3月7日

药后说话渐清，神识亦好，惟夜眠不安，午夜醒后而不能再睡，口中发热而空，肝热尚甚，当依法加减再进。

珍珠母先煎，一两　首乌藤一两　朱茯神五钱　生栀子三钱
粉丹皮三钱　莲子心一钱　川黄莲二钱　细生地四钱

赤苓芍各三钱 知贝母各三钱 酒黄芩三钱 生甘草二钱
生藕节五枚

三诊 3月9日

药后神识渐清，出语仍不清，口中发热，睡眠不酣，醒后即不能再睡，面部发红，内热甚重，法当清心为治。

生石决明先煎，一两 空沙参四钱 朱茯神四钱 首乌藤一两
胖大海三枚 净连翘四钱 忍冬藤五钱 川牛膝三钱
川黄莲一钱 生栀子三钱 粉丹皮三钱 甘草梢三钱
带心莲子十五粒

四诊 3月11日

内热尚重，出语仍不清，口涎极多，夜眠不安，仍当清热邪为治。

生石膏先煎，一两 空沙参四钱 淡竹叶三钱 知贝母各三钱
天花粉四钱 朱茯神四钱 生栀子三钱 粉丹皮三钱
金银花五钱 胖大海三枚 首乌藤一两 净连翘四钱
朱灯心三十寸 真郁金三钱 甘草梢二钱

五诊 3月13日

出语渐清，神识亦佳，口涎仍多，夜眠亦安，惟中气觉短，乃内热未清之故，仍依前法加减。

生石膏先煎，五钱 台党参四钱 知贝母各三钱 天麦冬各三钱
朱茯神四钱 天花粉四钱 忍冬藤四钱 炒栀子三钱
粉丹皮三钱 杜牛膝三钱 酒芩柏各三钱 甘草梢二钱
生藕节五枚

六诊 3月15日

依前方加：胖大海三枚，另用牛黄清心丸一丸，温开水送下药前服。

田某　女　60岁　1951年2月19日

脉见滑弦而虚，舌苔灰而垢腻，据述近三日来，入夜睡后，舌尖发短，出语不清，此乃心经有血夹痰为患，宜小心将护，防转风症。

南沙参五钱　苦杏仁去皮尖，三钱　炒栀子三钱　粉丹皮三钱
知贝母各三钱　天花粉四钱　苦桔梗三钱　朱茯神四钱
远志肉三钱　小川连一钱　金狗脊去毛，三钱　淡苁蓉四钱
夜交藤八钱　炒苡仁七钱　生甘草二钱　带心莲子十五粒

二诊　2月23日

药后舌已不短，出语略清，不时呛咳，舌苔仍灰而垢腻，内蕴湿热尚重，心经之热亦未尽，当依法加减再进。

台党参四钱　苦桔梗三钱　苦杏仁去皮尖，三钱　知贝母各三钱
天花粉四钱　抱木茯神四钱　小川连一钱　海风藤六钱
当归身四钱　大生地砂仁二钱研拌，四钱　小川芎三钱
炒苡仁四钱　首乌藤八钱　甘草梢三钱　带心莲子十五粒

三诊　2月28日

脉已有神，惟心经热重，出语尚未复元，湿邪下注，故腿发软，法当标本兼治。

台党参四钱　桑寄生四钱　朱茯神四钱　知贝母各三钱
小川芎三钱　苦桔梗三钱　绿升麻一钱　川牛膝三钱
当归须四钱　小川连二钱　天花粉四钱　胖大海三枚
首乌藤六钱　宣木瓜三钱　生甘草二钱　带心莲子十五粒

四诊　3月9日

胸次发闷，出语尚不甚清，食物不甘，亦不知饥，内蕴湿热尚甚，仍依前法加减。

台党参四钱　真郁金三钱　知贝母各三钱　苦桔梗三钱

天花粉四钱　绿升麻一钱　六神曲布包，三钱　小川连一钱
全当归四钱　小川芎三钱　胖大海三枚　川牛膝三钱
宣木瓜四钱　首乌藤一两　生甘草二钱　带心莲子十五粒

五诊　3月23日

脉略见和，出语亦清，仍不爽快，内蕴湿热夹滞，故食物不甘，大便通而不畅，当依法加减再进。

台党参四钱　苦桔梗三钱　射干二钱　真郁金三钱
六神曲布包，三钱　佛手片三钱　焦鸡金三钱　盐砂仁二钱
天花粉四钱　酒芩柏各三钱　淡苁蓉四钱　胖大海三枚
知贝母各三钱　大麦冬三钱　生甘草二钱　生藕节五枚

赵某　男　55岁　1951年1月23日

据述去年春间曾患中风不语，卧床至秋冬之交始能起坐行动，但肝阳尚旺，头痛而微眩，腰以下胯腿脚跟皆作酸痛，行动乏力，有上重下轻之势，且肺肾热重，故说话声音不亮，风湿内蕴，气血不足，为日已久，法当标本兼治。

生箭芪四钱　台党参四钱　全当归四钱　小川芎三钱
汉防己三钱　桑寄生八钱　金狗脊去毛，五钱　忍冬藤五钱
海风藤五钱　川牛膝三钱　杭巴戟四钱　首乌藤一两
制乳没各三钱　制续断三钱　炒栀子三钱　粉丹皮三钱
炒苡仁四钱　生甘草二钱　生茅根五钱

二诊　2月2日

脉弦象已减，说话声亦亮，惟行动仍觉腿软，脚跟肿痛，略有外感，仍依法加减再进。

老箭芪四钱　台党参四钱　於潜术三钱　桑寄生五钱
全当归四钱　川牛膝三钱　金狗脊去毛，四钱　盐杜仲三钱
制续断三钱　干地黄四钱　炒栀子三钱　粉丹皮三钱

朱茯神四钱　杭巴戟三钱　宣木瓜四钱　生甘草二钱
生姜三片　大枣三枚

三诊　2月5日

药后各病皆轻，惟内热又起，右牙作痛，说话如常，行路发软，足跟仍作痛，法当标本兼治。

南沙参四钱　知贝母各三钱　赤苓芍各三钱　炒栀子三钱
粉丹皮三钱　川牛膝二钱　金狗脊去毛，二钱　桑寄生三钱
酒芩柏各三钱　干生地四钱　宣木瓜三钱　白茅根五钱
生甘草二钱

服汤剂三五帖后，可用丸药调理：早服知柏地黄丸，晚服杞菊地黄丸，每次服二钱，淡盐水送下。

王某　男　52岁　1950年3月19日

脉见弦虚，面色不荣，眼神不正似曾患过风疾，问之果然，目前周身筋骨经络皆不适，异常困倦，有时抽痛，血不荣经肝脾两虚，心肾不足，故畏风畏冷，法当从本治。

老箭芪五钱　台党参四钱　泔浸於术三钱　全当归四钱
小川芎三钱　制乳没各三钱　桑寄生五钱　朱茯神四钱
西秦艽三钱　厚附片三钱　细生地砂仁二钱研拌，四钱
金狗脊去毛，四钱　盐菟丝三钱　盐杜仲三钱　生甘草三钱
生姜三片　大枣三枚

二诊　3月23日

药后尚安，胃纳不旺，晨起精神较好，午后则疲乏不堪，血不荣经，仍当治本。

台党参四钱　生於术三钱　全当归四钱　朱茯神四钱
大生地砂仁二钱研拌，四钱　山萸肉三钱　盐杜仲三钱

金狗脊去毛，四钱 首乌藤一两 厚附片三钱 桑寄生五钱
生甘草二钱 生姜三片 大枣三枚

三诊 4月2日

脉往来有神，精神仍倦，胃纳略旺，仍依前法加减。

炙黄芪四钱 台党参四钱 焦冬术三钱 炒枳壳三钱
朱茯神四钱 沉香曲布包，三钱 桑寄生五钱 首乌藤一两
生熟稻芽各三钱 大生地砂仁二钱研拌，五钱 金狗脊去毛，四钱
生甘草二钱 生姜三片 大枣三枚

四诊 4月9日

依前方加：霍石斛四钱，甘枸杞四钱，甘菊花四钱，再进。

五诊 4月16日

据述近日胸次发热，夜眠因之不安，肢体疲乏无力而思眠，当依法加减再进。

炙黄芪五钱 台党参三钱 生白术三钱 全当归三钱
首乌藤八钱 炒栀子三钱 粉丹皮三钱 土炒杭芍四钱
朱茯神四钱 金狗脊去毛，四钱 大生地五钱 甘枸杞三钱
甘菊花三钱 生甘草二钱 大枣三枚 生藕节五枚

毛某 男 36岁 1951年3月25日

素有右半身不遂之症，兼之肝气串痛，业已五年，近则天阴痛甚，睡眠时，左右两胁皆痛，此乃寒湿深入经络所致，说话皆牵痛，肝胃不和、肺叶扩张，法从本治。

桑寄生六钱 西秦艽三钱 当归须四钱 制乳没各三钱
苦葶苈三钱 真郁金三钱 泔浸苍白术各二钱 炒枳壳三钱
宣木瓜四钱 大桂枝三钱 生杭芍五钱 空沙参四钱
海风藤四钱 生甘草二钱 大红枣三枚 生藕节五枚

二诊 3月27日

依前方加：生黄芪四钱，广木香二钱，再进。

三诊 3月29日

药后气串见轻，眠仍不安，左胁间不时作跳，且觉发闷，兼有气闭不能言语之象，咳痰中时带黑点，此乃瘀血为患，病势非轻，不可大意，仍从本治。

灵磁石先煎，五钱　北沙参四钱　真郁金三钱　制乳没各三钱
粉丹皮三钱　炒栀子三钱　苦杏仁去皮尖，三钱　苦桔梗三钱
忍冬藤五钱　酒芩柏各三钱　当归须四钱　桑寄生五钱
炙百部三钱　血余炭三钱　野百合四钱　生杭芍四钱
细生地四钱　生甘草二钱　生藕节五枚

四诊 4月13日

据述左胁肋间仍作串痛，夜眠不安，眠后往往感觉中宫阻塞，呼吸不匀，甚则发闭，鼻衄未愈，忽然口吐鲜血数口，当系仍从鼻出者，夜眠多梦，此乃肝热为患，仍从本治。

空沙参四钱　首乌藤五钱　炒栀子三钱　粉丹皮三钱
生黄芪四钱　制乳没各三钱　醋青蒿三钱　酥鳖甲四钱
知贝母各三钱　生杭芍四钱　细生地四钱　天花粉四钱
苦杏仁去皮尖，三钱　生甘草二钱

五诊 4月27日

据述左胁连胸部仍作痛，不时发热咳嗽，痰吐不爽，其色灰黑，遗精又发，肺肾两亏，宜小心将护。

台党参四钱　真郁金三钱　制乳没各三钱　抱木茯神四钱
金狗脊去毛，三钱　锁阳四钱　金樱子四钱　山萸肉三钱
建莲须一钱　炒栀子三钱　大熟地上上肉桂心一分研拌，五钱
粉丹皮三钱　炙甘草二钱　大红枣三枚

六诊　5月5日

依前方加：制乳没各三钱，甘枸杞四钱，甘菊花三钱，减去锁阳、金樱子，再进。

陈某　男　69岁　1950年2月20日

脉见滑弦，舌质黄灰而紫，出语不清，据述三月前曾患中风不语，口眼歪斜，经针灸及中药治疗业已见轻，高年气血偏枯，如欲复元，恐非易事，唯有豁痰使声音稍亮，安心静养而已，疏方酌服得效再议。

生黄芪四钱　空沙参五钱　苦杏仁去皮尖，三钱　苦桔梗三钱
胖大海二钱　云茯苓四钱　天花粉四钱　桑寄生四钱
川贝母三钱　瓜蒌仁三钱　橘子络二钱　淡苁蓉八钱
全当归四钱　生白芍五钱　生甘草三钱　生荸荠三枚
生梨皮一具

二诊　2月23日

药后吐痰较易，说话稍清，大便通畅，眠食均安，仍当依法加减。

老黄芪五钱　台党参四钱　苦桔梗三钱　川贝母三钱
云茯苓四钱　瓜蒌仁四钱　丝瓜络二钱　全当归四钱
首乌藤一两　淡苁蓉五钱　生杭芍四钱　桑寄生五钱
胖大海三枚　生甘草二钱　生梨皮一具

三诊　2月26日

据述眠食均安，痰邪已去八九，大便已渐调，惟出语尚不太清，内热尚甚，仍当治本。

老黄芪五钱　台党参四钱　焦冬术三钱　天花粉四钱
川贝母三钱　连皮苓四钱　丝瓜络三钱　全当归四钱
酒芩柏各三钱　苦桔梗三钱　冬瓜皮仁各四钱　淡苁蓉四钱
生赤芍四钱　嫩桑枝四钱　胖大海三枚　生甘草三钱

生藕节五枚

四诊　3月8日

痰邪已去，出语略清，惟大便干结，内热尚甚，高年久病，宜加意调养，小心将护。

老黄芪五钱　台党参四钱　焦冬术三钱　火麻仁五钱
天花粉四钱　淡苁蓉五钱　干生地八钱　桑寄生六钱
酒黄芩三钱　川贝母三钱　冬瓜皮四钱　赤白苓芍各三钱
胖大海三枚　全当归四钱　生甘草二钱　生藕节五枚

姚某　女　65岁　1950年3月7日

脉见沉弦而滑，据述自去年腊月即患咳嗽，至今未愈，内热甚重，近日略感外邪，致肢体发麻，一时昏迷，不省人事，头部偏左作痛，中气短促，心中作跳，痰色白而多涎沫，此乃热疾为患，法当从事清化标本兼治，更宜小心将护，不可大意。

灵磁石先煎，五钱　南沙参四钱　知贝母各三钱　天花粉四钱
炒栀子三钱　粉丹皮三钱　杜牛膝三钱　西秦艽三钱
桑寄生五钱　酒芩柏各三钱　北五味一钱　云茯苓四钱
当归须四钱　生杭芍四钱　甘草梢二钱　带心莲子十五粒

二诊　3月9日

依前方加：台党参四钱，干生地四钱，香砂仁二钱，法半夏三钱，减去南沙参，再进。

三诊　3月14日

脉见弦滑，据述近日偏头痛、手痛、喉际亦痛，略有呛咳，此肝郁有热上攻为患，当从本治。

台党参四钱　首乌藤五钱　真郁金三钱　杜牛膝三钱
忍冬藤四钱　西秦艽三钱　知贝母各三钱　天花粉四钱

生杭芍三钱　当归身三钱　云茯苓四钱　生甘草二钱
生藕节五枚　生荸荠捣，三枚

四诊　5月3日

据述腰腹不时作痛，肝邪甚重，中气觉短，两腿酸痛，气郁太甚，兼感风湿，致成此候，法当标本兼治。

南沙参四钱　生於术三钱　真郁金三钱　制乳没各三钱
盐杜仲四钱　川牛膝三钱　金狗脊去毛，四钱　桑寄生五钱
全当归五钱　小川芎三钱　赤苓芍各三钱　左金丸布包，二钱
生甘草二钱　生藕节五枚　生荸荠捣，三枚

马某　女　59岁　1951年2月17日

脉不调和，据述病情杂而且久，初起因食物后动气，左胁肋内作痛，久则内抽成窠，左半身曾患中风不遂之症，近则左手腕臂不能高举，食物口不知味，水不养肝，气血两亏，法当从本治。

南沙参四钱　当归须四钱　小川芎三钱　制乳没各三钱
真郁金三钱　赤苓芍各三钱　大腹皮三钱　海风藤五钱
首乌藤一两　山萸肉四钱　干生地砂仁二钱研拌，四钱
生甘草二钱　生姜三片　大枣三枚

二诊　2月23日

依前方加：知贝母各三钱，鸡血藤四钱，宣木瓜四钱，再进。

三诊　3月25日

据述服前方多帖尚安，惟左半身仍不遂，两腿无力膝盖亦痛，前阴作痒，此乃肝热生风夹肾气为患，胸胁间仍痛，仍依前法加减。

北沙参四钱　制乳没各三钱　忍冬藤四钱　海风藤五钱
白鲜皮四钱　西防风三钱　真郁金三钱　当归须五钱
赤苓芍各三钱　山萸肉三钱　酒黄芩柏各三钱　首乌藤一两

桑寄生五钱　干生地砂仁二钱研拌，四钱　甘草梢三钱

四诊　5月1日

据述头部昏眩，厌闻人声，周身酸软无力，行路维艰，口苦而干，时流涎水，食物不甘，二便未调，仍从本治。

台党参四钱　首乌藤一两　香白芷三钱　蔓荆子三钱
朱茯神四钱　桑寄生五钱　当归须四钱　杜牛膝三钱
细生地四钱　霍石斛四钱　天花粉三钱　天麦冬各三钱
生甘草二钱　带心莲子十五粒　生藕节五枚　生荸荠捣，三枚

丁某　男　73岁　1951年6月25日

脉见滑弦，舌苔薄黄微垢，素体湿重，肾部略虚，肝脾有热，故血不能荣养经络，而左半身肢体不适，腿软行动乏力，出语不清，口涎极多，有时亦吐，手指发颤不能执举，业经三年有半，先由右腿开始，嗣乃串及周身，血虚而有风湿，致成此候，为日已久，当从本治。

炙黄芪五钱　台党参四钱　土炒於术三钱　金狗脊去毛，四钱
杭巴戟四钱　厚附片三钱　盐菟丝四钱　补骨脂三钱
骨碎补三钱　甘枸杞四钱　川牛膝三钱　全当归四钱
赤白苓芍各三钱　宣木瓜四钱　淡苁蓉四钱　炙甘草三钱
鲜荷叶一角，带梗五寸

二诊　6月30日

依前方加：首乌藤一两，炙黄芪亦加至一两，再进。

三诊　7月7日

药后说话声音渐洪，口涎渐少，手战足胀亦轻，自是好象，再疏一方，先服汤剂二三帖，如相宜，即以此方作蜜小丸（如梧桐子大），每早晚各服四十九，淡盐水送下。

炙黄芪七钱　台党参五钱　土炒於术四钱　胖大海三钱

金狗脊去毛，四钱	川牛膝三钱	厚附片四钱	骨碎补五钱
枸杞子五钱	宣木瓜五钱	山萸肉四钱	淡苁蓉四钱
酒芩柏各三钱	当归身四钱	杭白芍四钱	赤白芩各三钱
炙甘草三钱	鲜荷叶一角，带梗五寸		

四诊　11月13日

据述服前之丸剂甚安，声音已亮，面亦光润，手足均有力，当依法加减制成丸剂。

炙黄芪一两	台党参八钱	苍白术各五钱	甘枸杞八钱
宣木瓜八钱	补骨脂八钱	骨碎补八钱	厚附片六钱
老干姜六钱	当归身八钱	上上肉桂四钱	大熟地八钱
山萸肉六钱	酒芩柏各五钱	杭白芍八钱	淡苁蓉八钱
甘枸杞八钱	甘菊花五钱	川牛膝七钱	法半夏八钱
赤苓芍各五钱	炙甘草五钱		

上药选配道地，如法炮炙，共研细末，炼蜜为丸，如梧桐子大，每日早晚各服四十粒，淡盐水送下。

癫狂

《素问》云:“诸躁狂越，皆属于火。”此证由肝火暴胀，鼓动阳明痰热，上扰神明而致。故先生常以石决明、生牡蛎、生龙齿、灵磁石重镇降逆，半夏、南星化痰，生地、胆草、栀子、郁金疏肝清热，辅以首乌藤、夜合花安神宁心。此证迁延日久，非短期可以治愈。

张某　男　33岁　1950年9月29日

脉息甚知已，面色不荣，神情呆滞，两眼不定，口中呓呓自言，时作呵欠，病由刺激而得，肝郁有热，脾湿生痰，中气不舒，致成此候，防其发狂，亟当治本。

生石决明一两　生牡蛎八钱　生龙齿七钱
灵磁石五钱，四味同先煎　朱茯神四钱　天花粉四钱
合欢花四钱　胆草炭二钱　炒栀子三钱　粉丹皮三钱
天竺黄四钱　真郁金三钱　橘子皮络各三钱　淡竹茹二钱
天水散冲，四钱　生藕节五枚　生梨皮一具　生姜汁一汤勺

二诊　10月2日

脉仍不和，左眼内抽，精神恍惚，时明时暗，夜眠不安，仅能睡二三小时，肝阳太甚，脾肾两虚，水不涵木，劳乏太过所致，法当治本。

九孔石决明二两　生牡蛎一两　生龙齿一两
灵磁石八钱，四味同先煎　茯神七钱　白蒺藜去刺，四钱
海风藤五钱　首乌藤二两　真郁金三钱　夜合花五钱
金狗脊去毛，四钱　杭巴戟五钱　补骨脂四钱　骨碎补四钱
枸杞子四钱　甘菊花三钱　生甘草二钱　生藕节五枚
生姜三片　大枣三枚

三诊　10月4日

据述神识仍不清，左眼仍抽，晨起恍惚，自言自语不休，午后则渐清醒，不作妄言，肝热极重，脾肾两虚，为日已久，当缓图之。

珍珠母二两　生牡蛎三钱　生龙齿一两
灵磁石八钱，四味同先煎　朱茯神八钱　龙胆草二钱
莲子心二钱　柏子仁四钱　真郁金三钱　生白芍八钱
首乌藤二两　甘菊花三钱　枸杞子四钱　山萸肉五钱
干生地砂仁二钱研拌，八钱　白蒺藜去刺，四钱　生甘草三钱
生藕节五枚

四诊　10月8日

神识仍不清，吐痰甚多，睡醒后仍自语，有时面色发紫，眼白发黄，内热太重，仍当治本。

生石决明一两　生牡蛎八钱　生龙齿八钱
灵磁石五钱，四味同先煎　炒栀子三钱　粉丹皮三钱
天花粉四钱　知贝母各三钱　法半夏三钱　酒芩柏各三钱
小川连一钱　生甘草二钱　生藕节五枚　生梨皮一具

五诊　10月18日

药后尚安，但仍急燥，吐痰仍多，眠食略安，两颧发红，内热尚甚，仍以前法加减再进。

珍珠母一两　生牡蛎八钱　生龙齿八钱　灵磁石五钱
生石膏八钱，五味同先煎　朱茯神五钱　忍冬藤五钱
净连翘四钱　炒栀子三钱　粉丹皮三钱　小川连一钱
甘枸杞四钱　甘菊花三钱　酒芩柏各三钱　知贝母各三钱
首乌藤一两　杜牛膝三钱　生甘草三钱　生梨皮一具
生茅根五钱

六诊　10月21日

依前方加：生白术三钱，炒山药四钱，干生地五钱，减去甘菊花，再进。

七诊　11月1日

近日觉头昏而痛，口中发酸，口渴而不思饮，大便作溏，小溲发热，食物不甘，心中及后背发冷，手足作热，此内有积热，兼有食滞，外袭风寒所致，法当标本兼治。

台党参四钱　首乌藤一两　西秦艽三钱　西防风三钱
香白芷二钱　煨天麻三钱　嫩桑枝三钱　净连翘四钱
六神曲布包，四钱　炒稻芽三钱　制乳没各三钱　真郁金三钱
炒栀子三钱　粉丹皮三钱　焦冬瓜三钱　生甘草三钱

生姜三片　大枣三枚

八诊　11月3日

药后尚安，惟前后心仍发冷，头额尚作微痛，用力则甚，口淡无味，食物尚甘，外感化热，当依法加减再进。

台党参四钱　当归首八钱　小川芎三钱　西秦艽三钱
煨天麻三钱　甘菊花三钱　霜桑叶三钱　朱茯神四钱
制乳没各三钱　六神曲布包，四钱　炒稻芽四钱　首乌藤二两
炒栀子三钱　粉丹皮三钱　生甘草二钱　生姜三片
大枣三枚

九诊　11月5日

肝热极盛，有时气暴，狂打伤人，法当清降，依前法加减再进。

九孔石决明一两　生牡蛎八钱　生龙齿八钱　灵磁石六钱
代赭石六钱　生石膏五钱，六味同先煎　生杭芍五钱
龙胆草三钱　酒黄芩三钱　粉丹皮三钱　赤苓芍各一两
知贝母各三钱　金银花四钱　净连翘四钱　朱茯神四钱
甘菊花三钱　甘草梢二钱　生藕节五枚　生梨皮一具

十诊　11月12日

依前方加：羚羊角三分，冲服。

十一诊　11月23日

药后神识略清，夜眠亦安，咳嗽已减，惟左眼白有红丝，黑睛向上，牙齿发宣，不能咀物，肢体虚弱，脾肾两虚，法当治本。

台党参四钱　首乌藤一两　谷精珠五钱　密蒙花四钱
杜牛膝三钱　制乳没各三钱　土炒於术三钱　朱茯神四钱
真郁金三钱　炒栀子三钱　干生地四钱　甘菊花三钱
甘草梢二钱　生藕节五枚

十二诊　11月27日

药后各病皆轻，气血不和，左肩发凉，左胁抽痛，牵扯及腰部，牙齿咀物，仍作酸痛，久病体虚，当从本治。

台党参四钱　焦冬术三钱　炒枳壳三钱　密蒙花四钱
制乳没各三钱　朱茯神四钱　金狗脊去毛，三钱　补骨脂三钱
桑寄生五钱　当归须四钱　谷精珠四钱　甘枸杞三钱
甘菊花三钱　大生地砂仁二钱研拌，四钱　生甘草二钱
大枣三枚　生姜三片

颤证

颤证系头部或肢体摇动颤抖，不能自制之病证。证属肝风内动，筋脉失养。总属本虚标实。本为气血阴阳亏虚，其中以阴津精血亏虚为主；标为风、火、痰、瘀为患。故先生治以重镇为主，常以石决明、生牡蛎、生龙齿、灵磁石同先煎，生地、佛手滋阴柔筋，狗脊、骨碎补、补骨脂培补肾元。此病多由年老虚损而来，故需徐徐图之，不可求速效。

朱某　男　46岁　1950年3月10日

脉见沉弦滑数，来往不匀，舌苔薄黄，痰涎甚多，据述病经数年，初由受惊骇刺激而得，便干溲黄，胃纳不佳，夜眠不安，肝肾两亏，肺胃热重，为日已久，当从本治，疏方酌服，得效再议。

九孔石决明一两　生牡蛎八钱　生龙齿六钱
灵磁石五钱，四味同先煎　抱木茯神四钱　炒枣仁四钱
泔浸苍白术各二钱　金狗脊去毛，四钱　首乌藤一两　盐芩柏各三钱
海风藤五钱　炙甘草三钱　带心莲子十五粒　大枣三枚

二诊　3月13日

药后病无出入，病由惊骇而得，脑部受伤，肝胃不和，脾肾两虚，故头时摇动，涎水流出极多，仍从本治。

灵磁石先煎，五钱　台党参四钱　苍白术各三钱　炒枳壳三钱
朱茯神四钱　法半夏三钱　骨碎补四钱　补骨脂四钱
金狗脊去毛，四钱　朱枣仁四钱　生熟苡仁各四钱　芡实米四钱
怀山药四钱　炙甘草三钱　生姜三片　大枣三枚

三诊　3月19日

口水仍多，两眼发干，温度有时稍高，肝阳上升为患，仍依前法加减。

珍珠母一两　生牡蛎八钱　生龙齿八钱，三味同先煎
朱茯神四钱　首乌藤一两　忍冬藤七钱　酒黄芩柏各三钱
川牛膝三钱　茯苓皮四钱　苦葶苈四钱　芡实米四钱
生苡仁四钱　生甘草三钱　大枣三枚

四诊　4月13日

舌出口外而战，口水极多，两脚发热已廿八年，始终不减，血压亦高，肝虚有热，水不涵木，病久且沉，宜小心将护。

九孔石决明一两　生牡蛎八钱　生龙齿八钱　灵磁石六钱，四味同先煎
朱茯神四钱　川牛膝三钱　苍白术各三钱　金狗脊去毛，四钱
甘枸杞四钱　甘菊花三钱　生熟苡仁各四钱　酒芩柏各三钱
芡实米四钱　大生地砂仁二钱研拌，六钱　生甘草三钱

五诊　4月20日

舌战已轻，口水亦少，两腿发热未减，病经多年，收效较迟，仍依前法加减再进。

灵磁石先煎，一两　空沙参四钱　真郁金三钱　苍白术各三钱
朱茯神四钱　知贝母各三钱　苦杏仁去皮尖，三钱　苦桔梗三钱

杜牛膝三钱　金狗脊去毛，三钱　细生地四钱　天花粉四钱
酒芩柏各三钱　生甘草三钱　生藕节五枚

李某　男　45 岁　1950 年 2 月 4 日

脉不调匀，据述十指发战业已两月余，近日说话稍钝，两唇有胶黏之势，此乃脾湿太甚，运化力薄之故，久恐成痹，宜小心将护。

黄芪尖五钱　台党参四钱　苍白术各三钱　桑枝尖五钱
当归炭三钱　大生地砂仁二钱研拌，五钱　桑寄生五钱
小川芎三钱　赤白苓芍各三钱　焦苡仁五钱　金狗脊去毛，五钱
生甘草三钱　生藕节五枚

二诊　2 月 6 日

药后病无出入，良由病久且深，心肾两虚，肝脾不调，内蕴湿热太甚，有生风之势，依昨加减再进。

生芪尖五钱　苍白术各二钱　炒枳壳二钱　抱木茯神四钱
金狗脊去毛，三钱　北沙参四钱　生熟苡仁各四钱　当归须五钱
海风藤一两　枸杞子五钱　细生地五钱　生杭芍六钱
桑枝尖五钱　佛手尖十枚　生甘草二钱

三诊　2 月 7 日

服昨方指战见轻，说话尚钝，经络已活，内蕴湿热未减，气血两虚，法当标本兼治。

生芪尖五钱　台党参三钱　苍白术各三钱　炒枳壳五钱
朱茯神五钱　甘菊花三钱　甘枸杞三钱　朱枣仁四钱
炒苡仁八钱　远志肉三钱　生杭芍五钱　桑寄生五钱
当归须四钱　金狗脊去毛，五钱　大生地砂仁二钱研拌，六钱
生甘草二钱　鲜佛手尖十枚

四诊　4月8日

出语不清，肢体战动，唇舌亦不灵活，心肾之气不足，肝脾之血有亏，致成此候，为日已久，当从本治。

老箭芪五钱　台党参四钱　西秦艽三钱　西防风二钱
抱木茯神四钱　全当归五钱　桑寄生八钱　金狗脊去毛，四钱
盐菟丝四钱　盐巴戟四钱　甘枸杞六钱　生杭芍八钱
大生地七钱　仙灵脾四钱　生甘草三钱　胖大海三枚
带心莲子十五粒

胃痛

胃脘疼痛，或由寒邪客胃，或由饮食伤胃，或由肝气犯胃，或缘脾胃虚弱。总以行气和胃健脾为要。先生常用神曲、槟榔、稻芽、鸡金行气和胃，党参、白术健脾，饮食伤胃则加大腹皮、厚朴之类，肝气犯胃则用郁金、香附，标本兼治而求疗效。此病尚需饮食调养，不可暴饮暴食，大寒大热。

彭某　男　22岁　1951年1月27日

脉不条达，舌有黄苔，口角糜烂，据述近来头脑不清，夜眠不安，此乃内蕴有热，兼有食滞，故中脘不时发烧，为日已久，法当标本兼治。

焦冬术三钱　炒枳壳三钱　金银花三钱　净连翘三钱
小川连二钱　炒栀子三钱　粉丹皮三钱　香白芷三钱
蔓荆子三钱　六神曲四钱　五味槟榔三钱，二味同布包
炒稻芽四钱　焦鸡金三钱　火麻仁四钱　生甘草二钱
生苇茎一尺　生藕节三枚

二诊　2月1日

服前方病无出入，头部发昏，记忆力减退，胸次发闷，内热感风，法当表里兼治。

首乌藤五钱　金银花四钱　净连翘三钱　酒芩柏各三钱
真郁金三钱　炒栀子三钱　粉丹皮三钱　炒枳实三钱
炒稻芽五钱　焦鸡金三钱　西秦艽三钱　赤苓芍各四钱
细生地五钱　夜合花五钱　郁李仁二钱　火麻仁三钱
白蔻仁二钱　朱茯神四钱　五味槟榔布包，三钱　生甘草三钱
生荸荠捣，三枚

庄某　女　53岁　1950年4月9日

据述素有胃病已20余年，食物不和则中脘发胀，牵扯及后背经络皆痛，此乃血不荣养之故，兼有肝邪为患，故气不和而有时作抽搐，病久而深，当从本治。

台党参四钱　焦冬术三钱　炒枳壳三钱　制乳没各三钱
真郁金三钱　大腹皮三钱　五味槟榔三钱　沉香曲三钱，二味同布包
小川芎三钱　全当归三钱　土炒杭芍四钱　海风藤四钱
焦鸡金三钱　白蔻仁三钱　生甘草三钱

二诊　4月13日

药后各病皆轻，食物已不胀，饭量已如常，惟头部微闷，腰腿尚发软，二便正常，仍从本治。

台党参三钱　桑寄生五钱　制乳没各三钱　川牛膝三钱
盐杜仲四钱　首乌藤八钱　六神曲布包，三钱　炒稻芽四钱
全当归三钱　土炒杭芍四钱　细生地砂仁二钱研拌，五钱
小川芎三钱　生甘草三钱　生藕节五枚

郭某　男　19岁　1950年2月　24日

据述胃痛已久，发则食物上逆，偏右肋胁间作痛，此乃肝胃不和之证，法当从本治，平时宜小心将护，不宜动气，不宜做剧烈运动，徐徐调养，以期强健。

灵磁石先煎，五钱　空沙参四钱　知贝母各三钱　制乳没各三钱
真郁金三钱　赤芍药二钱　淡竹茹二钱　朱茯神三钱
大麦冬三钱　干生地三钱　忍冬藤四钱　北五味二钱
生甘草二钱　伏龙肝二两，煎汤代水

二诊　2月26日

药后病无出入，胃纳稍多，则胸膈发烧，气不下行，不得虚恭则觉中气不畅，仍当从本治。

南沙参四钱　真郁金三钱　沉香曲布包，四钱　炒稻芽三钱
淡竹茹二钱　盐炒陈皮二钱　川厚朴二钱　广木香三钱
赤白苓芍各三钱　大麦冬三钱　细生地四钱　制乳没各三钱
北五味二钱　知贝母各三钱　甘草梢二钱　生藕节五枚
生荸荠捣，五枚

三诊　2月28日

药后胃部稍舒，惟肺气不降，呃逆不舒，总觉呼吸不调，法当从本治，引热下行，以得虚恭为安。

空沙参四钱　苦桔梗三钱　苦杏仁去皮尖，三钱　川牛膝三钱
淡竹茹二钱　橘子络二钱　知贝母各三钱　天麦冬各三钱
细生地四钱　真郁金三钱　酒黄芩三钱　甘草梢二钱

四诊　3月5日

脉已见和，沉取微数，肝热尚重，故不时气急而作呃，仍当从本治，引火下行。

生石膏先煎，五钱　空沙参四钱　知贝母各三钱　竹叶茹各二钱

真郁金三钱　川牛膝三钱　酒黄芩三钱　天麦冬各三钱
细生地四钱　苦桔梗三钱　苦杏仁去皮尖，三钱　天花粉四钱
生甘草二钱　生梨皮一具　生荸荠捣，五枚

五诊　3月23日

据述药后始觉甚安，继又觉气阻，上下不通，得呃乃静，夜眠不安，呛咳有痰，此由肝胃不调之故，法当从本治。

霍石斛四钱　生石膏五钱，二味同先煎　天花粉四钱　知贝母各三钱
天麦冬各三钱　橘子络二钱　淡竹茹二钱　苦桔梗三钱
苦杏仁去皮尖，三钱　制乳没各三钱　云茯苓四钱　酒黄芩三钱
嫩白前三钱　生藕节五枚　生荸荠捣，五枚

六诊　4月21日

据述胃部仍不和，气滞仍未通，有时仍上逆不舒，得虚恭则安，仍当治本。

灵磁石五钱　霍石斛五钱，二味同先煎　空沙参四钱　生百合四钱
制乳没各三钱　赤白苓芍各三钱　大腹皮三钱　抱木茯神四钱
忍冬藤四钱　净连翘四钱　生熟稻芽各三钱　生草梢三钱

梅某　女　34岁　1950年1月18日

脉见弦大，舌苔根黄，近日劳乏太甚，积火在中，觉胃部胀痛，气不舒达，头部因之不适，大便色黑而干，法当从事清降。

南沙参四钱　真郁金三钱　抱木茯神四钱　桑寄生五钱
生熟稻芽各三钱　大腹皮三钱　沉香曲布包，四钱　炒栀子三钱
粉丹皮三钱　细生地四钱　酒芩柏各三钱　生甘草三钱
带心莲子十五粒　生荸荠捣，五枚

二诊　2月12日

劳乏太过，内热感风，素体阴虚，发为呛咳，胃部不和，食物作痛，夜眠不

安，而不觉困，当从本治。

台党参四钱　知贝母各三钱　沉香曲布包，四钱　首乌藤八钱
朱茯神四钱　全当归三钱　西秦艽二钱　炒栀子三钱
粉丹皮三钱　生杭芍四钱　胆草炭二钱　生甘草二钱
带心莲子十五粒

三诊　6月12日

脉有劳形，据述肢体乏力，胸中发热，胃脘仍痛，食物不甘，消化力薄，夜眠多梦，痰涎亦甚，劳累太过，有阴虚生内热之象，仍当从本治。

北沙参四钱　桑寄生五钱　朱茯神四钱　炒栀子三钱
粉丹皮三钱　真郁金三钱　制乳没各三钱　当归身四钱
首乌藤八钱　知贝母各三钱　干生地砂仁二钱研拌，五钱
盐黄芩柏各三钱　六神曲布包，四钱　生藕节五枚　鲜茅根五钱

陈某　女　64岁　1952年6月29日

据述曾患肺病，近已向愈，惟脾胃不调，食物不香，肢体倦怠，夜不成眠，食物下胃则上泛不舒，为日已久，宜缓图之，不能求速效也。

灵磁石先煎，五钱　台党参四钱　焦冬术三钱　炒枳壳三钱
首乌藤一两　桑寄生四钱　制乳没各三钱　全当须四钱
小川芎三钱　赤白苓芍各三钱　真郁金三钱　生藕节五枚
生姜三片　大枣三枚

二诊　7月3日

依前方加：夜合花四钱，六神曲布包，四钱，柏子仁三钱，生栀子三钱，首乌藤加至二两，减去姜、枣，再进。

三诊　7月5日

据述病情乃血虚有热，故夜不安眠，到寅卯时，不能合眼，法当以养阴为

主。经云:"阳明有病，令人不眠"，但非调肾不可，疏方再服。

台党参四钱　朱茯神四钱　夜合花五钱　首乌藤一两
炒栀子三钱　粉丹皮三钱　全当须三钱　柏子仁三钱
合欢花四钱　赤白芍各三钱　细生地砂仁二钱研拌，五钱
山萸肉三钱　炙甘草三钱　莲子心一钱

四诊　7月10日

据述夜眠仍不安，手足掌皆发烧，腹中偏右有包块为患，此乃肝邪所结，故动肝气则不舒，仍当治本。

台党参四钱　小川连一钱　焦冬术三钱　真郁金三钱
白蔻仁二钱　忍冬藤四钱　炒栀子三钱　粉丹皮三钱
小川芎三钱　首乌藤一两　细生地砂仁二钱研拌，五钱
朱茯神四钱　夜合花四钱　灵磁石先煎，八钱　制乳没各三钱
炙甘草三钱　莲子心一钱

五诊　7月14日

药后尚安，惟胃纳仍钝，强食则不能消化，腹中偏左包块仍作串痛，据述晨起食物则停滞不化，午后稍佳，肝胃不和，仍从本治。

灵磁石先煎，五钱　台党参三钱　沉香曲布包，四钱　焦鸡金三钱
制厚朴川连水炒，二钱　制乳没各三钱　全当归四钱　小川芎三钱
真郁金三钱　细生地砂仁二钱研拌，五钱　焦楂炭三钱
朱茯神四钱　炒谷芽四钱　首乌藤一两　生甘草二钱

六诊　7月19日

连日又动肝气，致左胁作痛，肝胃亦因之不和，食物下胃上逆，饮水亦不下，仍依前法加减。

灵磁石先煎，五钱　台党参四钱　真郁金三钱　沉香曲布包，四钱
细生地砂仁二钱研拌，五钱　制乳没各三钱　元胡索三钱
醋香附三钱　焦鸡金三钱　炒稻芽四钱　当归身四钱

土炒白芍四钱　首乌藤二两　朱枣仁四钱　炙甘草三钱

田某　男　37岁　1950年5月18日

据述患胃病已四年，食物下胃则吐酸水，周身发麻，口干引饮，水积不化，小溲极少，法当导引为主，溲长则解矣，恐不易收速效也。

炒冬术皮五钱　炒枳壳三钱　葶苈子四钱　川厚朴川连水炒，一钱
生桑枝四钱　茯苓皮四钱　大腹皮四钱　小木通三钱
六神曲布包，三钱　炒稻芽四钱　盐泽泻三钱　甘草梢二钱
生苇茎五钱　大红枣三枚

二诊　5月21日

药后尚安，小溲略长，惟右胁肋胀痛，大便四日未通，口干引饮，水停为患，且有食滞，故食则停饱，仍依前法加减。

空沙参四钱　冬瓜皮五钱　制乳没各三钱　茯苓皮四钱
苦葶苈四钱　盐砂仁二钱　大腹皮四钱　六神曲三钱
麻仁滋脾丸三钱，二味同布包　生熟稻芽各三钱　真郁金三钱
建泽泻三钱　甘草梢三钱　大红枣三枚

三诊　5月26日

据述昔年因坠马曾伤右肋，近又兼有停水，故胁肋间痛加重，口干引饮，但不能多，小溲色深黄而量仍少，膀胱热重，当从本治。

空沙参四钱　炒栀子三钱　粉丹皮三钱　酒芩柏各三钱
冬瓜皮四钱　苦葶苈四钱　制乳没各三钱　天花粉四钱
生桑枝三钱　西秦艽二钱　车前子三钱　茯苓皮四钱
盐泽泻三钱　六一散冲，四钱　生苇茎五钱　大红枣三枚

李某　女　70岁　1950年10月10日

据述素有胃病，食道似有物阻，食物与否皆作痛，偏右尤甚，夜不安眠，有

宿滞未化，法当以理气化滞为治，高年宜小心将护，不可大意。

台党参四钱　沉香曲四钱　五味槟榔三钱，二味同布包
制乳没各三钱　真郁金三钱　姜竹茹二钱　生熟稻芽各三钱
焦鸡金三钱　首乌藤八钱　大腹皮三钱　知贝母各三钱
法制陈皮二钱　生甘草二钱

二诊　10月21日

脉见弦滑，舌质色紫，中后有薄灰苔，体温略高，胃部仍作胀痛，食物下胃往往上泛如阻塞不通，大便四五日一行，小溲通而不畅，此由素有宿滞，停于中脘，久而不化，呛咳有痰，中气不舒，法当从此消息。

台党参四钱　焦冬术三钱　炒枳壳三钱　苦杏仁去皮尖，三钱
苦桔梗三钱　西秦艽二钱　真郁金三钱　橘子皮三钱
姜竹茹二钱　天花粉三钱　制乳没各三钱　首乌藤四钱
知贝母各三钱　火麻仁四钱　生甘草二钱　生藕节五枚
生梨皮一具

三诊　10月23日

脉无出入，舌质略干，胸次有痰不易咯，两胁作痛，胃部有热，食物上泛，气逆则痛，大便虽通，仅下硬屎两小块，肠滞未化，小溲尚畅而色红，夜眠不安，内热尚甚，法当治本。

台党参三钱　桑枝叶各三钱　真郁金三钱　制乳没各三钱
知贝母各三钱　淡竹茹二钱　西秦艽二钱　天花粉四钱
北五味二钱　火麻仁四钱　淡苁蓉四钱　首乌藤五钱
车前子三钱　酒黄芩三钱　益元散冲，四钱　生梨皮一具
生藕节五枚

四诊　10月29日

脉稍有神，舌质仍干，肝热甚重，有木侮土之势，故食物发噎，咳嗽有痰。昨日下半夜不能安眠，胸次发满，大便不畅，小溲色红而量少，内蕴湿热，兼有

宿滞，故胸胁均不舒，法当标本兼治。

台党参四钱　蔓荆子三钱　甘菊花三钱　天花粉四钱
知贝母各三钱　全当归三钱　淡竹茹二钱　真郁金三钱
沉香曲布包，四钱　淡苁蓉四钱　制乳没各三钱　首乌藤六钱
北五味二钱　夜合花四钱　酒芩柏各三钱　苦杏仁去皮尖，三钱
细生地四钱　甘草梢二钱　鲜梨汁一杯，兑入药汁中

郭某　男　47岁　1950年3月13日

脉滑弦而沉，据述患胃病已十八年，饮食下胃则剧痛，由人字骨下串及全身，得嗳气则稍安，肝木侮土脾经虚寒而湿邪较重，小溲前先出白浊少许，胃痛时必出白浊，病久且深，中气太虚，法当从本治更宜小心将护，饮食寒暖，均须注意。

台党参四钱　焦冬术三钱　炒枳壳三钱　真郁金三钱
制乳没各三钱　老干姜三钱　厚附片三钱　广木香二钱
金狗脊去毛，三钱　宣木瓜三钱　炒苡仁三钱　云茯苓四钱
肉桂子二钱　淡苁蓉三钱　甘草梢二钱　生藕节五枚

二诊　3月23日

脉已不沉，据述服前方，病似见轻，惟胃部仍未和，饥饿时胃部汩汩有声，如积水状，得呃则稍舒，此乃肝气犯胃之象，且寒湿太重，病日已久，当缓缓图之，不能收速效也。

台党参三钱　焦冬术三钱　炒枳壳三钱　姜厚朴二钱
老干姜三钱　厚附片四钱　肉桂子二钱　云苓皮四钱
金狗脊去毛，三钱　新会皮二钱　杭巴戟四钱　淡苁蓉四钱
火麻仁三钱　广木香二钱　粉甘草二钱

三诊　4月3日

脉已见平，舌苔亦净，药后胃部仍有时作痛喜按，肝经太弱，消化力薄，因

脾主四肢，故右肩臂刺痛，乃气虚之象，仍宜治本。

台党参四钱　焦冬术三钱　炒枳壳三钱　沉香曲布包，四钱
盐杜仲三钱　焦鸡金三钱　厚附片三钱　大桂枝三钱
土炒杭芍四钱　杭巴戟三钱　云苓皮四钱　淡苁蓉四钱
金狗脊去毛，四钱　广木香三钱　桑寄生五钱　粉甘草三钱
生姜三片　大枣三枚

张某　男　41岁　1951年3月28日

据述患胃病已年余，食物下胃则停而不化，食欲虽佳但消化力薄，腹中发胀，便干溲黄，甚至发红，四肢麻木，头部眩晕，时出虚汗，胸次觉热而畏风，以手按之得热气则安，肝胃不和，脾肾两虚，法当从本治。

台党参四钱　焦冬术三钱　炒枳壳三钱　六神曲布包，四钱
焦鸡金三钱　炒稻芽三钱　火麻仁五钱　炒栀子三钱
酒芩柏各三钱　生桑枝四钱　海风藤五钱　桑寄生四钱
大腹皮三钱　粉丹皮三钱　甘草梢三钱　生苇茎五钱

二诊　3月30日

肝胃不和，为日已久，食物稍多则胸次胀痛而恶心，肢体麻木则汗随之而出，小溲仍红，内热尚重，消化力薄，仍依昨法加减。

灵磁石先煎，五钱　台党参四钱　沉香曲三钱
五味槟榔三钱，二味同布包　生熟稻芽各三钱　桑寄生三钱
忍冬藤四钱　淡竹茹三钱　酒芩柏各三钱　土炒白芍苓各三钱
海风藤四钱　生甘草三钱　生藕节五枚

三诊　4月5日

药后尚安，惟每日午后发燥热，眠后尤甚，天明始安，此乃阴虚之故，仍依前法加减。

台党参四钱　忍冬藤四钱　净连翘四钱　生栀子三钱

醋香附三钱　酥鳖甲四钱　粉丹皮三钱　地骨皮三钱
六神曲布包，三钱　大生地砂仁二钱研拌，五钱　赤苓芍各三钱
生甘草三钱　生藕节五枚

四诊　4月7日

依前方加：生熟稻芽各三钱，焦鸡金三钱，再进。

五诊　4月9日

药后燥热已退，夜眠亦安，但不解乏，仍属阴虚未复之故，阴虚生内热，口干而不引饮，乃由胃寒之故，仍从本治。

台党参四钱　焦冬术三钱　炒枳壳三钱　首乌藤一两
大生地砂仁二钱研拌，四钱　朱茯神四钱　山萸肉三钱
炒枣仁四钱　霍石斛四钱　生熟稻芽各三钱　沉香曲布包，三钱
生甘草二钱　生藕节五枚

六诊　4月11日

脉见弦虚，胃部仍不适，胃虽能纳而脾不能运，故积食发热，为日已久，仍从本治。

台党参四钱　五味槟榔三钱　沉香曲三钱，二味同布包
真郁金三钱　霍石斛四钱　生熟稻芽各三钱　焦鸡金三钱
炒栀子三钱　粉丹皮三钱　干地黄砂仁二钱研拌，四钱
金狗脊去毛，四钱　生甘草二钱　生藕节五枚　生荸荠捣，三枚

七诊　4月16日

依前方加：桑寄生五钱，首乌藤五钱，再进。

八依　4月21日

脉不条达，偏右太阳穴作痛，大牙亦痛，张口颇吃力，手足心发热，食物下胃作胀，肢体温略高，食滞未化，复感风邪，致成此候，法当标本兼治。

台党参四钱　西防风二钱　蔓荆子三钱　酒芩柏各三钱
川牛膝三钱　首乌藤八钱　炒栀子三钱　六神曲三钱

五味槟榔三钱，二味同布包　真郁金三钱　知贝母各三钱
粉丹皮三钱　盐砂仁二钱　生甘草二钱　生茅根五钱

九诊　4月23日

依前方加：连水炒川朴一钱，霍石斛四钱，生石膏先煎，四钱，减去西防风、蔓荆子，再进。

张某　男　61岁　1950年12月7日

脉见沉弦，喉际发红而干，据述患胃病已数年，屡治未愈，食后胃部胀痛，甚至满胸皆串痛，鼻孔发干，此乃肝胃不和之故，为日已久，时发时止，法当从本治。

空沙参三钱　知贝母各三钱　天麦冬各三钱　真郁金三钱
制乳没各三钱　沉香曲布包，三钱　佛手片三钱　淡竹茹二钱
鲜石斛四钱　焦鸡金三钱　杜牛膝三钱　赤苓芍各三钱
天花粉四钱　生甘草二钱　生藕节五枚　生梨皮一具

二诊　12月10日

药后尚安，日间觉气冲喉际发干，入夜睡至三四钟时喉干更甚，并不思饮，至天明则愈，食后腹中作胀，绕脐作痛，此乃脾运不强之故，为日已久，仍从本治，更宜小心将护。

南沙参四钱　苦桔梗三钱　霍石斛四钱　天花粉四钱
淡竹茹三钱　大腹皮三钱　制乳没各三钱　焦鸡金三钱
赤苓芍各三钱　知贝母各三钱　首乌藤一两　佛手片三钱
广木香三钱　细生地砂仁二钱研拌，四钱　生甘草三钱
生荸荠捣，三枚　生藕节五枚

三诊　12月14日

药后尚安，入夜口舌发干，此乃痰热为患，腹中绕脐作痛，食滞未清，消化力薄，仍依前法加减。

台党参四钱　霍石斛四钱　天麦冬各三钱　知贝母各三钱

天花粉四钱 生熟稻芽各三钱 焦鸡金三钱 六神曲布包，四钱
广木香三钱 云茯苓四钱 瓜蒌仁四钱 大腹皮三钱
细生地四钱 赤芍药三钱 生甘草三钱 生藕节五枚
生梨皮一具

四诊 12月18日

食物稍多则胃部仍觉胀满，饥饱均不适，喉干鼻干，舌质发麻，往往在凌晨三四钟时，晨起则安，肺胃有热，气食两滞，仍从本治。

台党参四钱 焦冬术三钱 霍石斛四钱 炒枳壳三钱
细生地四钱 五味槟榔三钱 六神曲三钱，二味同布包
天花粉四钱 天麦冬各三钱 知贝母各三钱 真郁金三钱
抱木茯神四钱 朱枣仁四钱 赤白芍三钱 焦鸡金三钱
生甘草二钱 生藕节五枚

服汤剂二三帖后，可取二剂研成细末，炼蜜为丸，如梧桐子大，每日早晚各服四十粒，温开水送下。

曾某 男 34岁 1950年11月4日

脉沉迟少神，重按几不应指，舌苔薄黄而垢腻，素有胃病，食物不多，消化力薄，大便干结三四日一行，小溲有时发黄，夜眠不能酣熟，病经两月余，肢体本虚，又因过于劳顿，致成此候，法当从肝脾肺肾主治，疏方照服，得效再议。

台党参四钱 焦冬术三钱 炒枳壳三钱 厚附片三钱
老干姜四钱 首乌藤一两 真郁金三钱 抱木茯神四钱
六神曲布包，三钱 当归首四钱 淡苁蓉四钱 土炒杭芍四钱
盐砂仁三钱 炒枣仁三钱 干地黄上上肉桂心一分研拌，四钱
炙甘草三钱 生姜三片 大枣三枚

二诊 11月7日

脉较有神，舌苔亦薄，药后各病皆轻，惟因病后劳乏，肢体困倦，眠食稍

安，当依法加减再进。

台党参四钱　泔浸於术三钱　六神曲布包，三钱　朱茯神四钱
真郁金三钱　淡苁蓉四钱　桑寄生五钱　甘枸杞三钱
金狗脊去毛，三钱　大熟地上上肉桂心一分研拌，五钱　厚附片三钱
盐巴戟三钱　山萸肉三钱　首乌藤一两　老干姜三钱
炙甘草三钱　大枣三枚

三诊　11 月 12 日

依前方加：金樱子三钱，锁阳三钱，再进。

四诊　11 月 14 日

脉见弦滑，内热易生，素体太弱，故总觉头昏牙痛，喉咽不爽，胸次满闷，夜出盗汗，虚阳易动，仍当治本，服汤剂二三帖后可以丸药调理。

台党参四钱　桑寄生五钱　地骨皮四钱　首乌藤一两
盐砂仁二钱　杜牛膝三钱　云茯苓四钱　盐巴戟二钱
锁阳四钱　山萸肉三钱　大熟地上上肉桂心一分研拌，六钱
浮小麦一两　炙甘草三钱　大枣三枚

丸方：素体极弱，兼有胃病，腹部作胀，饭后尤甚，又有遗精旧病，往往晨起面部浮肿，口苦而木，肺肾两虚，肝胃有热，当从本治，以丸剂常服调理。

炙箭芪七钱　台党参六钱　泔浸苍白术各四钱　大腹皮五钱
连水炒川朴四钱　金狗脊去毛，六钱　金樱子六钱　锁阳六钱
大熟地八钱　香砂仁四钱　山萸肉六钱　炒栀子七钱
粉丹皮五钱　生熟稻芽各五钱　焦鸡金五钱　甘枸杞七钱
甘菊花三钱　赤白苓芍各四钱　肥知母五钱　五味槟榔六钱
炙甘草五钱

上药选配道地，如法炮炙，共研细末，炼蜜为丸，如梧桐子大，每日早晚各服四十粒，淡盐水送下。

陈某　女　63岁　1950年11月29日

据述胸腹胀痛，已经四月，食物下胃则停滞不化，大便干溏不定，小溲亦少，肢体疲倦，病由肝郁而起，气食两滞，为日已久，当从本治。

焦冬术三钱　炒枳壳三钱　真郁金三钱　制乳没各三钱
大腹皮四钱　广木香二钱　六神曲布包，四钱　炒稻芽四钱
焦鸡金三钱　车前子三钱　茯苓皮四钱　盐泽泻二钱
生甘草二钱　生苇茎五钱　生藕节三枚　生姜三片

二诊　12月3日

药后各病皆轻，惟头尚昏痛，大便未通，左胁下似有包块作痛，小溲已长，肝热上攻，仍从本治。

空沙参四钱　蔓荆子三钱　香白芷三钱　杜牛膝三钱
大腹皮三钱　焦冬术三钱　制乳没各三钱　六神曲布包，三钱
车前子三钱　真郁金三钱　炒枳壳三钱　生熟稻芽各三钱
云茯苓四钱　建泽泻三钱　火麻仁三钱　生甘草二钱
生姜三片　大枣三枚

三诊　12月9日

左胁内包块仍痛，夜眠不安，胃纳不旺，消化力薄，大小便尚未如常，肝郁太甚，仍依前法加减。

台党参四钱　真郁金三钱　广木香二钱　酒炒元胡三钱
醋香附三钱　制乳没各三钱　大腹皮三钱　广陈皮二钱
生熟稻芽各三钱　火麻仁四钱　小木通三钱　茯苓皮四钱
冬瓜皮四钱　首乌藤四钱　六神曲布包，三钱　甘草梢三钱

四诊　12月14日

脉往来尚匀，微见虚数，日晡发热，左胁内仍作痛，食物不易消化，夜眠不安，大便四五日一行，得虚恭则安，小溲稍多，内热尚重，肝脾两虚，肠胃不

和，法当标本兼治。

台党参四钱　醋青蒿三钱　酥鳖甲四钱　淡苁蓉四钱
真郁金三钱　制乳没各三钱　首乌藤一两　六神曲布包，三钱
焦鸡金三钱　火麻仁三钱　郁李仁四钱　车前子三钱
连皮苓四钱　盐泽泻三钱　蔓荆子三钱　生甘草二钱
生苇茎五钱　生藕节五枚

伤食

伤食系饮食不当、损伤脾胃所致之病证。先生尝谓治疗伤食须辨虚实，若停滞中焦或胀或痛，为实证，当先消食，证虽属实，也不可妄投利下之药，应顺气、消食；伤食虚证，脾虚为本，食积为标，只能补中有消，不可只消无补，犯“虚虚之戒”。消食应先顺畅气机，故常用青陈皮、厚朴、大腹皮、槟榔；消食求腐熟，常用神曲、麦芽、莱菔子、鸡内金；补虚宜平补，常用云苓、山药、白术、苡仁、扁豆、党参等。

高某　男　30 岁　1952 年 10 月 8 日

据述肢体发冷，周身懒倦，食物不香，亦不思纳，此乃夹食伤风之象，法当清解。

台党参四钱　西秦艽三钱　西防风三钱　六神曲四钱
五味槟榔三钱，二味同布包　盐砂仁二钱　生熟稻芽各三钱
焦鸡金三钱　炒栀子三钱　粉丹皮三钱　大腹皮三钱
天花粉四钱　香白芷二钱　生甘草二钱　生姜三片
大枣三枚

二诊　10 月 11 日

药后尚安，身仍懒倦，食物不香，大便通而不畅，肠胃不调，法当从事清导。

台党参四钱　焦冬术三钱　炒枳壳三钱　五味槟榔布包，三钱
炒稻芽四钱　广陈皮二钱　法半夏三钱　西秦艽三钱
焦鸡金三钱　大腹皮三钱　茯苓皮四钱　生甘草二钱
生姜三片　大枣三枚

三诊　10月15日

药后甚安，惟早晚咳嗽时多，痰白而胶，中气觉短，此乃肺经有热之故，当依前法加减。

台党参四钱　生於术三钱　知贝母各三钱　天麦冬各三钱
北五味二钱　炙百部三钱　野百合四钱　嫩白前三钱
净白及四钱　制乳没各三钱　朱茯神四钱　金狗脊去毛，三钱
天花粉四钱　制女贞四钱　生甘草二钱　生姜三片
大枣三枚

邵某　男　57岁　1950年9月17日

据述肢体畏寒，胃部作痛，气向上逆，此乃食积为患，兼受外邪所致，法当清化。

老苏梗三钱　苦杏仁去皮尖，三钱　真郁金三钱　生熟稻芽各三钱
焦鸡金三钱　焦冬术二钱　炒枳壳三钱　西秦艽二钱
杜牛膝二钱　炒栀子三钱　粉丹皮三钱　天水散冲，四钱
生姜一片　大枣三枚

二诊　9月20日

依前方加：盐砂仁二钱，沉香曲布包，二钱，空沙参三钱，再进。

三诊　10月11日

药后尚安，食滞气滞过久，胃脘作痛，近日倾跌，致左胁肋疼痛，大便色黑，内热夹滞，法当治本。

台党参四钱　焦白术三钱　炒枳壳三钱　真郁金三钱

制乳没各三钱　生熟稻芽各三钱　焦鸡金三钱　西秦艽三钱
五味槟榔四钱　沉香曲四钱，二味同布包　炒栀子三钱
粉丹皮三钱　白蔻仁二钱　生苡仁四钱　知贝母各三钱
益元散冲，四钱　生姜三片　大枣三枚

四诊　10月13日

依前方加：盐砂仁二钱，绵茵陈三钱，再进。

五诊　10月16日

内热尚甚，口干引饮，而食积未化，大便三日未行，腹部胀痛，左胁肋仍痛，内有瘀滞，当依法加减再进。

台党参四钱　焦冬术三钱　炒枳壳三钱　制乳没各三钱
淡茯蓉四钱　火麻仁四钱　郁李仁四钱　桃杏仁各三钱
细生地四钱　生熟稻芽各三钱　真郁金三钱　炒栀子三钱
粉丹皮三钱　当归须四钱　绵茵陈三钱　生熟苡仁各四钱
小川芎三钱　甘草梢三钱　生藕节五枚

六诊　10月19日

肠胃湿热结滞，中气不调，大便六七日未通，故胃纳不佳，肢体疲乏，法当治本。

台党参四钱　焦冬术三钱　淡苁蓉四钱　焦鸡金三钱
生熟稻芽各三钱　真郁金三钱　郁李仁四钱　白蔻仁三钱
单桃仁去皮尖，三钱　大生地砂仁二钱研拌，五钱　全当归四钱
六神曲四钱　五味槟榔三钱　麻仁滋脾丸四钱，三味同布包
川牛膝三钱　制乳没各三钱　生甘草二钱　生藕节五枚

七诊　10月21日

依前方加：苦杏仁去皮尖，三钱，再进。

八诊　10月23日

脉来往渐调而有神，眼仍发黄，肢体皮肤亦微黄，大便十日未通，内蕴湿热

太甚，食物消化力薄，仍当治本。

台党参四钱　淡茯蓉一两　绵茵陈四钱　苦杏仁去皮尖，三钱
宣木瓜四钱　炒栀子三钱　粉丹皮三钱　麻仁滋脾丸六钱
六神曲四钱，二味同布包　细生地八钱　当归须八钱
川牛膝三钱　制乳没各三钱　真郁金三钱　郁李仁四钱
生甘草二钱　生藕节五枚

九诊　10 月 25 日

药后黄略见退，大便十数日不行者乃因胆汁泛入皮肤，不入大肠之故，所以食物之后，胃部每觉不适，仍当依前方加减再进。

生芪皮四钱　台党参四钱　绵茵陈四钱　炒栀子皮四钱
宣木瓜四钱　炒枳壳二钱　土炒冬术二钱　淡茯蓉一两
生熟稻芽各三钱　粉丹皮三钱　全当归一两　制乳香三钱
苦杏仁去皮尖，三钱　大生地砂仁二钱研拌，五钱　生甘草三钱

十诊　10 月 28 日

脉见滑弦，舌苔薄黄而腻，眼及皮肤黄均见淡，惟肠胃干燥，大便不通，用导法亦不受，食物下胃，总觉不舒，仍当从此消息。

生芪皮四钱　台党参四钱　炒枳实二钱　生冬术三钱
麻仁滋脾丸四钱　六神曲三钱，二味同布包　炒栀子三钱
全当归一两　淡茯蓉二两　细生地八钱　苦杏仁去皮尖，四钱
生熟稻芽各三钱　焦鸡金三钱　真郁金三钱　大腹皮三钱
甘草梢三钱　生藕节五枚　生梨皮一具

萧某　女　6 岁　1950 年 11 月 11 日

脉滑大，舌黄垢，周身作痛，温度极高，时吐苦水，头痛腹痛，小溲短少，口干引饮，内蕴有热及食滞，外感风邪，致成此候，法当从本治。

空沙参三钱　明天麻二钱　香白芷二钱　炒栀子三钱

粉丹皮三钱　生稻芽各三钱　六神曲三钱　天水散二钱，二味同布包
焦鸡金二钱　酒芩柏各一钱　西防风二钱　茯苓皮四钱
生苇茎五寸　生藕节五枚

二诊　11月12日

药后头痛已止，惟腹尚胀痛，时吐黑水并浓痰，温度极高，此乃积食感风化热所致，夜间呛咳更甚，大便三日未行，小溲黄短，病势非轻不可大意，法当从此消息。

空沙参四钱　炒栀子三钱　粉丹皮三钱　净连翘三钱
小川连五分　沉香曲布包，三钱　焦鸡金三钱　酒芩柏各三钱
嫩桑枝三钱　忍冬藤四钱　西秦艽二钱　大腹皮三钱
云茯苓四钱　建泽泻三钱　天水散三钱　天花粉四钱
伏龙肝二两，煎汤代水

三诊　11月13日

胃热太甚，食物则吐，今晨所吐，兼有痰涎并血丝，胃有积滞，不时作痛，身热无汗，内伤外感，兼而有之，大便干结，小溲频数而不畅，法当表里兼治。

生石膏先煎，一两　忍冬藤三钱　竹叶茹各三钱　知贝母各三钱
小川连一钱　粉丹皮三钱　生栀子三钱　炒枳壳三钱
六神曲四钱　天水散四钱，二味同布包　天花粉四钱
干生地三钱　杜牛膝三钱　制乳没各三钱　真郁金三钱
焦鸡金三钱　伏龙肝二两，煎汤代水

四诊　11月14日

药后全部呕出，身热未退，脉见沉数，舌质深红而苔黄，大便三日未通，小溲深黄而有沉淀，小腹及两腿作痛，口渴引饮，内蕴食滞兼寒湿化热为患，呛咳声重，仍当标本兼治。

金银花四钱　净连翘三钱　知贝母各三钱　炒栀子三钱
粉丹皮三钱　赤白芍各三钱　生桑枝三钱　淡竹茹二钱

生熟苡仁各四钱　嫩白前三钱　真郁金三钱　酒芩柏各三钱
六神曲布包，三钱　生熟稻芽各三钱　大腹皮三钱　朱灯心三十寸
益元散冲，四钱

五诊　11月15日

大便已通，出秽物甚多，身热仍未退，呛咳腹痛，疹子面部已见，法当透达。

忍冬藤四钱　大力子三钱　嫩白前三钱　苦杏仁去皮尖，三钱
西防风三钱　大青叶三钱　真郁金三钱　知贝母各三钱
赤白苓芍各二钱　炒稻芽三钱　酒芩柏各三钱　薄荷梗二钱
大腹皮三钱　净连翘三钱　天水散冲，四钱　生苇茎五寸

六诊　11月17日

药后疹已大显，内热尚重，喘气粗急，咳嗽痰多，大便所下皆黑滞秽浊之物，小溲黄短，食欲不佳，肠胃热重之故也。

生石膏先煎，五钱　空沙参三钱　金银花四钱　净连翘三钱
板蓝根三钱　大力子二钱　甘中黄二钱　天水散冲，四钱
酒芩柏各二钱　嫩白前三钱　赤白苓芍各三钱　粉丹皮三钱
炒栀子三钱　六神曲布包，四钱　生苇茎五寸　知贝母各三钱
天花粉三钱

七诊　11月21日

内热极重，又重感风邪，发为呛咳，往往连咳一二分钟不停，疹后余热未尽，痰吐涎沫，大便色红而有秽物，小溲黄短而有沉淀，胃纳尚佳，惟夜眠不安。

生石膏先煎，五钱　空沙参四钱　知贝母各三钱　苦杏仁去皮尖，三钱
苦桔梗三钱　天花粉四钱　北五味二钱　甘中黄三钱
嫩白前三钱　薄荷梗一钱　酒芩柏各二钱　粉丹皮三钱
炒栀子三钱　六神曲布包，三钱　天水散冲，四钱　茯苓皮三钱

盐泽泻三钱　生梨皮一具

八诊　11月26日

药后各病皆轻，惟胃纳不佳，消化力薄，大便每日二次，下秽物更多，眼角发红，夜眠仍不安。

南沙参四钱　焦冬术三钱　炒枳壳三钱　焦山楂三钱
六神曲布包，四钱　生稻芽各三钱　焦鸡金三钱　大腹皮三钱
首乌藤四钱　知贝母各三钱　天花粉四钱　云茯苓四钱
薄荷梗二钱　酒芩柏各二钱　生甘草二钱　生梨皮一具

九诊　12月10日

内热受风发为呛咳，呼吸不匀，内有积滞，外感风邪，疹毒亦未尽净，仍宜治本。

灵磁石先煎，五钱　空沙参四钱　西秦艽二钱　西防风三钱
知贝母各三钱　六神曲布包，四钱　忍冬藤四钱　炒稻芽三钱
焦鸡金三钱　苦杏仁去皮尖，三钱　苦桔梗三钱　云茯苓四钱
净连翘三钱　北五味二钱　嫩白前三钱　炒栀子三钱
生甘草二钱　生苇茎五寸　生藕节五枚

十诊　12月11日

药后各病皆轻，惟腹痛不支，呛咳呕吐，肢体倦怠，仍属食滞为患，仍宜治本。

空沙参三钱　知贝母各三钱　大腹皮三钱　西防风二钱
薄荷梗二钱　粉丹皮三钱　炒栀子三钱　首乌藤五钱
嫩白前三钱　北五味二钱　生熟稻芽各四钱　六神曲三钱
左金丸二钱，二味同布包　焦鸡金三钱　生甘草二钱
生苇茎五寸

十一诊　12月25日

依前方加：天花粉四钱，炒苡仁四钱，减去薄荷梗及左金丸。

崔某　男　23岁　1951年9月28日

脉不条顺，舌苔薄黄，据述病经三月，服中西药均未愈，食物下胃则腹中作胀，胸次似有物堵塞，按之作痛，胃纳不佳，大便干结，小溲色黄，气食两滞，外袭风邪故更加甚，法当从本治为日已久，宜小心将护。

老苏梗三钱　苦杏仁去皮尖，三钱　苦桔梗三钱　真郁金三钱
制乳没各三钱　大腹皮三钱　赤白苓芍各三钱　郁李仁三钱
焦鸡金三钱　六神曲布包，三钱　炒稻芽三钱　西秦艽三钱
炒栀子三钱　粉丹皮三钱　生甘草二钱　生苇茎五钱

二诊　9月29日

药后病无出入，食物下胃则胸次堵塞，腹中发胀，大便不畅，已三月有余，此由气食两滞，外袭风邪之故，为日已久，法当从事温通和化。

大桂枝三钱　生杭芍四钱　土炒苍白术各三钱　麸炒枳壳三钱
西秦艽三钱　川厚朴二钱　制乳没各三钱　盐炒小茴香三钱
全当归三钱　大腹皮四钱　生熟稻芽各三钱　焦鸡金三钱
沉香曲四钱　五味槟榔三钱，二味同布包　生甘草二钱

三诊　10月4日

脉仍不和，腹仍作胀，大便通畅而腹胀不减，有时亦作痛，胸次仍似有物堵塞，饮食夹滞，为日已久，仍当以通化为治。

白蒺藜去刺，三钱　炒枳壳三钱　大腹皮四钱　茯苓皮四钱
冬瓜皮四钱　花槟榔三钱　广木香二钱　焦鸡金三钱
炒稻芽四钱　麻仁滋脾丸布包，三钱　苦葶苈三钱
盐泽泻四钱　猪苓三钱　甘草梢二钱　生藕节五枚
生姜三片　大枣三枚

四诊　10 月 7 日

药后胀仍不减，大便畅行而腹胀如故，胸次仍觉发堵，宿积未尽之故，通则不痛，法当以理气化滞为法。

老苏梗三钱　苦杏仁去皮尖，三钱　沉香曲布包，三钱　广木香二钱
大腹皮三钱　川厚朴二钱　炒稻芽四钱　焦鸡金三钱
单桃仁去皮尖，三钱　小枳实二钱　五谷虫三钱　方通草二钱
制乳没各三钱　生芊茎五钱　生甘草二钱

张某　男　74 岁　1950 年 12 月 10 日

据述胃部胀闷，食后往往作呕泛酸，午后尤甚，病已六七日，大便干结，数日不行，内热夹滞，高年不宜攻伐，当以清滞通便以为治。

空沙参四钱　桑寄生四钱　知贝母各三钱　淡竹茹二钱
炒枳壳二钱　焦鸡金三钱　火麻仁三钱　六神曲布包，三钱
淡苁蓉三钱　苦杏仁去皮尖，三钱　杜牛膝三钱　赤苓芍各三钱
盐泽泻三钱　甘草梢二钱

二诊　12 月 12 日

药后尚安，从早餐后至日晡胃尚发酸作呕，此乃消化力薄之故，大便已通，偶作呛咳，肺尚有热，当从本治。

台党参四钱　焦冬术三钱　炒枳壳三钱　沉香曲三钱
五味槟榔三钱，二味同布包　炒稻芽四钱　焦鸡金三钱
苦杏仁去皮尖，三钱　淡苁蓉四钱　西防风二钱　赤苓芍各三钱
生甘草二钱　生姜三片

三诊　12 月 17 日

肝阳未调，舌苔垢腻，胃部有滞，尚未尽化，大便通而不畅，时作呛咳，肺亦有热，高年消化力薄，仍当治本。

台党参四钱　焦冬术三钱　炒枳壳三钱　苦杏仁去皮尖，三钱

知贝母各三钱　苦桔梗三钱　炒稻芽四钱　赤苓芍各三钱
六神曲三钱　五味槟榔三钱，二味同布包　北五味二钱
嫩白前三钱　西防风三钱　淡苁蓉四钱　甘草梢二钱
生藕节五枚

四诊　12 月 25 日

药后食物知味，大便二日一行，仍不畅尚有不消化之物，四肢发凉，脾虚不运之故，仍从本治。

台党参四钱　焦冬术三钱　炒枳壳三钱　火麻仁三钱
淡苁蓉四钱　炒稻芽四钱　赤白苓芍各三钱　盐砂仁二钱
桑寄生四钱　西秦艽三钱　当归须三钱　生甘草二钱
生姜三片　大枣三枚

呃逆

呃逆以气逆上冲，喉间呃呃连声，声短而频，令人不能自制为主症。《内经》云："谷入于胃，胃气上注于肺。今有故寒气与新谷气俱还于胃，新故相乱，真邪相攻，气并相逆，复出于胃，故为哕。"先生治此证，喜用竹茹、秦艽清热降逆，沉香曲、大腹皮理气降逆，久病则随症加减。

雷某　女　28 岁　未婚　1950 年 3 月 17 日

脉见滑弦，据述头部昏眩，时发呃逆，肢体发热，两腿尤酸，业已数日，此由内有积热夹滞，外感风邪所致，法当标本兼治。

忍冬藤一两　净连翘四钱　白蒺藜去刺，三钱　炒栀子三钱
粉丹皮三钱　西秦艽二钱　苦杏仁去皮尖，三钱　淡竹茹二钱
炒稻芽四钱　杜牛膝三钱　蔓荆子三钱　酒黄芩三钱

六神曲布包，四钱　天水散冲，四钱　生荸荠捣，三枚　生藕节五枚

二诊　3月19日

脉弦象已减，头眩亦轻，惟胸次尚满闷，有时作恶，纳食不香，两腿尚酸，痰中有时带有血丝，内蕴有热夹滞，兼感风邪，素体血虚，因而生内热，当依法加减再进。

全当归三钱　金银花三钱　净连翘三钱　桑枝叶各三钱
紫菀茸三钱　炒栀子三钱　粉丹皮三钱　天花粉四钱
盐砂仁二钱　细生地四钱　小川芎三钱　赤苓芍各三钱
阿胶珠三钱　酒芩柏各三钱　杜牛膝三钱　生甘草二钱

三诊　3月21日

据述寒热间作，隔日一发，有似疟疾，食物仍作恶，夹食伤风，法当标本兼治。

焦冬术三钱　炒枳壳三钱　六神曲布包，三钱　炒稻芽四钱
盐砂仁二钱　醋青蒿三钱　酥鳖甲三钱　炒栀子三钱
粉丹皮三钱　酒黄芩三钱　西秦艽二钱　当归身四钱
小川芎三钱　生赤芍三钱　生甘草二钱　生苇茎五寸

陈某　女　25岁　未婚　1950年11月23日

脉濡而少力，据述肢体乏力，夜眠不安，两腿酸痛，胃纳不佳，初咽尚能容受，至会厌则发胀，甚则吐出，此乃脾虚之故，兼之工作过劳所致，法当标本兼治。

台党参三钱　焦冬术三钱　炒枳壳三钱　沉香曲布包，三钱
川牛膝三钱　宣木瓜三钱　盐杜仲三钱　制续断三钱
制乳没各三钱　首乌藤一两　朱茯神四钱　全当归四钱
小川芎三钱　生白芍三钱　生甘草二钱　生藕节五枚
生姜三片　大枣三枚

二诊　11月25日

药后病无出入，仍作呕吐，不能进食，两腿酸痛，时作呃逆，胃有宿滞，肝邪亦甚，有时头痛，仍当标本兼治。

空沙参三钱　焦冬术二钱　炒枳壳二钱　六神曲布包，三钱
焦鸡金三钱　生熟稻芽各三钱　香砂仁三钱　川牛膝三钱
西秦艽二钱　煨天麻三钱　全当归四钱　小川芎三钱
大腹皮三钱　真郁金三钱　生甘草二钱　生藕节五枚

三诊　11月27日

素有反胃之病，业经八九年，今年病发最剧最久，饮水亦吐，而纳食更不能多，肝胃不和，脾运无权，寒湿夹宿滞为患，呃逆时作，涎沫外溢不止，法当从本治。

空沙参三钱　土炒冬术三钱　炒枳实三钱　大腹皮三钱
姜竹茹三钱　沉香曲布包，四钱　川牛膝三钱　制续断三钱
炒杭芍四钱　当归须四钱　焦鸡金三钱　炒稻芽四钱
生苡仁三钱　芡实米四钱　制乳没各三钱　生甘草二钱
伏龙肝二两，煎汤代水

张某　男　56岁　1950年8月6日

据述患噎膈已半年余，食物下胃则发闷而呃逆不止，有时作呕，并将食物全部吐出，近则不能纳食，此乃肝气犯胃所致，为日已久，病势非轻，当从本治，更宜小心将护。

灵磁石先煎，五钱　空沙参四钱　连水炒川朴二钱　真郁金三钱
生熟稻芽各三钱　制乳没各三钱　沉香曲布包，四钱　白蔻仁二钱
焦鸡金三钱　盐砂仁二钱　大腹皮三钱　土炒杭芍四钱
生藕节五枚

二诊　8月8日

药后甚效，只形呛咳，并不觉噎，当依法加减再进。

灵磁石先煎，四钱　南沙参四钱　北五味二钱　连水炒川朴二钱
知贝母各三钱　真郁金三钱　制乳没各三钱　沉香曲布包，四钱
炒稻芽四钱　焦鸡金三钱　天花粉四钱　炒白芍四钱
生荷梗一尺

三诊　8月10日

病已见轻，食量渐增，噎仍间作，但吐白沫少许即止，胸次亦觉宽松，当依法再进。

灵磁石先煎，五钱　台党参四钱　焦冬术三钱　炒枳壳三钱
沉香曲布包，四钱　真郁金三钱　制乳没各三钱　知贝母各三钱
北五味二钱　焦鸡金三钱　天花粉三钱　大腹皮三钱
生藕节五枚

四诊　8月13日

据述噎已见轻，所吐白沫亦少，惟胸次尚作闷痛，睡后前半夜仍咳，后半夜即止，早起口中发干，但不思饮水，食量尚佳，据西医检查，认为胃溃疡，主张手术，固是一法，姑再拟一方酌服，看其情形如何再议。

灵磁石先煎，四钱　台党参四钱　真郁金三钱　制乳没各三钱
苦杏仁去皮尖，三钱　苦桔梗三钱　嫩白前三钱　北五味二钱
忍冬藤四钱　平贝母三钱　云茯苓四钱　大腹皮三钱
生荷梗一尺

五诊　8月15日

据述噎虽未止，精神颇佳，但不能食干粮，只能进流食，良由胃脘枯涩，津液不足，痰阻气机所致，法当从事化解，惟根深病笃，宜缓图之，再主一方，看其情形如何再议。

灵磁石先煎，五钱　台党参四钱　真郁金三钱　知贝母各三钱

天麦冬各三钱　金银花五钱　鲜石斛一两　淡竹茹三钱
栀子皮三钱　粉丹皮三钱　广陈皮三钱　苦桔梗三钱
制乳没各三钱　净连翘四钱　大腹皮三钱　连水炒川朴二钱
天花粉四钱　生梨皮一具

六诊　8月18日

素体胃寒，食物不和则胸次满闷，上泛白沫作噎，便不能进食，大便六七日一行，小溲色黄，上寒下热之体，用药颇费周章。

灵磁石先煎，五钱　米炒台党三钱　麸炒枳壳三钱　姜厚朴二钱
真郁金三钱　白蔻仁三钱　杭巴戟三钱　大腹皮三钱
淡苁蓉五钱　生熟稻芽各三钱　老干姜三钱　焦鸡金三钱
盐砂仁二钱　六神曲布包，四钱　生藕节五枚

七诊　8月21日

药后尚安，食物仍作噎，但较前稍顺，大便数日一行，亦不见燥，仍当从事温化。

灵磁石先煎，五钱　台党参四钱　焦冬术三钱　真郁金三钱
老干姜三钱　淡附片三钱　山萸肉三钱　焦鸡金三钱
甘枸杞三钱　干地黄肉桂子一钱研拌，四钱　淡苁蓉五钱
盐菟丝四钱　沉香曲布包，四钱　川牛膝三钱
伏龙肝二两，煎汤代水

八诊　8月24日

服前方不适，以有生地较凉也，噎症乃津液不足之故，非养胃阴不能收效，仍以温胃为宜。

灵磁石先煎，五钱　米炒台党四钱　土炒於术三钱　真郁金三钱
白蔻仁二钱　盐菟丝四钱　姜厚朴二钱　霍石斛四钱
厚附片三钱　老干姜二钱　大腹皮三钱　炒稻芽四钱
淡苁蓉四钱　六神曲布包，四钱　伏龙肝二两，煎汤代水

九诊　8月25日

依前方加：益智仁三钱，陈仓米三钱，再进。

十诊　8月28日

脉已见平，噎亦未作，惟胸次未和，不时尚作呃逆，法当调胃和肝，依前法加减再进。

灵磁石先煎，五钱　米炒台党四钱　土炒於术三钱　麸炒枳壳三钱
姜厚朴二钱　老干姜三钱　真郁金三钱　盐蔻仁三钱
厚附片四钱　盐砂仁三钱　益智仁四钱　大腹皮三钱
陈仓米四钱　伏龙肝二及，煎汤代水

十一诊　8月30日

依前方加：九蒸大熟地上上肉桂心五分研拌，五钱，山萸肉三钱，再进。

十二诊　9月2日

药后噎呃已止，忽因食石膏豆腐，又大发一次，仍以温化为治。

灵磁石先煎，五钱　米炒台党四钱　土炒冬术三钱　麸炒枳壳三钱
姜汁炒厚朴二钱　陈仓米四钱　山萸肉三钱　老干姜三钱
厚附片三钱　九蒸大熟地上上肉桂心五分研拌，五钱　真郁金三钱
盐砂仁二钱　益智仁三钱　伏龙肝二两，煎汤代水

十三诊　9月3日

依前方加：盐巴戟三钱，再进。

十四诊　9月6日

依前方加：生姜三片，大枣三枚，再进。

十五诊　9月8日

依前方加：代赭石先煎，五钱，再进。

十六诊　9月11日

依前方加：金狗脊去毛，三钱，再进。

十七诊　9月16日

据述因食奶粒，噎呃大发，连续六十余次，痰吐乃止，痰即奶粒所生，以其黏腻故也，亟以祛痰为治，平时饮食，宜多加注意。

灵磁石先煎，五钱　台党参四钱　土炒冬术三钱　法半夏三钱
姜厚朴二钱　生熟稻芽各四钱　真郁金三钱　广陈皮三钱
云茯苓四钱　天花粉四钱　厚附片三钱　盐砂仁二钱
陈仓米四钱　干生姜三钱　伏龙肝二两，煎汤代水

胡某　男　44岁　1950年5月13日

据述时作呃逆，喉际痰阻不顺，业经年余，近日感受外邪，左鼻孔不通，大便干结，小溲赤黄，病久且沉，当从本治。

空沙参四钱　苦杏仁去皮尖，三钱　苦桔梗三钱　射干三钱
天花粉四钱　知贝母各三钱　老苏梗三钱　西秦艽二钱
细生地四钱　野百合四钱　炙百部四钱　生甘草二钱
生藕节五枚

二诊　5月16日

呃逆未止，鼻亦未通，偏左为甚，咽喉有时作痛，据述病因由食后生气而成，肝气夹滞，为日已久，仍当治本。

南沙参四钱　真郁金三钱　西防风二钱　藿香梗三钱
射干三钱　白蔻仁二钱　嫩白前三钱　沉香曲布包，三钱
苦杏仁去皮尖，三钱　制乳没各三钱　川贝母三钱　生桑枝三钱
北五味二钱　净百合四钱　生甘草二钱　生荸荠捣，三枚

三诊　5月21日

药后各症皆轻，惟气逆未通，呃逆尚作，依昨法加减再进。

空沙参四钱　川厚朴二钱　真郁金三钱　薄荷梗二钱
藿香梗三钱　佛手片三钱　制乳没各三钱　沉香曲布包，三钱

苦桔梗三钱　苦杏仁去皮尖，三钱　射干二钱　甘草梢二钱
生藕节五枚

四诊　6月13日

据述鼻仍塞，口仍苦，呃逆时作，肺胃不和，内热尚甚，法当标本兼治。

生石膏先煎，五钱　空沙参四钱　香青蒿三钱　竹叶茹各二钱
真郁金三钱　薄荷梗二钱　射干二钱　杜牛膝三钱
沉香曲布包，三钱　苦杏仁去皮尖，三钱　苦桔梗三钱　甘草梢三钱
鲜荷叶一角，带梗五寸

韩某　男　71岁　1950年8月20日

脉见沉弦，舌苔薄黄垢腻，据述中气不足，不能直达丹田，往往上冲作呃，动辄作喘，痰胶而黄，肺虚有热，不能出肾水以济火，故成此候，法当从本治。

灵磁石先煎，五钱　台党参四钱　焦冬术三钱　知贝母各三钱
天花粉四钱　金狗脊去毛，四钱　霍石斛四钱　甘枸杞四钱
甘菊花三钱　朱茯神四钱　炒栀子三钱　粉丹皮三钱
大麦冬三钱　生甘草二钱　生藕节五枚

二诊　8月22日

昨日又感外邪，时出微汗，咳嗽痰多，中气不能直达丹田，虚而有热，仍从本治。

台党参四钱　生於术三钱　嫩白前三钱　天花粉四钱
知贝母各三钱　抱木茯神四钱　天麦冬各三钱　苦桔梗三钱
广陈皮二钱　法半夏三钱　霍石斛四钱　酒芩柏各三钱
生甘草二钱　生姜三片　大枣三枚

三诊　8月24日

据述咳嗽已两年，每年稍凉即发，直到次年春间始愈，目前头额时发昏眩，周身时出微汗，痰多而胶，中气稍短，不能直达丹田，肺肾不交，高年阴虚，仍

从本治。

灵磁石先煎，五钱　生芪皮四钱　台党参四钱　於潜术三钱
蔓荆子三钱　北五味二钱　浮小麦一两　苦桔梗三钱
嫩前胡三钱　抱木茯神四钱　甘枸杞四钱　盐巴戟三钱
炙甘草三钱　生姜三片　大枣三枚

四诊　8月25日

脉沉弦而滑，舌苔中后薄黄垢腻，药后头额仍昏眩，阵阵作痛，动则气仍上逆，咳喘有痰，肺胃两经皆热，略感外邪，法当标本兼治。

生芪皮四钱　台党参四钱　当归首五钱　首乌藤一两
嫩白前三钱　生熟稻芽各二钱　桑枝叶各三钱　苦杏仁去皮尖，三钱
西秦艽二钱　知贝母各三钱　甘枸杞四钱　杭巴戟三钱
天花粉四钱　盐砂仁三钱　北五味二钱　生甘草三钱
生姜三片　大枣三枚

五诊　8月28日

脉息如昨，舌苔垢腻，头额感风仍昏眩而作痛，动则气促，呛咳有痰，食物有时作恶，肺胃之热未清，法当从本治。

台党参四钱　当归首五钱　蔓荆子三钱　香白芷三钱
西防风二钱　首乌藤一两　小川芎三钱　盐砂仁二钱
淡竹茹三钱　炒栀子三钱　粉丹皮三钱　天花粉四钱
知贝母各三钱　炒稻芽四钱　酒黄芩二钱　生甘草二钱
生梨皮一具

六诊　8月29日

依前方加：北五味二钱，苦杏仁去皮尖，三钱，川牛膝三钱，再进。

七诊　8月30

头痛已止，食物知味，惟尚作呛咳，痰黄而易吐，法当从事清化。

台党参四钱　焦冬术三钱　知贝母各三钱　天花粉四钱

天麦冬各三钱　淡竹茹二钱　首乌藤五钱　当归首三钱
香白芷二钱　小川芎三钱　苦杏仁去皮尖，三钱　粉丹皮三钱
炒栀子三钱　北五味二钱　云茯苓四钱　广陈皮二钱
生甘草二钱　生梨皮一具

八诊　9月2日

咳嗽未止，食物不甘，头亦作昏，恐有新感为患，当从本治。

台党参四钱　西防风二钱　知贝母各三钱　蔓荆子三钱
大麦冬三钱　北五味二钱　盐砂仁三钱　天花粉五钱
苦桔梗三钱　广陈皮三钱　云茯苓四钱　首乌藤一两
生甘草二钱　生梨皮一具

方某　女　62岁　1950年1月11日

据述胸闷不舒，时作呃逆，食物下胃，则气迫更甚，非长嘘一声不舒，此乃肝胃不和，且有食滞为患，法当标本兼治。

空沙参四钱　焦冬术二钱　炒枳壳二钱　连水炒川朴二钱
五味槟榔四钱　六神曲三钱，二味同布包　真郁金三钱
盐青皮二钱　生熟稻芽各三钱　焦鸡金三钱　白蔻仁二钱
甘草梢二钱　川牛膝三钱　生藕节五枚

二诊　1月14日

气逆未减，长叹则舒，气食两滞，为日太久，乃肝郁之故，素有心跳之病，不时仍发，仍从本治，以调胃为要。

灵磁石先煎，五钱　台党参四钱　真郁金三钱　制乳没各三钱
沉香曲布包，三钱　白蔻仁三钱　盐青皮二钱　大腹皮三钱
全当归四钱　小川芎三钱　生杭芍四钱　甘草梢三钱

三诊　1月17日

胃纳未复，肝郁尚甚，气食两滞太久，仍从本治。

台党参四钱　连水炒川朴二钱　真郁金三钱　醋香附三钱
佛手片三钱　焦鸡金三钱　沉香曲布包，三钱　盐砂仁三钱
当归身四钱　朱茯神四钱　生杭芍五钱　生甘草二钱
带心莲子十五粒

四诊　2月4日

气非长叹不舒，晨起更甚，不能纳食，食下则胀，午后较轻，仍从本治。

台党参四钱　真郁金三钱　竹柴胡三钱　白蔻仁三钱
盐青皮二钱　佛手片三钱　焦鸡金三钱　沉香曲布包，三钱
全当归四钱　知贝母各三钱　土炒杭芍四钱　生甘草二钱
生荸荠三枚　生藕节五枚

五诊　2月7日

药后叹气稍轻，两胁作痛且胀，食物不甘，午后稍能纳食，仍是肝胃不和，仍从本治。

台党参四钱　苦桔梗三钱　知贝母各三钱　制乳没各三钱
真郁金三钱　竹柴胡三钱　白蔻仁二钱　盐青皮二钱
佛手片三钱　焦鸡金五钱　沉香曲布包，三钱　小川芎三钱
生杭芍四钱　生甘草二钱　生茅根五钱　生荸荠捣，三枚

六诊　2月13日

呃逆稍轻，惟仍作长叹，叹则胸次较舒，否则两胁作胀痛，食物不甘，肝气犯胃，胃肾两经又不条达之故，仍从本治，徐徐图之。

台党参四钱　苦杏仁去皮尖，三钱　真郁金三钱　香砂仁三钱
白蔻仁三钱　绿升麻五分　制乳没各三钱　知贝母各三钱
佛手片三钱　当归须四钱　焦鸡金三钱　盐青皮三钱
生赤芍三钱　嫩白前三钱　生甘草二钱　生藕节五枚

七诊　2月18日

叹气已止，胁胀亦轻，惟食物不香，消化力薄，肝胃未和，仍从本治。

台党参四钱 苦杏仁去皮尖，三钱 苦桔梗三钱 真郁金三钱
绿升麻五分 盐砂仁二钱 制乳没各三钱 当归须四钱
小川芎三钱 佛手片三钱 焦鸡金三钱 天花粉四钱
知贝母各三钱 生甘草二钱 生荸荠捣，三枚

陶某　男　71岁　1950年5月1日

脉见弦滑，据述素有胃病，业经数载，食物下胃往往呃逆，饮流质则安，大便干结，小溲如常，高年阴虚，易生内热，致成此候，为日已久，法当从本治。

灵磁石先煎，五钱 台党参四钱 焦冬术三钱 炒枳壳三钱
淡苁蓉四钱 制乳没各三钱 霍石斛四钱 首乌藤六钱
朱茯神四钱 当归须四钱 土炒杭芍三钱
细生地砂仁二钱研拌，四钱 甘草梢二钱 生藕节五枚

二诊　5月13日

药后胁痛见轻，胃气尚未复元，食后仍作呃逆，不能食干粮，食则作呕，大便已调，仍从本治。

灵磁石先煎，五钱 台党参四钱 焦冬术三钱 炒稻芽三钱
沉香曲布包，三钱 苦桔梗三钱 制乳没各三钱 抱木茯神四钱
霍石斛四钱 酒黄芩二钱 土炒杭芍三钱 全当归三钱
大生地砂仁二钱研拌，三钱 淡苁蓉三钱 生甘草二钱
鲜茅根五钱

三诊　5月16日

据述自患呕吐之后，仅能食流质，干粮下胃，不拘多少，均作胀痛，如有物刺使然，内热未清，宿滞未尽，仍依前法加减。

空沙参四钱 焦冬术三钱 炒枳壳三钱 真郁金三钱
制乳没各三钱 五味槟榔三钱 六神曲三钱，二味同布包
苦杏仁去皮尖，三钱 藿香梗三钱 山楂炭三钱 土炒杭芍四钱

酒黄芩三钱　川牛膝三钱　生甘草二钱　鲜藕节五枚

四诊　5月18日

据述食流质则安，食干物则噎，此乃肺胃不和之征，最忌动气，仍从本治。

灵磁石先煎，五钱　生沙参四钱　淡竹茹二钱　苦桔梗三钱
真郁金三钱　苦杏仁去皮尖，三钱　沉香曲布包，三钱　山楂炭三钱
天花粉四钱　霍石斛四钱　平贝母三钱　天麦冬各三钱
五味槟榔布包，三钱　酒黄芩二钱　生藕节五枚

殷某　男　56岁　1950年9月27日

脉见弦滑，舌苔薄黄，内蕴有热，中气不舒，肢体畏寒，两胁作痛，呃逆时作，饥饱皆然，肝胃不和，法当以平肝和胃为治。

台党参三钱　沉香曲布包，三钱　制乳没各三钱　生桑枝三钱
炒栀子三钱　粉丹皮三钱　白蔻仁二钱　盐炒小茴香三钱
金狗脊去毛，三钱　知贝母各三钱　云茯苓四钱　生甘草二钱
生姜三片　大枣三枚

二诊　11月11日

素体肺气虚弱，前后心及两胁间不时作痛，手指发麻，此乃气血不足之征，法当从本治。

台党参四钱　苦杏仁去皮尖，三钱　苦桔梗三钱　真郁金三钱
制乳没各三钱　桑寄生五钱　金狗脊去毛，四钱　丝瓜络四钱
知贝母各三钱　土炒白芍四钱　当归须四钱　六神曲布包，三钱
焦冬术三钱　大生地砂仁二钱研拌，四钱　小川芎三钱
生甘草二钱　生藕节五枚　生姜三片　大枣三枚

三诊　11月18日

依前方加：白蔻仁二钱，天花粉四钱，再进。

四诊　12月6日

据述近日饭后仍觉发胀，偶尔作痛，此乃胃经脾弱之故，消化力薄，时作呃逆，法当调和脾胃。

台党参四钱　焦冬术三钱　炒枳壳三钱　真郁金三钱
知贝母各三钱　制乳没各三钱　白蔻仁二钱　沉香曲布包，三钱
炒稻芽三钱　焦鸡金三钱　大腹皮三钱　川牛膝三钱
生甘草二钱　生姜三片　大枣三枚

王某　男　64岁　1950年12月31日

据述患噎膈之病已数年，近数月来觉加甚，食物作噎而不下，非用水送不可，上脘发结，气不舒达，为日已久，津液见黏，故大便干结，数日一行，法当从本治，更宜小心将护。

南沙参四钱　霍石斛四钱　知贝母各三钱　杜牛膝三钱
苦桔梗三钱　苦杏仁去皮尖，三钱　生熟稻芽各三钱　五味槟榔三钱
沉香曲三钱，二味同布包　焦鸡金三钱　大腹皮三钱
大生地五钱　全当归四钱　生甘草二钱

二诊　12月23日

依前方加：郁李仁三钱，淡苁蓉四钱，法半夏三钱，再进。

三诊　12月25日

多年噎症，食物不能下咽，津液上泛，不能入肾，故大便干结不通，为日已久，其根已深，宜小心将护。

潞党参四钱　知贝母各三钱　天麦冬各三钱　苦桔梗三钱
苦杏仁去皮尖，三钱　全当归四钱　郁李仁四钱　火麻仁四钱
淡苁蓉四钱　苦参三钱　川牛膝三钱　法半夏三钱
沉香曲三钱　五味槟榔三钱，二味同布包　生荸荠捣，三枚

四诊　12月28日

大便已通，纳食仍困难，夜眠亦不安，法当标本兼治。

空沙参四钱　当归身四钱　首乌藤六钱　沉香曲布包，三钱
苦杏仁去皮尖，三钱　苦桔梗三钱　真郁金三钱　制乳没各三钱
知贝母各三钱　焦鸡金三钱　广陈皮三钱　酒黄芩三钱
盐泽泻三钱　火麻仁四钱　生甘草三钱　生藕节五枚

李某　男　63岁　1951年11月13日

脉涩而不和，面色不荣，眼白深黄而有红丝，据述患胃病已两月余，食物下胃则作呃逆，不能下降，昨日服"舒肝精"后，便大渴引饮，此由肝胃不和，内蕴太甚，津液太枯，病由生气后所得，法当清化。

忍冬藤四钱　净连翘二钱　真郁金三钱　苦杏仁去皮尖，三钱
制乳没各三钱　沉香曲布包，四钱　生白芍四钱　淡竹茹二钱
杜牛膝三钱　炒枳实三钱　酒芩柏各三钱　炒栀子三钱
粉丹皮三钱　霍石斛三钱　天麦冬各三钱　甘草梢二钱
伏龙肝二两，煎汤代水

二诊　11月15日

依前方加：炒稻芽四钱，焦冬术三钱，再进。

三诊　11月17日

脉已渐和，惟内蕴湿热太甚，口渴引饮，水亦化为痰，不能生津液，滋润脏腑，宿滞因而不化，法当清热调气，化滞止渴以为治。

生石膏先煎，四钱　盐元参三钱　霍石斛四钱　知贝母各三钱
天麦冬各三钱　天花粉四钱　细生地四钱　淡竹茹二钱
酒黄芩三钱　西秦艽三钱　甘枸杞四钱　甘菊花三钱
白蔻仁二钱　真郁金三钱　甘草梢三钱　伏龙肝二两，煎汤代水

四诊　11月18日

依前方加：香砂仁三钱，再进。

五诊　11月21日

脉仍不和，喉际阻塞食物下胃则往往上泛而不能到胃，久恐成噎，此乃津液不足，真火不能下之故，盖肾为胃之关，肾虚而胃腐，仍依前法加减。

台党参四钱　炒枳实三钱　苦杏仁去皮尖，三钱　苦桔梗三钱
法半夏三钱　大熟地肉桂子五分研拌，四钱　生熟稻芽各三钱
知贝母各三钱　金狗脊去毛，三钱　甘枸杞三钱　霍石斛四钱
山萸肉四钱　杜牛膝三钱　伏龙肝二两，煎汤代水

王某　男　35岁　1950年8月4日

面色不荣，据述曾发寒热，见汗而热不尽退，腹中作痛，业已多日，大便略干，小溲色黄，头部昏眩，纳食不甘，法当标本兼治。

台党参二钱　生桑枝叶各三钱　蔓荆子三钱　西防风二钱
大腹皮三钱　六神曲布包，四钱　炒稻芽三钱　广木香一钱
小川连一钱　焦鸡金三钱　粉丹皮三钱　炒栀子三钱
酒芩柏各三钱　炒苡仁四钱　赤白苓芍各三钱　天水散布包，三钱
生藕节三枚

二诊　8月6日

肠胃不和，食物不易消化，故腹中时痛，呃逆时作，头部昏痛，便干溲黄，内蕴湿邪尚甚，法当从本治。

台党参四钱　焦冬术三钱　炒枳壳三钱　沉香曲四钱
五味槟榔三钱，二味同布包　西秦艽二钱　蔓荆子三钱
川牛膝三钱　炒稻芽四钱　焦鸡金三钱　赤白苓芍各三钱
炒栀子三钱　粉丹皮三钱　天水散冲，四钱　鲜茅根五钱

三诊　8月10日

脉尚见滑，食物消化力薄，食滞未化，时作呃逆，后背发酸，乃新感外邪之故，便通溲黄，内热未清，仍当标本兼治。

台党参三钱　西秦艽二钱　西防风二钱　知贝母各三钱
北五味二钱　真郁金三钱　炒稻芽四钱　炒栀子三钱
六神曲布包，三钱　粉丹皮三钱　天花粉三钱　赤白苓芍各三钱
酒芩柏各二钱　焦鸡金三钱　天水散冲，三钱　生姜三片
大枣三枚

四诊　8月13日

各病皆轻，惟尚作呛咳，消化不良，时作呃逆，小溲仍黄，内蕴湿热夹滞，法当清化。

焦冬术三钱　知贝母各三钱　炒栀子三钱　粉丹皮三钱
嫩白前三钱　天花粉四钱　炒稻芽三钱　焦鸡金三钱
白蔻仁二钱　酒芩柏各二钱　西秦艽二钱　云茯苓三钱
盐泽泻三钱　天水散布包，四钱　生苡仁三钱　生藕节五枚
生梨皮一具

呕吐

呕吐系胃失和降，气逆于上所致，需分虚实。先生尝谓实证则祛邪以求正安，或温化痰饮、或疏理肝气、或解表化浊；虚证则扶正，或温中健脾，或滋养胃阴。虽分虚实，总以降气和胃为要，药用竹茹、沉香曲、法半夏。

赵某　女　12岁　1951年8月10日

据述食物不合，下胃则思呕吐，咳嗽痰多，业已数年，往往干呛，呕不出

物，此乃肺胃有热所致，法当清肺降逆以消息之。

焦冬术二钱　炒枳壳三钱　姜竹茹二钱　法半夏三钱
知贝母各三钱　小川连二钱　云茯苓三钱　沉香曲布包，三钱
苦杏仁去皮尖，三钱　苦桔梗三钱　天花粉四钱　老苏梗二钱
炒稻芽四钱

二诊　8月24日

脉见滑数，舌苔干黄，左口角生疮，颌下起核，食物仍作呕，此肝胃两经热重之故，仍当清降。

白蒺藜去刺，三钱　忍冬藤四钱　龙胆草三钱　净连翘四钱
淡竹茹三钱　天花粉三钱　苦杏仁去皮尖，三钱　小川连二钱
盐黄芩柏各二钱　大麦冬三钱　生石膏四钱先煎，　橘子核三钱
知贝母各三钱　生甘草二钱　生藕节五枚　生苇茎一尺

杦某　男　10岁　1952年10月22日

据述半月之前，曾患湿疹，疹毒留滞肠胃，呛咳作呕，午后发热，至夜尤甚，鼻扇手冷，夜眠不安，痰阻气机，呼吸不匀，病势非轻，宜小心将护，法当表里兼治。

净连翘三钱　忍冬藤四钱　薄荷梗二钱　知贝母各二钱
板蓝根三钱　淡竹茹二钱　天竺黄二钱　甘中黄三钱
炒栀子三钱　粉丹皮三钱　射干二钱　杜牛膝三钱
苦杏仁去皮尖，三钱　地骨皮三钱　益元散冲，三钱　生苇茎四钱

二诊　10月24日

药后各病皆轻，惟入夜喉际有痰而不易出，内热尚重，余邪未清，当依法加减再进。

空沙参四钱　天花粉四钱　忍冬藤四钱　净连翘四钱
知贝母各三钱　板蓝根三钱　苦杏仁去皮尖，三钱　甘中黄三钱

云茯苓四钱　淡竹茹二钱　薄荷梗二钱　炒栀子三钱
粉丹皮三钱　六神曲布包，四钱　益元散冲，四钱　生藕节五枚
生梨皮一具

三诊　10月27日

疹毒至今未尽，肺虚有热，故鼻翼作扇，呛咳痰重，气急作恶，当依法加减再进。

南沙参四钱　忍冬藤四钱　嫩白前三钱　苦杏仁去皮尖，三钱
知贝母各三钱　板蓝根三钱　甘中黄三钱　酒黄芩三钱
北五味一钱　淡竹茹二钱　云茯苓四钱　天花粉四钱
苦桔梗三钱　六神曲布包，四钱　天水散冲，三钱　生藕节五枚
生梨皮一具

四诊　11月6日

药后疹毒渐净，惟虚热未清，气尚不调，胃肠不和，小溲不禁，呛咳间作，余热尚重，法当清化。

台党参三钱　天花粉三钱　炒栀子三钱　粉丹皮三钱
板蓝根三钱　甘中黄二钱　知贝母各二钱　六神曲布包，三钱
酒芩柏各二钱　赤苓芍各三钱　盐砂仁二钱　忍冬藤四钱
细生地四钱　甘菊花三钱　益元散冲，四钱　生藕节五枚

孙某　男　22岁　1951年3月22日

据述喉际发噎，食物则上泛作呕，痰涎平时亦多，此乃肺胃不调，肠脾有滞，中气阻遏，致成此候，病经半年之久，其根已深，法当标本兼治。

代赭石先煎，四钱　焦冬术三钱　炒枳壳三钱　苦杏仁去皮尖，三钱
苦桔梗三钱　姜竹茹二钱　沉香曲布包，三钱　炒稻芽三钱
白蔻仁二钱　真郁金三钱　川牛膝三钱　茯苓皮四钱
盐泽泻三钱　生苇茎五寸

二诊　3 月 24 日

药后病无出入，食物仍噎，痰仍上泛，此乃胃呆脾湿，中气阻遏为患，乃停水夹食使然，病已半年，不能求速效也。

灵磁石先煎，四钱　土炒苍白术各三钱　麸炒枳壳三钱　五味槟榔三钱
六神曲三钱，二味同布包　生熟稻芽各三钱　焦鸡金三钱
盐砂仁二钱　苦杏仁去皮尖，三钱　苦桔梗三钱　茯苓皮四钱
姜厚朴一钱　盐泽泻四钱　生茅根五钱　生干姜三钱

三诊　3 月 26 日

据述噎仍未止，气下行则舒，上逆则吐水，小溲不多，食物不化，停水夹食，病久而深，当依法再进。

灵磁石先煎，五钱　空沙参四钱　焦冬术三钱　炒枳实二钱
苦葶苈四钱　云茯苓四钱　建泽泻四钱　苦桔梗三钱
沉香曲布包，三钱　焦鸡金三钱　白蔻仁二钱　冬瓜皮五钱
生茅根五钱　大枣三枚

四诊　3 月 29 日

依前方加：肥知母二钱，大腹皮二钱，淡竹茹二钱，生石膏先煎，四钱，左金丸二钱，旋覆花二钱，二味同布包，减去焦鸡金、苦葶苈、大枣，再进。

王某　男　65 岁　1950 年 2 月 18 日

脉不和畅，舌苔中后薄腻，素有肝胃不和之病，饮食入胃，往往上逆作呕，胸次满闷，甚则胸间气串作痛，大便极少，出恭不易，小溲亦黄短，内热夹滞，为日已久，法当标本兼治。更宜小心将护。

北沙参四钱　炒枳壳三钱　焦冬术三钱　真郁金三钱
广陈皮二钱　沉香曲布包，三钱　制乳没各三钱　炒稻芽三钱
焦鸡金三钱　酒芩柏各二钱　淡苁蓉四钱　炒栀子三钱
细生地四钱　甘草梢三钱　生荸荠捣，三枚

二诊　2月20日

胸次仍胀满不舒，食物下胃消化力薄，胁间尚痛，大便不利，小溲仍黄而短少，内滞尚甚，当依前法加减。

北沙参四钱　沉香曲三钱　五味槟榔三钱，二味同布包
真郁金三钱　生熟稻芽各三钱　焦鸡金三钱　火麻仁五钱
淡苁蓉五钱　炒栀子三钱　大生地砂仁二钱研拌，五钱
盐黄芩柏各三钱　制乳没各三钱　甘枸杞四钱　甘菊花三钱
甘草梢三钱

三诊　2月22日

依前方加：大腹皮三钱，肥知母三钱，炒枳壳三钱，减去盐黄芩柏，再进。

四诊　2月25日

胁痛已减，内滞未尽化故食物下胃尚觉胀闷，大便仍未畅行，小溲量少，法当从事清化。

空沙参四钱　焦冬术二钱　炒枳壳二钱　五味槟榔三钱
沉香曲三钱，二味同布包　大腹皮三钱　盐砂仁二钱
火麻仁四钱　淡苁蓉四钱　赤白苓芍各三钱　建泽泻三钱
甘草梢三钱　生荸荠捣，三枚

五诊　2月28日

据述昨日食物下咽，聚于上脘而不下行，腹部作痛，大便四五日未通，小溲色已淡，量仍不多，消化力薄，仍从本治。

灵磁石先煎，五钱　南沙参四钱　真郁金三钱　白蔻仁二钱
霍石斛四钱　沉香曲布包，三钱　赤白苓芍各三钱　天麦冬各二钱
广木香一钱　全当归四钱　大生地砂仁二钱研拌，五钱
淡苁蓉五钱　生甘草二钱

泄泻

泄泻一证，或由外感，或缘内伤，总由脾虚湿胜致病。先生治此症化湿健脾，则选藿香、川朴、大腹皮、槟榔、芡实等。夹热夹食则清热化滞，药选黄芩、青蒿、鳖甲、神曲、山楂碳等，脾虚则以米炒台党、土炒冬术、山药健脾益气。随证加减，不拘定方。

刘某　男　4个月　1951年9月9日

纹隐一指，据述腹痛作泻，业已三日，睡醒即泻，粪色黄绿，此乃肝热夹乳积之故，法当清化，母子同服可也。

忍冬藤四钱　西防风二钱　霜桑叶三钱　淡竹茹三钱
六神曲布包，四钱　山楂炭三钱　广木香三钱　大腹皮三钱
炒白芍四钱　酒黄芩二钱　炒稻芽四钱　陈仓米二钱
生甘草二钱

二诊　9月11日

纹尚发紫，内热未清，腹泻尚有沫子，此乃热邪生风之故，法当清化，大人多服，小儿少喂。

金银花三钱　净连翘三钱　嫩钩藤三钱　山楂炭三钱
六神曲布包，四钱　生稻芽三钱　炒山药三钱　芡实米三钱
赤苓芍各二钱　广木香三钱　酒黄芩三钱　陈仓米二钱
生甘草二钱

三诊　9月13日

前方加：炒栀子三钱，粉丹皮三钱，焦鸡金三钱，再进。

四诊　9月15日

纹色已退，内热渐轻，惟泻尚未尽止，大便有时已能成条，日夜行四五次，

仍当清化。

空沙参三钱	焦冬术三钱	炒山药三钱	广木香一钱
炒稻芽三钱	炒扁豆三钱	酒黄芩二钱	山楂炭二钱
焦苡仁四钱	炒枳壳三钱	芡实米三钱	陈仓米二钱
大枣三枚			

王某　男　10岁　1951年9月15日

脉不和畅，眼呆目干，门齿发枯，肢体发红，据述病已半月，腹痛作泻，身热汗出亦不退，此乃内热夹滞，为日已久，津液已亏，其势非轻，不可大意，法当标本兼治。

南沙参三钱	霍石斛三钱	大麦冬三钱	醋青蒿三钱
酥鳖甲三钱	知贝母各三钱	沉香曲布包，四钱	炒稻芽四钱
焦鸡金三钱	酒黄芩二钱	炒栀子三钱	粉丹皮三钱
天水散冲，四钱	生苇茎一尺		

二诊　9月17日

服昨方尚安，脉略见和，舌苔仍黄，门齿稍润，身热略减，自是佳象，惟病日已久，尚未安稳，当依法再进，以观后效。更宜小心将护。

空沙参三钱	知贝母各三钱	米炒天麦冬各三钱	霍石斛四钱
醋青蒿三钱	酥鳖甲四钱	炒栀子三钱	六神曲四钱
天水散四钱，二味同布包		细生地四钱	粉丹皮三钱
酒黄芩三钱			

赵某　男　28岁　1951年8月21日

据述腹泻多日，日轻夜重，昨日加甚，上吐下泻，肢体疲痛无力，此由劳乏感风夹气，素体湿重，故成此候，已见虚象。宜小心将护。

焦冬术四钱	炒山药四钱	藿香梗三钱	姜川朴二钱

炒扁豆四钱	芡实米四钱	宣木瓜三钱	盐泽泻三钱
山楂炭三钱	炒枳壳三钱	云茯苓四钱	大腹皮三钱
炒陈仓米二钱	生甘草二钱	生姜一片	大枣三枚

二诊　9月7日

服前方各病皆轻，惟头不能抬，两眼发红而羞明，此乃胃热上攻为患，乃食火也。法当清降。

忍冬藤一两	竹叶茹各三钱	杜牛膝三钱	六神曲布包，四钱
酒黄芩三钱	知贝母各三钱	细生地四钱	生石膏先煎，四钱
净连翘三钱	炒栀子三钱	粉丹皮三钱	杭菊花三钱
草决明三钱	谷精珠三钱	霜桑叶三钱	甘草梢二钱
生苇茎一尺			

吴某　男　30岁　1950年7月2日

脉见滑弦，据述病情乃肝肾两虚，故食物下胃往往不和，甚则大便溏泻，肢体日形困乏，茎缩气亏，乃酒色过度之象，法当从本治。

老前芪五钱	台党参四钱	土炒於术三钱	炒枳壳三钱
焦山栀三钱	粉丹皮三钱	生熟苡仁各四钱	制厚朴三钱
炒扁豆四钱	怀山药四钱	芡实米四钱	天花粉三钱
酒芩柏各二钱	知贝母各三钱	陈仓米二钱	带心莲子十五粒
益元散冲，四钱			

二诊　7月12日

据述服前方尚安，惟腹泻未愈，干溏不定，小腹隐隐作痛，上实下虚之象，兼有茎缩发冷之时，气血两亏，法当从本治，依法加减再进。

老前芪五钱	台党参四钱	土炒於术三钱	麸炒枳壳三钱
赤白苓芍各四钱	大腹皮三钱	金狗脊去毛，四钱	炒扁豆四钱
芡实米四钱	怀山药四钱	甘枸杞四钱	炒苡仁四钱

陈仓米三钱　厚附片三钱　香甘草三钱

李某　女　25岁　1952年10月20日

据述咳嗽已月余，舌干而吐涎沫，喉际生有颗粒，大便溏泻，每晨一次，食物不香，病在肺胃两经，为日已久，法当从本治。

空沙参四钱　知贝母各三钱　嫩白前三钱　竹叶茹各二钱
西秦艽三钱　当归须四钱　小川芎三钱　苦杏仁去皮尖，三钱
酒黄芩三钱　真郁金三钱　杜牛膝三钱　制乳没各三钱
芡实米四钱　六神曲布包，四钱　怀山药四钱　炒稻芽四钱
盐砂仁二钱　北五味二钱　生甘草二钱　生姜三片
大枣三枚

二诊　10月22日

药后尚安，胃纳略开，口干有时作恶，腹泻已止，咳嗽痰不易吐，头眩耳鸣，内热尚重，法当清化。

南沙参四钱　天麦冬各三钱　知贝母各三钱　六神曲布包，四钱
炒稻芽四钱　杜牛膝三钱　北五味二钱　酒黄芩三钱
芡实米四钱　怀山药四钱　天花粉四钱　炒栀子三钱
干生地砂仁二钱研拌，五钱　小川芎三钱　山萸肉三钱
盐炒小茴香三钱　生甘草二钱　生姜三片　大枣三枚

三诊　10月27日

据述入夜咳甚，午夜尤甚，干咳无痰，两耳时鸣，左颧发红，食物不香，舌上仍有颗粒，法当从事清降。

盐元参四钱　天花粉四钱　知贝母各三钱　天麦冬各三钱
杜牛膝三钱　忍冬藤五钱　净连翘四钱　苦杏仁去皮尖，三钱
北五味二钱　嫩白前三钱　甘狗杞三钱　甘菊花三钱

酒黄芩三钱　赤苓芍各三钱　生甘草二钱　生藕节五枚
生梨皮一具

四诊　11月2日

据述中气不足，咳嗽头胀，恶心，两胁串痛，此乃肝胃不和，外感风寒所致，法当标本兼治。

台党参四钱　知贝母各三钱　全当归三钱　小川芎三钱
川牛膝三钱　制乳没各三钱　真郁金三钱　小青皮三钱
北五味二钱　西秦艽三钱　西防风三钱　桑寄生四钱
云茯苓四钱　生赤芍四钱　酒芩柏各三钱　生甘草二钱
生藕节五枚

李某　女　16岁　1950年3月11日

脉不条达，面色不荣，舌有薄黄苔，内有食滞，外袭风邪，昨夜曾吐泻交作，腹中作痛，年已十六，初潮未至，法当标本兼治。

老苏梗三钱　苦杏仁去皮尖，三钱　西防风二钱　淡竹茹二钱
生熟稻芽各三钱　六神曲布包，四钱　大腹皮三钱　焦鸡金三钱
真郁金三钱　细生地砂仁一钱研拌，三钱　全当归三钱
小川芎二钱　赤白苓芍各三钱　生甘草二钱　生姜三片
大枣三枚

二诊　3月12日

服昨方各病皆轻，惟年已十六经尚未通，当从本治。

南沙参四钱　全当归三钱　小川芎三钱　杭白芍二钱
生地黄砂仁二钱研拌，四钱　老苏梗三钱　蕲艾梗三钱
制香附三钱　大腹皮二钱　真郁金三钱　赤白芍各三钱
炒稻芽四钱　生甘草二钱　生姜三片　大枣三枚

三诊　3月16日

依前方加：知贝母各三钱，首乌藤七钱，桑寄生五钱，川牛膝三钱，减去炒稻芽，再进。

董某　男　64岁　1950年4月26日

脉不调和，素体内热甚重，故肢体不时发冷，头部昏胀，鼻涕极多，咳嗽痰不易咯，有时肾囊作坠，偏左较甚，便干溲黄，胃纳不佳，食后作胀，眠亦不安，阴分太虚，法当从本治。

台党参四钱　炒栀子三钱　粉丹皮三钱　嫩白前三钱
西秦艽三钱　老苏梗三钱　苦杏仁去皮尖，三钱　赤苓芍各三钱
大生地四钱　淡苁蓉四钱　酒芩柏各三钱　沉香曲布包，四钱
首乌藤八钱　小川芎三钱　甘草梢二钱　带心莲子十五粒

二诊　4月28日

药后肾囊已不坠，咳时两胁及腹部作痛，大便转利，日夜三四次，或五六次不等，便下多不消化之物，小溲仍黄短，内热尚重，积滞未化，故胃纳不佳，法当标本兼治。

台党参四钱　焦冬术三钱　炒枳壳三钱　赤白苓芍各三钱
五味槟榔三钱　六神曲四钱，二味同布包　制乳没各三钱
大腹皮三钱　芡实米四钱　怀山药四钱　酒芩柏各三钱
生苇茎五钱　生甘草二钱　陈仓米四钱

三诊　4月30日

脉尚微弦，据述大便又转干结，粪色深黄，小溲黄短，偏左腰间作痛，胃纳渐开，尚不甘味，宿滞未清，略有呛咳，仍当标本兼治。

台党参四钱　淡苁蓉四钱　火麻仁四钱　全当归四钱
细生地四钱　制乳没各三钱　大腹皮三钱　炒扁豆四钱
怀山药四钱　芡实米四钱　盐砂仁二钱　甘草梢二钱

带心莲子十五粒

四诊　5月3日

脉已见平，据述每晨醒后总觉畏寒，非再睡片刻不能如常，此营卫不和之故，胃纳仍不甘，精神疲倦，仍作呛咳，痰不易咯，腹部偏左因咳而牵痛，小溲尚黄，内热尚甚，当依法加减再进。

台党参四钱　焦冬术三钱　西秦艽二钱　全当归四钱
小川芎三钱　朱茯神四钱　川贝母三钱　苦杏仁去皮尖，三钱
天花粉四钱　盐砂仁二钱　制乳没各三钱　酒芩柏各三钱
生甘草二钱　生藕节五枚

侯某　女　50岁　1952月1月15日

脉弦滑，往来均匀，舌苔白干有析，口干引饮，周身骨节经络酸痛，素体湿重，略感外邪，兼有气滞食滞，大便作泻，周身皮肤曾发生疙疸，奇痒难忍，现虽见愈而痒仍未止，血虚而燥，痰胶不易吐出，中气因之不畅，小溲短黄，法当清化内热，标本兼治。

空沙参四钱　知贝母各三钱　苦杏仁去皮尖，三钱　苦桔梗三钱
炒苡仁四钱　桑寄生五钱　白鲜皮四钱　真郁金三钱
生熟稻芽各三钱　焦鸡金三钱　赤白苓芍各三钱　天花粉四钱
制乳没各三钱　酒黄芩三钱　生甘草二钱　生藕节五枚
生荸荠捣，三枚

二诊　1月16日

依前方加：细生地五钱，广木香一钱，减去焦鸡金，再进。

三诊　1月17日

肝郁而虚，阳不能潜，故两眼有时翻白，睡眠不酣，当以和肝，解郁，消滞为法。

南沙参四钱　朱茯神四钱　天花粉四钱　知贝母各三钱

苦杏仁去皮尖，三钱　桑寄生五钱　赤白芍各三钱　苦桔梗三钱
真郁金三钱　当归身四钱　细生地四钱　炒栀子三钱
制乳没各三钱　首乌藤六钱　沉香曲布包，三钱　生甘草二钱
生藕节五枚

四诊　1月18日

依前方加：炒苡仁四钱，芡实米四钱，再进。

五诊　1月20日

脉已见调，舌苔已薄，内热渐轻，肝气渐舒，惟胃纳未复，腹中尚鸣，大便作溏，法当标本兼治。

台党参四钱　焦冬术三钱　炒枳壳三钱　沉香曲布包，三钱
真郁金三钱　炒苡仁四钱　怀山药四钱　芡实米四钱
赤苓芍各三钱　大腹皮三钱　桑寄生五钱　首乌藤一两
全当归四钱　天花粉四钱　生甘草二钱　带心莲子十五粒
大枣三枚

六诊　1月21日

依前方加：朱茯神四钱，川贝母三钱，再进。

七诊　1月22日

脉见弦虚，舌苔略干，眼时翻白，乃肝热太甚之故，肝木侮土，故胃不思纳，腹部作胀，仍当治本。

台党参四钱　沉香曲布包，三钱　真郁金三钱　盐砂仁二钱
炒杭芍四钱　霍石斛九钱　制乳没各三钱　干地黄四钱
山萸肉三钱　当归身四钱　生甘草二钱　生藕节五枚
生荸荠捣，三枚

丁某　男　70 岁　1950 年 2 月 16 日

脉尚和缓，惟神力稍差，据述胸次胀痛，有时牵及后背亦痛，大便干溏不定，兼有白涎，乃气食两滞未尽化，而兼有寒湿为患，法当从本治。

台党参四钱　生於术三钱　炒枳壳三钱　淡苁蓉四钱
真郁金三钱　大腹皮三钱　盐吴萸三钱　全当归四钱
金狗脊去毛，四钱　六神曲三钱　左金丸三钱，二味同布包
制乳没各三钱　山萸肉三钱　大生地砂仁二钱研拌，五钱
甘枸杞四钱　生甘草二钱　带心莲子十五粒

二诊　5 月 14 日

脉息较前平缓，舌苔微黄而腻，有湿邪化热之象，据述中气仍滞，得呃逆则舒，大便仍有水湿为患，先水后粪则舒适，后水下则不舒，近日趾缝出水，乃湿邪下注之征，法当标本兼治。

米炒台党四钱　土炒冬术三钱　麸炒枳壳三钱　大腹皮三钱
茯苓皮四钱　制乳没各三钱　车前子三钱　生熟苡仁各四钱
淡苁蓉四钱　大熟地砂仁二钱研拌，四钱　川牛膝三钱
山萸肉三钱　甘草梢三钱　生藕节五枚

三诊　6 月 11 日

脉弦滑而虚，舌苔白腻渐渐转黄，据述素有肠风下血之症，且有内痔为患，近日感发下血甚多，而小溲忽然短少，便时茎中作痛，此乃湿热下注为患，法当标本兼治。

台党参四钱　焦山栀三钱　粉丹皮三钱　地榆炭三钱
槐角炭三钱　抱木茯神四钱　金狗脊去毛，四钱　车前子三钱
细生地六钱　山萸肉三钱　生熟苡仁各三钱　酒黄芩柏各三钱
制乳没各三钱　益元散冲，四钱

四诊　6月16日

大便下血稍轻，小溲仍短浊，肢体倦怠，胃纳不佳，口渴引饮，湿邪化热，腹部绕脐作痛，当从本治。

北沙参四钱　焦冬术三钱　炒枳壳二钱　血余炭三钱
酒芩柏各三钱　沉香曲布包，三钱　盐砂仁二钱　地榆炭三钱
当归炭三钱　槐角炭三钱　抱木茯神四钱　炒扁豆四钱
生熟苡仁各三钱　制乳没各三钱　细生地四钱　益元散冲，四钱
鲜荷梗一尺

五诊　6月14日

脉渐有条畅之势，舌苔薄黄而腻，昨日下血一次，小溲已通长，仍浑浊，胃纳仍钝，消化力薄，口干引饮，内蕴湿热尚甚，仍当治本。

北沙参四钱　焦冬术三钱　六神曲布包，三钱　酒芩柏各三钱
大生地砂仁二钱研拌，四钱　当归炭三钱　地榆炭三钱
抱木茯神四钱　制乳没各三钱　广木香二钱　生熟苡仁各四钱
炒扁豆五钱　生熟稻芽各三钱　炒栀子三钱　粉丹皮三钱
鲜荷梗一尺

高某　男　18岁　1951年9月17日

脉不和畅，素有胃病，胃纳不甘，且不消化，昨夜腹中绞痛，吐泻交作，此乃食滞感受时邪所致，法当和化。

忍冬藤三钱　净连翘三钱　六神曲布包，三钱　盐泽泻四钱
姜竹茹三钱　焦鸡金三钱　西秦艽三钱　老苏梗三钱
生熟稻芽各四钱　广木香二钱　川黄连二钱　云茯苓四钱
大腹皮四钱　炒枳壳三钱　生甘草二钱　生姜一片
大枣三枚

二诊　9 月 19 日

药后腹痛吐泻均愈，以丸剂调理之。

空沙参一两　焦冬术一两　炒枳壳八钱　川厚朴八钱
云茯苓一两　盐泽泻八钱　六神曲布包，八钱　炒稻芽一两
焦鸡金一两　盐吴萸六钱　小茴香六钱　淮山药一两
芡实米八钱　白蔻仁八钱　大腹皮去毛，八钱　炒扁豆八钱
淡竹茹八钱　橘子络六钱　全当归一两　炒白芍一两
酒黄芩六钱　生甘草六钱

上药拣选道地，共研细末，炼蜜为丸，如梧桐子大，每日早晚各服四十粒，淡盐水送下，如遇感冒暂停。

萧某　男　21 岁　1951 年 5 月 20 日

据述日前因游泳后，食物不和，而致腹泻，近日腹部又隐隐作痛，但不见泻，此乃疼热夹杂之故，法当治本。

藿香叶二钱　焦冬术三钱　炒枳壳三钱　生熟稻芽各三钱
大腹皮三钱　广木香三钱　焦鸡金三钱　炒扁豆四钱
六神曲四钱　五味槟榔三钱，二味同布包　芡实米四钱
生苡仁四钱　天水散冲，四钱　生姜二片　大枣三枚

二诊　6 月 7 日

据述昨日温度忽高忽低，见汗不退，喉际作痛，肢体软弱无力，内热极重，外袭暑邪，故鼻塞不通，寒热往来，大便四日未通，小溲时茎中疼痛，小溲不畅，膀胱泻热亦甚，法当标本兼治。

空沙参四钱　知贝母各三钱　杜牛膝三钱　天麦冬各三钱
射干三钱　天花粉四钱　薄荷梗三钱　赤白苓芍各三钱
郁李仁三钱　火麻仁三钱　车前子三钱　甘草梢二钱
鲜荷梗一尺

痢疾

痢疾以腹痛，里急后重，下痢赤白脓血为主证，或外感时邪，或内伤饮食所致。治以清热解毒，活气行血，调气化滞，药选川连、苓芍芩柏、大腹皮等，随证或以冬瓜仁皮、扁豆、蔻仁化湿，或以台党、冬术健脾，总以驱邪不伤正为要。

陈某　男　56岁　1952年7月4日

脉见滑弦，两眼白发红，肢体麻木发红，不能行动，胸次发闷，食物不甘，大便先干后溏，小溲黄浊，此乃气血不足，风湿内蕴化热为患，法当标本兼治。

台党参四钱　桑寄生五钱　生芪皮四钱　焦冬术三钱
生熟稻芽各三钱　西秦艽三钱　金狗脊去毛，四钱　忍冬藤五钱
海风藤五钱　炒栀子三钱　粉丹皮三钱　盐砂仁二钱
川牛膝三钱　益元散冲，四钱　生藕节五枚

二诊　7月5日

药后病无出入，眼白仍红，纳食不佳而腹泻无度，多不消化之物，噤口痢已成，其势颇重，不可大意，始再拟一方酌服，得效再议。

台党参三钱　小川连一钱　赤白苓芍各三钱　大腹皮三钱
炒栀子三钱　粉丹皮三钱　炒扁豆四钱　酒芩柏各二钱
芡实米四钱　真郁金三钱　生熟稻芽各三钱　六神曲布包，四钱
陈仓米五钱　天水散冲，四钱　鲜荷叶一角，带梗五寸

三诊　7月6日

药后已能纳食，自是佳象，惟痢下仍无度，温度加高，此感暑邪之象，病情甚重，不可大意，当依法加减再进。

南沙参三钱　小川连一钱　知贝母各三钱　生石膏先煎，四钱
香青蒿三钱　炒栀子三钱　粉丹皮三钱　赤白苓芍各二钱
炒扁豆四钱　芡实米四钱　竹叶茹各二钱　六神曲布包，三钱
酒芩柏各二钱　陈仓米三钱　天水散冲，三钱　鲜荷叶一角，带梗五寸

王某　女　67岁　1950年4月11日

左脉沉涩，右脉微浮而弦滑，舌苔薄黄垢腻，神识不清，温度颇高，手心发热，素体肝郁，近则气食两滞，略感外邪，不思饮食，腹泻三四次，右半身时作麻木，内外兼病，法当标本兼治。

空沙参四钱　苦杏仁去皮尖，三钱　西秦艽三钱　西防风二钱
真郁金三钱　沉香曲布包，四钱　生熟稻芽各三钱　焦鸡金三钱
酒黄芩三钱　粉丹皮三钱　炒栀子三钱　忍冬藤五钱
海风藤四钱　芡实米四钱　生甘草二钱　生苇茎五寸

二诊　4月12日

药后泄泻甚重，依前方加：焦冬术三钱，盐砂仁二钱，炒扁豆四钱，陈仓米四钱，伏龙肝二两，煎服代水，减苦杏仁、炒栀子、粉丹皮，再进。

三诊　4月13日

据述药后腹泻数次甚多，已见红白冻子，痢疾已成。惟眠食尚佳，不致成噤口，略形干呕，腹中微痛，法当和化，以期有效。

空沙参四钱　炒栀子三钱　赤白苓芍各三钱　小川连五分
广木香五分　炒扁豆衣四钱　生熟稻芽各三钱　焦鸡金三钱
粉丹皮三钱　冬瓜子皮各三钱　五味槟榔布包，三钱　盐砂仁二钱
炒陈仓米四钱　甘草梢二钱　生藕节五枚

四诊　4 月 14 日

痢下红白，次数多而量少，行动则头部昏暗不适，内热甚重，肢体困倦，法当从事清化，依昨法加减再进。

南沙参四钱　赤白苓芍各三钱　酒芩柏各三钱　槐角三钱
生栀子三钱　生地榆三钱　冬瓜仁皮各四钱　小川连二钱
忍冬藤四钱　细生地砂仁二钱研拌，四钱　净连翘三钱
生稻芽三钱　六神曲三钱　天水散四钱，二味同布包

五诊　4 月 16 日

药后尚安，惟头尚昏迷，起动更甚，大便次数仍多，里急后重，但已无红色，粪色带绛，内热尚甚，当依法加减再进。

空沙参四钱　西秦艽二钱　香白芷二钱　炒槐子三钱
冬瓜仁皮各四钱　香连丸三钱　六神曲三钱，二味同布包
生槐角三钱　粉丹皮三钱　忍冬藤四钱　酒芩柏各二钱
干生地砂仁二钱研拌，三钱　甘草梢二钱　生藕节五枚

六诊　5 月 14 日

脉见弦滑，舌苔薄黄厚腻，喉际发干，胃纳极钝，消化力薄，近又作泻，乃肠脾不调，肢体倦怠，法当标本兼治。

米炒台党四钱　土炒冬术三钱　麸炒枳壳三钱　桑寄生五钱
芡实米四钱　生熟苡仁各三钱　炒糯稻芽三钱　炒扁豆衣四钱
西秦艽二钱　真郁金三钱　沉香曲布包，四钱　盐砂仁二钱
炙甘草二钱　生藕节五枚　生荸荠捣，三枚

七诊　5 月 17 日

药后病无出入，虚气作胀，为日已久，食物下胃则坠胀思便，腹中作痛，便出多不消化之物，肝热脾虚，有木侮土之势，入厕则坐不思起，其因可知，为日已久，仍当从本治。

台党参四钱　焦冬术三钱　大腹皮三钱　真郁金三钱
佛手片三钱　焦鸡金三钱　炒稻芽四钱　左金丸三钱
沉香曲四钱，二味同布包　芡实米四钱　怀山药四钱
盐砂仁二钱　生甘草二钱　生荸荠捣，三枚

八诊　6月9日

肝旺脾湿，胆虚肾热，故食物呃逆，消化力薄，大便常有白涎，似痢非痢，出恭前腹中刺痛，积滞太久，内热尚甚，肢体困倦，仍当治本。

北沙参四钱　姜厚朴二钱　真郁金三钱　白蔻仁三钱
生熟稻芽各三钱　炒扁豆衣四钱　焦鸡金三钱　佛手片三钱
赤白苓芍各四钱　左金丸三钱　五味槟榔三钱，二味同布包
甘草梢二钱　生藕节五钱　生荸荠捣，三枚

孙某　女　40岁　1950年8月11日

脉见弦虚，面色不荣，据述产后甫五十日，产前即感不适，产后腹泻，腰腹胀痛，近日下痢红白，兼有胃纳不旺，食物作恶，血分既虚，兼有食滞，致成此候，病势非轻，不可大意，宜小心将护。

米炒台党四钱　焦冬术三钱　炒枳壳二钱　六神曲布包，三钱
焦鸡金三钱　赤白苓芍各三钱　盐杜仲三钱　制续断三钱
大腹皮三钱　小川连一钱　广木香一钱　生熟稻芽各三钱
土炒归身三钱　桑寄生五钱　生甘草二钱　生姜三片
大枣三枚

二诊　8月18日

药后腹痛已止，惟痢疾白多红少，日夜尚行十余次，食物尚作恶，病由产后而得，其势非轻，仍当依法再进。

米炒台党四钱　焦冬术三钱　赤白苓芍各三钱　六神曲布包，三钱

大腹皮三钱	桑寄生五钱	炒枳壳三钱	白蔻仁三钱
真郁金二钱	炒苡仁四钱	土炒当归四钱	盐杜仲三钱
炒稻芽三钱	芡实米三钱	陈仓米四钱	生甘草二钱
生姜三片	大枣三枚		

三诊　8月22日

依前方加：盐砂仁二钱，广木香一钱，小川连一钱，再进。

齐某　男　29岁　1950年3月5日

据述患红痢已五个月，里急后重，日行三四次不等，但善食，此食热为患，消化不良，当从本治。

空沙参四钱	连水炒川朴一钱	六神曲布包，三钱	焦鸡金三钱
生熟稻芽各三钱	赤白苓芍各三钱	地榆炭四钱	槐角炭四钱
焦栀子三钱	粉丹皮三钱	川黄连五分	广木香五分
生甘草二钱	生藕节五枚		

二诊　3月7日

药后病无出入，痢下仍红，腹中仍胀，据述病由去年夏季坐凉地而得，当从本治。

空沙参四钱	忍冬藤四钱	净连翘三钱	地榆三钱
槐角四钱	血余炭三钱	炒栀子三钱	粉丹皮三钱
细生地六钱	大腹皮三钱	赤苓芍各四钱	生甘草二钱
生藕节五枚			

三诊　3月9日

据述下痢仍红，里急后重未减，每日仅一行，胸中仍作热，病久而沉，当从本治。

南沙参四钱	赤苓芍各三钱	小川连五分	广木香五分

净连翘三钱	酒黄芩三钱	杜牛膝三钱	地榆四钱
大腹皮三钱	槐角三钱	六神曲布包，三钱	焦鸡金三钱
佛手片三钱	炒谷芽三钱	生甘草二钱	大荸荠捣，三枚

四诊　3月11日

痢下仍红，里急后重之势未减，良由肠胃之热太重，日久根深，仍从本治。

空沙参四钱	连水炒川朴二钱	炒栀子三钱	粉丹皮三钱
酒芩柏各三钱	生熟稻芽各三钱	地榆四钱	槐角四钱
广木香三钱	大腹皮三钱	赤苓芍各三钱	陈仓米五钱
生草梢三钱	生藕节五枚		

腹痛

腹痛虽系一证，然见于多种疾病，不可一概而论，以肠胃不和为主，然外感内伤皆可致。故先生治疗腹痛随证用药，不拘泥于某一法，唯以气伤则痛，多治以行气止痛，疏肝和胃。

范某　男　56岁　1951年3月21日

脉不条达，近因感邪，牵发喘痰，五心发热，肠胃不和，食物下胃则腹作痛，大肠不时下坠，肛门微肿但不痛，惟坐时不安平，此乃肠热为患，法当标本兼治。

灵磁石先煎，四钱	北沙参四钱	苦杏仁去皮尖，三钱	知贝母各三钱
生熟稻芽各三钱	沉香曲布包，四钱	绿升麻五分	嫩白前三钱
北五味一钱	野百合四钱	忍冬藤四钱	甘草梢三钱
生藕节五寸	生梨皮一具		

二诊　3月26日

药后病无出入，素体湿热甚重，二便均不利，前后阴时形肿胀，食物下胃则腹胀如鼓，入夜尤甚，五心发热，烦燥不安，仍依前法加减。

空沙参五钱　知贝母各三钱　真郁金三钱　炒栀子三钱
粉丹皮三钱　忍冬藤八钱　酒芩柏各三钱　大腹皮三钱
淡苁蓉五钱　瞿麦三钱　萹蓄三钱　五味槟榔布包，三钱
净连翘四钱　赤白苓芍各三钱　绿升麻五分　甘草梢二钱
生荸荠捣，三枚　生梨皮一具

三诊　4月9日

（按：三月二十六日诊后，转投他医诊治，今日又来诊。）

脉见弦虚，据述服行气利水之药多剂，近日中气觉短，而大腹觉胀，前后胸均觉胀痛不舒，胃纳不多，大便作溏，每日二三次，五心发烦，仍当从本治，更宜小心将护，服药宜慎，不可大意。

台党参四钱　焦冬术三钱　炒枳壳三钱　沉香曲布包，三钱
制乳没各三钱　真郁金三钱　茯苓皮四钱　建泽泻三钱
芡实米四钱　生熟仁各三钱　炒栀子三钱　粉丹皮三钱
生藕节五枚

四诊　4月12日

药后尚安，胃肠仍未调，良由中气受伤，化力不足，食物下胃则发胀痛，大便发热，小溲亦黄，法当标本兼治。

空沙参五钱　焦冬术三钱　连水炒川朴二钱　大腹皮三钱
冬瓜皮四钱　炒栀子三钱　盐黄芩二钱　制乳没各三钱
细生地四钱　车前子三钱　肥知母二钱　甘草梢二钱
鲜茅根六钱

刘某　男　20岁　1950年12月11日

据述先由小腹右作痛，嗣则满腹皆痛，便溏溲多而勤，周身筋肉跳动，六日来进食极少而不觉饿，此乃内有积食，兼感外邪所致，业经七日，其势非轻，不可大意，法当标本兼治。

老苏梗三钱　西防风二钱　大腹皮三钱　赤白苓芍各三钱
酒黄芩柏各三钱　炒栀子三钱　生熟稻芽各三钱　焦鸡金三钱
云苓皮四钱　广木香二钱　粉丹皮三钱　五味槟榔三钱
六神曲三钱，二味同布包　生甘草二钱　生藕节五枚
生苇茎五寸　生姜三片

二诊　12月13日

药后各病皆轻，胃纳稍开，二便亦调，惟小溲多，偏右小腹内仍上下串痛，两臂及腿间肌肉尚跳动，仍依前法加减。

空沙参四钱　西秦艽三钱　生桑枝三钱　大腹皮三钱
酒芩柏各三钱　制乳没各三钱　赤白芍苓各三钱　冬瓜皮四钱
广木香二钱　六神曲布包，三钱　炒稻芽三钱　盐泽泻三钱
川牛膝三钱　生甘草二钱　生藕节五枚

三诊　12月21日

据述胃纳已开，惟消化力薄，食后腹中仍串痛，小腹尤甚，如虫咬针刺，肢体间亦作跳，且复畏寒，此由内有积热积滞未化，兼感外风使然，仍依前法加减。

焦冬术三钱　炒枳壳三钱　五味槟榔布包，三钱　小茴香三钱
大腹皮三钱　西防风二钱　焦鸡金三钱　炒栀子三钱
粉丹皮三钱　广木香一钱　小川连五分　炒稻芽三钱
六神曲布包，三钱　云茯苓四钱　盐泽泻三钱　生甘草二钱
生姜三片　大枣三枚

四诊 12月26日

腹痛仍剧，偏右尤甚，肢体仍跳而畏寒，仍属肝风为患，依法加减再进。

老苏梗三钱 厚附片三钱 肉桂子二钱 六神曲布包，三钱
炒稻芽三钱 西防风三钱 小茴香三钱 大腹皮三钱
真郁金三钱 云茯苓四钱 制乳没各三钱 广木香二钱
老干姜三钱 生甘草二钱

靖某 男 24岁 1950年10月13日

据述腹胀月余，曾服中药十数剂，尚未见愈，每动肝气则甚，此乃气郁夹食之故，为日已久，宜化解舒肝以消息之。

当归尾三钱 土炒杭芍四钱 酒炒元胡三钱 沉香曲布包，四钱
老苏梗三钱 苦杏仁去皮尖，三钱 苦桔梗三钱 广木香二钱
真郁金三钱 制乳没各三钱 焦鸡金三钱 大腹皮三钱
五谷虫三钱 炒稻芽四钱 生甘草二钱 生藕节五枚
生姜三片

二诊 10月17日

药后腹部胀痛稍轻，惟气仍不舒，胸次觉有物上冲作痛，依前法加减再进。

制厚朴二钱 沉香曲布包，三钱 老苏梗三钱 真郁金三钱
花槟榔三钱 制乳没各三钱 大腹皮三钱 炒稻芽三钱
焦鸡金三钱 川牛膝三钱 广木香二钱 小茴香三钱
当归身四钱 赤白苓芍各三钱 生甘草二钱 生姜三片

三诊 10月21日

腹已不胀，惟气仍上冲，饮水则吐，乃肠胃不调之故，法当从本治。

灵磁石先煎，五钱 南沙参四钱 炒枳壳三钱 真郁金三钱
五味槟榔三钱 六神曲四钱，二味同布包 法半夏三钱
制乳没各三钱 小茴香三钱 大腹皮四钱 当归尾三钱

茯苓皮四钱　广木香二钱　赤苓芍各三钱　焦鸡金三钱
炒稻芽四钱　生藕节五枚　生姜三片

四诊　10月25日

据述小腹偏左三四月前曾有包块，自觉似有两条上攻，一软一硬，上攻则呃逆不断，胀闷不舒，此乃肾经之病，有似奔豚，为日已久，法当从本治。

灵磁石先煎，六钱　当归尾五钱　老苏梗四钱　真郁金三钱
制乳没各三钱　左金丸五钱　沉香曲四钱，二味同布包
小茴香四钱　京三棱三钱　蓬莪术三钱　川牛膝三钱
盐青皮三钱　赤白苓芍各三钱　大腹皮三钱　白蒺藜去刺，四钱
生苇茎五钱　生藕节五枚

五诊　11月3日

中气尚结，胃尚未开，仍觉有块上冲，法当以调气化滞以为治。

灵磁石先煎，五钱　酒炒元胡二钱　生桑枝四钱　沉香曲四钱
五味槟榔三钱，二味同布包　真郁金三钱　制乳没各三钱
广木香三钱　大腹皮四钱　广陈皮三钱　赤白苓芍各三钱
盐泽泻四钱　焦鸡金三钱　炒稻芽四钱　甘草梢三钱
生藕节五枚　生姜三片

便秘

便秘系大便秘结不通，或艰涩不畅之证，多由肠胃积热、气机瘀滞所致，故治则以清热润燥、行气化瘀为要。先生多用芩柏、栀子以清热，麻仁、苁蓉、地黄以润燥，郁金、郁李仁行气，制乳没、当归须化瘀。但须有疏有补，常以党参、於术健脾，生地、苁蓉皆为双关之药，少用大黄、芒硝之品。

郭某　女　46岁　1950年5月13日

据述素体湿重，因湿化热，因热生风，故左半身有时发麻发肿，困倦思睡，胃纳不佳，经水先期量少色黑，肝郁脾约，感风则头痛，眼皮发胀，乃脾湿之征，法当从本治。

生黄芪三钱　北沙参三钱　桑寄生四钱　朱茯神四钱
西秦艽三钱　当归须四钱　赤芍药四钱　芡实米四钱
酒芩柏各三钱　粉丹皮三钱　焦山栀三钱　谷精草三钱
苏枋木三钱　南红花二钱　生甘草二钱

二诊　5月15日

药后各症皆轻，惟胃纳不佳，大便三日未通，小溲红短，肢体倦怠思眠，脾湿化热，兼有肝邪为患，仍当治本。

北沙参四钱　盐杜仲四钱　淡苁蓉四钱　火麻仁四钱
盐黄芩柏各三钱　盐砂仁三钱　粉丹皮三钱　炒栀子三钱
赤苓芍各三钱　金狗脊去毛，四钱　西秦艽三钱　忍冬藤五钱
净连翘四钱　六神曲布包，三钱　鲜茅根一两　生甘草二钱
生藕节五枚

三诊　5月18日

各病皆轻，精神亦振，惟胃纳不开，大便未通，小溲仍短而红，内热甚重，身心均发燥而不舒，仍当依法加减再进。

北沙参四钱　茯苓皮四钱　盐泽泻三钱　小木通三钱
盐砂仁三钱　淡苁蓉四钱　粉丹皮三钱　炒栀子三钱
真郁金三钱　六神曲布包，三钱　车前子三钱　盐黄柏三钱
忍冬藤四钱　西秦艽三钱　鲜茅根一两　生甘草二钱
生荸荠捣，二枚

孙某 男 67岁 1950年8月7日

脉不和畅，舌苔黄垢而腻，大便十余日未行，食物不能下行，此乃肠胃不通之故，法当以降逆通便为治。

台党参四钱 淡苁蓉四钱 全当归三钱 郁李仁三钱
炒枳壳三钱 大腹皮三钱 大生地砂仁二钱研拌，四钱
生熟稻芽各三钱 六神曲三钱 麻仁滋脾丸五钱，二味同布包
焦鸡金三钱 粉甘草二钱 生藕节五枚 生荸荠捣，三枚

二诊 8月8日

药后病无出入，食物仍噎，大便未行，肠结太久，仍依昨法加减。

台党参四钱 大生地八钱 炒枳实二钱 白蔻仁二钱
淡苁蓉四钱 全当归四钱 火麻仁四钱 大腹皮三钱
郁李仁三钱 五味槟榔三钱 沉香曲四钱，二味同布包
焦鸡金三钱 广陈皮二钱 盐砂仁二钱 甘草梢二钱
生藕节五枚

三诊 8月9日

依前方加：酒大黄三钱，再进。

王某 女 23岁 未婚 1950年10月18日

脉不和畅，面色不荣，平日胃纳即钝，近半月来更不思食，强食则停滞不下行，大便干结三四日不行，血不养肝，肝邪犯胃，法当从本治。

台党参四钱 生於术三钱 炒枳壳三钱 全当归五钱
小川芎三钱 沉香曲布包，四钱 生熟稻芽各三钱 焦鸡金三钱
盐砂仁三钱 真郁金三钱 生杭芍四钱 干生地四钱
火麻仁四钱 淡竹茹二钱 东阿胶烊化后入，三钱

伏龙肝二两，煎汤代水

二诊　10月19日

药后食物已能下行，大便亦通，惟口干而发甜，小溲短少，肝肾之热尚甚，仍依法再进。

台党参四钱　生於术四钱　姜竹茹三钱　沉香曲布包，四钱
真郁金三钱　炒栀子三钱　粉丹皮三钱　全当归四钱
小川芎三钱　大生地砂仁二钱研拌，四钱　炒稻芽四钱
阿胶珠三钱　天花粉三钱　车前子三钱　甘草梢二钱
伏龙肝二两，煎汤代水

三诊　10月20日

昨日食物，又往上翻，肢体发冷，小溲仍少，大便通而不畅，此内热尚甚之象，法当从此消息。

灵磁石先煎，四钱　台党参四钱　生於术三钱　炒枳壳三钱
六神曲布包，四钱　真郁金三钱　炒栀子三钱　粉丹皮三钱
全当归四钱　小川芎三钱　姜竹茹二钱　方通草二钱
火麻仁三钱　炒稻芽三钱　大生地砂仁二钱研拌，三钱
甘草梢二钱　伏龙肝二两，煎汤代水

四诊　10月21日

大便未通，小溲仅有涓滴，食物下胃仍不下行，呃逆上翻，肠胃热结，致成此候，法当从事降导，以二便能畅行为要。

北沙参四钱　生白术三钱　炒稻芽四钱　淡苁蓉五钱
火麻仁五钱　郁李仁四钱　小川连一钱　车前子四钱
小木通三钱　朱灯心三十寸　朱茯苓四钱　细生地四钱
全当归四钱　生赤芍四钱　姜竹茹二钱　伏龙肝二两，煎汤代水

张某　女　21岁　未婚　1950年2月28日

脉不流利，手心发热，月经逾期三五日始行，量尚可，惟素体肝旺，易于感冒，有时烦燥，放歌跳动方适，大便七八日一行，硬结如球，小溲黄短，两胁有时串痛，胃纳不佳，法当标本兼治，更宜小心将护。

桑寄生五钱　真郁金三钱　制乳没各三钱　当归须四钱
小川芎三钱　粉丹皮三钱　炒栀子三钱　炒杭芍四钱
酒芩柏各三钱　知贝母各三钱　细生地砂仁一钱研拌，四钱
朱茯神四钱　六神曲布包，四钱　火麻仁五钱　生甘草二钱

二诊　3月3日

药后尚安，惟内热外感风邪，致头部昏眩，两胁间汩汩作响，痰已见少，胃纳不佳，大便干结，其色发绿，肠胃积热，仍当标本兼治。

当归须四钱　小川芎三钱　桑枝叶各三钱　蔓荆子三钱
真郁金三钱　炒栀子三钱　粉丹皮三钱　土炒杭芍四钱
火麻仁四钱　知贝母各三钱　细生地砂仁一钱研拌，四钱
淡苁蓉四钱　六神曲四钱　天水散四钱，二味同布包
炒稻芽四钱　生苇茎五寸　生藕节五枚

丁某　男　69岁　1950年4月2日

脉见沉滑而微弦，舌苔垢腻后半尤甚，据述便秘已多年，往往五六日一行，且有脱肛之时，兼患痔疮，腹中隐隐作痛，睾丸作胀而肾囊潮湿，素体阴虚，兼有寒湿为患，故见此候，其根已深，当从本治。

台党参四钱　淡苁蓉五钱　火麻仁四钱　干地黄四钱
全当归四钱　土炒冬术三钱　炒枳壳三钱　盐吴萸一钱五分
金狗脊去毛，四钱　土炒杭芍四钱　连皮苓四钱　粉甘草二钱
带心莲子十五粒

二诊　4月6日

据述药后各病皆轻，效不更方，加减再进，前方加：磁朱丸布包，三钱，郁李仁三钱，干地黄用砂仁二钱研拌。

三诊　4月12日

脉弦象已减尚见滑平，舌茎垢腻未退，其色尚黄，近日大便已畅，先干后溏，腹中绕脐作痛，睾丸仍坠，痔疮破溃流血甚多，法当标本兼治。

台党参四钱　焦冬术三钱　炒枳壳三钱　制乳没各三钱
血余炭四钱　炒栀子三钱　盐吴萸三钱　盐炒小茴香三钱
金狗脊去毛，四钱　当归身四钱　土炒杭芍四钱　芡实米四钱
干地黄砂仁二钱研拌，四钱　生甘草二钱　生姜三片
大枣三枚

四诊　4月16日

脉已见平，弦滑之象皆减，舌苔垢腻尚未尽退，大便已无血，惟出恭异常困难，绕脐作痛，睾丸尚坠，法当培养中气，兼事育阴。

台党参四钱　炙黄芪三钱　焦冬术三钱　淡苁蓉四钱
金狗脊去毛，四钱　干地黄砂仁二钱研拌，四钱　盐吴萸二钱
盐炒小茴香三钱　全当归四钱　土炒杭芍四钱　沉香曲布包，四钱
炙甘草三钱　生姜三片　大枣三枚

五诊　5月8日

脉已见平，舌苔黄垢亦减，大便尚干结成球，睾丸仍坠，依前法加减再进。

台党参四钱　全当归四钱　淡苁蓉四钱　火麻仁四钱
山萸肉四钱　甘枸杞四钱　干地黄砂仁二钱研拌，四钱
甘菊花三钱　知贝母各三钱　土炒杭芍四钱　盐炒小茴香三钱
生甘草二钱　带心莲子十五粒　生荸荠捣，三枚

宋某　女　34岁　1951年5月6日

据述素体贫血，近数月大便干结，大便往往带血，腹中作胀，如气坠然，食物消化力薄，喜食流质，病已三月余，法当从本治。

台党参四钱　全当归四钱　小川芎三钱　淡苁蓉四钱
火麻仁四钱　大生地五钱　真郁金三钱　郁李仁三钱
大腹皮三钱　土炒杭芍四钱　制香附三钱　甘草梢三钱
鲜茅根五钱　生藕节五枚

二诊　5月8日

药后气坠已愈，惟大便干结，三四日未行，有里急后重之势，食物消化力薄，仍依前法加减。

台党参四钱　焦冬术二钱　炒枳壳二钱　真郁金三钱
生熟稻芽各三钱　全当归四钱　淡苁蓉五钱　火麻仁四钱
郁李仁四钱　六神曲布包，三钱　大腹皮三钱　大生地四钱
土炒杭芍四钱　焦鸡金三钱　甘草梢三钱　鲜茅根五钱
生藕节五枚

三诊　5月12日

近日又患感冒，左胁肋掣痛，胃不思食，食后消化力薄，前胸后背，均感发胀，大便通而不畅，法当标本兼治。

台党参四钱　真郁金三钱　制乳没各三钱　当归身四钱
小川芎三钱　大生地砂仁二钱研拌，四钱　大腹皮三钱
生熟稻芽各三钱　六神曲布包，三钱　焦鸡金三钱　郁李仁三钱
生赤芍三钱　西秦艽三钱　鲜茅根五钱　天水散冲，四钱

四诊　5月15日

依前方加：淡苁蓉四钱，火麻仁四钱，连水炒川朴二钱，淡苁蓉二钱，再进。

五诊　5月17日

据述胁肋痛止，惟腹仍作胀，食物不甘，大便今晨二次，仍觉未畅，肠胃不调，依法加减再进。

台党参四钱　焦冬术三钱　炒枳壳三钱　全当归四钱
小川芎三钱　盐砂仁四钱　沉香曲布包，四钱　细生地四钱
淡茯蓉四钱　赤苓芍各三钱　大腹皮三钱　鲜茅根五钱
天水散冲，四钱　生荸荠捣，三枚

六诊　5月21日

依前方加：大腹皮三钱，盐砂仁二钱，再进。

高某　女　58岁　1950年11月29日

脉见弦虚，面部略浮，左耳发木，周身亦然，心中气不舒畅，大便四五日一行，干结不易排出，气血两虚，经络失养，兼感邪风致成此候，法当标本兼治，更宜小心将护。

台党参四钱　焦冬术三钱　真郁金三钱　桑寄生五钱
当归须五钱　干地黄砂仁二钱研拌，六钱　制乳没各三钱
沉香曲布包，五钱　火麻仁四钱　小川芎三钱　首乌藤一两
海风藤八钱　冬瓜皮八钱　西秦艽三钱　生甘草三钱
生姜三片　大枣三枚

二诊　12月2日

药后各病皆轻，惟近日肢体微倦，喉咙发紧，大便干结，似又有外感，仍当标本兼治。

炙箭芪三钱　台党参三钱　焦冬术三钱　西秦艽四钱
当归须五钱　桑寄生五钱　淡茯蓉五钱　小川芎三钱
火麻仁四钱　苦杏仁去皮尖，三钱　西防风二钱　真郁金三钱
大生地砂仁二钱研拌，五钱　制乳没各三钱　生甘草三钱

生梨皮一具　　生藕节五枚

三诊　12月8日

依前方加：苦桔梗三钱，抱木茯神四钱，郁李仁四钱，再进。

四诊　12月11日

素有渴病，非水饮足不安，近日头痛，胸中胀满，气仍作串痛，面部见浮，肢体倦怠，大便仍干，内热太甚，外袭风邪，法当标本兼治。

空沙参四钱　　真郁金三钱　　茯苓皮四钱　　冬瓜皮四钱
广陈皮二钱　　焦鸡金三钱　　六神曲布包，三钱　　佛手片三钱
盐砂仁二钱　　西防风二钱　　桑寄生五钱　　淡苁蓉四钱
酒芩柏各二钱　　生甘草二钱　　生藕节五枚

胁痛

胁痛多由肝气郁结所致，故总以疏肝理气为纲，先生多用郁金、香附，随证或用芩、柏、栀子兼清湿热，或用沉香曲、大腹皮健脾利湿，或以寄生、狗脊、山萸肉培补肝肾，标本兼治而求全功。

郭某　男　42岁　1950年8月9日

脉见神力，据述病情乃积年劳累所致，近三个月右胁内时觉胀痛，此乃肺胀气不运化之故，眠食尚安，惟大便干结，小溲黄浊，内蕴湿热甚重，法当标本兼治。

台党参四钱　　苦葶苈三钱　　真郁金三钱　　知贝母各三钱
栀子皮二钱　　细生地四钱　　火麻仁四钱　　制乳没各二钱
小川芎二钱　　粉丹皮三钱　　炒栀子三钱　　酒芩柏各三钱
嫩白前三钱　　赤白苓芍各三钱　　甘草梢三钱　　大枣三枚

鲜荷叶一角，带梗五寸

二诊　8月7日

服前方尚安，惟两眼发花，白睛有红丝，右胁仍胀而气短，眠食尚安，大小便尚未正常，仍当从本治。

台党参四钱　甘菊花三钱　谷精珠四钱　密蒙花四钱
苦葶苈三钱　炒栀子三钱　粉丹皮三钱　制乳没各三钱
火麻仁三钱　小川芎三钱　赤白苓芍各三钱　沉香曲布包，四钱
酒芩柏各三钱　甘草梢三钱　大枣三枚　生藕节五枚

三诊　9月2日

白睛当有红丝，右胁仍作胀痛，不能起立，眠后尤甚，肺有停水之故，肝亦不舒，仍当治本。

空沙参四钱　霜桑叶三钱　甘菊花三钱　决明子四钱
小川芎三钱　制乳没各三钱　苦葶苈四钱　酒芩柏各三钱
真郁金三钱　炒冬术三钱　苦杏仁去皮尖，三钱　野百合四钱
净百部三钱　大腹皮三钱　甘草梢三钱　大枣三枚
生藕节五枚

吴某　男　38岁　1950年2月21日

脉见沉弦，舌苔薄黄而有析，据述素有肝胃不和之症，发则胸满，两胁胀痛，偏右胁际不时尚汩汩有水声，亦有时作痛，病经十年，时发时愈，此次发动较重，手足发凉，困倦贪眠，气食两滞，兼受外邪，法当标本兼治。

南沙参四钱　桑寄生五钱　真郁金三钱　制乳没各三钱
沉香曲三钱　苦葶苈三钱　连皮苓四钱　大腹皮三钱
盐泽泻三钱　首乌藤一两　西秦艽三钱　金狗脊去毛，四钱
盐杜仲三钱　火麻仁五钱　甘草梢二钱　生苇茎五寸
生荸荠五枚　大枣三枚

二诊　2月23日

据述服前方尚安，惟胸次仍作胀痛，在胸骨中间有时串入左季胁作痛，呃逆泛酸，而有冷气，腹鸣如有水然，尚依前法加减再进。

北沙参四钱	真郁金三钱	沉香曲布包，三钱	焦冬术三钱
炒稻芽三钱	连皮苓四钱	大腹皮三钱	白蔻仁三钱
炒枳壳二钱	制乳没各二钱	建泽泻三钱	火麻仁四钱
细生地五钱	甘草梢三钱	生藕节三枚	生荸荠捣，三枚

吴某　男　48岁　1950年4月5日

脉见弦滑，舌苔干白，据述胃纳极钝，右胁肋作胀痛，小溲极少，大便带血，温度略高，虚汗时出，业经数月，此乃停水为患，法当从本消息。

空沙参四钱	制乳没各三钱	苦葶苈四钱	冬瓜皮五钱
炒栀子三钱	粉丹皮三钱	细生地五钱	知贝母各三钱
苦杏仁去皮尖，三钱	小木通五钱	茯苓皮四钱	甘草梢三钱
朱灯心三寸	大枣三枚		

二诊　4月6日

依前方加：盐黄芩柏各三钱，盐砂仁二钱，浮小麦一两，台党参四钱，真郁金二钱，减去空沙参，再进。

三诊　4月9日

服改方后各证皆轻，惟右胁间仍作胀痛，呛咳有痰，睡后往往口中发腻，大便仍带血，小溲仍红，法当以清水为主。

生芪皮四钱	苦杏仁去皮尖，三钱	苦桔梗三钱	苦葶苈四钱
知贝母各二钱	制乳没各三钱	盐黄芩柏各二钱	细生地四钱
车前子三钱	真郁金二钱	冬瓜皮五钱	炒栀子三钱
粉丹皮三钱	南沙参三钱	甘草梢二钱	大枣三枚

四诊　4月14日

脉息渐调，服前方各病皆轻，惟气短不足，大便干结，素有痔疮，往往带血，小溲仍不畅，右肋尚微痛，仍当依法再进。

生芪皮五钱　台党参四钱　生白术三钱　苦桔梗三钱
火麻仁四钱　冬瓜皮五钱　细生地砂仁二钱研拌，五钱
车前子四钱　焦山栀三钱　粉丹皮三钱　云茯苓四钱
甘草梢三钱　生姜三片　大枣三枚

五诊　4月28日

据述服前方甚安，因重感风邪，温度加高，气促而短，口干引饮，食物不香，干呕痰多，右肋作痛，腹鸣如有水声，便干溲短，仍当从本治。

台党参四钱　醋青蒿三钱　酥鳖甲三钱　西防风一钱
天花粉四钱　冬瓜皮五钱　苦葶苈三钱　大腹皮二钱
六神曲布包，三钱　火麻仁三钱　茯苓皮四钱　天水散冲，四钱
大红枣三枚

六诊　7月9日

脉见弦虚，舌苔薄黄而微干，面色不荣，时作呛咳而痰不易出，两胁间均胀痛，胃纳不佳，便干溲黄，病经数月，气血两虚，仍当从本治，更宜小心将护。

台党参五钱　冬瓜子五钱　知贝母各三钱　天麦冬各三钱
天花粉四钱　制乳没各三钱　真郁金三钱　六神曲布包，三钱
炒稻芽三钱　云茯苓三钱　香青蒿三钱　酥鳖甲三钱
北五味一钱　野百合四钱　炙百部四钱　生甘草二钱
鲜荷叶一角，带梗五寸

七诊　7月13日

脉神力不充，面色亦不荣，精神萎顿，肢体倦怠，良由纳食不多，呛咳伤气，致两胁不和，脊背胀痛，气血两虚，仍当治本。

炙箭芪四钱　台党参四钱　土炒冬术三钱　苦桔梗三钱

桑寄生五钱　抱木茯神四钱　地骨皮四钱　知贝母各三钱
天花粉四钱　制乳没各三钱　金狗脊去毛，四钱　小川芎三钱
苦杏仁去皮尖，三钱　野百合四钱　生甘草二钱　生藕节五枚

八诊　7月15日

据述服前方各病皆轻，惟肢体疲乏，精神萎顿，脊痛作痛，胃纳稍佳，呛咳痰仍不易上，素体太弱，仍依前法加减。

炙箭芪四钱　台党参四钱　泔浸苍术三钱　知贝母各三钱
抱木茯神四钱　苦桔梗三钱　金狗脊去毛，三钱　桑寄生四钱
补骨脂四钱　骨碎补四钱　干地黄砂仁二钱研拌，四钱
山萸肉三钱　野百合四钱　炙百部四钱　生甘草三钱
生藕节五枚

九诊　7月18日

依前方加：北五味二钱，川牛膝三钱，制续断三钱，天花粉四钱，减去苦桔梗，再进。

十诊　7月25日

两脉滑弦而数，舌有黄苔，咳嗽痰多，脊背尚痛，行路乏力，胃纳稍佳，素体太弱，宜小心将护。

炙箭芪四钱　台党参四钱　土炒冬术四钱　金狗脊去毛，四钱
盐杜仲三钱　制乳没各三钱　知贝母各三钱　抱木茯神四钱
干地黄砂仁二钱研拌，四钱　北五味二钱　山萸肉三钱
野百合四钱　炙百部四钱　生甘草二钱　生藕节五枚

十一诊　8月3日

近日咳嗽又加甚，胃纳尚佳，食物知味，惟腹中作响，精神疲乏，中气不足，仍当治本，宜小心将护。

炙箭芪四钱　台党参四钱　土炒冬术三钱　北五味二钱
知贝母各三钱　嫩白前三钱　大腹皮三钱　抱木茯神四钱

灵磁石先煎，五钱	野百合四钱	炙百部三钱	天花粉三钱
金狗脊去毛，四钱	干地黄砂仁二钱研拌，五钱		生甘草二钱
大枣五枚	生藕节五枚		

十二诊　8月8日

据述呛咳早晚较甚，痰不易出，受冷气更甚，眠食尚佳，仍当治本。

炙黄芪五钱	台党参四钱	土炒冬术三钱	天花粉四钱
知贝母各三钱	苦杏仁去皮尖，三钱	苦桔梗三钱	灵磁石先煎，五钱
野百合四钱	嫩白前三钱	北五味二钱	赤苓芍各三钱
炙百部四钱	生甘草二钱	生藕节五枚	大枣五枚

十三诊　8月17日

依前方加：制乳没各五钱，桑寄生五钱，再进。

十四诊　8月20日

据述呛咳稍减，痰胶仍不易出，胁间有时仍作痛，气机不畅，仍当治本。

台党参四钱	炒於术三钱	苦杏仁去皮尖，三钱	霍石斛四钱
天花粉四钱	云茯苓四钱	真郁金三钱	制乳没各三钱
苦桔梗三钱	嫩白前三钱	法半夏三钱	姜竹茹二钱
生石膏先煎，四钱	知贝母各三钱	天麦冬各三钱	丝瓜络四钱
广陈皮三钱	生甘草二钱	生藕节五枚	生梨皮一具

十五诊　9月18日

呛咳痰多，初尚易出，继而难吐，此由肺虚热重之故，以致右胁作痛且胀，仍从本消息之。

台党参四钱	苦杏仁去皮尖，三钱	苦桔梗三钱	天花粉四钱
苦葶苈三钱	云茯苓四钱	淡竹茹二钱	冬瓜仁皮各四钱
炒栀子三钱	天麦冬各三钱	知贝母各三钱	生甘草二钱
生藕节五枚	生梨皮一具	大红枣三枚	

十六诊　11月3日

据述近日咳嗽又甚，痰仍不易上，右胁肋牵连背脊作痛，不思饮食，良由肺胃两虚而有热，更加外感风寒，致成此候，宜小心将护，不可大意。

台党参四钱　苦杏仁去皮尖，三钱　天花粉四钱　知贝母各三钱
嫩白前三钱　制乳没各三钱　冬瓜仁皮各五钱　真郁金三钱
淡竹茹三钱　粉丹皮三钱　生栀子三钱　盐砂仁二钱
六神曲布包，四钱　大麦冬三钱　生甘草二钱　生藕节五枚
生梨皮一具

十七诊　11月16日

病日太久，内热太甚，故咳嗽吃力，痰不易出，胸次不时出汗，气尚不舒，仍当从本治。

台党参四钱　苦杏仁去皮尖，三钱　丝瓜络三钱　首乌藤一两
天花粉四钱　真郁金三钱　云茯苓四钱　冬瓜子五钱
北五味二钱　嫩前胡三钱　知贝母各三钱　鲜茅根一两
生甘草二钱　生梨皮一具

十八诊　12月5日

咳嗽作痛，右胁内不时尚作抽疼，食物不甘，夜不安眠，肺络有损，故感邪则甚，不能过劳，仍当治本。

台党参四钱　制乳没各三钱　真郁金三钱　冬瓜子八钱
丝瓜络五钱　知贝母各三钱　天麦冬各三钱　北五味二钱
细生地五钱　天花粉四钱　灵磁石先煎，四钱　生甘草二钱
生梨皮一具　生荸荠五枚

郭某　男　62岁　1950年8月26日

据述前两日夜间外出小溲后，即觉左胁间跳动不止，甚则不能行动，此乃肝经有热，外袭风邪所致，法当标本兼治。

生桑枝四钱　西秦艽三钱　西防风三钱　制乳没各三钱
当归须四钱　小川芎三钱　金狗脊去毛，三钱　桑寄生五钱
生杭芍四钱　川牛膝三钱　真郁金三钱　甘草梢三钱
生姜三片　生藕节五枚

二诊　8月30日

药后胁间跳动见轻，左腰臀以下均觉发木而沉，此乃肝脾有热，兼有风湿为患，当从本治。

空沙参五钱　老苏梗四钱　桑寄生四钱　小川芎三钱
川牛膝三钱　当归尾五钱　宣木瓜六钱　西防风三钱
苍白术各三钱　炒枳壳三钱　西秦艽二钱　生甘草二钱
生苇茎六钱

三诊　9月4日

药后尚安，惟腰以下均尚麻木，行动发沉，内蕴寒湿太甚，仍当治本。

老箭芪五钱　当归须五钱　宣木瓜六钱　川牛膝四钱
小川芎三钱　制续断三钱　西秦艽三钱　西防风二钱
苍白术各三钱　六神曲布包，三钱　云茯苓四钱　盐泽泻三钱
空沙参四钱　生甘草三钱　生苇茎一两

孙某　女　27岁　未婚　1951年2月3日

肝郁有热，外袭风邪，咳甚则头几至地，近因动气及背脊牵及两胁肋，气串作痛，胃纳不佳，甚则作呕，夜眠不安，时出虚汗，两眼亦发胀，法当以清肝宁肺祛风降火以为治。

桑枝叶各三钱　西防风二钱　知贝母各三钱　真郁金三钱
天花粉四钱　制乳没各三钱　橘子络二钱　淡竹茹三钱
云茯苓四钱　忍冬藤四钱　海风藤四钱　细生地四钱
生杭芍四钱　生甘草二钱

二诊　4月12日

脉不畅达，可见气郁太甚，故周身软弱无力，时作呛咳，大便下血，月经先期而至，色亦不正，腹硬如石，左季胁连及腰脊皆痛，宜小心将护，勿令因气成瓛也。

空沙参四钱　真郁金三钱　制乳没各三钱　大腹皮三钱
当归须三钱　小川芎三钱　桑寄生五钱　川牛膝三钱
大生地四钱　炒栀子三钱　粉丹皮三钱　金狗脊去毛，三钱
生甘草二钱　生藕节五枚

三诊　4月14日

药后病无出入，气短而促，腹硬如石，此乃气裹瘀血之故，为日已久，恐变他症，血不荣经，故有时头空而痛，仍当治本。

空沙参四钱　桃仁泥三钱　苏枋木三钱　当归须三钱
京三棱三钱　蓬莪术三钱　大腹皮三钱　南红花三钱
制乳没各三钱　首乌藤一两　小川芎三钱　赤苓芍各三钱
干地黄砂仁二钱研拌，五钱　生甘草二钱　生藕节五枚

四诊　4月22日

前方加：真郁金三钱，蔓荆子三钱，醋香附三钱，再进。

五诊　5月10日

据述经水不调，腹中发热而硬，胸胁肩背皆串痛，弯腰则痛更甚，肝脾不调，气郁太甚，所以头时发空，中宫气逆，得呃逆则舒，当以和肝解郁为治。

台党参三钱　焦冬术三钱　炒枳壳三钱　真郁金三钱
小川芎三钱　当归尾三钱　制乳没各三钱　大腹皮三钱
广木香二钱　醋香附三钱　酒炒元胡三钱　首乌藤一两
生甘草二钱　生藕节三枚　生荸荠捣，五枚

王某　女　46岁　1952年10月11日

据述胸次作痛，牵扯及前后心亦痛，甚则腹中亦痛，饮食下胃则不舒，此乃肝胃不和，郁气为患，稍一动气，则呕吐苦水涎痰，法当从本治。

台党参四钱　焦冬术三钱　炒枳实三钱　制乳没各三钱
真郁金三钱　朱茯神四钱　首乌藤一两　沉香曲布包，四钱
生熟稻芽各三钱　焦鸡金三钱　全当归三钱　姜竹茹二钱
伏龙肝二两，煎汤代水

二诊　10月14日

腹中绕脐作痛，两腿亦痛，大便干结，非导不下，下亦不多，肝气郁结夹食滞，法当从事清解。

台党参四钱　真郁金三钱　沉香曲布包，四钱　淡苁蓉四钱
郁李仁三钱　火麻仁四钱　朱茯神四钱　全当归三钱
土炒杭芍四钱　大腹皮三钱　桑寄生五钱　川牛膝三钱
酒炒元胡三钱　炒稻芽四钱　生甘草二钱

三诊　10月23日

药后各病皆轻，惟小腹内仍不时抽掣，肢体畏寒，食后胃酸上泛，肝郁食滞，兼感外邪，法当标本兼治。

台党参四钱　焦冬术三钱　炒枳壳三钱　真郁金三钱
淡苁蓉六钱　焦鸡金三钱　盐砂仁三钱　小茴香三钱
全当归三钱　大腹皮三钱　生杭芍四钱　郁李仁三钱
火麻仁五钱　生熟稻芽各二钱　沉香曲布包，四钱　生甘草二钱

陈某　女　18岁　未婚　1950年1月6日

脉见弦虚，舌苔薄灰，面色不荣，两颧发红，据述月经色黑而少，呛咳多日，体温亦高，喉际觉有痰黏，肝邪甚重，故四串作痛，病久而杂，宜缓缓图之

不能收速效也。

灵磁石先煎，五钱　南沙参四钱　苦杏仁去皮尖，三钱　苦桔梗三钱
冬瓜仁皮各四钱　云茯苓四钱　当归须三钱　制乳没各三钱
苦葶苈三钱　真郁金三钱　天花粉四钱　知贝母各三钱
炒栀子三钱　粉丹皮三钱　生甘草二钱　大红枣三枚

二诊　1 月 16 日

服前方尚安，惟觉腹中有块，胁肋酸痛，腰部亦痛，俯仰困难，小溲清长，白带亦多，午后头部作痛，此阳虚之故，体弱病杂，宜缓图之。

空沙参四钱　冬瓜仁皮四钱　苦桔梗三钱　真郁金三钱
知贝母各三钱　制乳没各三钱　苦葶苈三钱　当归须三钱
小川芎三钱　茯苓皮四钱　单桃仁去皮尖，三钱　芡实米四钱
炒山药四钱　桑寄生四钱　盐杜仲三钱　生甘草二钱
生藕节五枚　大红枣三枚

三诊　1 月 26 日

据述右胁并肩背均作痛，小溲不畅，白带甚多，头痛眼干，每当经期则腰酸身痛，仍当从本治。

生芪皮五钱　香白芷三钱　蔓荆子三钱　汉防己三钱
茯苓皮四钱　苦葶苈三钱　真郁金三钱　当归须三钱
小川芎三钱　制乳没各三钱　甘菊花三钱　决明子三钱
方通草二钱　桑寄生五钱　车前子三钱　酒黄芩柏各三钱
白果肉四钱　炒栀子三钱　天水散布包，四钱　大红枣三枚

四诊　2 月 28 日

素体贫血，又因劳乏，肝热易动，串及周身两胁，筋络皆痛，腹中有块，不时跳动，每当经行，则发高烧，头为之眩，身为之软，法当以调经为主，尤宜节劳为要。

桑寄生五钱　炒栀子三钱　粉丹皮三钱　地骨皮三钱

知贝母各三钱　制乳没各三钱　首乌藤一两　当归须三钱
小川芎三钱　醋青蒿三钱　酥鳖甲三钱　真郁金三钱
杜牛膝三钱　方通草二钱　干生地砂仁二钱研拌，四钱
赤苓芍各三钱　生甘草二钱　生藕节五枚

五诊　3月2日

据述药后尚安，惟因食物不和，又牵发旧疾，前后心及肩臂均痛，时出冷汗，眼干鼻寒，喉际发干，月经量少而色黑，肝郁太甚，温度仍高，病久而虚，肢体畏寒，仍当从本治。

灵磁石先煎，五钱　空沙参三钱　知贝母各三钱　炒栀子三钱
粉丹皮三钱　香青蒿三钱　野百合四钱　酥鳖甲三钱
真郁金三钱　当归须三钱　蔓荆子三钱　川牛膝三钱
炙百部三钱　桑寄生四钱　酒芩柏各三钱　小川芎三钱
地骨皮三钱　首乌藤五钱　生甘草三钱

六诊　3月6日

据述腹中作痛，忽然作泻，泻出多水及不消化之物，胁肋因之亦痛，久病身虚，法当从此消息之。

米炒台党四钱　焦冬术三钱　炒枳壳三钱　真郁金三钱
地骨皮三钱　制乳没各三钱　盐砂仁三钱　芡实米四钱
炒山药四钱　米炒当归三钱　土炒杭芍四钱　醋香附三钱
川牛膝三钱　小川芎三钱　酒芩柏各三钱　陈仓米四钱
生甘草三钱　伏龙肝二两，煎汤代水

七诊　3月11日

腹泻已减，粪渐成条，日来喉部作痛，胁肋亦痛，小腹中汩汩有声，两眼发干，胃纳仍不旺，肝脾两虚，血虚太甚，故有时头痛耳鸣，当法治本。

米炒台党四钱　土炒冬术三钱　真郁金三钱　制香附三钱
制乳没各三钱　冬瓜皮五钱　丝瓜络五钱　炒栀子三钱

粉丹皮三钱　地骨皮三钱　陈仓米四钱　全当归三钱
炒杭芍四钱　炒山药四钱　细生地砂仁二钱研拌，五钱
生甘草二钱　伏龙肝二两，煎汤代水

八诊　5月19日

脉见滑弦，舌苔白腻而垢，据述腹中包块，阻塞气机，因而中气不舒，头部昏痛，右肩臂掣及前后心并胁肋、两腿皆痛，两眼发黑，此乃阴虚生内热之象，法当标本兼治。

藿香梗三钱　忍冬花四钱　净连翘四钱　桑寄生四钱
甘菊花二钱　盐元参三钱　真郁金二钱　制乳没各二钱
酒芩柏各二钱　知贝母各三钱　茯苓皮四钱　冬瓜皮五钱
空沙参三钱　建泽泻三钱　生甘草二钱　生苇茎四钱

刘某　男　49岁　1952年10月19日

脉息不调，舌苔白滑而腻，面色不荣，据述偏右胁肋连季胁并牵及腰脊尾闾之际皆作痛，其根已深，近十余日始发现此象，有气有水为患，法当标本兼治，徐徐图之。

台党参四钱　生芪皮五钱　炒白术三钱　苦葶苈三钱
茯苓皮四钱　建泽泻三钱　冬瓜皮六钱　制乳没各三钱
真郁金三钱　盐炒小茴香三钱　焦苡仁五钱　甘草梢三钱
生藕节四枚　大红枣三枚

二诊　10月22日

药后病无出入，良由脑力不足，肢体太虚，因思虑过多，故夜眠不安，偏右胁肋作痛，右睾丸亦坠胀而发冷，有似寒疝之象，肝郁太甚，脾肾两虚，法当从本治。

老箭芪五钱　台党参四钱　於潜术三钱　炒枳壳三钱
真郁金三钱　制乳没各三钱　首乌藤一两　小茴香四钱

橘子核四钱　荔枝核四钱　朱茯神四钱　广木香三钱
夜合花四钱　杭巴戟四钱　生甘草三钱　生姜三片
大红枣三枚

三诊　10月27日

脉渐有平调之势，脑力亦略见回复，因思虑太过，故夜眠尚不能酣熟，右胯间上连季胁，下牵睾丸仍坠痛，脾肾两虚，肝郁太久，仍当依法加减再进。

老箭芪五钱　台党参四钱　於潜术三钱　炒枳壳三钱
朱茯神四钱　首乌藤一两　盐橘核三钱　菟丝子五钱
制乳没各三钱　真郁金三钱　夜合花五钱　补骨脂四钱
骨碎补四钱　杭巴戟四钱　荔枝核二钱　大桂圆五枚
小茴香三钱　大红枣三枚

曹某　男　53岁　1950年4月4日

脉见弦涩，据述胸次作痛，牵及两胁肋后背均痛，业经半年，食物消化力薄，夜眠醒后，右胁更痛，此乃肝邪为甚，有木侮土之势，为日已久，当从本治。

空沙参四钱　真郁金三钱　生杭芍四钱　酒黄芩三钱
制乳没各三钱　沉香曲布包，四钱　苦桔梗三钱　盐青皮二钱
首乌藤一两　丝瓜络三钱　焦鸡金三钱　佛手片三钱
川贝母三钱　生甘草二钱　生藕节五枚

二诊　4月6日

药后胸背疼痛见轻，惟胁肋间尚痛，中气不舒，时作呃逆，胃纳仍钝，当以平肝和肾为治。

南沙参四钱　川厚朴川连水炒，一钱　白蔻仁三钱　苦杏仁去皮尖，三钱
单桃仁去皮尖，三钱　制乳没各三钱　真郁金三钱　川牛膝三钱
盐青皮三钱　五味槟榔三钱　六神曲四钱，二味同布包

焦鸡金三钱　生藕节五枚　生荸荠捣，三枚

三诊　4月8日

据述近日胃纳仍钝，食干物则作呕，饮流食则舒，此乃胃部有热，又为肝郁所侮，故右胁肋仍串痛，呃逆时作而气不舒，眠后多汗，法当标本兼治。

空沙参四钱　苦杏仁去皮尖，三钱　天花粉四钱　知贝母各三钱
天麦冬各三钱　单桃仁去皮尖，三钱　苦桔梗三钱　真郁金三钱
酒黄芩三钱　粉丹皮三钱　炒栀子三钱　五味槟榔四钱
沉香曲四钱，二味同布包　白蔻仁二钱　生赤芍三钱
生甘草二钱　生荸荠捣，三枚

四诊　4月10日

服昨方各病皆轻，惟尚作呃逆，右胁尚痛，睡醒之后尤甚，此乃肝气不舒之故，当从本治。

南沙参四钱　真郁金三钱　白蔻仁二钱　制乳没各三钱
炒栀子三钱　粉丹皮三钱　生桑枝六钱　海风藤四钱
首乌藤六钱　当归须四钱　生杭芍四钱　单桃仁去皮尖，三钱
苦杏仁去皮尖，三钱　盐青皮三钱　天花粉四钱　苦桔梗三钱
生甘草三钱　生藕节五枚

五诊　4月15日

据述呃逆未减，流食下胃亦作酸，甚则呕吐，后背偏右连肋尚痛，睡醒尤甚，仍当以平肝和胃为治。

灵磁石先煎，五钱　空沙参四钱　川厚朴川连水炒，二钱
土炒苍白术各三钱　炒枳壳三钱　制乳没各三钱　海风藤六钱
真郁金三钱　白蔻仁二钱　法半夏三钱　知贝母各三钱
云茯苓四钱　生荸荠捣，三枚　生藕节五枚

六诊　4月21日

药后各症皆轻，惟食甜物则舒，食咸物则上泛而不下行，此由胃部有热，肝

胃不和，脾尚能运，仍当治本。

灵磁石先煎，五钱　台党参四钱　焦冬术三钱　盐炒枳壳二钱
枸杞子三钱　川牛膝三钱　制乳没各三钱　法半夏三钱
云茯苓四钱　肥知母三钱　盐黄柏三钱　细生地四钱
生茅根五钱

七诊　4月25日

据述食后胸腹作胀而疼，呃逆大作不休，此乃肾气上冲之故，仍当治本。

灵磁石先煎，八钱　台党参四钱　川厚朴川连水炒，二钱　盐砂仁二钱
真郁金三钱　白蔻仁二钱　沉香曲布包，四钱　焦鸡金三钱
佛手片三钱　金狗脊去毛，三钱　广木香七钱　甘草梢二钱
生藕节五枚　生荸荠三枚

八诊　4月29日

药后食物下胃稍顺，惟仍作呃逆，胸膈仍胀痛，呃通则否，仍是胃寒，非肾冲也，法当平胃。

灵磁石先煎，五钱　台党参四钱　焦冬术三钱　炒枳壳三钱
真郁金三钱　白蔻仁二钱　川牛膝三钱　五味槟榔四钱
沉香曲四钱，二味同布包　广陈皮二钱　盐砂仁二钱
大腹皮三钱　酒黄芩三钱　姜厚朴二钱　生藕节五枚

九诊　5月2日

服改方后食物更觉便利，惟胸膈不舒，呃逆仍作，胃部未和，仍当治本。

灵磁石先煎，六钱　台党参四钱　川厚朴川连水炒，二钱　焦鸡金三钱
沉香曲四钱　五味槟榔四钱，二味同布包　盐砂仁二钱
制乳没各三钱　佛手片三钱　真郁金三钱　苦桔梗三钱
白蔻仁二钱　生荸荠捣，三枚

十诊　5月7日

据述因食物不和，呃逆又作，胸膈略痛，此乃胃寒之故，法当温养。

灵磁石先煎，四钱　台党参四钱　焦冬术三钱　炒枳壳三钱
焦鸡金三钱　佛手片三钱　炒稻芽四钱　大腹皮三钱
老干姜三钱　法半夏三钱　盐砂仁二钱　真郁金三钱
生藕节五枚

十一诊　5月10日

脉见弦滑，痰涎尚甚，故食物仍上泛作呕，其味酸咸，乃肝肾两虚，脾肾不调，仍当治本。

灵磁石先煎，五钱　南沙参四钱　苦桔梗三钱　白蔻仁三钱
法半夏三钱　广陈皮三钱　老干姜三钱　云茯苓四钱
川牛膝三钱　天花粉三钱　真郁金三钱　沉香曲布包，四钱
生荸荠捣，三枚

李某　女　30岁　1950年2月21日

据述后背脊有筋抽痛，行路稍劳则胸次不舒而觉胀痛，每日下午尤甚，眠后汗出，易于惊醒，左胁有时跳动不安，此乃肝脾不和，法当从本治，宜小心将护。

生黄芪三钱　台党参三钱　首乌藤五钱　制乳没各三钱
真郁金三钱　当归须四钱　小川芎三钱　川羌活二分
醋香附三钱　抱木茯神六钱　干地黄四钱　生杭芍五钱
生甘草三钱　生藕节五枚

二诊　2月27日

药后各病皆轻，惟头部偏右牵及肩臂脊骨腿脚皆痛，右眼角向后抽痛，此肝肾两虚，水不涵木所见之证，仍依前法加减再进。

首乌藤一两　海风藤六钱　金狗脊去毛，三钱　西秦艽三钱

川羌活一钱 当归须四钱 朱茯神四钱 小川芎三钱
杭白芍八钱 广木香三钱 川牛膝三钱 谷精珠四钱
制乳没各三钱 真郁金三钱 生甘草三钱 带心莲子十五粒

三诊 4月13日

据述各症皆减，惟头额尚发紧，两眼久视发瞀而觉累，体温略高，午后加甚，夜眠时觉身疼，此血不荣养，略感外邪之故，仍从本治。

北沙参四钱 首乌藤八钱 蔓荆子三钱 香白芷二钱
当归身四钱 桑寄生五钱 谷精珠四钱 密蒙花四钱
细生地四钱 杭白芍四钱 朱茯神四钱 制乳没各三钱
小川芎三钱 生甘草三钱 生藕节五枚

齐某 女 53岁 1950年9月8日

素体贫血，近又因动肝气，致右胁串痛，胸次发闷，痰胶不易咯，又因倾跌，右膝盖作痛，行动不便，非扶持不能举足，法当从本治。

老箭芪五钱 当归须四钱 桑寄生五钱 川牛膝四钱
金狗脊去毛，四钱 真郁金三钱 制乳没各三钱 宣木瓜四钱
制续断三钱 海风藤四钱 西秦艽三钱 伸筋草四钱
赤白苓芍各三钱 天花粉四钱 干生地砂仁二钱研拌，五钱
生甘草二钱 生藕节五枚 生梨皮一具

二诊 9月11日

脉渐有力，眠食均安，惟倾跌之后，腰及右腿膝盖尚作痛，已能起坐，仍当治本。

台党参四钱 桑寄生五钱 金狗脊去毛，三钱 伸筋草四钱
小川芎三钱 全当归四钱 西秦艽二钱 川羌活一钱
川牛膝三钱 盐杜仲三钱 赤白苓芍各三钱 制乳没各三钱
宣木瓜四钱 细生地砂仁二钱研拌，五钱 生甘草二钱

生藕节五枚　　生姜三片　　大枣三枚

三诊　11月9日

脉见弦滑，据述已能行路，惟两手发麻，心中发慌，中气不接，喜卧，有痰而不易吐，面部稍有浮肿，眼发红，内热尚重，法当清养。

台党参四钱　　首乌藤五钱　　桑寄生五钱　　当归须四钱
朱茯神四钱　　朱枣仁四钱　　莲子心二钱　　冬瓜仁皮各四钱
炒栀子三钱　　粉丹皮三钱　　干生地四钱　　杜牛膝三钱
生甘草二钱　　生藕节五枚

四诊　11月11日

据述两腿仍觉沉重，行路维艰，行路稍多，则膝盖仍痛，风湿下注，血不荣经之故，仍当治本。

老箭芪五钱　　台党参四钱　　桑寄生五钱　　川牛膝四钱
制乳没各三钱　　当归须四钱　　海风藤四钱　　鸡血藤四钱
首乌藤六钱　　赤苓芍各四钱　　西秦艽三钱　　山萸肉四钱
细生地砂仁二钱研拌，四钱　　炙甘草三钱　　生姜三片
大枣三枚

五诊　11月13日

两腿仍沉重酸痛，行路仍不便，坐久亦痛，有时胁背亦不舒，此乃气血两虚，风湿流入经络，故两腿脚更甚，仍从本治。

炙箭芪五钱　　台党参四钱　　炒白术四钱　　全当归三钱
鸡血藤五钱　　首乌藤五钱　　川牛膝三钱　　盐杜仲三钱
西秦艽三钱　　大熟地四钱　　山萸肉三钱　　海风藤五钱
制乳没各三钱　　沉香曲布包，四钱　　桑寄生五钱　　炙甘草三钱

六诊　11月15日

据述口唇不时发麻，手指亦麻，左脚小趾起红丝，直上脚背，不痛不痒，此乃血热感风之故，非红丝疔也，法当从事清化。

生箭芪四钱	台党参四钱	全当归三钱	小川芎三钱
桑寄生五钱	川牛膝三钱	海风藤五钱	首乌藤五钱
西秦艽二钱	柏子仁三钱	朱茯神四钱	炒杭芍四钱
细生地四钱	生甘草二钱	生藕节五枚	

七诊　11月17日

药后足部红丝已退，惟内热尚重，中气发虚，故面部略浮，而口中吸气觉麻，左手指亦麻，两眼黄而兼红，风湿入内化热之征，仍当治本。

台党参四钱	生黄芪五钱	汉防己三钱	当归须四钱
桑枝尖三钱	朱茯神四钱	首乌藤五钱	知贝母各三钱
苦杏仁去皮尖，三钱	苦桔梗三钱	冬瓜仁皮各四钱	海风藤五钱
西秦艽三钱	细生地四钱	甘草梢三钱	

八诊　11月20日

两手仍麻，气血不调，兼有风湿为患，仍依前法加减。

生黄芪五钱	台党参四钱	桑寄生五钱	首乌藤五钱
西秦艽三钱	全当归四钱	朱茯神四钱	制乳没各三钱
川牛膝三钱	炒栀子三钱	酒芩柏各三钱	粉丹皮三钱
宣木瓜四钱	细生地四钱	生甘草二钱	生姜三片
大枣三枚			

九诊　12月5日

据述近日中气不舒，手足发凉，右胁有时作痛，两腿稍好，此乃中气不能四达之故，仍当以扶气为主。

炙黄芪五钱	台党参四钱	土炒白术三钱	全当归三钱
制乳没各三钱	制续断三钱	川牛膝三钱	首乌藤五钱
鸡血藤四钱	海风藤四钱	桑枝尖四钱	炙甘草三钱
生姜三片	大枣三枚		

高某 男 41岁 1950年6月15日

据述近十余日来，食物不甘，初起系痢疾，小腹作胀，刻下已愈，惟两胁不舒，行路过急则不适，此乃胃钝脾虚，消化力薄之故，当从本治。

制厚朴川连水炒，七钱 鲜藿香三钱 陈香薷二钱 炒枳壳三钱
焦冬术三钱 生扁豆四钱 沉香曲布包，四钱 生熟稻芽各三钱
焦苡仁四钱 大腹皮三钱 连泽泻四钱 云茯苓四钱
天水散冲，四钱 鲜荷叶一角，带梗五寸

二诊 6月18日

药后胃纳已开，食物知味，惟行路稍快，两胁便觉胀痛，此乃肝郁脾约，消化不良之故，仍依前法加减。

空沙参四钱 藿香梗三钱 真郁金三钱 制乳没各三钱
生熟稻芽各三钱 大腹皮三钱 焦鸡金三钱 茯苓皮三钱
盐泽泻四钱 沉香曲布包，四钱 天水散冲，四钱 鲜荷梗一尺

三诊 6月20日

据述两乳之间及腰际总觉不适，行路稍快则胀痛不支，素体脾胃虚弱，消化力薄，故见此候，法当和胃运脾，兼调肝气以消息之。

台党参四钱 焦冬术三钱 炒枳壳三钱 杭白芍四钱
小川芎三钱 真郁金三钱 制乳没各三钱 沉香曲布包，四钱
广木香二钱 焦鸡金三钱 生熟稻芽各三钱 金狗脊去毛，四钱
川厚朴川连水炒，二钱 生甘草二钱

四诊 6月22日

药后尚安，惟右腹之内，左乳之上，行路稍快，仍觉牵痛，此乃肝气不舒之故，素体肠脾不调，肝阳甚旺，仍宜治本。

台党参四钱 真郁金三钱 制乳没各三钱 公母丁香各一钱
当归须四钱 炒白芍四钱 大腹皮三钱 焦鸡金三钱

生熟稻芽各三钱　金狗脊去毛，三钱　小川芎三钱　乌梅肉二钱
五味槟榔布包，三钱　大生地砂仁二钱研拌，四钱　生甘草二钱
鲜荷叶一角，带梗五寸

孙某　男　44岁　1950年9月19日

据述因肝郁得气痛之病，业已三年，动气则两胁刺痛，不能转侧，近又大发，法当从本治。

空沙参四钱　真郁金三钱　制乳没各三钱　当归须三钱
小川芎三钱　生白芍四钱　广木香三钱　酒黄芩三钱
炒栀子三钱　粉丹皮三钱　酒炒元胡三钱　生甘草三钱
生藕节五枚

二诊　9月21日

依前方加：灵磁石先煎，四钱，盐青皮二钱，合欢花四钱，再进。

三诊　9月23日

药后尚安，惟作呛咳，两胁仍痛，此肝气侵肺犯胃，内热未清之故，为日已久，当缓图之，仍依昨法加减再进。

灵磁石先煎，四钱　空沙参四钱　苦杏仁去皮尖，三钱　苦桔梗三钱
真郁金三钱　盐炒青皮三钱　制乳没各三钱　知贝母各三钱
天麦冬各三钱　姜竹茹三钱　元胡索三钱　炒杭芍六钱
当归须四钱　广木香三钱　酒芩柏各三钱　北五味二钱
生甘草二钱　生藕节五枚

袁某　男　35岁　1950年10月26日

脉不和畅，面亦不荣，据述病经三月余，胸次发满，牵及前后心及腰背皆痛，肢体倦怠，两腿尤甚，素体肺虚，肝胃不和，脾肾亦失养，致成此候，法当从本治。

空沙参四钱	西秦艽三钱	忍冬藤四钱	海风藤四钱
桑寄生五钱	小川芎三钱	制乳没各三钱	沉香曲布包，四钱
生熟稻芽各三钱	真郁金三钱	金狗脊去毛，四钱	朱茯神四钱
首乌藤一两	天花粉三钱	生甘草二钱	生藕节五枚

二诊　10 月 28 日

药后尚安，惟胸次胀闷，大便干结，夜不安眠，恶梦甚多，此内热太甚，肠胃结滞，有食有气之故，所以上攻眼白发红，阴分太虚，当从本治。

首乌藤一两	真郁金三钱	粉丹皮三钱	炒栀子三钱
六神曲布包，四钱	生熟稻芽各三钱	焦鸡金三钱	大腹皮三钱
广木香三钱	酒芩柏各三钱	炒枳壳三钱	白蔻仁二钱
郁李仁四钱	醋青蒿三钱	夜合花四钱	酥鳖甲三钱
生甘草二钱	生藕节五枚	生梨皮一具	

三诊　11 月 4 日

面色不荣，两眼发红，头部发昏，脊背连腰腹亦痛，食物下咽作梗不下停滞胃脘，午后发热汗出，夜眠不安，合眼则作梦，周身疲劳，转侧不安，卧则上逆而虚恭时出，中气不足，当从本治。

老箭芪五钱	台党参四钱	於潜术三钱	炒枳壳三钱
沉香曲布包，四钱	朱茯神四钱	首乌藤一两	桑寄生五钱
全当归八钱	杭白芍六钱	醋青蒿三钱	酥鳖甲四钱
金狗脊去毛，四钱	五味槟榔布包，四钱	干地黄砂仁二钱研拌，五钱	
生甘草三钱	生藕节五枚		

四诊　11 月 6 日

药后已能安眠，但梦多不能酣睡，大便亦通，腰腹骨节仍痛，食物不易消化，精神疲乏，晡后尚发寒热，肝邪尚甚，当依法加减再进。

首乌藤二两	真郁金三钱	朱茯神四钱	夜合花五钱
醋青蒿三钱	酥鳖甲三钱	沉香曲布包，四钱	焦鸡金三钱

生熟稻芽各三钱　炒枳实一钱　盐杜仲四钱　海风藤八钱
大腹皮三钱　酒芩柏各三钱　金狗脊去毛，四钱　生甘草三钱
生藕节五枚

刘某　女　43岁　1950年10月11日

脉见弦虚，据述心跳气短，胁肋作痛，眼球内抽，经水两月始通，其量甚少，色亦不正，腰腹均形胀痛，食物不甘，肺脾两虚，肝邪亦甚，素体血虚，当从本治，疏方照服，得效再议。

台党参四钱　生於术三钱　柏子仁三钱　朱茯神四钱
炒枣仁三钱　制乳没各三钱　谷精珠三钱　当归身四钱
生白芍四钱　小川芎三钱　细生地砂仁二钱研拌，四钱
阿胶珠三钱　真郁金三钱　酒炒元胡三钱　生甘草二钱
生姜三片　大枣三枚

二诊　10月14日

据述背脊发凉则周身不适，心跳脚痛，大便三四日未通，不思饮食，胃有宿滞，当依法加减再进。

台党参四钱　西秦艽三钱　金狗脊去毛，三钱　酒炒元胡索三钱
制乳没各三钱　盐杜仲三钱　真郁金三钱　火麻仁四钱
柏子仁四钱　全当归三钱　小川芎三钱　杭白芍四钱
细生地砂仁二钱研拌，四钱　阿胶珠三钱　生甘草二钱
生姜三片　大枣三枚

三诊　11月18日

脉见弦虚而微数，据述经水四十余日一行，量多色黑，数日后则淋漓不断，面部肿胀，偏右胁肋及腰亦胀，胃纳不佳，大便二三日一行，动则作喘，劳则心跳，此血虚之象，为日已久，当从本治。

台党参四钱　生於术三钱　知贝母各三钱　天麦冬各三钱

淡竹茹二钱	朱茯神四钱	制乳没各三钱	真郁金三钱
当归身三钱	小川芎三钱	火麻仁五钱	山萸肉三钱
西防风三钱	白鲜皮四钱	细生地砂仁二钱研拌，四钱	
生甘草二钱	生藕节五枚	生姜三片	大枣三枚

四诊　11月21日

药后经水已少，心跳亦轻，头仍作响，耳为之闭，夜眠不安，心中发空，咳嗽无痰，胃纳渐开，大便三四日一行，牙龈肿痛，虚火太甚，法当从本治。

台党参四钱	生於术三钱	首乌藤八钱	抱木茯神四钱
朱枣仁三钱	知贝母各三钱	全当归八钱	小川芎三钱
山萸肉三钱	淡苁蓉四钱	干地黄砂仁二钱研拌，八钱	
西秦艽二钱	土炒白芍四钱	川牛膝三钱	生甘草二钱
生姜三片	大枣三枚		

五诊　11月25日

据述头仍响，耳仍闭，心跳未止，夜眠不安，胃纳已开，牙肿亦消，当依法加减再进。

台党参四钱	泔浸於术三钱	金狗脊去毛，三钱	朱茯神四钱
小川芎三钱	首乌藤一两	全当归四钱	生白芍四钱
川牛膝三钱	知贝母各三钱	细生地砂仁二钱研拌，四钱	
朱枣仁四钱	山萸肉三钱	甘草梢三钱	生姜三片
大枣三枚			

六诊　12月9日

心跳头响耳闭减而未愈，夜眠不安，两眼内抽，感风则咳，牙痛日轻夜重，此阴分太亏，内热尚甚之象，法当标本兼治。

台党参四钱	首乌藤一两	全当归四钱	小川芎三钱
朱茯神四钱	生杭芍四钱	桑寄生五钱	嫩白前三钱
干地黄六钱	山萸肉三钱	朱枣仁四钱	老苏梗三钱

苦杏仁去皮尖，三钱 西防风二钱 知贝母各三钱 制乳没各三钱
甘枸杞三钱 甘菊花三钱 谷精珠三钱 生甘草二钱
生藕节五枚

七诊 12月17日

脉见沉弦，据述药后各症皆轻，惟牙尚痛，内热未清，当依法加减再进。

台党参四钱 抱木茯神四钱 炒栀子三钱 粉丹皮三钱
全当归三钱 小川芎三钱 制乳没各三钱 嫩白前三钱
知贝母各三钱 川牛膝三钱 细生地砂仁二钱研拌，四钱
首乌藤八钱 甘枸杞三钱 甘菊花三钱 生甘草三钱
生荸荠捣，三枚 生藕节五枚

八诊 12月21日

依前方加：郁李仁三钱，火麻仁四钱，再进。

祝某 男 39岁 1950年3月16日

脉见滑弦，据述右胁作胀且痛，胃纳不佳，据医院检查为肋膜炎症。肺有停水，法当通水宁肺以为治。

生桑枝三钱 苦杏仁去皮尖，三钱 苦桔梗三钱 知贝母各三钱
苦葶苈三钱 云苓皮四钱 天花粉三钱 冬瓜仁皮各三钱
炒白前三钱 北五味二钱 法半夏三钱 生甘草二钱
生姜三片 大枣三枚

二诊 4月3日

脉滑弦之象已减，舌苔尚薄黄，服前方胁痛已减，痰涎甚多，法当从事清化。

老苏梗三钱 苦杏仁去皮尖，三钱 苦葶苈三钱 云苓皮四钱
冬瓜仁皮各四钱 天花粉四钱 法半夏三钱 橘子络二钱
丝瓜络二钱 生熟稻芽各四钱 知贝母各三钱 生甘草二钱

生姜三片　　大枣三枚

三诊　4月5日

药后胃纳已开，积水尚未化尽，自请以丸方调理。

台党参八钱　焦冬术七钱　炒枳壳七钱　苦杏仁去皮尖，五钱
云苓皮八钱　天花粉八钱　冬瓜皮一两　建泽泻六钱
金狗脊去毛，八钱　六神曲布包，八钱　炒稻芽一两　粉丹皮五钱

上药共研细末，炼蜜为丸，如梧桐子大，每日早晚各服四十九，淡盐水送下。

武某　女　21岁　1950年1月4日

脉不流畅，据述胃部不舒，前后心串痛，牵及腰腹亦痛，此乃肝郁太甚，故有时两胁亦痛，月经尚调，应以和胃为治。

全当归三钱　小川芎三钱　制乳没各三钱　桑寄生四钱
元胡索三钱　土炒杭芍四钱　真郁金三钱　细生地四钱
大腹皮三钱　蕲艾梗三钱　盐杜仲三钱　苦杏仁去皮尖，三钱
生甘草二钱　生藕节五枚

二诊　1月9日

药后病无出入，腹仍胀痛，带下甚多，据述病因小产后所得，此乃肝郁夹滞使然，故前后心皆胀闷而痛，法当从本治。

全当归三钱　小川芎三钱　酒炒元胡索三钱　制香附三钱
真郁金三钱　大腹皮三钱　厚附片二钱　盐炒小茴香三钱
杭白芍四钱　蕲艾梗三钱　干地黄肉桂子二钱研拌，四钱
盐杜仲三钱　制乳没各三钱　芡实米四钱　生甘草二钱
生藕节五枚

三诊　1 月 16 日

脉不条畅，据述腹中有块，四串为患且痛，上冲胃部则气若不接，前胸后背均觉刺痛，入夜尤甚，几不能安眠，隐隐作痛，病由小产后所得，积瘀未尽，肢体过于劳乏，不能安养之故，宜小心将护。

灵磁石先煎，六钱　空沙参三钱　当归须三钱　小川芎三钱
赤白芍苓各三钱　真郁金三钱　蕲艾梗三钱　制乳没各三钱
桑寄生五钱　首乌藤五钱　盐杜仲三钱　制香附三钱
干地黄砂仁二钱研拌，四钱　生甘草二钱　生藕节五枚

四诊　1 月 18 日

依前方加：制厚朴二钱，大腹皮三钱，酒炒元胡三钱，再进。

五诊　1 月 20 日

药后各病稍减，腹仍胀，气逆作呃，小产之后积瘀未清，仍依前法加减。

桑寄生五钱　全当归三钱　小川芎三钱　真郁金三钱
酒炒元胡三钱　桃仁泥三钱　炒五灵脂三钱　宣木瓜四钱
蕲艾梗三钱　醋香附三钱　盐炒青皮二钱　赤白苓芍四钱
大腹皮三钱　白蔻仁二钱　生苇茎五寸　生甘草二钱
生藕节五枚

六诊　1 月 26 日

依前方加：干地黄砂仁二钱研拌，四钱，火麻仁四钱，苏枋木三钱，再进。

七诊　2 月 1 日

内热甚重，肝胃不和，睡后腹中作胀，有块四串为患，便干溲黄，法当清化。

当归须四钱　小川芎三钱　元胡索三钱　醋香附三钱
京三棱三钱　蓬莪术三钱　南红花三钱　单桃仁去皮尖，三钱

苏枋木三钱	大腹皮三钱	细生地四钱	酒芩柏各三钱
生栀子三钱	粉丹皮三钱	广木香二钱	炒五灵脂三钱
白蔻仁二钱	甘草梢三钱	生藕节五枚	

苏某　女　21岁　未婚　1950年12月24日

脉微见弦滑，舌苔薄黄，据述经水不调，肢体倦怠发厥，小溲有沉淀物，胁间作痛，肝阳略旺，肺脾两虚，膀胱有热，法当从本治。

台党参四钱	桑寄生五钱	当归须四钱	小川芎三钱
炒栀子三钱	粉丹皮三钱	朱茯神四钱	生苡仁四钱
生熟稻芽各三钱	焦冬术三钱	酒黄芩三钱	制乳没各三钱
苦葶苈三钱	生草梢三钱	生藕节五枚	

二诊　12月27日

药后各病皆轻，胁痛已减，小溲略长而清，当依法加减再进。

台党参四钱	当归须四钱	小川芎三钱	首乌藤八钱
制乳没各三钱	苦葶苈四钱	车前子三钱	真郁金三钱
赤白芍各三钱	细生地砂仁二钱研拌，四钱		酒芩柏各三钱
甘草梢三钱	生藕节五枚	生姜三片	大枣三枚

三诊　1951年2月15日

脉见弦滑，内热感风，发为呛咳，痰浊易出，惟肝火太甚，不时急燥，法当标本兼治。

台党参四钱	知贝母各三钱	霜桑叶三钱	甘菊花三钱
真郁金三钱	西防风三钱	酒芩柏各三钱	天花粉四钱
冬瓜皮四钱	车前子三钱	赤白芍各三钱	细生地四钱
甘草梢三钱	生藕节五枚		

四诊　3月9日

服前方尚安，仍作呛咳，痰尚易吐，中气不舒，两腿晨起作痛，肝郁有热，肺肾两虚，宜小心将护，夜眠不可太晚，免伤阴分。

北沙参三钱	苦杏仁去皮尖，三钱	桑寄生五钱	知贝母各三钱
真郁金三钱	川牛膝三钱	制乳没各三钱	制续断三钱
西防风三钱	生苡仁四钱	酒芩柏各三钱	车前子三钱
细生地四钱	甘菊花二钱	生甘草二钱	生藕节五枚

五诊　3月18日

依前方加：法半夏三钱，天花粉四钱，小木通二钱，醋香附三钱，减去生苡仁、甘菊花，再进。

六诊　4月16日

脉见滑而洪，内蕴热邪甚重，故痰中带血，良由肝郁太甚，脾湿不运，故面部发黄，心虚易惊，法当从本治。

台党参四钱	炒栀子三钱	粉丹皮三钱	真郁金三钱
天花粉四钱	苦杏仁去皮尖，三钱	知贝母各三钱	赤苓芍各三钱
酒芩柏各三钱	细生地四钱	生熟苡仁各四钱	当归身四钱
小川芎三钱	大麦冬三钱	生甘草三钱	生藕节五枚

七诊　4月21日

据述前日曾经发厥，昏迷不省人事，此乃肝郁生内热所致，痰血已少，但精神疲乏，仍当治本。

灵磁石先煎，五钱	台党参四钱	首乌藤一两	真郁金三钱
赤白芍各三钱	桑寄生五钱	全当归三钱	小川芎三钱
炒栀子三钱	粉丹皮三钱	大生地砂仁二钱研拌，八钱	
生甘草三钱	生藕节五枚	生荸荠捣，五枚	

八诊 6月16日

内热甚重，肝气不舒，痰中有时仍带血，法当清化。

生石膏先煎，四钱　北沙参四钱　知贝母各三钱　天麦冬各三钱
真郁金三钱　川牛膝三钱　炒栀子三钱　粉丹皮三钱
制乳没各三钱　赤苓芍各三钱　细生地四钱　当归炭三钱
酒芩柏各三钱　生甘草三钱　生茅根一两　生藕节五枚

九诊 6月22日

咳甚气如不接，肝郁不舒，虚热尚甚，当从本治。

北沙参四钱　香青蒿三钱　地骨皮三钱　炒栀子三钱
粉丹皮三钱　真郁金三钱　北五味二钱　制乳没各三钱
知贝母各三钱　天麦冬各三钱　朱茯神四钱　首乌藤八钱
细生地四钱　冬瓜子四钱　生甘草二钱　生藕节五枚
西瓜翠衣八钱

董某 男 21岁 1950年5月26日

据述病经半年余，据医院检查为肋膜炎症，右肋作痛，不时作喘，大便水泻，色兼红黄，法当以宁滞行水为法，病势非轻，不可大意。

灵磁石先煎，五钱　空沙参四钱　苦葶苈四钱　苦桔梗三钱
苦杏仁去皮尖，三钱　茯苓皮四钱　嫩白前三钱　冬瓜皮五钱
大腹皮三钱　制乳没各三钱　野百合四钱　益元散布包，四钱
大枣三枚

二诊 6月7日

服前方三帖尚安，惟右胁肋间似有包块作痛，呼吸不调，每一提气则右胁痛甚而喘，胃纳不佳，肺脾两虚，宜小心将护，缓缓调理。

南沙参四钱　知贝母各三钱　苦桔梗三钱　真郁金三钱

制乳没各三钱　苦杏仁去皮尖，三钱　嫩白前三钱　抱木茯神四钱
酒黄芩二钱　大生地砂仁二钱研拌，五钱　山萸肉三钱
橘子络二钱　丝瓜络三钱　生甘草二钱　鲜荷叶一角，带梗五寸

三诊　6月9日

依前方加：山慈菇三钱，宣木瓜三钱，再进。

四诊　6月11日

药后尚安，右胁包块仍胀硬作痛，今晨大便一次，泻出粪水少许，肠胃不和，中气仍虚，当从本治。

台党参四钱　焦冬术三钱　炒枳壳二钱　真郁金三钱
木香梗二钱　制乳没各三钱　炒栀子三钱　粉丹皮三钱
酒芩柏各二钱　当归须四钱　小川芎二钱　酒炒元胡三钱
郁李仁四钱　甘草梢二钱　鲜荷叶一角，带梗五寸

五诊　6月13日

依前方加：苦葶苈二钱，大红枣三枚，再进。

六诊　6月15日

依前方再加：方通草四钱，生熟苡仁各四钱，再进。

七诊　6月17日

依前方再加：合欢花三钱，芡实米三钱，怀山药四钱，减去炒栀子、粉丹皮，再进。

八诊　6月19日

服改方后，右胁下包块渐小，尚未尽消，痛亦稍减，小溲后带有白浊，湿热滞于膀胱日久之故，当依法加减再进。

台党参四钱　真郁金三钱　制乳没各三钱　生熟苡仁各四钱
山甲珠二钱　皂角刺一钱　茯苓皮四钱　木瓜皮四钱

广木香二钱　　茨实米四钱　　生山药四钱　　甘草梢二钱
朱灯心三十寸　　鲜荷叶一角，带梗五寸

九诊　6月22日

依前方加：金狗脊去毛，三钱，土炒冬术二钱，再进。

十诊　6月27日

据述右胁下包块渐小，亦不作痛，惟大便中有白涎及红点，余皆黄水，肢体因之软弱乏力，感略夹滞，法当标本兼治。

生黄芪五钱　　台党参四钱　　土炒冬术三钱　　赤白苓芍各三钱
炒扁豆四钱　　鲜藿香二钱　　连水炒川朴一钱　　怀山药四钱
茨实米四钱　　大腹皮三钱　　炒栀子三钱　　甘草梢二钱
鲜荷叶一角，带梗五寸

十一诊　6月29日

依前方加：制乳没各三钱，炒苡仁四钱，再进。

十二诊　7月2日

药后右胁包块已扪不到，惟腹泻尚未止，泻前腹痛，乃宿滞未化，仍从本治。

生箭芪四钱　　台党参三钱　　焦冬术三钱　　制乳没各三钱
生熟稻芽各三钱　　大腹皮三钱　　炒扁豆四钱　　怀山药四钱
茨实米四钱　　炒苡仁四钱　　赤白苓芍各三钱　　广木香二钱
陈仓米四钱　　炙甘草三钱　　伏龙肝二两，煎汤代水

十三诊　7月4日

依前方加：金狗脊去毛，四钱，沉香曲布包，二钱，杭巴戟四钱，再进。

十四诊　7月6日

依前方再加：焦鸡金三钱，再进。

十五诊　7月9日

药后各病皆轻，先服汤剂二三帖，可以丸药调理。

台党参四钱　焦冬术三钱　炒枳壳三钱　五味槟榔布包，三钱
制乳没各三钱　焦鸡金三钱　大腹皮三钱　真郁金三钱
炒杭芍四钱　当归须三钱　小川芎三钱　生甘草二钱
陈仓米五钱

早服知柏地黄丸，晚服杞菊地黄丸，每次二钱，淡盐水送下。

十六诊　7月15日

据述呼吸则掣及右胁前后作痛，夜眠不安，仍从本治。

台党参四钱　当归须四钱　小川芎二钱　苦杏仁去皮尖，三钱
制乳没各三钱　海风藤八钱　真郁金三钱　酒炒元胡三钱
首乌藤一两　大腹皮二钱　苦桔梗三钱　生甘草二钱
生藕节五枚

十七诊　7月17日

药后背胁已不痛，眠食均安，惟气不甚舒，时作呛咳，痰色黄黏，咳久则牵及腹痛，此乃外感时邪所致，法当清养。

台党参四钱　苦杏仁去皮尖，三钱　知贝母各三钱　真郁金三钱
制乳没各三钱　云茯苓四钱　炙百部三钱　野百合四钱
嫩白前三钱　北五味二钱　大腹皮三钱　首乌藤八钱
天花粉四钱　生甘草二钱　鲜荷梗一尺

朱某　女　40岁　1950年8月25日

脉见弦滑，据述经水衍期，肝气甚旺，往往四串作痛，近因劳乏太过，胸胀作痛，此乃肝木刑金之故，法当从本治，更宜小心将护。

台党参四钱　当归身四钱　小川芎三钱　苦杏仁去皮尖，三钱

苦桔梗三钱　真郁金三钱　知贝母各三钱　制乳没各三钱
冬瓜子五钱　生杭芍四钱　炙百部三钱　嫩白前三钱
野百合四钱　干地黄砂仁二钱研拌，四钱　生甘草二钱
生藕节五枚

二诊　8 月 27 日

脉仍弦滑，据述药后胁痛已轻，肝郁有热之故，前方既效，当加减再进。

台党参四钱　真郁金三钱　知贝母各三钱　广陈皮三钱
嫩白前三钱　制乳没各三钱　冬瓜子五钱　炒杭芍四钱
全当归四钱　小川芎三钱　抱木茯神四钱　炙百部三钱
野百合四钱　北五味二钱　鲜茅根一两　生甘草二钱
生梨皮一具

三诊　8 月 29 日

药后尚安，惟两胁及前后心牵痛未止，中气有时下坠不舒，头尚晕痛，此乃肝气四串为患，仍当依昨法加减再进。

台党参四钱　土炒冬术三钱　制乳没各三钱　真郁金三钱
丝瓜络四钱　首乌藤一两　朱茯神四钱　北五味二钱
野百合四钱　炙百部三钱　冬瓜子五钱　生白芍四钱
绿升麻二分　当归身四钱　小川芎三钱　山萸肉三钱
大熟地砂仁二钱研拌，四钱　生甘草二钱　生姜三片
大枣三枚

四诊　9 月 4 日

药后眠食均安，惟内热甚重，有时面部发红，唇口生疮干裂，胸仍微痛，串及腋下胁间，肝木刑金致成此候，法当标本兼治。

空沙参四钱　真郁金三钱　炒栀子三钱　粉丹皮三钱
苦葶苈三钱　忍冬藤四钱　净连翘三钱　酒芩柏各二钱

苦桔梗三钱　苦杏仁去皮尖，三钱　制乳没各三钱　当归身四钱
生白芍四钱　杜牛膝三钱　甘草梢三钱　生藕节五枚
大红枣三枚

五诊　9月11日

胸胁痛稍减，惟胸尚作胀闷，大便三日未行，小溲不畅，夜眠不安，法当从事清降。

空沙参四钱　大腹皮三钱　连水炒川朴二钱　淡苁蓉四钱
郁李仁四钱　生熟稻芽各四钱　焦鸡金三钱　首乌藤一两
全当归四钱　赤苓芍各三钱　炒栀子三钱　粉丹皮三钱
川牛膝三钱　车前子三钱　真郁金三钱　甘草梢三钱
生苇茎一两

杨某　男　30岁　1950年3月15日

据述近日前后心皆痛，脊骨亦痛，大便出恭艰难，小溲时发热，内伤外感兼而有之，肝郁太久，气结为患，法当标本兼治。

空沙参四钱　真郁金三钱　制乳没各三钱　酒芩柏各三钱
细生地四钱　海风藤四钱　全当归四钱　生白芍四钱
生栀子三钱　粉丹皮三钱　淡竹茹二钱　桑寄生四钱
金狗脊去毛，三钱　忍冬藤三钱　生甘草二钱　生藕节五枚

二诊　3月27日

依前方加：甘菊花二钱，枸杞子三钱，朱灯心三十寸，再进。

三诊　3月29日

药后尚安，内热太重，自觉脏腑皆热，中气阻塞不通，小溲发热排尿时茎中作痛，肝胃不和，内蕴湿邪为甚，仍当治本。

生石膏先煎，四钱　南沙参四钱　炒栀子三钱　粉丹皮三钱

真郁金三钱　制乳没各三钱　沉香曲布包，四钱　酒芩柏各三钱
知贝母各三钱　大生地四钱　淡竹叶二钱　云茯苓四钱
车前子三钱　甘菊花三钱　甘枸杞三钱　生草梢三钱
生藕节五枚

四诊　4月18月

胃部作痛，食物消化力薄，两眼发昏，肠中觉凉，凉则作痛，肝肾两虚，胃纳不佳，仍当治本。

台党参四钱　连水炒川朴二钱　五味槟榔布包，四钱　金狗脊去毛，三钱
厚附片二钱　枸杞子四钱　密蒙花四钱　决明子四钱
甘菊花三钱　干地黄砂仁二钱研拌，五钱　知贝母各三钱
盐黄柏三钱　六神曲布包，四钱　生甘草三钱　生藕节五枚

五诊　4月27日

据述眼仍昏眩，视物不清，腹部绕脐作痛，夜眠则胀而且凉，腹痛时肛门觉肿胀，痛痒交作，恐有内痔，行路维艰，病情甚重，不可大意，宜小心将护。

炙黄芪四钱　台党参四钱　生於术三钱　山萸肉三钱
大熟地上上肉桂心一分研拌，八钱　甘枸杞三钱　谷精珠五钱
密蒙花五钱　厚附片四钱　广木香二钱　制乳没各三钱
金狗脊去毛，五钱　盐巴戟四钱　全当归四钱　生甘草二钱
生姜三片　大枣三枚

六诊　5月5日

各病皆轻，惟腹中作痛，大便干结，肠胃不和，行路则加甚，胃经太亏，肝气不调，法当从本治。

炙箭芪三钱　台党参四钱　土炒白术三钱　炒枳壳三钱
火麻仁四钱　大熟地上上肉桂心五分研拌，四钱　山萸肉三钱
厚附片三钱　左金丸布包，三钱　金狗脊去毛，三钱　真郁金三钱

甘枸杞三钱　甘菊花三钱　酒黄芩三钱　知贝母各三钱
生甘草二钱　生姜三片　大枣三枚

七诊　5月10日

依前方加：制乳没各三钱，郁李仁四钱，减去甘枸杞，再进。

八诊　5月15日

据述各病皆愈，要求服丸剂调理。

炙箭芪八钱　台党参七钱　土炒白术六钱　炒枳壳五钱
大熟地八钱　山萸肉五钱　厚附片七钱　上安桂四钱
全当归六钱　小川芎五钱　杭白芍八钱　盐吴萸五钱
川黄连五钱　真郁金六钱　制乳没各五钱　金狗脊去毛，七钱
郁李仁六钱　酒芩柏各四钱　知贝母各五钱　炙甘草五钱

上药选配地道，如法炮炙，共研细末，炼蜜为丸，如梧桐子大，每日早晚各服四十粒，淡盐水送下，如遇感冒暂停。

刘某　男　43岁　1950年4月7日

据述腹部绕肠作痛，业经两年之久，屡治未效，病因系由劳乏之后，饮食不调，寒热不均所致，小溲畅则痛轻，溲短红则痛剧，膀胱有热，肠脾有滞，走路过多则更甚，此虚象也，当从本治，疏方照服，得效再议。

灵磁石先煎，五钱　空沙参五钱　真郁金三钱　大腹皮三钱
制乳没各三钱　沉香曲布包，四钱　广木香二钱　粉丹皮三钱
炒栀子三钱　盐黄柏三钱　朱茯神四钱　大生地四钱
生甘草二钱　生姜三片　大枣三枚

二诊　4月9日

据述药后小溲一夜甚多，嗣又短赤如故，目下静坐不动并无痛苦，行动走路稍累则腹部痛甚，由中脘至气海胀痛更甚，非慢走不支，眠食尚佳，此乃肾气虚

怯之故，久恐成怯症，小尽将护，不可大意。

灵磁石先煎，五钱　生芪皮四钱　台党参四钱　金狗脊去毛，四钱
盐菟丝四钱　盐巴戟四钱　制乳没各三钱　抱木茯神五钱
真郁金三钱　桑寄生五钱　山萸肉三钱　五味槟榔布包，三钱
大生地砂仁二钱研拌，五钱　生甘草二钱　生姜三片
大枣三枚

三诊　4月11日

药后各病均轻，小溲已如常，惟静坐乃安，行动劳累腹仍痛，肝肾之气太虚，仍依前法加减。

灵磁石先煎，五钱　生黄芪五钱　台党参四钱　焦冬术三钱
真郁金三钱　全当归四钱　山萸肉四钱　甘枸杞四钱
制乳没各三钱　补骨脂四钱　盐巴戟四钱　抱木茯神五钱
大熟地上上肉桂心五分研拌，五钱　小川芎三钱　酒炒杭芍四钱
炙甘草三钱　生姜三片　大枣三枚

田某　男　28岁　1950年3月27日

脉见弦虚，乃贫血之象，据述素有脾肿肝损之病，久治未愈，此乃肾水亏肝脾失养之故，前经中西医治疗，已见效，近日又有发动之势，胸次肋骨作痛，肝脾因之牵痛，为日已久，其根已深，法当从本治，生肾水以养肝脾，疏方酌服，得效再议。

台党参四钱　全当归三钱　生白芍四钱　制乳没各三钱
真郁金三钱　甘枸杞三钱　仙灵脾三钱　干生地四钱
盐菟丝四钱　小川芎三钱　丝瓜络三钱　酒黄芩三钱
生甘草三钱　生藕节三枚　生荸荠捣，三枚

二诊　3 月 28 日

两胁肋仍痛，脾胀如故，当依法加减再进。

台党参四钱　杭白芍四钱　炒栀子三钱　粉丹皮三钱
酒黄芩三钱　制乳没各三钱　桑寄生五钱　金狗脊去毛，三钱
赤白苓芍各三钱　老松枝三钱　酒炒元胡三钱　细生地五钱
小川芎三钱　鲜佛手尖十枚　生藕节五枚

三诊　3 月 30 日

依前方加：焦冬术三钱，炒枳壳三钱，再进。

四诊　4 月 1 日

脾胀稍减，肝部仍胀，两胁腰际串痛，仍依前法加减。

台党参五钱　桑寄生五钱　焦冬术三钱　炒枳壳三钱
真郁金三钱　五味槟榔布包，三钱　盐杜仲三钱　金狗脊去毛，四钱
生白芍四钱　酒黄芩三钱　制乳没各三钱　甘枸杞三钱
细生地四钱　甘菊花三钱　小川芎三钱　生藕节五枚
生荸荠捣，三枚

五诊　4 月 3 日

脾仍肿胀，食后胃部及两胁发木而胀，肝木侮土之症仍依前法加减。

空沙参五钱　沉香曲四钱　五味槟榔三钱，二味同布包
真郁金三钱　佛手片三钱　焦鸡金三钱　制乳没各三钱
莲水炒川朴二钱　大腹皮三钱　炒谷芽四钱　小青皮二钱
云茯苓四钱　生荸荠捣，三枚

六诊　4 月 6 日

脾胀未减，内热太重，外袭风邪致喉际红肿，咽中作痛，胃纳略减，消化力薄，肋间时作胀痛，当依法再进。

空沙参四钱　杜牛膝三钱　知贝母各三钱　天麦冬各三钱

天花粉四钱　西防风二钱　薄荷梗二钱　六神曲布包，三钱
真郁金三钱　炒栀子三钱　粉丹皮三钱　赤苓芍各三钱
酒黄芩三钱　生甘草二钱　生荸荠捣，三枚

七诊　4月11日

脉见弦虚，素体肾亏，金水不能相生，致内热时起，而肝脾因之失养，故咽干思饮，干咳痰少，两胁不时牵痛，而脾部仍形肿胀，食物消化不良，鼻流黄涕如脓，法当从本治，更宜小心将护。

南沙参四钱　天麦冬各三钱　知贝母各三钱　制乳没各三钱
真郁金三钱　盐元参四钱　杜牛膝三钱　粉丹皮三钱
炒栀子三钱　桑枝叶各三钱　甘菊花三钱　生熟稻芽各三钱
六神曲布包，四钱　酒芩柏各三钱　生甘草三钱　生藕节五枚
生荸荠捣，三枚

乔某　男　20岁　1951年5月16日

脉见滑大，舌苔薄黄，据述右胁肋季胁部位有包块，按之极硬而痛，此乃肝气为患，脾肾两虚，积水消化不尽之故，法当标本兼治。

空沙参四钱　忍冬藤四钱　海风藤四钱　制乳没各三钱
苦葶苈四钱　冬瓜皮四钱　真郁金三钱　大腹皮三钱
金狗脊去毛，四钱　当归须四钱　炒白芍四钱　益元散冲，四钱
生藕节五枚　大枣三枚

二诊　5月17日

据述睡醒后头及前后心皆有汗，四肢发厥，右肋及腹部仍痛，气水两滞，当依法加减再进。

南沙参四钱　首乌藤一两　醋青蒿三钱　酥鳖甲四钱
生熟稻芽各三钱　沉香曲布包，三钱　真郁金三钱　制乳没各三钱

西秦艽三钱　生桑枝三钱　焦鸡金三钱　大腹皮三钱
甘草梢二钱　生荸荠捣，三枚

三诊　5月19日

依前方加：广木香一钱，冬瓜皮四钱，再进。

四诊　5月22日

药后各症皆轻，惟右肋内按之仍作痛，夜眠多梦，此乃肝热气聚为患，当从本治。

空沙参四钱　生桑枝三钱　生杭芍四钱　小川芎三钱
炒栀子三钱　粉丹皮三钱　制乳没各三钱　首乌藤一两
真郁金三钱　酒黄芩柏各三钱　左金丸布包，二钱　甘草梢二钱
生藕节五枚

李某　女　28岁　未婚　1951年2月8日

据述右胁作痛已久，烦燥易怒，近又感受外邪，呛咳头痛身热，不思饮食，法当标本兼治。

灵磁石五钱　珍珠母一两　生龙齿八钱，三味同先煎
台党参四钱　龙胆草二钱　赤苓芍各三钱　生栀子三钱
粉丹皮三钱　真郁金三钱　朱茯神四钱　当归身四钱
酒芩柏各三钱　盐砂仁二钱　首乌藤一两　合欢花四钱
生甘草二钱　带心莲子十五粒

二诊　3月15日

外感已清，尚作呛咳，而右胁尚痛，胃不思食，强食则不消化，而作泻，法当标本兼治。

南沙参四钱　知贝母各三钱　真郁金三钱　制乳没各三钱
生熟稻芽各三钱　川牛膝三钱　炒白芍四钱　当归须四钱

盐砂仁三钱　五味槟榔三钱　六神曲三钱，二味同布包
生甘草二钱　生苇茎五寸

三诊　3月31日

据述药后甚安，惟易感冒，伤风咳嗽，此内热太重之故，易动肝阳，其因由此，自请以膏方调理。

台党参一两　知贝母各五钱　天麦冬各五钱　赤白苓芍各六钱
生栀子五钱　粉丹皮五钱　生龙齿一两　酒芩柏各五钱
真郁金五钱　六神曲布包，六钱　焦鸡金六钱　全当归一两
首乌藤二两　干地黄一两　香砂仁五钱　生熟稻芽各六钱
北五味四钱　灵磁石一两　西防风五钱　生甘草五钱

共拣上品药材，如法炮炙，用砂锅浓煎，去渣取汁，再加水浓煎二次，去渣取汁，再入锅浓缩，加适量蜂蜜收膏，至滴水成珠为度，用磁缸收藏，每早晚各服一汤勺，温开水化服，如遇感冒暂停。

姚某　男　29岁　1951年3月14日

脉不条达，据述右胁间时作胀痛，其部位当肝之大叶所布，自属肝气为患，素来善饮酒，恐有湿邪为患，为日已久，法当标本兼治。

灵磁石先煎，五钱　空沙参四钱　生桑枝四钱　真郁金三钱
宣木瓜四钱　制乳没各三钱　苦葶苈三钱　当归须五钱
土炒杭芍四钱　赤白芍各三钱　盐泽泻三钱　甘草梢三钱
生藕节五枚　大枣三枚

二诊　3月16日

依前方加：冬瓜皮五钱，谷精珠四钱，橘子络三钱，再进。

三诊　3月18日

药后尚安，惟右胁仍胀痛，时向左串入腿中，此乃湿邪夹肝气为患，仍从

本治。

台党参四钱　全当归四钱　小川芎三钱　苦葶苈四钱
丝瓜络三钱　真郁金三钱　制乳没各三钱　赤白苓芍各三钱
川牛膝三钱　绵茵陈四钱　谷精珠四钱　冬瓜皮五钱
金狗脊去毛，四钱　海风藤五钱　生苇茎五钱　生甘草二钱
大红枣三枚

四诊　3月20日

药后腹中稍觉舒适，惟气仍作串，由右而左，腹中有食滞，兼水湿为患，故便虽通而不畅，小溲仍黄而量少，仍依昨法加减。

空沙参四钱　真郁金三钱　广陈皮二钱　制乳没各三钱
冬瓜皮五钱　火麻仁四钱　淡苁蓉四钱　郁李仁三钱
大腹皮三钱　小木通三钱　赤白苓芍各三钱　苦葶苈四钱
绵茵陈三钱　生甘草二钱　生藕节五枚　大红枣三枚

黄疸

黄疸以目黄、身黄、小便黄为主症，尤以目黄为要。虽《金匮》分五疸，然总以湿邪为病机，故先生常以清理肝胆湿热，健脾和胃为治，药用茵陈、芩柏、栀子、白蔻。

张某　男　30岁　1950年3月9日

脉见滑数，据述曾患胃溃疡，经手术后始而尚安，继则食物日渐减少，消化力薄，面色及眼白均有发黄之势，小溲黄浊，此由肝热脾湿，肾虚胃有积滞所致，故不时心跳，病势非轻，不可大意，法当从本治。

南沙参四钱　知贝母各三钱　苦桔梗三钱　制乳没各三钱
粉丹皮三钱　炒栀子三钱　绵茵陈三钱　酒芩柏各三钱
白蔻仁二钱　苦杏仁去皮尖，三钱　炒苡仁四钱　茯苓皮四钱
净连翘三钱　金银花三钱　天水散布包，四钱　生苇茎五寸
生藕节五枚

二诊　3月22日

脉已不数，尚微见滑弦，据述药后胃纳已开，呃逆亦少，惟黄尚未退，此由肝热脾湿所致，病根太深太久，不易收速效也。

南沙参四钱　桑寄生四钱　绵茵陈四钱　炒栀子四钱
连皮苓四钱　炒苡仁六钱　宣木瓜四钱　白蔻仁三钱
苦杏仁去皮尖，三钱　苦桔梗三钱　赤白芍各三钱　知贝母各三钱
制乳没各三钱　大麦冬三钱　小木通三钱　天水散布包，四钱
鲜茅根五钱

三诊　3月26日

药后黄色渐退，惟肢体疲乏，头晕眼花，小溲色黄，尿时有灼热感，虚汗时出，脾虚而湿，故见此候，当依法加减再进。

黄芪皮四钱　台党参四钱　炒栀子三钱　粉丹皮三钱
炒白术三钱　浮小麦一两　朱茯神四钱　桑寄生五钱
木瓜皮四钱　白蔻仁三钱　苦杏仁去皮尖，三钱　炒苡仁四钱
芡实米四钱　怀山药四钱　酒芩柏各三钱　天水散布包，四钱
方通草二钱　鲜茅根五钱

四诊　3月3日

依前方加：炒枳壳三钱，五味槟榔布包，四钱，柏子仁三钱，绵茵陈三钱，减去浮小麦、木瓜皮，再进。

积聚

积聚系腹内结块，或痛或胀之病证。积属有形，结块固定不移，痛有定处，病在血分，是为脏病；聚属无形，包块聚散无常，痛无定处，病在气分，是为腑病。病机多为肝气郁结，气滞血瘀，脾失健运，食滞痰阻，故先生以扶正祛邪、攻补兼施为治。

王某　男　35岁　1951年4月12日

脉见弦滑，据述因胃痛经针灸后，气仍四串作痛，刻下在右胁肋间聚痛，业经三月，当属肝胃不和，法当从本治。

空沙参四钱　制乳没各三钱　苦杏仁去皮尖，三钱　苦桔梗三钱
苦葶苈三钱　真郁金三钱　炒栀子三钱　粉丹皮三钱
抱木茯神四钱　全当归四钱　土炒杭芍四钱　甘草梢二钱
生藕节五枚　大红枣三枚

二诊　4月15日

依前方加：忍冬藤四钱，灵磁石先煎，五钱，再进。

三诊　4月21日

药后尚安，惟胸部串痛，微作咳嗽，晨起痰多，内热未清，仍从本治。

空沙参四钱　知贝母各三钱　嫩白前三钱　苦杏仁去皮尖，三钱
制乳没各三钱　真郁金三钱　天花粉四钱　云茯苓四钱
炙百部三钱　野百合四钱　酒芩柏各三钱　甘草梢二钱
生藕节五枚　生荸荠捣，三枚

四诊　4月29日

脉已见平，各病皆轻，惟左胁背尚作牵痛，晨起腹尚作痛，咳痰仍多，肢体软弱无力，当依法加减再进。

台党参四钱	朱茯神四钱	天花粉四钱	制乳没各三钱
首乌藤一两	盐砂仁三钱	嫩白前三钱	野百合四钱
炙百部四钱	桑寄生五钱	金狗脊去毛，四钱	生甘草三钱
生荸荠捣，三枚	生姜三片		

臌胀

臌胀见患者腹部膨胀如鼓，故名为臌胀。本病系由肝、脾、肾三脏不调，致气、血、水积聚腹内所致。故先生常以疏肝健脾补肾，理气活血、消积利水为治，扶正祛邪、攻补兼施。

杨某　女　54岁　1951年9月10日

脉涩而不和，舌苔白而少津液，据述肠胃不适，胸腹胀闷业已多日，食物不易消化，此由肝气郁结，脾弱犯胃，致成此候，法当标本兼治。

空沙参三钱	焦冬术三钱	炒枳壳三钱	六神曲四钱
五味槟榔四钱，二味同布包		炒白芍四钱	大腹皮三钱
炒稻芽四钱	真郁金三钱	当归身三钱	焦鸡金三钱
云茯苓四钱	盐泽泻四钱	生甘草二钱	干藕节五枚
生苇茎一尺			

二诊　9月14日

药后病无出入，脉仍沉涩不顺，舌质仍干，胸腹间仍胀如石，气闷、食积、水停兼而有之，为日已久，恐非数帖药能奏效也。

空沙参四钱	老川朴川连水炒，三钱	山楂炭三钱	真郁金三钱
焦鸡金三钱	沉香曲四钱	五味槟榔二钱，二味同布包	
酒炒元胡三钱	生熟稻芽各四钱	大腹皮五钱	小枳实姜汁炒，三钱

广木香二钱　苦葶苈二钱　云茯苓四钱　盐泽泻三钱
五谷虫三钱　甘草梢二钱

左某　男　37岁　1951年8月28日

脉见滑弦而虚，来往少神，舌苔垢腻，津液不足，面色不荣，中气亦短，腹大如鼓，腰以下皆肿胀，脚心已平，纹已不显，便干溲少，出恭不易，病因受寒湿兼劳乏而发高烧，出大汗而不退，曾按疟疾治疗无效，右胁胀大又按肋膜炎抽水，水并不多，腹即肿大，按之胀硬，无深窠，此由肺部积水，因而及肝，刻下肝部亦肿，心时作跳，气血两亏，水邪尚甚，为日已久，治颇费手，姑拟一方酌服，得效再议，所谓效者，肿能消，溲能长也。

台党参四钱　老箭芪皮八钱　苦葶苈四钱　茯苓皮六钱
冬瓜皮八钱　建泽泻四钱　金狗脊去毛，四钱　大腹皮四钱
小木通三钱　生白术三钱　丝瓜络三钱　甘草梢三钱
大红枣三枚

二诊　8月30日

病情见前方，兹不赘述。

台党参四钱　焦冬术三钱　炒扁豆五钱　车前子四钱
首乌藤一两　冬瓜皮八钱　金狗脊去毛，五钱　杭巴戟四钱
宣木瓜六钱　炒苡仁八钱　方通草三钱　甘草梢三钱
鲜荷梗一尺

三诊　9月1日

脉往来见平，重按尚滑，舌苔亦稍薄，腹胀见消，左腿已消六七，惟右腿尚肿而发亮，心仍时跳而慌，时形呛咳，此乃水气上冲为患，大便作溏，小溲仍短数，然亦渐通，精神亦稍振，夜眠尚不能酣，但多梦耳，法当和化。

台党参三钱　生芪皮四钱　苦葶苈三钱　车前子三钱
冬葵子三钱　冬瓜皮五钱　大腹皮三钱　抱木茯神四钱

首乌藤一两	知贝母各三钱	酒芩柏各二钱	宣木瓜四钱
甘草梢三钱	生姜皮三钱	生荷梗一尺	大红枣三枚

四诊　9月2日

服昨方甚安，今日脉已不滑，来往稍有神，右寸未平，乃胸水未消尽之故，腹部稍软渐平，右腿已不红亮，但肿未尽消，大便仍溏，夜眠易醒，时作呛咳，病久阴虚致成此候，仍当消化膀胱邪热，小溲不频数则水自归常道矣，仍依前法加减。

灵磁石先煎，五钱	台党参三钱	生芪皮四钱	苦杏仁去皮尖，三钱
苦桔梗三钱	首乌藤二两	薤白头三钱	车前子三钱
生姜皮三钱	方通草三钱	冬瓜皮五钱	苦葶苈二钱
大腹皮三钱	肥知母三钱	酒芩柏各三钱	灯心草三十寸
大红枣三枚			

五诊　9月3日

脉左寸尚滑大，左尺略沉，余均平和，舌苔中后干黄，腹仍肿胀，脚背尚浮，右腿肿胀未消，大便今忽转干，排便困难，小溲仍频数而不畅，胃纳尚可，日可进五餐，夜眠不安而多梦，肺脾肾皆虚，肠胃不调，久病阴虚，法当从此消息，疏方照服，得效再议。

台党参四钱	老箭芪皮五钱	苍白术各三钱	金狗脊去毛，四钱
郁李仁三钱	麻仁滋脾丸布包，三钱		淡苁蓉四钱
大腹皮三钱	车前子四钱	小木通三钱	茯苓皮四钱
盐泽泻三钱	枸杞子三钱	细生地五钱	甘草梢三钱
朱灯心三十寸			

六诊　9月4日

脉象与昨日相似，右腿肿消，腹尚作胀，昨日大便又水泻数次，下秽物甚多，而水气仍甚，不时凌心冲肺，故心时作跳，肺胀作咳，痰吐白沫，而不易出，小溲仍不畅，此肾经太亏，膀胱气化不足，不能安眠，精神不振，久痛阴虚，尚未脱险，仍从本治。

灵磁石先煎，五钱　台党参三钱　老箭芪皮五钱　赤小豆三钱
金狗脊去毛，三钱　苦葶苈二钱　盐菟丝四钱　冬瓜仁皮各五钱
首乌藤三两　茯苓皮四钱　枸杞子三钱　车前子三钱
北五味一钱　大腹皮二钱　甘草梢三钱　朱灯心三十寸
生藕节五枚　大红枣三枚

七诊　9月5日

脉息渐趋平缓，惟左尺尚沉弦，肿稍见消，大便畅通下秽物甚多，宿滞尚未排净，小便仍频数而色黄，夜眠不酣，胃纳尚可，略知疲倦，内热尚重，心肾不交，法当从此消息，以养阴为主。

灵磁石先煎，五钱　台党参三钱　生芪皮三钱　土炒冬术二钱
冬瓜仁皮各五钱　首乌藤四两　合欢花四钱　赤小豆四钱
茯苓皮五钱　杭巴戟三钱　甘枸杞四钱　北五味一钱
车前子三钱　铁皮石斛四钱　细生地砂仁二钱研拌，五钱
甘草梢三钱　朱灯心三十寸　鲜荷梗一尺

八诊　9月6日

脉息与昨相似，略能安眠，尚不能酣，胃纳尚佳，腹肿未消，秽物尚未排净，小溲虽长，仍不畅通，肾阴未复，仍当从此消息。

台党参三钱　生芪皮四钱　土炒於术二钱　赤小豆五钱
甘枸杞五钱　首乌藤四两　合欢花五钱　生栀子三钱
粉丹皮三钱　酒芩柏各三钱　细生地砂仁二钱研拌，六钱
铁皮石斛二钱　冬瓜仁皮各五钱　知贝母各三钱　抱木茯神四钱
生甘草三钱　朱灯心三十寸　莲子心一钱

九诊　9月7日

脉较昨日较有和缓之效，舌苔亦略淡，唇尚微紫，口干不引饮，腹部稍软，偏左仍硬，两腿亦渐软，右腿发亮亦渐退，大便仍下秽物甚多，小溲频数

而量少，略能安睡，每晚可安眠四五小时，阴分借此能养，自是好象，仍依前法加减。

生芪皮五钱　台党参四钱　泔浸於术三钱　首乌藤四两
合欢花六钱　连水炒川朴一钱　生栀子三钱　粉丹皮三钱
知贝母各三钱　天麦冬各三钱　酒芩柏各二钱　赤小豆五钱
冬瓜皮七钱　车前子四钱　麻仁滋脾丸布包，二钱
朱茯神四钱　耳环石斛另煎代茶饮，三钱

十诊　9月8日

脉两手皆有和象，两尺稍滑，舌苔中心黄而微灰，腹肿渐消，右腿略有反复，左胁肋尚硬，只能偏右睡眠，不能左侧，左肺之胀大可知，大便仍不成条，小溲量少而频数，内热尚甚，法当通利二便。

台党参三钱　生芪皮五钱　生於术三钱　赤小豆五钱
冬瓜皮七钱　大腹皮三钱　方通草三钱　首乌藤二两
合欢花四钱　知贝母各三钱　天麦冬各二钱　连水炒川朴一钱
苦葶苈二钱　茯苓皮四钱　生甘草二钱　大红枣三枚

外用食盐炒热熨腹部。

十一诊　9月9日

脉息如昨并无变化，腰仍肿，左胁肋连背尚发肿硬不能偏左倚息，好在胃纳尚佳，略能安睡数小时，大便已正常，小溲亦渐长，只是邪实正虚，不能相抵，动则作喘，水气尚甚，仍从本治。

灵磁石先煎，五钱　台党参四钱　生芪皮五钱　苦葶苈四钱
赤小豆四钱　首乌藤二两　知贝母各三钱　合欢花五钱
生栀子四钱　粉丹皮四钱　苦杏仁去皮尖，三钱　小木通二钱
甘草梢二钱　大红枣三枚

另用：西洋参五分，环石斛三钱，大麦冬三钱，五味子三分，煎水代茶饮。

十二诊　9 月 10 日

脉左三部平静有神，右三部略形洪大，此肺脾两经肿胀之因，中气短促而喘，腹肿见消，两腿两脚背均肿，此水气泛滥之故，大便溏而色黄黑，小溲短而黄浊，内热尚甚法当从事清导。

生石膏先煎，五钱　台党参三钱　生芪皮五钱　知贝母各三钱
淡竹茹二钱　苦葶苈四钱　赤小豆四钱　茯苓皮五钱
建泽泻三钱　小木通三钱　首乌藤二两　合欢花四钱
生栀子三钱　粉丹皮三钱　甘草梢三钱　生藕节五枚
大红枣五枚

另用：甘遂一分，大戟一分，芫花一分，研细末，大枣十枚，煎浓汤送下。

十三诊　9 月 12 日

脉无变化，内热尚重，宿滞尚未尽化，大便深黄微黑，并杂有不消化之物，尚不成条，小溲黄而清，肝脾肾各部之热尚炽，胃纳如常，眠不甚安，易于惊醒，当从事清导。

生石膏先煎，一两　空沙参三钱　盐元参三钱　知贝母各三钱
淡竹叶四钱　生栀子三钱　粉丹皮三钱　鲜石斛七钱
酒芩柏各三钱　小川连一钱　生熟稻芽各三钱　小木通三钱
广陈皮三钱　茯苓皮五钱　结猪苓四钱　建泽泻三钱
广木香三钱　赤小豆五钱　甘草梢三钱

十四诊　9 月 13 日

脉略见缓和，舌苔中心尚黄腻，略能安眠四五小时，心肾有相交之象，惟内热尚甚，口干引饮，大便仍下黑浊之物，小溲色黄量少，胃纳渐佳，仍当从事清导，依昨法加减再进。

生石膏先煎，二两　空沙参三钱　知贝母各三钱　天麦冬各三钱
淡竹叶三钱　川萆薢四钱　小木通三钱　真郁金三钱
广陈皮三钱　青木香三钱　炒栀子三钱　粉丹皮三钱

小川连二钱　酒芩柏各三钱　茯苓皮四钱　金狗脊去毛，三钱
盐菟丝三钱　建泽泻三钱　甘草梢三钱

十五诊　9月14日

依前方加：鲜石斛六钱，女贞子四钱，减去金狗脊、盐菟丝，再进。

十六诊　9月15日

脉左三部渐平调，惟右寸尺尚滑大，主肺部有热，膀胱命门火旺，故中气略喘，腹部略收，腿胫以下尚肿，口干引饮，大便仍下秽浊之物，小溲深黄而浑浊，仍当以清导为主，用下法以防之。

生石膏先煎，三两　淡竹叶三钱　知贝母各三钱　天麦冬各三钱
真郁金三钱　鲜石斛六钱　小川连二钱　炒栀子三钱
粉丹皮三钱　酒芩柏各三钱　茯苓皮五钱　天花粉四钱
苦杏仁去皮尖，三钱　盐泽泻三钱　小木通三钱　甘草梢三钱
生梨皮一具

另用：酒川军、风化硝各少许，二味同泡水冲入。

十七诊　9月16日

脉右部日形和缓，左部肝热尚甚，心肾虽能交，但邪火仍重，故口干舌燥而舌苔黄厚垢腻，饮水尚多，大便泻出泡沫秽物甚多，小溲深黄而短涩，非大剂泻下，冀其有效。

灵磁石六钱　生石膏四两，二味同先煎　鲜石斛一两
洋芦荟三钱　龙胆草三钱　川黄连三钱　天花粉四钱
生栀子四钱　粉丹皮三钱　小木通三钱　赤苓芍各四钱
真郁金三钱　酒芩柏各三钱　知贝母各三钱　天麦冬各三钱

另用：生军三钱，风化硝二钱，同泡水，加生梨汁一大勺，同冲服。

十八诊　9月17日

药后尚安，惟肺胃之热太重，鼻观发干，有时出血，口渴引饮，昨夜未酣睡，今午已补睡数钟，精神尚可，但因肿胀，呼吸喘促，胃纳尚佳，大便色深

黄，略带黑秽之物，小溲黄浊而不畅，法当大剂清热养阴，病久而沉，当缓图之。

生石膏先煎，五两　淡竹叶四钱　知贝母各三钱　天麦冬各三钱
鲜石斛一两　射干三钱　小川连三钱　苦杏仁去皮尖，四钱
苦桔梗四钱　天花粉五钱　生栀子四钱　粉丹皮三钱
云茯苓四钱　结猪苓三钱　建泽泻三钱　天水散冲，五钱

另用：生大黄三钱，风化硝三钱，泡水冲服。

十九诊　9月18日

脉右部滑大，左部较平，惟肝邪尚重，故口渴引饮，自腹泻之后，腹之两傍及两腿部稍软，膝以下仍胀硬，小溲仍黄，眠食不佳，肺胀未消，膀胱热结甚重，拟内外兼治以消息之，看其收效如何再议，能多延高明斟酌尤妙。

生石膏先煎，六两　淡竹叶三钱　天花粉四钱　生栀子皮四钱
粉丹皮三钱　大腹皮四钱　合欢花四钱　真郁金三钱
首乌藤二两　朱茯神四钱　鲜石斛一两　黑牵牛三钱
小川连二钱　六神曲布包，四钱　细生地砂仁二钱研拌，五钱
生草梢三钱　生熟苡仁各四钱

外用：甘遂适量，放脐上，以手搓之，内服甘草汤。

二十诊　9月20日

脉息较前日右部略平，惟左关滑大，左寸尺均不平，肺肾之热尚重，肺胃之气不和，故时形喘促，眠亦不酣，食物不甘，口干引饮，二便尚畅，但肝因热而生风，再拟一方酌服，成败利钝，非所计也。

灵磁石先煎，五钱　空沙参五钱　苦葶苈三钱　知贝母各三钱
真郁金三钱　苍耳子三钱　首乌藤一两　朱茯神四钱
生白芍四钱　天花粉四钱　制乳没各三钱　冬瓜仁皮各五钱
细生地四钱　大腹皮三钱　夜合花四钱　甘草梢三钱
生藕节五枚　大红枣三枚

二十一诊 9月22日

依前方加：生石膏先煎，一两，广陈皮二钱，再进。

二十二诊 9月23日

脉神不如前，沉而细数，舌心微红，苔白而花，呛咳严重，痰胶面黄，两胁作痛，鼻衄时出，肺络有损，大肠热甚而下血甚多，肝部已生癌毒，口干引饮，胃纳尚平，前方所用化癌之品，冀其有力，竟未生效，良由败血太甚，真气不足，消化无权，病势沉重且险，生机甚微，能多延高明斟酌，免致延误，如再勉拟一方，去其病苦而已。

生石膏先煎，一两　盐元参八钱　天麦冬各四钱　知贝母各三钱
炒焦栀子四钱　天花粉四钱　真郁金三钱　制乳没各三钱
生白芍四钱　金银花八钱　净连翘四钱　冬瓜仁皮各五钱
大腹皮三钱　鲜生地一两　鲜石斛一两　酒芩柏各三钱
血余炭三钱　甘草梢三钱　生梨汁一勺　生藕汁一大勺，冲服

二十三诊 9月24日

细诊脉息，神虽不足，尚无绝象，惟肢体瘦削，气血两亏，内热太重，热极生风，故肠风下血甚剧，睡眠不佳，饮食减少，口干引饮，小溲尚长，但肝癌之毒火太甚，使人神昏倦怠，致成此候，拟设法令其安眠甘食，去其痛苦，姑再勉拟一方，看其生机如何。

生石膏先煎，一两　南沙参四钱　盐元参四钱　首乌藤二两
夜合花五钱　朱茯神五钱　香砂仁二钱　槐角三钱
鲜石斛一两　鲜生地一两　制乳没各三钱　地榆炭三钱
生熟稻芽各四钱　知贝母各三钱　真郁金三钱　天花粉四钱
大麦冬三钱　生梨藕汁一大勺，冲服

二十四诊 10月2日

脉三五不调，两尺尤虚，舌苔薄白，面色不荣，中气极弱，转侧吃力，肾囊内缩，茎亦发弯，腹仍胀硬，腿肿未消，病实身虚，此投一补剂，以观其后。

西洋参一钱　金钗石斛三钱　大麦冬三钱　北五味一钱
枸杞子三钱　元参心三钱　朱茯神三钱　生草梢一钱

煎水徐徐与服，不拘时刻，不拘次数，另用葡萄糖冲水服，冀保其胃气。

头痛

《临证指南》云："头为诸阳之会，与厥阴肝脉会于巅，诸阴寒邪不能上逆，为阳气窒塞，浊邪得以上据，厥阴风火乃能逆上作痛。故头痛一证，皆由清阳不升，火风乘虚而入所致。"先生治此证，多用蔓荆子、霜桑叶、栀子等辛散轻清，甘菊花、首乌藤、细生地等滋阴熄风。头痛一证，久病较多，从本论治，随证加减则渐向愈。

王某　女　40岁　1951年1月10日

脉见弦滑，舌苔白腻，肢体软弱无力，胃纳极钝，纳食不甘，心烦而跳动不安，此乃阴虚生内热之象，故上攻头目作痛，肢体因而畏寒，法当从本治。

台党参四钱　焦冬术四钱　炒枳壳三钱　桑寄生五钱
首乌藤五钱　干生地砂仁二钱研拌，五钱　柏子仁三钱
炒栀子三钱　朱茯神四钱　全当归三钱　粉丹皮三钱
小川芎三钱　生桑枝三钱　炒白芍四钱　生甘草二钱
生藕节三枚

二诊　1月15日

服前方病无出入，内热太甚，当依法加减再进。

空沙参三钱　桑寄生五钱　朱茯神四钱　柏子仁三钱
制乳没各三钱　川牛膝三钱　炒栀子三钱　粉丹皮三钱
当归须三钱　小川芎三钱　土炒杭芍四钱　生甘草二钱

生姜三片　大枣三枚

许某　女　40岁　1951年2月8日

据述头部胀痛，口淡胃钝，寒热往来，不时烦躁，大便4–5日一行，此乃内蕴有热，外感风邪之象，故见微汗不退，法当表里兼治。

桑枝叶各三钱　西防风三钱　西秦艽三钱　金银花四钱
净连翘四钱　炒栀子三钱　粉丹皮三钱　六神曲四钱
天水散四钱，二味同布包　生熟稻芽各四钱　淡竹茹二钱
焦鸡金三钱　酒芩柏各三钱　火麻仁四钱　知贝母各三钱
生苇茎一尺　生荸荠捣，三枚

二诊　2月10日

脉渐条畅，舌尚黄腻，头部昏眩已二年余，消化力薄，眠亦不能酣熟，时作呃逆，法当清肺平胃以消息之。

空沙参三钱　甘菊花三钱　霜桑叶三钱　金银花四钱
净连翘四钱　炒栀子三钱　粉丹皮三钱　真郁金三钱
知贝母各三钱　云茯苓四钱　元参心三钱　细生地五钱
全当归三钱　杭白芍四钱　生甘草二钱　六神曲布包，四钱
生苇茎一尺

赵某　女　19岁　未婚　1951年8月10日

据述头痛已久，近日呛咳，痰不易出，因而夜眠不安，不能倚息，肺虚有热，肝邪亦甚，为日已久，法当从本治，徐徐图之。

白蒺藜去刺，三钱　蔓荆子三钱　香白芷三钱　真郁金三钱
苦桔梗三钱　知贝母各三钱　天花粉三钱　灵磁石四钱
生石膏四钱，二味同先煎　生麻黄二钱　嫩白前三钱
酒黄芩三钱　首乌藤五钱　生甘草二钱　生姜一片

大枣三枚

二诊 8月24日

服前方各症皆轻，惟头有时尚痛，呛咳未止，内热尚甚，故有时口糜，法当清降。

生石膏先煎，五钱 霜桑叶三钱 知贝母各三钱 真郁金三钱
天麦冬各三钱 蔓荆子三钱 杜牛膝三钱 苦杏仁去皮尖，三钱
酒黄芩三钱 甘菊花三钱 首乌藤五钱 天花粉四钱
生藕节五枚

汤某 女 25岁 1951年8月27日

脉不调达，头部作痛，后脑尤甚，胸满思呕，腹中抽痛，痛则作呕，肢体微有温度，此乃夹食伤寒之症，防转风温，亟宜从事清化。

桑枝叶各三钱 西防风二钱 苦杏仁去皮尖，三钱 六神曲布包，四钱
小川芎三钱 真郁金三钱 制乳没各三钱 焦鸡金三钱
老苏梗三钱 大腹皮五钱 蔓荆子三钱 炒稻芽四钱
当归须三钱 云茯苓四钱 生甘草二钱 生苇茎一尺

二诊 8月28日

服昨方后脑及腹部疼痛均愈，惟两太阳穴尚作痛，眼亦羞明，此乃内热未清之故，仍当清化。

盐元参四钱 西秦艽二钱 谷精珠四钱 蔓荆子三钱
杭菊花三钱 霜桑叶三钱 桑寄生五钱 土炒杭芍四钱
当归身三钱 小川芎三钱 细生地三钱 醋香附三钱
香白芷三钱 生甘草二钱 生藕节五枚 生姜一片

吴某 女 41岁 1950年8月20日

据述头部偏左不时作痛，周身骨节酸痛，两膝盖及关节均痛，行路维艰，肝

脾肾各经虚热为患，血分亦燥，当从本治。

珍珠母一两　生龙齿八钱　生牡蛎八钱　灵磁石六钱，四味同先煎
桑寄生六钱　全当归七钱　小川芎四钱　海枫藤一两
补骨脂四钱　骨碎补四钱　忍冬藤八钱　制乳没各三钱
细生地六钱　赤白芍各三钱　川牛膝三钱　生甘草三钱
生藕节五枚

二诊　8月26日

脉不条达，舌苔白腻，头部昏痛，四肢酸软，十指胀痛，胃纳不甘，大便日行二三次，内热外感兼而有之，故肢体畏寒，法当标本兼治。

空沙参四钱　桑寄生五钱　西秦艽三钱　香白芷三钱
老苏梗三钱　土炒冬术三钱　土炒当归四钱　真郁金三钱
小川芎三钱　抱木茯神四钱　阿胶珠三钱　首乌藤八钱
知贝母各三钱　酒黄芩三钱　生甘草三钱　生藕节五枚

三诊　8月28日

药后外感已轻，腹泻亦止，惟头当作痛，午后腹仍作胀，手指关节当疼，血不荣养，中气未调，法当从本消息之。

南沙参四钱　蔓荆子三钱　香白芷三钱　真郁金三钱
大腹皮四钱　醋香附三钱　当归须四钱　桑枝尖四钱
制乳没各三钱　生甘草三钱　生藕节五枚

冯某　女　62岁　1950年2月26日

脉见弦滑而虚，舌苔干黄，素体湿重，气血两虚，故有时头部发空而胀痛，耳鸣有声，左肩臂腕皆不舒，胃纳尚佳，睡眠易醒，食物不和则腹泻，午后精神不振，法当标本兼治。

老箭芪五钱　台党参三钱　苍白术泔浸，三钱　首乌藤一两
金狗脊去毛，三钱　朱茯神四钱　忍冬藤五钱　赤白苓芍各二钱

炒栀子三钱　粉丹皮三钱　生熟苡仁各三钱　酒黄芩柏各二钱
西秦艽二钱　川牛膝三钱　生甘草二钱

二诊　3月5日

病情列前方，素体肝旺肾亏，每日午后便觉周身肝气串痛，左半身尤甚，当依法再进。

老箭芪五钱　台党参四钱　忍冬藤六钱　制乳没各三钱
真郁金三钱　海风藤七钱　首乌藤一两　西秦艽三钱
金狗脊去毛，三钱　粉丹皮三钱　炒栀子三钱　甘枸杞四钱
大生地砂仁二钱研拌，五钱　甘菊花三钱　宣木瓜四钱
生甘草三钱　生藕节五枚

三诊　3月11日

脉见平调，舌心苔色微黄，据述每日下午五时后即觉右手腕麻木而凉，头部亦胀，此乃湿热夹肝阳为患，仍当从本治，服后如相宜，即照原方分量三倍，配成蜜小丸，每日服三次，每次服三十粒，常服调理可也。

老箭芪五钱　台党参四钱　苍白术泔浸，三钱　炒枳壳三钱
甘菊花三钱　海风藤八钱　西秦艽四钱　炒栀子三钱
粉丹皮三钱　桑寄生五钱　生百合五钱　制乳没各三钱
甘枸杞四钱　净百部五钱　当归须五钱　生熟苡仁各四钱
酒黄芩三钱　生杭芍四钱　生甘草二钱

鲁某　男　39岁　1950年2月10日

脉沉弦而无神，偶感风寒则头部两太阳穴作痛，稍事劳动则腹部发胀，气往上冲，胸次发热，思食冷物，胃纳不佳，夜眠不安，头脑发昏，行路维艰，病已数年，此乃气血两亏之症，当从本治，为日太久，恐不能收速效耳。

台党参三钱　首乌藤一两　朱茯神四钱　金狗脊去毛，四钱
全当归四钱　小川芎三钱　桑寄生五钱　川牛膝三钱

炒栀子三钱　粉丹皮三钱　真郁金三钱　干地黄四钱
生甘草三钱　生藕节五枚

二诊　2月13日

药后头痛见轻，稍事劳动则胸次作胀，上攻作痛，此乃肾气不足之病，业经多年，前方既效，勿用更张，依法加减再进可也。

灵磁石先煎，五钱　台党参三钱　金狗脊去毛，三钱　杭巴戟三钱
大腹皮三钱　甘枸杞三钱　盐炒菟丝子三钱　朱拌茯神四钱
杜牛膝三钱　当归身四钱　桑寄生五钱　厚附片二钱
炒杭芍四钱　生甘草三钱　生姜三片　大枣三枚

三诊　2月16日

依前方加：制乳没各三钱，乌沉香三钱，细生地四钱，生荸荠捣，五枚，再进。

四诊　2月18日

前方再加：真郁金三钱，再进。

尚某　男　51岁　1950年1月24日

脉弦虚而有劳形，素有头部眩痛之病，近因劳乏又发，胸中烦闷发热，胃纳不佳，小溲黄短，溲时茎中作痛，膀胱有热，素体肝旺脾湿，致成此候，为日已久，法当标本兼治。

珍珠母一两　生牡蛎八钱　生龙齿七钱　灵磁石五钱，四味同先煎
空沙参四钱　首乌藤八钱　赤白苓芍各四钱　炒栀子三钱
粉丹皮三钱　制乳没各二钱　细生地四钱　车前子三钱
朱灯心一钱　酒黄芩柏各二钱　生甘草二钱　生苇茎一两

二诊　1月27日

药后头痛见轻，惟膀胱蕴湿化热，致成此候，当从本治。

台党参四钱　首乌藤八钱　香白芷二钱　蔓荆子三钱

川牛膝三钱	赤白芍各三钱	车前子三钱	细生地四钱
朱灯心一钱	瞿麦三钱	萹蓄三钱	生甘草二钱
酒芩柏各二钱	生藕节五枚		

程某　女　36 岁　1952 年 1 月 29 日

据述后脑作痛，眼花耳鸣，肢体发强，腰酸背胀，咳嗽痰多，内热太重，血分亦虚，外感风邪，致成此候，法当治本。

空沙参四钱	首乌藤六钱	蔓荆子三钱	香白芷三钱
川羌活三钱	杜牛膝三钱	忍冬藤四钱	净连翘四钱
西防风三钱	知贝母各三钱	苦杏仁去皮尖，三钱	苦桔梗三钱
盐杜仲三钱	制乳没各三钱	天花粉四钱	生苇茎五钱
生甘草二钱	生藕节五枚		

二诊　2 月 5 日

药后病无出入，惟头部后脑仍作胀痛，耳鸣，肩背皆不适，口干，牙痛，此皆内热太重之故，法当表里兼治。

空沙参四钱	桑枝叶各三钱	甘菊花三钱	金银花四钱
净连翘四钱	炒栀子三钱	粉丹皮三钱	西秦艽三钱
杜牛膝三钱	苦桔梗三钱	苦杏仁去皮尖，三钱	知贝母各三钱
天花粉四钱	蔓荆子三钱	生苇茎一两	生甘草三钱

刘某　男　34 岁　1950 年 11 月 26 日

脉见沉弦，舌干而薄苔，据述肢体畏冷，咳嗽痰少，有时头部昏眩作痛，面部出现风疹，夜眠不安，内热甚重，法当清化。

空沙参四钱	知贝母各三钱	忍冬藤四钱	炒栀子三钱
粉丹皮三钱	生石膏先煎，五钱	净连翘四钱	首乌藤一两
天花粉四钱	蔓荆子三钱	杜牛膝三钱	苦杏仁去皮尖，三钱

生甘草二钱　　生梨皮一具

二诊　11月29日

服昨方甚安，惟头仍痛，呛咳有痰，肢体畏冷，鼻塞不通，夜眠不安，此乃肝部有热，外袭风邪之故，仍当标本兼治。

南沙参四钱　西秦艽二钱　西防风三钱　明天麻二钱
蔓荆子三钱　炒栀子三钱　粉丹皮三钱　天花粉四钱
金银花四钱　净连翘四钱　酒黄芩三钱　知贝母各三钱
生石膏先煎，四钱　云茯苓四钱　首乌藤五钱　生甘草二钱
生梨皮一具

三诊　12月2日

头痛鼻塞均减，惟呛咳尚甚，眠后肢体略觉畏寒，内热太重，肺气不宣，左胁间不时作痛，法当从本治。

台党参四钱　苦杏仁去皮尖，三钱　苦桔梗三钱　炒栀子三钱
粉丹皮三钱　嫩白前三钱　天花粉四钱　制乳没各三钱
真郁金三钱　北五味二钱　云茯苓四钱　知贝母各三钱
西秦艽二钱　香白芷二钱　生甘草二钱　生梨皮一具

孙某　女　40岁　1951年5月26日

据述头顶及两太阳穴作痛，甚则昏眩耳鸣，肢体便觉软弱不支，病由八年前怀孕时所得，时发时愈，为日已久，其根太深，当从本治，缓缓图之。

北沙参四钱　首乌藤五钱　当归头三钱　嫩藁本三钱
粉丹皮三钱　炒栀子三钱　细生地四钱　桑寄生四钱
川牛膝三钱　酒芩柏各三钱　小川芎三钱　真郁金三钱
赤芍药三钱　生甘草二钱　生藕节五枚

二诊　5月30日

服前方头顶痛耳鸣均减，惟肝虚易惊，肢体软弱无力，入夜心中发热，乃生

育过多，阴分太亏之故，其根已深，宜缓缓调治。

灵磁石先煎，五钱　台党参四钱　炒白术三钱　首乌藤八钱
小川芎三钱　杭白芍四钱　朱茯神四钱　柏子仁三钱
桑寄生五钱　酒芩柏各三钱　远志肉二钱　炒栀子三钱
粉丹皮三钱　全当归三钱　生甘草三钱　带心莲子十五粒

三诊　6月4日

据述药后各病皆轻，胃纳已开，惟肢体软弱，中宫不时发热，睡后尤甚，素体肝虚有热，故易于受惊，阴分素亏，法当治本。

灵磁石先煎，五钱　台党参四钱　朱茯神四钱　首乌藤一两
柏子仁四钱　桑寄生五钱　全当归四钱　炒栀子三钱
生杭芍四钱　酒黄芩柏各三钱　干生地四钱　土炒白术三钱
小川芎三钱　生甘草二钱　带心莲子十五粒

李某　男　37岁　1951年1月9日

据述头部左太阳穴，总觉昏痛，嗣串入脑部亦痛而痒如虫行，眼皮两角皆跳动不安，脉见滑数，舌苔垢腻，内热感风，法当清化。

生石膏先煎，四钱　桑枝叶各三钱　蔓荆子三钱　白蒺藜去刺，三钱
西防风三钱　炒栀子三钱　粉丹皮三钱　酒芩柏各三钱
细生地四钱　川牛膝三钱　淡竹叶三钱　甘菊花三钱
金银花四钱　净连翘三钱　甘草梢三钱　生苇茎五寸
生藕节五枚

二诊　1月12日

药后尚安，惟头部偏左当作昏痛，略有呛咳无痰，风邪入里，当依法再进。

灵磁石先煎，四钱　空沙参三钱　香白芷二钱　蔓荆子三钱
嫩藁本三钱　西防风二钱　首乌藤一两　川牛膝三钱
粉丹皮三钱　炒栀子三钱　当归头四钱　小川芎三钱

知贝母各三钱　赤苓芍各二钱　甘草梢三钱　鲜茅根五钱
生藕节五枚

三诊　1月15日

依前方加：海风藤四钱，西秦艽二钱，大生地砂仁二钱研拌，四钱，再进。

朱某　女　35岁　1950年8月14日

据述素有头部昏痛之病，近又牵发，晨起较甚，午后稍轻，经行先期，行时腰腹皆痛，白带亦多，为日已久，肺脾两虚，当从本治。

白蒺藜去刺，三钱　全当归四钱　小川芎三钱　炒栀子三钱
粉丹皮三钱　桑寄生五钱　川牛膝三钱　炒苡仁四钱
芡实米四钱　盐杜仲三钱　首乌藤五钱　云茯苓四钱
盐泽泻四钱　生甘草三钱　生藕节五枚

二诊　8月19日

依前方加：大腹皮三钱，制乳没各三钱，六神曲布包，四钱，再进。

三诊　9月4日

药后尚安，带下已少，惟偏右后脑仍作痛，记忆力差，小溲色深红，溺时作痛，病在肝肾，为日已久，当从本治，恐不易收速效也。

忍冬藤四钱　净连翘四钱　炒栀子三钱　粉丹皮三钱
制乳没各三钱　朱茯神四钱　酒芩柏各三钱　知贝母各三钱
细生地四钱　赤白苓芍各三钱　龙胆草一钱　真郁金三钱
炒苡仁四钱　北五味二钱　甘草梢三钱　生藕节五枚
生梨皮一具

四诊　9月11日

服前方后，头已不痛，后脑仍痛，带下仍多，行路不便，病属寒湿阻塞，肝肾之热亦重，眠后梦魂颠倒，时觉从高空跌下，上热下寒为日已久，仍当治本，不易收速效也。

台党参四钱　酒黄芩柏各三钱　抱木茯神四钱　制乳没各四钱
车前子三钱　盐炒小茴香三钱　珍珠母先煎，八钱　杭巴戟四钱
全当归五钱　白果肉八钱　厚附片三钱　真郁金三钱
赤白苓芍各三钱　炒栀子三钱　粉丹皮三钱　甘草梢三钱

李某　男　17岁　1950年5月30日

据述运动过量，外感风邪，故后脑作痛，头额亦痛，一月以前曾咳嗽，痰中带血，至今仍未痊愈，喉际亦痛，胃纳不佳，素体虚怯，宜小心将护不可大意。

首乌藤一两　煨天麻三钱　台党参四钱　真郁金三钱
蔓荆子三钱　制乳没各三钱　苦杏仁去皮尖，三钱　苦桔梗三钱
嫩白前三钱　野百合四钱　北五味一钱　炙百部三钱
炙紫菀三钱　粉丹皮三钱　炒栀子三钱　六神曲布包，四钱
炒稻芽四钱　生甘草二钱　生藕节五枚

二诊　6月2日

药后眠食均安，惟呛咳太甚，痰中有时仍带小块瘀血，喉际发痒则作咳，略感风邪，法当标本兼治，更宜小心将护，暂不上体育课为宜。

生石膏先煎，四钱　空沙参四钱　首乌藤八钱　西防风三钱
嫩白前三钱　真郁金三钱　炙紫菀三钱　制乳没各三钱
知贝母各三钱　淡竹茹二钱　六神曲布包，四钱　苦杏仁去皮尖，三钱
苦桔梗三钱　冬瓜子四钱　北五味一钱　鲜茅根五钱
生甘草二钱　生藕节五枚

三诊　6月4日

内蕴痰火太甚，呛咳如常，胃纳不佳，仍依前法加减。

生石膏先煎，四钱　桑枝叶各三钱　竹叶茹各二钱　知贝母各三钱
天麦冬各三钱　天花粉四钱　制乳没各三钱　云茯苓四钱
北五味一钱　苦杏仁去皮尖，三钱　冬瓜子四钱　野百合四钱

炙百部四钱　法半夏三钱　生甘草二钱　鲜茅根五钱
生荸荠五枚

四诊 6月8日

药后各症皆轻，惟晨起尚作顿咳，痰当易咯，午后稍轻，内伤太甚，当从本治，不可大意。

生石膏先煎，四钱　空沙参四钱　竹叶茹各二钱　知贝母各三钱
天花粉四钱　苦杏仁去皮尖，三钱　野百合四钱　北五味一钱
嫩白前三钱　冬瓜子四钱　制乳没各三钱　炙百部三钱
法半夏三钱　云茯苓四钱　甘草梢二钱　鲜茅根五钱
生藕节五枚

刘某 女 54岁 1950年8月2日

据述周身筋骨皆痛，似有热气上冲头部，则满脑作响，且有昏重极疼之时，口中发苦，胃纳不甘，大便干结，业已十余日，法当标本兼治。

台党参四钱　忍冬藤五钱　西秦艽三钱　嫩藁本三钱
杜牛膝三钱　制乳没各三钱　海风藤三钱　当归须三钱
酒芩柏各三钱　杭白芍四钱　小川芎三钱　大生地四钱
生甘草三钱　生藕节五枚

二诊 8月4日

药后尚安，惟头仍作胀，肢体发困，口苦见轻，胃纳亦和，大便亦调，上焦尚有风热，法当从事清化。

台党参四钱　首乌藤八钱　嫩藁本三钱　明天麻三钱
制乳没各三钱　抱木茯神四钱　西秦艽三钱　当归须四钱
海风藤五钱　土炒杭芍五钱　大生地砂仁二钱研拌，四钱
川牛膝三钱　鲜茅根五钱　生甘草三钱　生藕节五枚

三诊 8月7日

据述头已不胀，惟周身经络跳动不舒，皮肤发凉，面色干黄不荣，此乃寒湿挟风邪为患，为日已久，当从本治。

台党参四钱 泔浸苍白术各三钱 炒枳壳三钱 首乌藤五钱
海风藤五钱 鸡血藤三钱 西秦艽三钱 当归须四钱
宣木瓜四钱 土炒杭芍四钱 大生地砂仁二钱研拌，五钱
小川芎三钱 生甘草三钱 生藕节五枚

王某 女 56岁 1950年8月11日

脉见弦数，喉际偏左红而兼腐，后脑连及肩脊作痛而胀，时作呛咳，肢体畏风，内有积热，外袭风邪，致成此候，为日已久，其根已深，法当标本兼治，更宜小心将护。

空沙参四钱 炒栀子三钱 粉丹皮三钱 制乳没各三钱
杜牛膝三钱 生桑枝三钱 知贝母各三钱 川羌活五分
酒黄芩柏各三钱 首乌藤六钱 细生地四钱 天水散冲，四钱
生藕节五枚

二诊 8月14日

药后泻出秽物甚多，肠胃间已觉轻松，惟肝肺之热尚重，喉际偏左尚红肿白腐，舌亦发麻，头亦觉眩，上焦之热，尚未尽化，法当清降。

生石膏先煎，四钱 南沙参四钱 知贝母各三钱 淡竹叶二钱
炒栀子三钱 粉丹皮三钱 杜牛膝三钱 酒芩柏各三钱
赤白苓芍各三钱 干生地四钱 山萸肉三钱 苦桔梗三钱
元参心三钱 大麦冬三钱 天水散冲，四钱 生藕节五枚
生梨皮一具

三诊 8月18日

喉际白腐已退，惟舌尚作麻，胃纳不佳，口吐涎沫，此由胃热太甚，法当从

事清降，如能稍事休息，则劳火不生，自然舒畅矣。

生石膏先煎，八钱　台党参四钱　竹叶茹各三钱　天花粉四钱
六神曲布包，四钱　炒栀子三钱　粉丹皮三钱　杜牛膝三钱
知贝母各三钱　苦桔梗三钱　浮小麦一两　元参心三钱
莲子心一钱　酒黄芩三钱　天水散冲，四钱　生藕节五枚
生梨皮一具

郝某　女　15岁　1951年7月11日

据述素有头痛之病，前额为剧，阳光照射则更甚，胸胁间不时刺痛，偏右尤甚，肢体疲倦，眠食尚安，法当从本治。

台党参四钱　首乌藤八钱　全当归四钱　小川芎三钱
蔓荆子三钱　香白芷三钱　炒栀子三钱　粉丹皮三钱
制乳没各三钱　真郁金三钱　杜牛膝三钱　赤苓芍各三钱
细生地四钱　生甘草二钱　生藕节五枚

二诊　7月15日

药后尚安，工作学习稍久，则头晕而痛，仍畏阳光，夜不安眠，素体怕热，仍依前法加减再进。

空沙参四钱　知贝母各三钱　首乌藤一两　当归首三钱
小川芎三钱　忍冬藤四钱　炒栀子三钱　粉丹皮三钱
杜牛膝三钱　酒芩柏各三钱　香青蒿三钱　朱茯神四钱
合欢花四钱　生甘草二钱　鲜荷叶一角，带梗五寸

三诊　7月19日

素体虚弱，先天不足，后天失养，故皮肤不荣，肢体消瘦，不能耐劳，眼畏阳光，夜不安眠，宜小心将护，不可大意，防成怯症。

台党参四钱　土炒冬术三钱　朱茯神四钱　全当归四钱
首乌藤八钱　山萸肉三钱　土炒杭芍四钱　小川芎三钱

盐元参四钱　干地黄砂仁二钱研拌，四钱　甘枸杞四钱
甘菊花三钱　炙甘草三钱　鲜荷叶一角，带梗五寸

王某　男　20岁　1951年3月16日

据述头时昏痛，业已年余，因之夜眠不安，此乃血虚之故，脉来弦数，内热甚重，当从本治。

台党参三钱　首乌藤一两　当归首四钱　朱茯神四钱
金狗脊去毛，四钱　炒栀子三钱　粉丹皮三钱　大生地五钱
夜合花四钱　生杭芍五钱　盐菟丝三钱　生甘草二钱
带心莲子十五粒

二诊　3月21日

药后尚安，惟遗症时发，肝肾两虚，故脑部时形昏痛，夜眠不酣，稍劳则疲乏不支，仍从本治，更宜小心将护。

台党参四钱　全当归四钱　首乌藤一两　朱茯神四钱
金樱子四钱　锁阳四钱　炒栀子三钱　粉丹皮三钱
山萸肉四钱　大熟地上上肉桂心五分研拌，六钱　盐巴戟三钱
生甘草二钱　酒黄芩柏各三钱　带心莲子十五粒

三诊　3月25日

依前方加：朱枣仁三钱，北五味一钱，乌梅肉三钱，再进。

四诊　4月14日

据述头部昏痛略轻，惟遗证未止，因之夜眠不酣，内热太甚，仍当从本治，更宜小心将护。

台党参四钱　焦冬术三钱　金狗脊去毛，三钱　当归首四钱
首乌藤二两　朱茯神四钱　忍冬藤四钱　夜合花四钱
大熟地砂仁二钱研拌，八钱　山萸肉四钱　炒栀子三钱
粉丹皮三钱　苦楝子三钱　生甘草三钱　带心莲子十五粒

五诊　6月14日

据述各病皆愈，拟以丸剂调理，早服知柏地黄丸，晚服杞菊地黄丸，每次均为二钱，温开水送下。

万某　女　51岁　1950年5月11日

据述头部昏痛，两眼发胀，周身肢体皆酸痛，腰部更甚，气逆不舒，便干溲红而浊，内热感风兼有肺气为患，故有时口苦，法当从事清化，病久而深，宜小心将护。

台党参四钱	香白芷二钱	蔓荆子二钱	西秦艽二钱
甘菊花三钱	粉丹皮三钱	炒栀子三钱	制乳没各三钱
真郁金三钱	桑寄生五钱	全当归四钱	小川芎三钱
干地黄四钱	赤苓芍各三钱	盐杜仲四钱	金狗脊去毛，三钱
火麻仁三钱	生甘草二钱	生藕节五枚	

二诊　5月13日

药后各病皆轻，惟眼胀羞明，胸中发跳且慌，腰际偏右胀痛，不能反侧，时作呛咳，口中无味，内热极重，前方既效，当依法加减。

台党参四钱	谷精珠五钱	密蒙花三钱	净连翘四钱
忍冬藤五钱	生栀子三钱	粉丹皮三钱	海风藤四钱
全当归五钱	小川芎三钱	郁李仁四钱	淡苁蓉四钱
真郁金三钱	金狗脊去毛，四钱	生甘草三钱	生藕节五枚

三诊　5月15日

据述近两日曾经腹泻，粪少水多，肛门发热，乃热积下行之征，昨夜又感凉致周身疲乏，精神不振，肢体发热，头昏脑胀，法当标本兼治。

空沙参四钱	焦冬术三钱	藿香梗二钱	青蒿梗二钱
炒扁豆衣三钱	怀山药三钱	芡实米四钱	赤白苓芍各二钱
冬瓜仁皮各三钱	盐杜仲三钱	金狗脊去毛，四钱	大腹皮三钱

陈仓米五钱　甘草梢二钱　带心莲子十五粒

四诊　5月21日

脉已见平，各病皆轻，惟头部发眩，眼部作胀，心中觉热，大便尚未正常，小溲赤黄，肢体倦怠，偏右尤甚，血分有热，兼感暑风，法当标本兼治。

南沙参四钱　香青蒿三钱　炒栀子三钱　粉丹皮三钱
赤苓芍各三钱　谷精珠四钱　忍冬藤三钱　净连翘三钱
蔓荆子三钱　香白芷二钱　甘菊花二钱　嫩桑枝叶各二钱
盐杜仲三钱　大腹皮二钱　陈仓米五钱　天水散冲，四钱
生藕节五枚

五诊　6月9日

药后尚安，惟有时心中作跳，口中发苦，头昏眼黑，腰痛未减，虚恭甚多，腰时作胀，小溲短黄，当依加减再进。

台党参三钱　首乌藤八钱　朱茯神四钱　盐杜仲四钱
忍冬藤四钱　炒栀子三钱　粉丹皮三钱　净连翘四钱
真郁金三钱　大腹皮三钱　酒芩柏各二钱　甘草梢二钱
生藕节五枚

凌某　男　9岁　1951年5月2日

脉见弦数，舌苔黄垢，眼神不足，据述病经三月，初起头痛出冷汗，经中西医治疗后，身体软弱，两腿不能行动，大便干结，小溲色白而浑浊，外感风邪为患，致成此候，病势非轻，不可大意，姑拟一方酌服，得效再议。

首乌藤一两　忍冬藤四钱　海风藤四钱　当归须四钱
金狗脊去毛，三钱　西秦艽二钱　川牛膝三钱　朱拌抱木茯神四钱
酒芩柏各二钱　宣木瓜三钱　制乳没各三钱　火麻仁四钱
生熟苡仁各三钱　空沙参三钱　天水散冲，四钱

二诊　5月6日

药后尚安，肝热脾虚，又为风湿所搏，因而头痛，胃结，两腿脚亦因之发软，不能行动，仍依前法加减。

空沙参四钱　首乌藤一两　香白芷二钱　西防风二钱
当归首四钱　川牛膝三钱　盐杜仲三钱　忍冬藤四钱
宣木瓜四钱　海风藤四钱　芡实米四钱　炒苡仁四钱
甘草梢三钱　生藕节五枚　生荸荠捣，五枚

三诊　5月10日

依前方加：朱茯神三钱，制续断三钱，桑寄生五钱，减去西防风，再进。

四诊　5月14日

据述近数日精神稍好，惟头仍作痛，食物下胃消化力薄，两腿行路仍软，风湿之邪，上攻脑部，素体肝热脾虚，致成此候，收效不易，宜小心将护，缓缓图之。

南沙参四钱　首乌藤一两　西秦艽二钱　蔓荆子三钱
当归首三钱　淮牛膝三钱　生熟稻芽各三钱　沉香曲布包，三钱
盐杜仲三钱　宣木瓜四钱　焦鸡金三钱　土炒苍术三钱
云茯苓四钱　盐泽泻三钱　生甘草二钱　生藕节五枚

五诊　5月24日

药后甚安，惟外感风寒之气太深，串入经络，攻上则头痛，攻下则腿痛，以致不能行动，为日已久，当依法加减再进。

台党参四钱　海风藤四钱　炒栀子三钱　宣木瓜四钱
西秦艽三钱　香白芷二钱　淮牛膝三钱　制乳没各三钱
朱茯神四钱　六神曲布包，三钱　首乌藤六钱　焦鸡金三钱
制续断三钱　苡仁米四钱　生甘草二钱　生茅根五钱

六诊　6 月 13 日

依前方加：细生地四钱，生桑枝四钱，再进。

七诊　7 月 2 日

头痛已愈，视物不清，时形呆笑，腿仍不能行动，内蕴风湿之邪，经络受损，心经火盛，病势逐轻，收效不易，宜小心将护。

空沙参三钱	炒栀子三钱	粉丹皮三钱	谷精珠四钱
决明子五钱	甘菊花三钱	大生地四钱	小川连二钱
盐黄芩二钱	莲子心一钱	川牛膝三钱	制乳没各三钱
宣木瓜四钱	忍冬藤四钱	生甘草二钱	

鲜荷叶一角，带梗五寸

沈某　女　38 岁　1952 月 1 月 27 日

脉见弦滑而数，舌苔干黄，据述病情为日已久，屡次感风，均已不药而愈，此次重感风邪，受寒又重，发为呛咳，痰黄而多，头额作痛，眉骨间连及眼球尤甚，每日上午九、十时疼痛最剧，午后稍轻，为日已久，法当标本兼治。

北沙参四钱	首乌藤一两	蔓荆子三钱	香白芷三钱
西防风三钱	制乳没各三钱	知贝母各三钱	天花粉四钱
云茯苓四钱	苦杏仁去皮尖，三钱	杜牛膝三钱	盐砂仁二钱
北五味一钱	生甘草二钱	生姜三片	

二诊　1 月 30 日

依前方加：当归身三钱，炒白芍三钱，减去蔓荆子、香白芷，再进。

三诊　2 月 5 日

药后寒热已退，惟头尚作痛，左胁肋亦痛，咳嗽未减，此乃肺气不宣，肋间有积水为患，故面部见浮，法当从本治。

生芪皮四钱	苦杏仁去皮尖，三钱	西防风二钱	嫩白前二钱

苦葶苈三钱　茯苓皮四钱　制乳没各三钱　天花粉四钱
冬瓜子皮各五钱　丝瓜络三钱　当归须四钱　小川芎三钱
生甘草二钱　生藕节五枚　大红枣三枚

四诊　2月11日

据述仍作呛咳，左胁肋作痛，溲长则肿消，可见系停水为患，面部仍浮，两手发胀，两脚发轻，仍依前法加减。

生芪皮五钱　苦葶苈四钱　车前子三钱　方通草三钱
冬瓜皮八钱　苦杏仁去皮尖，三钱　茯苓皮五钱　制乳没各三钱
川牛膝三钱　当归须四钱　小川芎三钱　甘草梢三钱
朱灯心三十寸　大红枣三枚

五诊　2月18日

药后各病皆轻，近又感风，面部又肿，左胁肋尚微痛，小溲尚不畅，法当从此消息。

生芪皮五钱　台党参四钱　西秦艽三钱　生桑枝四钱
苦葶苈四钱　茯苓皮五钱　冬瓜皮八钱　真郁金三钱
制乳没各三钱　当归须五钱　小川芎三钱　朱灯心三十寸
生甘草梢三钱　生藕节五枚　大红枣三枚

六诊　4月27日

据述拟方：据述本月二日又发吐血，半痰带血，心中不适，周身发软，服前方颇效，但不能行走，稍受风寒则两腿发冷，咳必加甚，而心中口中又如饮热酒然，呼吸皆热，此乃肝邪形肺使然，心肾因之不交，而成此候，法当从本治。

台党参四钱　焦栀子三钱　粉丹皮三钱　真郁金三钱
知贝母各三钱　桑寄生五钱　全当归四钱　炒白芍五钱
酒黄芩三钱　大麦冬三钱　川牛膝三钱　野百合四钱
嫩白前三钱　鲜茅根五钱　生甘草二钱　带心莲子十五粒

七诊 5月9日

据来函所述，多属劳乏太甚，虚热为患，前方既效，勿用更张。

台党参五钱 真郁金三钱 全当归四钱 朱茯神五钱
炒栀子三钱 粉丹皮三钱 赤芍药三钱 川贝母三钱
真郁金三钱 野百合四钱 桑寄生四钱 阿胶珠三钱
大生地四钱 鲜茅根五钱 生甘草二钱 生藕节五枚

刘某 男 31岁 1950年3月16日

脉见滑数，舌苔后半灰黄而腻，头痛鼻塞，业经年余，近则两膝盖作痛，牵及两腿亦痛，此乃肺脾两虚，肝肾不足，兼有湿邪为患，法当从本治。

空沙参四钱 首乌藤一两 西秦艽三钱 苦杏仁去皮尖，三钱
炒栀子三钱 川牛膝三钱 宣木瓜四钱 制乳没各三钱
全当归五钱 小川芎三钱 赤苓芍各三钱 金狗脊去毛，四钱
生熟苡仁各三钱 干生地砂仁二钱研拌，五钱 炙甘草三钱

二诊 3月20日

头痛鼻塞已经年余，近则两膝盖牵及两腿作痛，此乃肺脾两虚，肝肾不足，兼有湿邪为患，病久且沉，宜用丸剂调理，缓缓取效。

北沙参一两 首乌藤一两 西秦艽七钱 苦杏仁去皮尖，八钱
川牛膝六钱 制续断六钱 制乳没各五钱 全当归八钱
金狗脊去毛，八钱 盐巴戟七钱 盐菟丝七钱 宣木瓜八钱
小川芎六钱 生熟苡仁各五钱 甘枸杞八钱 大熟地八钱
肉桂心二钱 山萸肉五钱 赤白苓芍各七钱 蔓荆子五钱
炙甘草五钱

上述选配道地，如法炮炙，共研细末，炼蜜为丸，如梧桐子大，每日早晚各服四十粒，淡盐水送下，如遇感冒暂停。

眩晕

《素问》云“诸风掉眩，皆属于肝”，又有“无虚不作眩”之说。故眩晕一证，首责之于肝，次则补虚。先生治眩晕，平肝则用珍珠母、生牡蛎、生龙齿、谷精珠，理气则用郁金、香附，补虚则用当归、生地、党参。以生石膏、知贝母清热，蔓荆子达清窍，分轻重缓急而随证用药。

周某　男　37岁　1951年2月12日

素体肝旺脾湿，外感风邪，则头部昏眩，牵及背部作痛，肢体疲乏无力，两腿亦软，法当标本兼治。

白蒺藜去刺，二钱　炒栀子三钱　粉丹皮三钱　忍冬藤五钱
知贝母各三钱　酒黄芩三钱　制乳没各三钱　真郁金三钱
决明子三钱　谷精珠三钱　朱茯神四钱　川牛膝三钱
制续断三钱　小川芎三钱　全当归三钱　炒杭芍四钱
生甘草二钱　生藕节五枚

二诊　2月25日

服前方头晕见轻，背痛亦减，惟呼吸尚见掣痛，眼时有发花，两腿尚发软，肝旺脾湿之体，食物消化不良，故大便作溏，法当从本治。

苍白术各三钱　麸枳壳三钱　决明子七钱　谷精珠六钱
赤白芍各三钱　制乳没各三钱　真郁金三钱　焦鸡金三钱
炒稻芽四钱　生熟苡仁各三钱　酒黄芩柏各二钱　小川芎三钱
川牛膝三钱　制续断三钱　生甘草三钱

吴某　男　51岁　1950年7月9日

脉不条达，舌苔薄黄，出语微涩，肢体不适，据述依因外出途中，感受风

寒，致成此候，食物不甘，便通溲少，精神恍惚，头部微眩，法当标本兼治。

台党参四钱　生芪皮四钱　西秦艽三钱　香青蒿三钱
西防风二钱　生桑枝四钱　制乳没各三钱　全当归五钱
川牛膝三钱　小川芎三钱　抱木茯神四钱　海风藤五钱
首乌藤八钱　盐砂仁二钱　天水散冲，四钱　生藕节五枚

二诊　7月11日

药后甚安，惟肢体倦怠，两腿无力，仍当治本。

台党参四钱　焦冬术三钱　炒枳壳三钱　桑寄生五钱
川牛膝三钱　制续断三钱　抱木茯神四钱　全当归三钱
盐杜仲三钱　宣木瓜四钱　首乌藤五钱　生甘草三钱
生姜三片　大枣三枚

柴某　女　23岁　未婚　1950年3月20日

据述头部发空，肢体倦怠，食物消化力薄，颈部淋巴肿胀，血分太虚，当从本治。

台党参四钱　首乌藤六钱　朱茯神四钱　沉香曲布包，四钱
炒稻芽四钱　忍冬藤六钱　炒栀子三钱　粉丹皮三钱
制乳没各三钱　干地黄砂仁二钱研拌，四钱　全当归三钱
土炒杭芍四钱　小川芎三钱　生甘草二钱　生藕节五枚

二诊　3月23日

药后各病皆轻，惟食物仍差，腹中如饿而胃不纳，乃消化力薄，脾运不强之故，法当从此消息之。

米炒台党四钱　麸炒冬术三钱　炒枳壳三钱　炒稻芽四钱
六神曲布包，四钱　干地黄砂仁二钱研拌，四钱　焦鸡金三钱
全当归四钱　土炒杭芍四钱　小川芎三钱　首乌藤六钱

生甘草二钱　　生藕节五枚　　生姜一大片

三诊　4月16日

脉见弦滑，据述前阴内发生疙瘩，异常疼痛，小溲时尤甚，却不发痒，腰际不时作痛，此乃脾肾两虚，膀胱湿重所致，前经中西医治疗均未收效，法当治本。

生黄芪四钱　　汉防己三钱　　制乳没各三钱　　真血竭三钱
盐杜仲三钱　　金狗脊去毛，三钱　　酒芩柏各三钱　　车前子三钱
方通草二钱　　炒苡仁四钱　　宣木瓜四钱　　金银花四钱
净连翘三钱　　青黛散布包，三钱　　生藕节五枚　　生荸荠捣，三枚

四诊　4月17日

依前方加：盐巴戟三钱，天花粉四钱，细生地四钱，再进。

五诊　4月22日

药后各症皆轻，前阴之疙瘩亦渐消，小溲时已不痛，惟腰际不时尚发酸，病日已久，宜加意调护，仍依前法加减再进。

生黄芪三钱　　汉防己三钱　　忍冬藤五钱　　净连翘四钱
制乳没各三钱　　细生地砂仁二钱研拌，四钱　　真郁金三钱
金狗脊去毛，三钱　　真血竭三钱　　车前子三钱　　盐杜仲三钱
盐黄芩柏各三钱　　炒苡仁四钱　　芡实米四钱　　青黛散布包，四钱
生荸荠捣，三枚　　鲜茅根五钱

张某　女　46岁　1950年3月23日

脉见弦滑，素体肝旺而性燥急，头晕恶心，心时作跳，腰部亦痛，经血先期而至，血太热之故，宜清血平肝以消息之。

珍珠母一两　　生牡蛎八钱　　生龙齿八钱，三味同先煎　　大生地八钱
真郁金三钱　　制乳没各三钱　　赤苓芍各四钱　　龙胆草二钱
川牛膝三钱　　柏子仁四钱　　盐杜仲三钱　　盐黄芩柏各三钱

炒栀子三钱 粉丹皮三钱 生甘草三钱 生藕节五枚

二诊 3月25日

脉略见平，头痛心跳皆轻，惟素体肝旺血热，性情略燥，有时腹胀如鼓，乃肝气作患也。

珍珠母一两 生牡蛎八钱 生龙齿八钱，三味同先煎
桑寄生五钱 赤苓芍各三钱 炒栀子三钱 粉丹皮三钱
大腹皮三钱 大生地八钱 龙胆草二钱 盐黄柏三钱
肥知母三钱 真郁金三钱 生甘草二钱 生藕节五枚

三诊 3月29日

腹仍作胀，乃肝旺脾虚之故，月经仍先期五六日，此血热之故，法当调理肝脾两经以为治。

珍珠母一两，先煎 元参心四钱 桑寄生五钱 炒栀子三钱
粉丹皮三钱 真郁金三钱 细生地八钱 盐黄芩柏各三钱
生白芍一两 全当归四钱 大腹皮四钱 杜牛膝三钱
制乳没各三钱 生甘草二钱 鲜茅根五钱

王某 女 20岁 未婚 1950年6月12日

据述月经不调，往往三四月一行，行则腰酸腹胀而痛，此次又半年未至，脉见弦虚，当系肝热脾虚，阴阳不调之故，法当从本治，更宜小心将护，不可过劳至要。

台党参四钱 全当归四钱 小川芎三钱 桑寄生五钱
真郁金三钱 制乳没各三钱 醋香附三钱 盐杜仲三钱
炒栀子三钱 粉丹皮三钱 炒杭芍四钱 土炒冬术三钱
酒黄芩二钱 蕲艾梗二钱 干地黄砂仁二钱研拌，四钱
生甘草二钱 生藕节五枚

二诊　6月15日

药后经尚未行，头部昏痛，顶心发热，热在上焦，未能下行，法当以通经为法。

空沙参四钱　蔓荆子三钱　嫩藁本二钱　炒栀子三钱
粉丹皮三钱　川牛膝三钱　当归尾四钱　小川芎三钱
香白芷三钱　赤苓芍各三钱　桑寄生四钱　细生地四钱
甘草梢二钱　鲜荷叶一角，带梗五寸

三诊　6月19日

依前方加：酒炒元胡三钱，醋香附三钱，再进。

四诊　6月23日

据述头顶已不发热，惟尚昏耳，经仍未行，当以通经为主。

南沙参五钱　当归尾四钱　小川芎三钱　单桃仁去皮尖，三钱
南红花三钱　京三棱三钱　蓬莪术三钱　川牛膝三钱
炒栀子三钱　粉丹皮三钱　细生地四钱　赤苓芍各三钱
醋香附三钱　生甘草三钱　鲜荷梗一尺

五诊　6月29日

依前方加：苏枋木三钱，制乳没各三钱，酒炒元胡三钱，再进。

任某　女　22岁　未婚　1950年7月3日

据述头部昏眩，肢体困倦思眠，业经半年，月经三四十日或五六十日一行，其量不多，色亦不正，行时腹痛，白带亦多，肝热脾湿，法当标本兼治。

台党参四钱　全当归四钱　小川芎三钱　赤白苓芍各三钱
桑寄生五钱　制香附三钱　大腹皮三钱　制乳没各三钱
沉香曲布包，三钱　干地黄砂仁二钱研拌，四钱　蕲艾梗三钱
生甘草二钱　生藕节五枚

二诊　7月5日

依前方加：银杏肉六钱，芡实米四钱，怀山药四钱，生熟苡仁各四钱，沉香曲布包，三钱，再进。

三诊　7月10日

药后带下已少，腹亦不痛，惟头尚昏，肢体困倦，血不荣养，兼略感邪，法当标本兼治。

台党参四钱　首乌藤一两　香白芷三钱　蔓荆子三钱
桑寄生五钱　全当归四钱　小川芎三钱　川牛膝三钱
醋香附三钱　土炒杭芍四钱　干生地砂仁二钱研拌，四钱
生甘草二钱　鲜荷叶一角，带梗五寸

服汤剂二三帖后，可用丸药调理，早服知柏地黄丸、晚服杞菊地黄丸，每次服二钱，温开水送下。

侯某　女　52岁　1951年3月10日

脉弦而微滑，肢体倦怠无力，痰阻咽喉不易吐出，头眩不支，此乃肝阳上升，血虚有热，兼有风湿为患，法当从本治。

珍珠母八钱　生龙齿六钱　灵磁石五钱，三味同先煎
台党参四钱　朱茯神四钱　天花粉四钱　知贝母各三钱
生白芍五钱　六神曲布包，三钱　干生地砂仁二钱研拌，四钱
小川芎三钱　当归尾三钱　生甘草二钱　生藕节五枚
生荸荠捣，三枚

二诊　3月12日

头昏身倦，午后觉凉，痰阻喉际，仍不易出，胃纳极钝，口干引饮，风蕴湿热夹滞，外袭风邪，仍依昨法加减。

台党参四钱　知贝母三钱　天花粉四钱　盐砂仁三钱
沉香曲布包，三钱　白蒺藜去刺，三钱　西秦艽三钱　天麦冬各三钱

霍石斛四钱 朱茯神四钱 首乌藤一两 炒栀子三钱
粉丹皮三钱 忍冬藤五钱 生苇茎五钱 生甘草二钱
生藕节五枚

三诊 3月17日

依前方加：生石膏先煎，四钱，桑寄生四钱，淡竹茹三钱，再进。

四诊 3月23日

素体阴虚，头昏身倦，两眼多眵，胃纳尚可，肝邪太甚，口干引饮而不能多，仍依法加减。

灵磁石先煎，五钱 北沙参三钱 焦冬术三钱 炒枳壳三钱
盐砂仁二钱 天花粉四钱 细生地四钱 生熟稻芽各三钱
谷精珠四钱 甘菊花二钱 甘枸杞四钱 知贝母各二钱
炒白芍四钱 大麦冬三钱 朱茯神四钱 全当归四钱
焦鸡金三钱 生甘草二钱 生藕节五枚

金某 女 36岁 1951年3月30日

脉见弦滑而微数，舌苔薄黄垢腻，手足皆麻，左甚于右，一月以前突然昏厥，不省人事，不知病从何来，以后连发数次，有轻有重，经云诸风掉眩皆属于肝，此乃肝阳上升之故，当以养肝平气为治。

珍珠母二钱 灵磁石五钱 生龙齿六钱，三味同先煎
首乌藤八钱 真郁金三钱 炒栀子三钱 粉丹皮三钱
全当归四钱 赤白苓芍各三钱 朱茯神四钱 桑寄生五钱
合欢花四钱 细生地五钱 川牛膝三钱 生甘草二钱

二诊 4月3日

据述药后精神稍振，头部仍昏眩作痛，素体肝旺，故动则掉眩，仍依前法加减。

生龙齿七钱 灵磁石五钱 生石膏五钱

生牡蛎八钱，四味同先煎　空沙参五钱　香白芷二钱
蔓荆子三钱　首乌藤一两　真郁金三钱　杭白芍五钱
合欢花四钱　焦山栀三钱　粉丹皮三钱　知贝母各三钱
朱茯神四钱　生甘草二钱　鲜茅根五钱　生藕节五枚

三诊　4 月 14 日

素有头部眩痛之病，此乃血不荣经，肝阳上升之故，要求服丸剂调理。

台党参八钱　首乌藤一两　蔓荆子六钱　全当归一两
生杭芍一两　珍珠母一两　生牡蛎八钱　生龙齿八钱
香白芷八钱　制女贞八钱　干地黄八钱　炒栀子八钱
粉丹皮八钱　灵磁石一两　川牛膝八钱　肥知母五钱
平贝母五钱　真郁金七钱　合欢花八钱　生石膏先煎，一两
酒黄芩五钱　生黄柏五钱　山萸肉八钱　生甘草五钱

上述选配道地，如法炮炙，共研细末，炼蜜为丸，如梧桐子大，朱砂为衣，每日早晚各服四十粒，温开水送下，如遇感冒暂停。

舒某　男　58 岁　1951 年 10 月 22 日

据述头部昏眩，夜不安眠，由于鏖夜伤阴，阴虚生内热，上攻脑际，致成此候，法当清养。

南沙参四钱　首乌藤一两　白蒺藜去刺，三钱　朱茯神四钱
杜牛膝三钱　大生地四钱　夜合花四钱　甘菊花三钱
甘枸杞三钱　香白芷三钱　生桑枝三钱　生甘草二钱
生藕节五枚

二诊　10 月 25 日

依前方加：忍冬藤四钱，霜桑叶三钱，再进。

三诊　11 月 5 日

素体肝虚有热，上攻头部眩晕，由于鏖夜伤阴，脑部亦因风邪而成脑眩，法

当清化。

珍珠母八钱　生牡蛎八钱　生龙齿八钱，三味同先煎
首乌藤一两　蔓荆子三钱　西秦艽三钱　杜牛膝三钱
干地黄四钱　全当归四钱　朱茯神四钱　赤白芍各四钱
生甘草三钱　带心莲子十五粒

四诊　11 月 9 日

依前方加：香白芷二钱，台党参四钱，小川芎三钱，减去西秦艽，再进。

五诊　11 月 12 日

脑虚有热，不时作响，乃肝阳有热，兼感风邪所致，法当清降。

九孔石决明先煎，八钱　台党参四钱　首乌藤一两
嫩藁本三钱　小川芎三钱　朱茯神四钱　山萸肉三钱
当归首四钱　川牛膝三钱　大熟地砂仁二钱研拌，四钱
生白芍四钱　生姜三片　大枣三枚

六诊　11 月 16 日

依前方加：灵磁石八钱，生龙齿八钱，二味同先煎，金狗脊去毛，三钱，再进。

马某　男　57 岁　1951 年 2 月 17 日

脉见弦虚，舌质深红，苔色干黄，有时发黑，素有血上冲脑之病，不时头晕，甚则周身不能动转，稍动则头便如裂，眼不能左右顾，此肝太旺，水不涵木之故，所以有时两唇先发麻，嗣则全身亦麻，便不知人事，有时腰腹胀痛，气血两亏，气亏尤甚，法当从本治，更宜小心将护，防其倾跌为要。

灵磁石先煎，五钱　北沙参四钱　首乌藤一两　朱茯神四钱
金狗脊去毛，四钱　大腹皮三钱　制乳没各三钱　盐杜仲四钱
海风藤五钱　生芪皮六钱　细生地四钱　甘枸杞四钱
炙甘草三钱　生荸荠捣，三枚

二诊　2月19日

药后尚安，惟觉稍热，小腹两傍作痛，左甚于右，头部有时发昏且重，此乃血热上冲之故，素体气血两亏，仍当依法再进。

生龙齿五钱　灵磁石五钱　九孔石决明八钱，三味同先煎
空沙参四钱　首乌藤一两　海风藤五钱　金狗脊去毛，四钱
制乳没各三钱　左金丸布包，三钱　川牛膝三钱　朱茯神四钱
甘枸杞四钱　甘菊花三钱　大生地砂仁二钱研拌，五钱
桑寄生五钱　生甘草三钱　生藕节五枚

三诊　2月23日

据述素有疝疾，近日又觉下坠，如有筋牵挚，在小腹两傍，左侧更甚，头亦有时发昏，胃纳不旺，消化力薄，水不涵木，中膈不和，仍从本治，徐徐图之。

灵磁石先煎，五钱　北沙参四钱　盐橘核三钱　苦楝子三钱
金狗脊去毛，三钱　盐杜仲三钱　制续断三钱　大生地六钱
忍冬藤五钱　酒芩柏各三钱　乌梅炭三钱　赤苓芍各三钱
甘枸杞四钱　甘菊花三钱　生甘草二钱　生荸荠捣，三枚

四诊　3月14日

脉仍见弦，沉取略和，舌质深红，腮有咬破之伤，呛咳吐血数口，致头部昏眩，肢体乏力，腰及小腹气仍牵痛，阴虚生内热，此乃热重之象，法当标本兼治。

灵磁石先煎，五钱　老箭芪四钱　台党参三钱　生於术二钱
干生地五钱　盐元参四钱　制乳没各三钱　炒栀子三钱
粉丹皮三钱　杜牛膝三钱　酒芩柏各三钱　盐杜仲三钱
制续断三钱　赤白苓芍各三钱　甘草梢三钱　生藕节五枚
生荸荠捣，三枚

五诊　3月16日

药后病无出入，右腮咬破处，仍不时出血，咳嗽颇剧，痰黄而带血丝，此乃

肺胃热重之故，法当从本治。

生石膏先煎，五钱　空沙参四钱　知贝母各三钱　天麦冬各三钱
天花粉四钱　炒栀子三钱　粉丹皮三钱　真郁金三钱
丝瓜络三钱　酒芩柏各三钱　制乳没各三钱　淡竹茹三钱
赤苓芍各三钱　大生地四钱　北五味二钱　生甘草二钱
生藕节五枚

六诊　4月12日

据述右腮咬破处，至今未愈合，仍出血不止，而肺胃因之受伤，咳嗽有痰，两胁肋作痛，甚则出气亦痛，阴虚生内热，而素体不能服凉药，收效恐迟，仍依前法加减再进。

生牡蛎五钱　生龙齿五钱，二味同先煎　北沙参四钱
淡竹茹三钱　野百合四钱　炙百部三钱　粉丹皮三钱
炒栀子三钱　酒芩柏各三钱　制乳没各三钱　知贝母各三钱
干地黄四钱　山萸肉三钱　真郁金三钱　生甘草三钱
生茅根五钱

马某　女　37岁　1951年9月25日

脉见弦虚，素体贫血，经行量多，肢体因之不强，阴虚生内热，故头晕而迷，四肢无力，法当从本治，更宜小心将护，不可过劳。

台党参四钱　当归须四钱　小川芎三钱　桑寄生五钱
焦山栀三钱　炮姜炭三钱　血余炭三钱　盐杜仲三钱
醋香附三钱　酒炒元胡三钱　首乌藤一两　盐吴萸三钱
盐炒小茴香三钱　大生地砂仁二钱研拌，四钱　甘草梢三钱
生藕节五枚

二诊　9月28日

脉略有神，惟腰酸无力，不能劳累，由于血虚不能荣养之故，仍从本治，依

前法加减。

台党参四钱 老黄芪四钱 桑寄生五钱 阿胶珠三钱
大生地砂仁二钱研拌，四钱 焦栀子三钱 酒黄芩三钱
盐杜仲三钱 酒炒元胡三钱 当归身四钱 赤白苓芍各三钱
生甘草三钱 带心莲子十五粒

三诊 10月6日

头有时尚昏，腹中腰部及两腿尚觉酸痛，此乃血不荣养之故，所以四肢无力，法当从本治。

台党参四钱 朱茯神四钱 全当归三钱 小川芎三钱
阿胶珠四钱 首乌藤一两 桑寄生四钱 盐杜仲三钱
杜牛膝三钱 大生地砂仁二钱研拌，四钱 山萸肉四钱
血余炭三钱 生甘草二钱 带心莲子十五粒

四诊 10月11日

据述此次行经其量正常，自是好象，惟头昏心跳，腰腿酸痛，肢体无力未愈，仍是气血不足之故，仍依前法加减。

台党参四钱 香白芷二钱 朱茯神四钱 柏子仁三钱
桑寄生八钱 大生地砂仁二钱研拌，六钱 金狗脊去毛，四钱
全当归四钱 小川芎三钱 山萸肉三钱 川牛膝三钱
首乌藤一两 蕲艾炭三钱 阿胶珠四钱 制续断三钱
生甘草三钱 带心莲子十五粒

徐某 女 52岁 1950年2月6日

据述素体肝旺，两眼发雾，两月前开始视物不清，近二十余日，忽然加重，对面不能见人，肾经太虚，气往上攻，水亏不能养肝，而肝邪更甚，为日已久当从本治。

珍珠母一两 灵磁石六钱，二味同先煎 草决明八钱

甘菊花四钱	谷精珠一两	密蒙花五钱	生白芍八钱
元参心五钱	真郁金三钱	制乳没各三钱	忍冬藤五钱
酒芩柏各三钱	甘草梢二钱	生荸荠捣，五枚	

二诊　2月13日

药后甚安，惟两眼午前有白雾，午后有黑雾，此由肾气太亏，水不涵木之故，脐上有水冷之感，有时跳动不安，月前曾行手术，肾更受伤，仍当从本治。

盐元参四钱	谷精珠一两	密蒙花八钱	甘枸杞五钱
淡苁蓉八钱	甘菊花三钱	灵磁石先煎，八钱	制乳没各三钱
赤白芍各四钱	酒芩柏各三钱	全当归四钱	细生地五钱
郁李仁三钱	草决明一两	甘草梢三钱	生藕节五枚
生荸荠捣，五枚			

三诊　3月1日

素体肝旺肾亏，水不涵木，故两眼发雾，气往上攻，手术后包块四散，更觉加重，法当从事清降，毒火太甚，更宜安心静养，不宜发燥，姑再拟一方酌服，得效再议。

九孔石决明二两	生牡蛎八钱	生龙齿八钱	灵磁石六钱，四味同先煎
制乳没各三钱	杜牛膝三钱	忍冬藤八钱	甘菊花四钱
赤白芍各四钱	净连翘四钱	真郁金四钱	酒芩柏各三钱
莲子心三钱	生荸荠捣，五枚		

许某　女　24岁　未婚　1950年4月12日

脉象弦虚而少神，尺部尤弱，据述右眼视物不清已久，头晕，腰背偏右不适，小溲后肢体便觉不适，肝脾不和，血贫失养，法当以培肝和肝养肾以为治。

灵磁石先煎，四钱	当归身三钱	小川芎三钱	金狗脊去毛，三钱
菟丝子三钱	枸杞子五钱	真郁金三钱	细生地四钱
川牛膝三钱	酒芩柏各三钱	土炒冬术三钱	盐杜仲三钱

制乳没各三钱　甘草梢三钱

二诊　4月15日

据述月经逾期未至，午后体温加高，入夜稍低，食物不甘，大便干结，五六日未通，小溲日行五六次，量少而色混，腰际仍痛，肝脾肺肾各经皆虚，内热亦重，当从本治。

醋青蒿三钱　酥鳖甲三钱　桑寄生五钱　炒栀子三钱
粉丹皮三钱　地骨皮三钱　细生地五钱　火麻仁四钱
淡苁蓉四钱　酒芩柏各二钱　盐杜仲三钱　当归身五钱
杭白芍四钱　益元散冲，四钱

三诊　4月17日

据述昨日经水已至，大便亦通，惟尚干结，体温亦减，面色亦荣，但中气尚短，有时作喘，胃纳尚钝，小溲时腰际作痛，内热未清，当依法加减再进。

南沙参四钱　地骨皮四钱　淡苁蓉四钱　全当归三钱
土炒白芍四钱　大生地四钱　明乳香二钱　磁珠丸布包，三钱
知贝母各三钱　火麻仁四钱　小川芎三钱　益元散冲，四钱

四诊　4月19日

据述头部发昏，气仍作喘，食物不香，小溲时腰际仍痛，大便仍干，量亦不多，小溲频数而短，内热尚重，仍当治本。

空沙参四钱　香白芷二钱　蔓荆子三钱　焦鸡金三钱
野百合四钱　炙百部三钱　制乳没各三钱　鲜苇茎五寸
真血竭二钱　六神曲布包，四钱　天水散冲，四钱　炒稻芽四钱
方通草二钱　全当归三钱　火麻仁四钱　细生地四钱
郁李仁四钱　酒芩柏各三钱

五诊　4月21日

依前方加：淡苁蓉四钱，朱灯心三十寸，川牛膝三钱，再进。

六诊　4月23日

药后病无出入，夜眠不安，早起头晕，食物消化力薄，时作呃逆，小溲时腰仍作痛，大便仍干结而不畅，当依前法加减再进。

南沙参四钱　桃杏仁去皮尖，各三钱　制乳没各三钱　忍冬藤四钱
炒枳实三钱　黛蛤散四钱　沉香曲三钱，二味同布包
真血竭三钱　焦鸡金三钱　淡苁蓉四钱　首乌藤四钱
郁李仁三钱　全当归四钱　干地黄四钱　火麻仁四钱
杜牛膝三钱　朱灯心三十寸

七诊　4月25日

据述腰已不痛，惟头尚发晕，夜眠不安，大便仍干，仍当治本。

空沙参四钱　真郁金三钱　桃杏仁去皮尖，各三钱
首乌藤五钱　夜合花四钱　火麻仁四钱　大生地四钱
淡苁蓉四钱　当归身四钱　土炒杭芍四钱　小川芎三钱
天水散布包，四钱　生藕节五枚

八诊　4月27日

药后尚安，夜眠亦熟，惟大便仍干，有时头尚发晕，法当清降。

南沙参四钱　桃杏仁去皮尖，各三钱　全当归四钱　赤芍药四钱
酒黄芩三钱　干生地四钱　火麻仁四钱　郁李仁四钱
小川芎三钱　真郁金三钱　首乌藤六钱　明乳香三钱
地骨皮四钱　天水散布包，四钱　生藕节五枚

九诊　5月1日

依前方加：淡苁蓉四钱，杜牛膝三钱，再进。

十诊　5月3日

据述头部有时尚晕，两手腕及两腿酸软无力，晨起不久即发困思眠，大便仍干，内蕴湿热太重，法当标本兼治。

空沙参四钱　桑寄生五钱　全当归三钱　小川芎三钱

川牛膝三钱　制续断三钱　宣木瓜四钱　赤白苓芍各三钱
郁李仁三钱　细生地五钱　火麻仁三钱　首乌藤一两
生茅根五钱

十一诊　5月10日

药后各病皆轻，但均未愈，头仍微肿，手足仍酸，小溲仍混，大便仍干，有时身仍发困，内蕴湿热未清，膀胱湿热亦重，仍依法加减。

台党参四钱　全当归三钱　甘菊花三钱　甘枸杞三钱
细生地五钱　桑寄生五钱　赤白苓芍各三钱　知贝母各三钱
盐黄柏三钱　明乳香三钱　首乌藤六钱　火麻仁四钱
川牛膝三钱　宣木瓜四钱　小川芎三钱　甘草梢三钱
生茅根五钱

十二诊　5月15日

据述病均见轻，头有时仍晕，睡后手足发酸，小溲仍浑，大便三日未行，内蕴湿热尚甚，仍宜治本。

台党参四钱　细生地四钱　淡苁蓉四钱　全当归四钱
忍冬藤四钱　酒芩柏各三钱　甘菊花三钱　桑寄生五钱
宣木瓜四钱　肥知母三钱　海风藤四钱　郁李仁三钱
赤白苓芍各三钱　大麦冬三钱　首乌藤五钱　益元散布包，四钱
生苇茎五钱

十三诊　5月20日

脉仍沉弦而虚，据述头部有时仍昏，小溲仍浑，大便进而不畅，膀胱有热，肾气大亏，中气发短，精神不振，仍当从本治。

台党参四钱　焦冬术三钱　肥知母三钱　盐黄柏三钱
朱茯神四钱　甘菊花三钱　甘枸杞四钱　细生地四钱
杜牛膝三钱　淡苁蓉四钱　火麻仁三钱　蔓荆子三钱

全当归三钱　　杭白芍四钱　　生甘草三钱

十四诊　5月26日

药后尚安，头昏见轻，惟夜眠不安，大便不畅，小溲仍浑，中气仍短，肾部太亏，法当治本。

台党参四钱　　首乌藤一两　　细生地五钱　　山萸肉三钱
淡苁蓉四钱　　朱茯神四钱　　炒枣仁三钱　　甘菊花三钱
甘枸杞三钱　　全当归三钱　　生杭芍四钱　　粉丹皮三钱
炒栀子三钱　　盐黄柏三钱　　夜合花四钱　　甘草梢三钱
生苇茎五寸

十五诊　6月5日

据述各病皆轻，已能安眠，精神日增，胃纳亦增，惟小溲仍浑，当依法加减再进。

台党参四钱　　真郁金三钱　　全当归三钱　　小川芎三钱
土炒白芍四钱　　金狗脊去毛，三钱　　生熟苡仁各四钱　　盐黄柏三钱
肥知母三钱　　甘枸杞三钱　　干地黄砂仁二钱研拌，四钱
甘菊花三钱　　首乌藤一两　　朱茯神四钱　　甘草梢二钱
竹卷心三十根

十六诊　6月10日

服前方尚安，惟夜眠尚不能久，一二时即醒，小溲仍浑浊不清，肢体疲乏，内蕴有湿，略感外邪。法当标本兼治。

台党参四钱　　首乌藤一两　　制乳没各三钱　　肥知母三钱
桑寄生五钱　　全当归三钱　　小川芎三钱　　抱木茯神四钱
阿胶珠三钱　　蕲艾炭三钱　　金狗脊去毛，三钱　　生熟苡仁各四钱
盐黄芩柏各三钱　　真郁金三钱　　甘草梢二钱　　朱灯心三十寸

十七诊　6月21日

药后尚安，惟夜眠仍不能酣，手腕酸软，小溲仍未清，湿邪尚甚，仍当表里兼治。

台党参四钱　首乌藤一两　桑寄生五钱　当归须五钱
制乳没各三钱　肥知母三钱　甘枸杞三钱　甘菊花三钱
细生地四钱　真郁金三钱　抱木茯神四钱　盐黄芩柏各三钱
生桑枝三钱　生甘草二钱　鲜荷梗一尺

十八诊　6月29日

据述中气不调，有时坐卧均作喘，夜眠尚安，惟小溲仍未清，肺脾两虚，当从本治。

灵磁石先煎，五钱　台党参四钱　土炒於术三钱　苦杏仁去皮尖，三钱
苦桔梗三钱　北五味二钱　知贝母各三钱　首乌藤一两
甘枸杞三钱　细生地四钱　甘菊花三钱　酒芩柏各三钱
抱木茯神四钱　制乳没各三钱　当归须三钱　甘草梢二钱
鲜荷叶一角，带梗五寸

十九诊　7月6日

服前方各病皆轻，惟便尚干，溲尚浊，内蕴湿热未尽，法当标本兼治。

台党参四钱　生於术三钱　甘枸杞三钱　细生地四钱
知贝母各三钱　首乌藤一两　朱茯神四钱　火麻仁三钱
全当归三钱　金狗脊去毛，四钱　北五味二钱　酒芩柏各三钱
甘菊花三钱　磁珠丸布包，三钱　甘草梢三钱
鲜荷叶一角，带梗五寸

二十诊　7月12日

据述近几日又感头昏腰酸肢体疲乏，大便渐调，小溲仍浑，睡醒后口中作苦，内蕴湿热未清，肾热亦重，法当从事清降。

灵磁石五钱	生石膏四钱，二味同先煎		台党参三钱
生於术三钱	桑寄生四钱	竹叶茹各二钱	大生地四钱
首乌藤五钱	木茯神四钱	全当归三钱	知贝母各三钱
甘枸杞三钱	甘菊花三钱	酒芩柏各三钱	甘草梢二钱
生梨皮一具	鲜荷梗一尺		

李某　女　37 岁　1950 年 1 月 4 日

脉不条达，据述头部昏闷，两耳发闭，胸次胀闷，食物不香，肢体有时畏寒，有时发热，业经半月有余，经水亦不准时，大便干结，内热甚重，阴分素虚，兼感外邪，致成此候，宜小心将护。

白蒺藜去刺，三钱	蔓荆子三钱	香白芷二钱	生桑枝三钱
炒栀子三钱	粉丹皮三钱	知贝母各二钱	苦桔梗三钱
嫩白前三钱	苦杏仁去皮尖，三钱	云茯苓三钱	六神曲布包，四钱
杜牛膝三钱	北五味二钱	生甘草二钱	生苇茎五寸

二诊　1 月 12 日

药后病无出入，头昏胸胀耳闭眼花，食物不香，肢体倦怠无力，大便干，小溲浊，呛咳痰不易出，内热甚重，病久而深，当从本治，不能求速效也。

空沙参四钱	生桑枝三钱	川羌活二钱	香白芷三钱
西防风二钱	全当归三钱	小川芎三钱	大生地四钱
苦杏仁去皮尖，三钱	炒栀子三钱	粉丹皮三钱	川牛膝三钱
真郁金三钱	天花粉四钱	生甘草二钱	生梨皮一具
生藕节五枚			

三诊　1 月 28 日

据述胸次仍闭塞不通，食物仍不下行，手心发热，两眼发蒙，肢体倦怠，便干溲黄，仍宜治本。

南沙参四钱	桑寄生五钱	苦桔梗三钱	苦杏仁去皮尖，三钱
炒枳壳三钱	全当归三钱	干生地四钱	真郁金三钱
炒稻芽四钱	六神曲布包，四钱	土炒白芍四钱	焦鸡金四钱
盐泽泻四钱	云茯苓四钱	生甘草二钱	生藕节五枚

李某 男 19岁 1950年1月10日

脉不调达，据述自去年八月患病，初起头昏，寒热往来，嗣则头昏加甚而呕吐，目前口干思饮，两眼视物不清，小溲频数，精神不振，此乃脾肾两虚，肝胃有热，外感风邪所致，为日已久，当从本治。

台党参四钱	首乌藤八钱	当归须四钱	小川芎三钱
谷精珠五钱	抱木茯神四钱	炒栀子三钱	知贝母各三钱
桑寄生四钱	粉丹皮三钱	酒芩柏各三钱	细生地四钱
真郁金三钱	赤苓芍各三钱	生草梢三钱	生藕节五枚

二诊 1月13日

据述药后眼雾稍轻，腿软行路无力，微有寒热，时作呃逆，饮水甚多，小溲频数，当依法加减再进。

台党参四钱	川牛膝三钱	西秦艽二钱	桑枝叶各三钱
首乌藤一两	炒栀子三钱	粉丹皮三钱	天花粉四钱
细生地四钱	赤苓芍各三钱	当归须四钱	小川芎三钱
桑寄生五钱	生甘草三钱	生苇茎五寸	

三诊 1月19日

药后各病皆轻，寒热已无，惟喉际有痰，尚作呛咳，食物易饥，食后略有呕吐，眼仍雾，耳微闭，当依法加减再进。

台党参四钱	焦冬术三钱	炒枳壳三钱	天花粉四钱
苦杏仁去皮尖，三钱	谷精珠四钱	炒栀子三钱	粉丹皮三钱

川牛膝三钱	甘菊花三钱	甘枸杞三钱	细生地四钱
赤苓芍各三钱	生甘草二钱	生藕节五枚	

四诊　1 月 24 日

据述眼雾耳闭皆轻，食物仍易饥，喉际总觉有痰而不易出，肺胃之热未清，依前法加减再进。

台党参四钱	焦冬术三钱	炒枳壳三钱	六神曲布包，三钱
盐砂仁二钱	川牛膝三钱	法半夏三钱	云茯苓四钱
甘菊花三钱	天花粉四钱	谷精珠四钱	密蒙花四钱
甘枸杞三钱	赤苓芍各三钱	生甘草三钱	生藕节五枚

水肿

水肿系指水液潴留而泛滥，致周身浮肿，甚则腹水之病证。水不自行，赖气以动，故水肿之患，实为气化失司。三焦气化，责之于肺、脾、肾，故治水肿无不由此三脏入手。先生治水肿，以脾为枢，常以党参、白术健脾运以运化水湿，较少用汗法，多用牛膝引水下行，以治本为要。

葛某　男　62 岁　1950 年 1 月 25 日

脉见虚弱，舌苔干白，据述面部浮肿，口干而苦，入夜尤甚，两腿发胀，两足发凉，眠食尚安，二便如常，心肾两虚，法当从心肾两经调理。

台党参三钱	於潜术泔浸，三钱	金狗脊去毛，四钱	沉香曲布包，三钱
首乌藤一两	柏子仁四钱	粉丹皮三钱	炒栀子三钱
细生地六钱	酒茯苓柏各三钱	杜牛膝三钱	甘草梢三钱

二诊　2月27日

服前方尚安，惟两腿仍胀，行路稍多则发软，脐以上气尚调，脐以下则气滞不通，此乃心气太虚，肺肾子母不能相顾之象，为日已久，当从本治。

生箭芪四钱　台党参三钱　於潜术泔浸，三钱　桑寄生五钱
朱枣仁三钱　朱茯神四钱　首乌藤一两　当归须四钱
川牛膝三钱　大腹皮三钱　制乳没各二钱　生甘草二钱
带心莲子十五粒

程某　男　44岁　1950年9月11日

脉见虚弦，据述十五年前曾患肺病，虽经治愈，但身体一直较弱，有时面部及四肢均觉肿胀，肾囊潮湿，胃纳不佳，夜眠不安，为日已久，素体虚怯，法当从本治。

炙黄芪五钱　台党参四钱　首乌藤二两　金狗脊去毛，四钱
宣木瓜四钱　冬瓜子皮各五钱　抱木茯神四钱　全当归四钱
首乌药三钱　盐砂仁二钱　夜合花四钱　杭巴戟三钱
菟丝子炒，三钱　益智仁三钱　泔浸於术三钱　炙甘草二钱
生姜三片　红枣三枚

二诊　9月14日

药后尚安，惟行动稍久则腿足肿胀，晨起面部亦肿，此乃气虚挟风湿为患，稍能安眠，阴分渐复之象，当依法再进。

炙箭芪八钱　台党参四钱　於潜术三钱　全当归四钱
冬瓜皮八钱　干生地砂仁二钱研拌，五钱　山萸肉三钱
金狗脊去毛，四钱　首乌藤一两　益智仁三钱　抱木茯神四钱
杭巴戟三钱　小川芎三钱　杭白芍四钱　炙甘草二钱
生姜三片　大枣三枚

三诊　9 月 20 日

依前方加：醋青蒿三钱，酥鳖甲三钱，阿胶珠三钱，再进。

四诊　10 月 8 日

面色已荣，周身觉畅，乃气血充沛之象，眠食均安，当依法再进。

炙箭芪七钱　台党参四钱　於潜术三钱　阿胶珠四钱
山萸肉三钱　干地黄砂仁二钱研拌，五钱　知贝母各三钱
抱木茯神四钱　醋青蒿三钱　酥鳖甲三钱　金狗脊去毛，三钱
桑寄生四钱　全当归四钱　生白芍四钱　益智仁三钱
杭巴戟四钱　首乌藤二两　炙甘草二钱　生姜二片
大枣三枚

五诊　10 月 19 日

据述晨起仍稍浮肿，入夜脚肿，不能安眠，近日胃纳不佳，内热感风之象，法当从本治。

台党参四钱　首乌藤二两　生白术三钱　炒枳壳三钱
沉香曲布包，四钱　山萸肉三钱　金狗脊去毛，三钱　朱茯神四钱
知贝母各三钱　生熟稻芽各三钱　干地黄砂仁二钱研拌，四钱
焦鸡金三钱　杭巴戟三钱　甘枸杞三钱　炙甘草三钱
生姜三片　大枣三枚

孙某　男　5 岁　1950 年 7 月 7 日

面色不荣，皮肤浮肿，温度极高，见汗不退，病由疹后而得，疹痘兼行，内蕴湿毒甚重，现在身体尚有疹颗酿脓，肢体疲乏，五心烦燥，夜眠不安，余毒未尽，宜小心将护。

忍冬藤三钱　净连翘三钱　炒栀子三钱　粉丹皮三钱
知贝母各三钱　醋青蒿二钱　酥鳖甲三钱　首乌藤四钱
酒芩柏各二钱　苦杏仁去皮尖，三钱　嫩白前二钱　天花粉三钱

板蓝根二钱　甘中黄二钱　甘菊花二钱　鲜荷梗一尺

二诊　7月10日

药后各病皆轻，温度尚未退净，夜眠不安，且多呓语，肢体疲乏，耳中有脓水流出，此乃疹毒未净之故，依前法加减再进。

净连翘三钱　忍冬藤三钱　桑枝叶各三钱　粉丹皮三钱
炒栀子三钱　醋青蒿三钱　酥鳖甲三钱　首乌藤七钱
天花粉四钱　知贝母各三钱　板蓝根三钱　甘中黄三钱
细生地四钱　赤苓芍各二钱　甘菊花三钱　鲜茅根五钱

三诊　7月17日

面黄身热，余邪未尽，仍依前法加减。

空沙参三钱　金银花三钱　净连翘三钱　知贝母各三钱
炒栀子三钱　粉丹皮三钱　地骨皮三钱　六神曲布包，三钱
板蓝根三钱　天花粉三钱　甘中黄三钱　生甘草二钱
生藕节五枚

四诊　7月23日

依前方加：火麻仁三钱，茯苓皮三钱，再进。

五诊　7月25日

肢体发热，见汗不退，面色发黄，略作呛咳，夜眠多梦，湿邪尚甚，法当清肝理肺以为治。

首乌藤六钱　醋青蒿三钱　酥鳖甲三钱　炒栀子三钱
粉丹皮三钱　苦杏仁去皮尖，三钱　知贝母各二钱　六神曲布包，四钱
炒稻芽四钱　焦鸡金三钱　西防风二钱　生甘草二钱
生藕节五枚　带皮生姜一片

王某　男　6岁　1950年3月27日

据述病已半年，初起时周身发肿，经中西医治，迄未就痊。目下肢体已消，

面浮未退，且发生疙瘩，色白，小溲黄短，大便不畅，此乃肾脏之病，虽服泻药见效，但久泻伤脾，肾及膀胱亦生热，为日已久，缓缓图之不能收速效也。疏方照服，得效再议。

生芪皮三钱　冬瓜皮三钱　茯苓皮三钱　建泽泻三钱
金狗脊去毛，三钱　忍冬藤三钱　干生地三钱　川牛膝三钱
炒栀子三钱　芡实米四钱　怀山药四钱　南沙参三钱
土炒冬术三钱　车前子三钱　甘草梢三钱

二诊　3 月 29 日

依前方加：方通草二钱，朱灯心三十寸，再进。

三诊　3 月 30 日

患儿先天肾气不足，又因久病伤阴，膀胱积水不行，上泛为患，故面部发肿不消，而小溲仍短少，病经半年，为日已久，再以化气之法行之，如水能下行，则易收效。

茯苓皮四钱　冬瓜皮四钱　车前子三钱　方通草三钱
干生地四钱　甘菊花三钱　谷精珠三钱　川牛膝三钱
结猪苓三钱　建泽泻三钱　空沙参四钱　朱灯心三十寸
甘草梢二钱　大枣三枚

计某　男　21 岁　1950 年 5 月 30 日

脉见虚滑，面色不荣，气促而短，两腿脚均肿，大便干结，小溲短而色黄红，因熬夜太久，阴分受伤，阴虚生内热，致成此候，宜标本兼治，尤以建运脾部为要。

老箭芪四钱　台党参四钱　土炒白术三钱　川牛膝四钱
炒栀子三钱　生熟稻芽各三钱　炒枳壳三钱　盐黄芩柏各三钱
宣木瓜四钱　茯苓皮四钱　盐泽泻三钱　冬瓜皮五钱
甘草梢三钱　生苇茎五寸

二诊　6月1日

药后各病均觉见轻，惟腿脚仍肿，脾部仍胀，良由阴分大伤之故，阴分能复，诸病自愈，仍依前法加减。

台党参四钱	焦冬术四钱	嫩桑枝四钱	川牛膝三钱
大腹皮三钱	首乌藤一两	金狗脊去毛，三钱	山萸肉三钱
五味槟榔布包，三钱	干地黄砂仁二钱研拌，四钱		云茯苓四钱
建泽泻三钱	冬瓜皮五钱	甘草梢三钱	带心莲子十五粒

三诊　6月4日

据述昨日鼻衄一次，腿脚仍肿，脾部已不觉胀，二便仍不畅，肝旺脾湿法当大剂养阴，以观后效。

台党参三钱	炒栀子三钱	粉丹皮三钱	赤苓芍各三钱
霜桑叶三钱	金银花四钱	甘菊花三钱	宣木瓜五钱
酒黄芩三钱	车前子四钱	淡苁蓉五钱	细生地六钱
川牛膝三钱	甘草梢三钱	鲜茅根五钱	

四诊　6月15日

脉尚未平调，鼻衄已止而鼻孔发干，两脚尚肿，内蕴湿邪尚重而肝热亦甚，故中气因之不调，当从本治。

北沙参四钱	忍冬藤五钱	净连翘四钱	细生地六钱
炒栀子三钱	粉丹皮三钱	宣木瓜四钱	生桑枝四钱
川牛膝三钱	生白芍四钱	酒黄芩二钱	益元散冲，四钱
鲜茅根五钱	生藕节五枚		

李某　女　54岁　1950年2月27日

据述胸次不适，有时发热出汗，上攻头部发闷，面部浮肿，食物不香，有时倒饱，大便四五日一行，胃热太甚，气食两滞，业经三年，当从本治不能求速效也。

空沙参四钱	焦冬术三钱	炒枳壳三钱	六神曲布包，四钱
真郁金三钱	佛手片三钱	焦鸡金三钱	粉丹皮三钱
炒栀子三钱	杜牛膝三钱	赤白苓芍各三钱	淡苁蓉四钱
酒芩柏各三钱	莲子心一钱	甘草梢二钱	

二诊　3 月 6 日

药后胸次发热见轻，头闷亦减，面肿未消，头额作痒，眼不能睁，大便干结，口舌发木，食物不甘，肝脾不和，气血两虚为日已久，当依前法加减。

南沙参四钱	焦冬术三钱	炒栀子三钱	粉丹皮三钱
炒枳壳三钱	小川连一钱	西秦艽三钱	六神曲布包，四钱
酒芩柏各三钱	川牛膝三钱	赤苓芍各三钱	真郁金三钱
淡苁蓉四钱	甘菊花三钱	生甘草二钱	

三诊　3 月 13 日

药后各病皆轻，胃纳已开，昨已能睡，面浮亦减，仍依前法加减。

台党参四钱	焦冬术二钱	炒枳壳三钱	真郁金三钱
西秦艽三钱	西防风二钱	炒栀子三钱	粉丹皮三钱
赤苓芍各三钱	淡苁蓉四钱	浮小麦一两	净连翘四钱
小川连二钱	生甘草三钱	生藕节五枚	

四诊　3 月 17 日

胃仍作胀，食物虽甘而不消化，眠亦不安，虚汗时出，肢体仍觉发热，仍依前法加减。

灵磁石先煎，五钱	台党参四钱	炒栀子三钱	粉丹皮三钱
西秦艽三钱	真郁金三钱	沉香曲布包，四钱	焦鸡金三钱
知贝母各三钱	佛手片三钱	首乌藤一两	浮小麦一两
甘菊花三钱	赤苓芍各三钱	生甘草三钱	

伏龙肝二两，煎汤代水

五诊　3月25日

据述各病皆轻，眠食均安，惟胸次仍发热，汗出已少，不能劳乏，此虚象也，当从本治。

台党参四钱　生芪皮四钱　炒栀子三钱　粉丹皮三钱
净连翘四钱　小川连一钱　浮小麦一两　甘菊花三钱
首乌藤八钱　朱茯神五钱　沉香曲布包，四钱　北五味二钱
生甘草三钱　带心莲子十五粒

姜某　女　16岁　未婚　1950年12月20日

脉见弦虚，据述至今初潮未至，近两月来咳嗽痰不易咯，两颧发红，面浮肢肿，清涕时出，食后腹中作痛，肺虚有热，外感风寒，致成此候，肝脾两虚，消化力薄，当从本治，更宜小心将护。

南沙参四钱　全当归四钱　小川芎三钱　桑寄生五钱
川牛膝三钱　炒栀子三钱　粉丹皮三钱　地骨皮三钱
生熟稻芽各三钱　知贝母各三钱　嫩白前三钱　北五味二钱
西防风二钱　炒白芍四钱　大生地砂仁二钱研拌，四钱
生甘草二钱

二诊　12月23日

药后肢肿渐消，喉际作痒，甚则出虚汗，肺虚太甚，当依昨法加减。

台党参四钱　桑寄生五钱　全当归四钱　小川芎三钱
宣木瓜四钱　杜牛膝三钱　知贝母各三钱　地骨皮三钱
西秦艽二钱　北五味二钱　苦杏仁去皮尖，三钱　苦桔梗三钱
大生地砂仁二钱研拌，四钱　炒杭芍四钱　生甘草二钱

三诊　12月29日

脉见沉弦，右腿浮肿已消，右腿尚浮，喉际仍痒，瘀不易止，甚则出汗，胃纳不佳，肺脾两虚，肝热亦甚，仍依昨法加减。

台党参四钱　桑寄生五钱　嫩白前三钱　苦杏仁去皮尖，三钱
苦桔梗三钱　西秦艽二钱　冬瓜仁皮各四钱　川牛膝三钱
宣木瓜四钱　野百合四钱　炙百部三钱　北五味二钱
当归身四钱　炒白芍四钱　干地黄砂仁二钱研拌，四钱
山萸肉三钱　小川芎三钱　知贝母各三钱　桑寄生五钱
生甘草二钱　大枣三枚

王某　男　35岁　1950年9月6日

脉见弦细滑数，曾经吐血，声嘶而微，面部浮肿，口干引饮，此由津液不足，借水为济，但过多饮水成疾，瘀黄而胶，呃逆不舒，喉痛而痒，食物不易消化，为日已久，法当标本兼治，更宜小心将护，不可过劳。

台党参五钱　苦杏仁去皮尖，三钱　苦桔梗三钱　炙紫菀四钱
嫩前胡三钱　制乳没各三钱　野百合四钱　炙百部三钱
冬瓜仁皮各五钱　真郁金三钱　天花粉四钱　知贝母各三钱
射干三钱　杜牛膝三钱　六神曲布包，三钱　生甘草二钱
生梨藕汁各一大勺，冲

二诊　9月11日

脉数象已减，尚见弦滑，舌苔中后薄黄，内热尚重，入夜加甚，声音不亮，津液不足，面肿已消，胃纳稍佳，食后消化力薄，口干引饮，仍当依前法加减。

台党参四钱　知贝母各三钱　天麦冬各三钱　霍石斛四钱
苦桔梗三钱　苦杏仁去皮尖，三钱　天花粉四钱　野百合四钱
炙百部三钱　嫩白前三钱　六神曲布包，三钱　炒稻芽三钱

冬瓜仁皮各四钱 朱茯神四钱 生甘草二钱
生梨藕汁各一大勺，冲

三诊 9月15日

据述喉际仍作痛，饮水则甚，呛咳痰不易出，津液不足，食物消化力薄，间作喘促，仍依前法加减。

灵磁石先煎，五钱 台党参四钱 苦杏仁去皮尖，三钱 苦桔梗三钱
真郁金三钱 制乳没各三钱 嫩白前三钱 野百合四钱
炙百部三钱 香砂仁二钱 天麦冬各三钱 冬瓜仁皮各五钱
天花粉四钱 六神曲布包，三钱 生甘草二钱
生梨藕汁各一大勺，冲

四诊 9月23日

脉沉细而微，久病之象，喉际发红微肿，会厌红肿，不时作痛，痰涎甚重，晨起肢体畏寒而起鸡皮，面部发烧，小溲色红，呛咳痰重而喘，内蕴湿热太深，近日略有外邪，致成此候，法当标本兼治。

灵磁石先煎，五钱 台党参四钱 苦桔梗三钱 天花粉四钱
知贝母各三钱 天麦冬各三钱 冬瓜仁皮各四钱 炒栀子三钱
粉丹皮三钱 嫩白前三钱 炙百部三钱 北五味二钱
抱木茯神四钱 野百合四钱 地骨皮三钱 真郁金三钱
生甘草二钱 生藕节五枚

五诊 10月22日

脉见虚弦，据述近日气短心跳，时觉下坠，此乃中气不舒之故，故动则作喘，口干引饮，仍从本治。

灵磁石先煎，五钱 台党参四钱 苦桔梗三钱 苦杏仁去皮尖，三钱
野百合四钱 炙百部三钱 天花粉四钱 朱枣仁四钱
霍石斛五钱 天麦冬各三钱 知贝母各三钱 甘枸杞四钱

细生地四钱　　生甘草二钱　　生梨藕汁各一大勺，冲

六诊　10 月 26 日

药后尚安，惟心气虚、肺肾亏，故喘势日增，好在睡眠尚安，早起咳喘而痰甚，服汤剂过多，有防胃纳，以参麦散加味代茶常服为宜。

西洋参一钱　　大麦冬二钱　　北五味五分　　川贝母一钱
炙甘草一钱

水煎代茶，徐徐饮之，如喘甚，可用吉林老山参代西洋参。

刘某　女　48 岁　1950 年 5 月 20 日

据述肢体发肿，业经七月，小溲极少，此水湿为患，肺脾两虚，当从本治。

台党参三钱　　生芪皮三钱　　冬瓜皮五钱　　大腹皮三钱
酒芩柏各三钱　　苦葶苈三钱　　车前子三钱　　云茯苓四钱
建泽泻三钱　　金狗脊去毛，三钱　　当归须三钱　　细生地四钱
天水散冲，四钱　　生茅根五钱　　大红枣三枚

二诊　5 月 24 日

药后小溲略长，肢体之肿未消，但心烦发热，小溲必短，此心肾不交之故，水邪泛滥四肢，当依法再进。

南沙参四钱　　冬瓜皮五钱　　车前子三钱　　大腹皮三钱
小木通三钱　　茯苓皮五钱　　木瓜皮四钱　　朱茯神四钱
小川连一钱　　柏子仁三钱　　建泽泻三钱　　朱灯心三十寸
甘草梢三钱　　生苇茎五钱

三诊　6 月 5 日

依前方加：朱枣仁三钱，香白芷二钱，再进。

四诊　6 月 14 日

据述小溲又少，头昏心空而痛，内热尚甚，法当清养。

空沙参五钱　香青蒿三钱　香白芷二钱　冬瓜皮仁各四钱
茯苓皮四钱　盐泽泻三钱　车前子三钱　方通草二钱
柏子仁三钱　小川连一钱　炒栀子三钱　大腹皮三钱
朱灯心三十寸　鲜荷叶一角，带梗五寸

五诊　6月25日

据述小溲量少，重感外邪，肢体略觉不适，微见肿胀，内热未清，仍宜清导。

生芪皮三钱　西防风二钱　南沙参三钱　香白芷二钱
薄荷梗二钱　冬瓜皮各四钱　小川连一钱　炒栀子三钱
粉丹皮三钱　柏子仁三钱　茯苓皮四钱　盐泽泻三钱
大腹皮三钱　生甘草二钱　鲜荷叶一角，带梗五寸

六诊　7月21日

素有浮肿之病，每至尿少而热，心中发烧，肢体必肿，溲长则消，近三月来头额昏痛，此乃湿热夹风邪为患，法当标本兼治。

生黄芪皮四钱　西防风三钱　蔓荆子三钱　炒栀子皮四钱
赤白苓芍各二钱　粉丹皮三钱　大腹皮三钱　净连翘四钱
忍冬藤四钱　小木通三钱　车前子三钱　天水散冲，四钱
冬瓜皮四钱　朱灯心三十寸

七诊　11月4日

面浮身肿未消，小溲极少，口味发苦，此乃水不下行之故，法当从此消息。

空沙参四钱　生栀子皮四钱　粉丹皮三钱　冬瓜皮八钱
车前子四钱　方通草三钱　盐黄芩柏各三钱　茯苓皮四钱
盐泽泻三钱　当归尾三钱　赤芍药四钱　甘草梢三钱
朱灯心三十寸　生苇茎五钱

八诊　11月9日

水不下行，小溲频数而极少，周身浮肿，食物下胃作痛，肢体度弱，脾肾两虚，肝胃不调，致成此候，当全本治，更宜小心将护。

生芪皮五钱　南沙参四钱　真郁金三钱　沉香曲布包，三钱
盐芩柏各三钱　小木通三钱　川牛膝三钱　抱木茯神四钱
冬瓜皮八钱　大腹皮三钱　土炒冬术三钱　炒枳壳三钱
赤白苓芍各三钱　制香附三钱　甘草梢三钱　鲜茅根五钱
带心莲子十五粒

王某　女　57岁　1951年12月8日

脉沉弦而滑，周身浮肿，眉棱骨痛，眼亦发花，胸中满闷，食物不消化，腹中作响，病已数年，脾肺肾各经皆病，故见此候，姑拟一方酌服，得效再议。

黄芪皮四钱　台党参四钱　冬瓜子四钱　苦杏仁去皮尖，三钱
六神曲布包，三钱　桑寄生五钱　生熟稻芽各三钱　焦鸡金三钱
金狗脊去毛，四钱　大腹皮三钱　西秦艽三钱　抱木茯神四钱
生甘草二钱

二诊　12月12日

药后尚安，惟病久而沉，肝郁脾约，食物不易消化，眼仍发花，腹部上下不时作痛，当依法加减再进。

老黄芪四钱　台党参四钱　汉防已三钱　焦冬术三钱
炒枳壳三钱　真郁金三钱　沉香曲布包，四钱　金狗脊去毛，四钱
大腹皮三钱　橘子络三钱　冬瓜皮四钱　枸杞子四钱
杭巴戟三钱　宣木瓜四钱　制乳没各三钱　朱茯神四钱
桑寄生五钱　生甘草二钱　生姜三片

三诊　12 月 18 日

据述近两日周身肢肿加甚，两眼有时发黑，中气不舒，呃逆时作，两胁及腹部皆作痛，食物不易消化，二便皆不畅，仍依前法加减。

空沙参四钱　忍冬藤四钱　海风藤三钱　生桑枝三钱
冬瓜皮四钱　朱茯神四钱　木瓜皮四钱　桑寄生五钱
知贝母各三钱　苦桔梗三钱　苦杏仁去皮尖，三钱　沉香曲布包，四钱
炒稻芽四钱　赤苓皮四钱　建泽泻四钱　苦葶苈四钱
制乳没各三钱　真郁金三钱　生甘草二钱　大红枣三枚

四诊　1952 年 1 月 6 日

服前方两帖，心中觉安，因未接服，不觉中气不接，腹仍作胀而响，周身仍肿，每经前眼必发黑，大便不畅，右手中指伸即作响，右腿亦痛，精神日减，沉睡时多，有时晕厥而不自觉，此皆气郁虚象，当从本治，徐徐图之。

珍珠母先煎，八钱　台党参四钱　桑寄生五钱　真郁金三钱
制乳没各三钱　冬瓜皮五钱　朱茯神四钱　宣木瓜四钱
当归须四钱　生芪皮四钱　酒炒元胡三钱　生白芍四钱
大生地砂仁二钱研拌，四钱　小川芎三钱　生甘草二钱

五诊　1 月 12 日

依前方加：焦冬术三钱，知贝母各三钱，酒芩柏各三钱，再进。

淋证

淋证以小便频数量少，尿道灼热疼痛，排便不利为证，又有热淋、气淋、血淋、膏淋之分。先生治此证，总以培补肝肾、清理湿热为主，辅以利尿通淋之品，待症状改善后多以丸药或茶饮方做后期调理，以防复发。

王某　男　68 岁　1951 年 11 月 27 日

据述患尿血之症已年余，时发时愈，有块有丝，小溲时茎尚不痛，发亦无定时。素有疝气之疾，但不坠痛，此乃肝虚有热，肾及膀胱湿邪结聚所致，法当从本治，徐徐图之。

生黄芪五钱　赤苓芍各三钱　真郁金三钱　制乳没各三钱
酒芩柏各三钱　炒栀子三钱　粉丹皮三钱　忍冬藤六钱
血余炭三钱　细生地四钱　首乌藤六钱　朱茯神四钱
北五味二钱　炒苡仁三钱　天水散布包，四钱

二诊　12 月 16 日

药后尿血已止，惟内蕴湿热尚重，近日又生痰邪，夜眠不安，阴虚生内热之故也。

生黄芪五钱　首乌藤六钱　忍冬藤六钱　制乳没各三钱
北五味二钱　细生地五钱　知贝母各三钱　朱茯神四钱
真郁金三钱　生甘草二钱　生藕节五枚

三诊　1952 年 2 月 26 日

素有尿血旧疾，近又发作，小溲中有血丝，或鲜红，或茶色。据医院检查，不尿血时尿中亦有红白血球。每一至二月辄发一次，脉沉弦而数，舌苔灰而垢腻，肾虚肝旺，膀胱湿热极重，积而成此，为日已久，高年血虚，非补不可，但不能大补，疏方照服，得效再议。

台党参四钱　盐元参四钱　酒芩柏各三钱　肥知母三钱
干地黄砂仁二钱研拌，六钱　山萸肉四钱　甘枸杞三钱
甘菊花三钱　血余炭三钱　当归身三钱　赤芍药四钱
炒栀子三钱　粉丹皮三钱　生苡仁四钱　生甘草二钱
鲜茅根一两　生藕节五枚

四诊　3月5日

据述服前方尿血已止，惟腰部痠痛，偏右尤甚，牵及左季胁痛，腹旁亦痛，良由肝肾两虚，膀胱湿热亦重，故小溲多时浑浊，仍当从本治。

台党参四钱　干地黄砂仁二钱研拌，四钱　山萸肉三钱
盐杜仲三钱　土炒杭芍四钱　当归身三钱　阿胶珠三钱
蕲艾梗三钱　血余炭三钱　金狗脊去毛，三钱　车前子三钱
生甘草二钱　鲜茅根一两　生藕节五枚

萧某　女　5岁　1950年12月18日

内蕴有湿热兼食滞，外袭风邪，致腹部作痛，周身倦怠，小便频数，法当清化。

忍冬藤三钱　净连翘三钱　西秦艽二钱　炒栀子三钱
粉丹皮三钱　赤苓芍各三钱　酒芩柏各二钱　盐杜仲三钱
生桑枝三钱　方通草二钱　六神曲三钱　天水散三钱，二味同布包
炒稻芽四钱　朱灯心二寸　生苇茎一尺　生荸荠捣，三枚

二诊　1951年1月6日

身热颧红，胃纳极钝，夜眠不安，大便干结，小便频数而色红，余沥不尽，此由内热夹食滞，外感风邪为患，法当表里兼治。

忍冬花四钱　净连翘三钱　桑枝叶各三钱　焦鸡金三钱
炒栀子三钱　粉丹皮三钱　西防风二钱　生熟稻芽各四钱
知贝母各三钱　六神曲三钱　天水散四钱，二味同布包
山楂炭三钱　酒芩柏各二钱　苦杏仁去皮尖，三钱　生苇茎一尺
朱灯心二寸

三诊　1月9日

呛咳有痰，饮水则吐，不思饮食，喉际作痛，腹部亦痛，午后身热，身体倦

怠不支，大便未通，此内热夹滞之故，法当表里兼治。

忍冬藤四钱　净连翘三钱　嫩白前三钱　知贝母各三钱
天花粉三钱　西防风二钱　五味槟榔三钱　六神曲三钱
天水散四钱，三味同布包　炒稻芽四钱　大腹皮二钱
醋青蒿二钱　酥鳖甲二钱　郁李仁二钱　火麻仁二钱
细生地四钱　生荸荠捣，三枚　生梨皮一具

四诊　1月12日

肺热太甚，发为咳嗽，入夜更甚，痰中带血，兼有鼻衄，大便数日未行，小溲多而浑浊，肝热亦重，法当清化。

生石膏先煎，四钱　桑枝叶各三钱　知贝母各三钱　天麦冬各三钱
竹叶茹各三钱　天花粉三钱　金银花三钱　净连翘三钱
炒栀子三钱　粉丹皮三钱　北五味一钱　酒芩柏各二钱
细生地四钱　郁李仁三钱　生甘草二钱　生梨皮一具
生藕节五枚

五诊　1月18日

咳嗽日久，夜不安眠，甚则作呕，此乃内热感风夹食使然，故小溲频数而短，仍当清化。

炒栀子三钱　粉丹皮三钱　桑枝叶各三钱　西防风二钱
苦杏仁去皮尖，三钱　苦桔梗三钱　知贝母各三钱　六神曲四钱
天水散四钱，二味同布包　酒芩柏各三钱　云茯苓四钱
炒稻芽四钱　天花粉四钱　淡竹茹二钱　生苇茎一尺

鲁某　女　23岁　未婚　1950年3月3日

脉见弦滑，据述小溲频数，几无次数可稽，往往夜间入厕，点滴不断，咽唾时尤甚，非半小时不净，此乃心肾两虚，膀胱湿热极重，为日已久，法当从本

治，疏方酌服得效再议。

南沙参四钱　炒栀子三钱　粉丹皮三钱　酒芩柏各三钱
净连翘四钱　全当归三钱　朱茯神苓各三钱　肥知母三钱
生苡仁四钱　细生地四钱　车前子三钱　方通草二钱
炒枣仁三钱　炒白芍四钱　生甘草三钱　生藕节五枚

二诊　3月17日

据述服前方一帖后小溲即正常，停药之后，又复如故，脉仍见弦，内热尚重，故小溲入夜仍涓滴不畅，带下仍多，此乃膀胱湿热尚未尽化之故，为日已久，仍依前法加减再进。

空沙参四钱　赤苓芍各三钱　瞿麦三钱　萹蓄三钱
方通草三钱　盐黄芩柏各三钱　肥知母二钱　细生地四钱
车前子三钱　粉丹皮三钱　生栀子三钱　生苡仁四钱
小川连一钱　盐泽泻四钱　甘草梢三钱　莲子心一钱
生藕节五枚

李某　男　28岁　1951年3月29日

脉见虚弦，面色不荣，肢体色黄，乃贫血之象，据述病经数年，时发时愈，自去年七月发病，手足发战，中气较短，夜不安眠，晨起第一次小溲往往茎中作痛，尿量亦少，此乃肺肾两亏，所见之证，为日已久，其根已深，宜小心将护，缓缓图之。

台党参四钱　全当归四钱　山萸肉五钱　首乌藤一两
大熟地砂仁二钱研拌，八钱　桑寄生五钱　补骨脂三钱
骨碎补三钱　枸杞子三钱　甘菊花二钱　炒栀子三钱
粉丹皮三钱　生白芍四钱　柏子仁三钱　带心莲子十五粒
生甘草二钱

二诊 4月2日

药后尚安，各病皆轻，惟有时作呃，小溲时如针刺作痛，量仍不多，当从本治。

北沙参四钱　苦桔梗三钱　知贝母各三钱　方通草二钱
真郁金三钱　制乳没各三钱　车前子四钱　粉丹皮三钱
炒栀子三钱　赤苓芍各三钱　嫩白前三钱　酒黄芩三钱
白蔻仁二钱　鲜茅根一两　甘草梢二钱　生藕节五枚

三诊 4月6日

据述呃逆已止，小溲时已不痛，惟左胁咳时尚作痛，痰已见少，肺胃之热稍轻，仍从本治。

空沙参四钱　苦杏仁去皮尖，三钱　白蔻仁三钱　天麦冬各三钱
知贝母各三钱　制乳没各三钱　丝瓜络三钱　冬瓜子五钱
嫩前胡三钱　粉丹皮三钱　炒栀子三钱　云茯苓四钱
真郁金三钱　野百合四钱　生甘草二钱　生荸荠捣，三枚
生藕节五枚

四诊 4月14日

面色不荣，小溲时觉余沥不净，此乃膀胱余热未尽，肾气略虚之故，仍从本治。

空沙参四钱　知贝母各三钱　车前子三钱　酒黄芩三钱
细生地四钱　甘菊花三钱　甘枸杞三钱　赤茯苓四钱
川牛膝三钱　金狗脊去毛，三钱　炒栀子三钱　粉丹皮三钱
天水散冲，四钱

服此方后可以知柏地黄丸常服调理，每日早晚各服二钱，淡盐水送下。

五诊 5月8日

脉不和畅，面色不荣，唇色发乌，眼白发黄，据述因动肝气致右胁肋上连肩臂作痛，小溲发黄而热，量少淋漓不净，内蕴湿热尚重，夜眠不安，胃纳极钝，

宜小心将护，不可过劳，仍从本治。

生芪皮四钱　台党参三钱　泔浸苍白术各二钱　真郁金三钱
广木香二钱　制乳没各三钱　炒栀子三钱　粉丹皮三钱
绵茵陈四钱　肥知母三钱　盐黄柏三钱　首乌藤一两
盐砂仁三钱　方通草三钱　赤苓芍各三钱　生苇茎五寸

潘某　男　77岁　1950年2月17日

脉见虚弦而滑，据述小溲频数，涓滴即止，夜间因此不能安眠，业经数年，此由膀胱热结之故，高年气血两虚，故更加甚，内有湿热为患，法当标本兼治。

生黄芪四钱　台党参三钱　知贝母各三钱　盐芩柏各二钱
抱木茯神四钱　车前子三钱　细生地四钱　方通草二钱
金狗脊去毛，三钱　粉丹皮三钱　炒栀子三钱　甘草梢三钱
带心莲子十五粒

二诊　2月19日

药后小溲频数稍轻，但小溲时每思大便，乃气虚不能统摄之故，夜稍能眠，法当化膀胱之热以消息之。

生箭芪五钱　台党参四钱　酒芩柏各三钱　知贝母各三钱
焦冬术三钱　桑寄生五钱　绿升麻五分　金狗脊去毛，三钱
覆盆子五钱　枸杞子四钱　抱木茯神四钱　制乳没各三钱
山萸肉三钱　生甘草二钱　大熟地上上肉桂心五分研拌，六钱
带心莲子十五粒　荔枝三枚

三诊　2月29日

小溲仍频数，茎中发热作痛，此乃膀胱湿热为患，中气略虚，仍从本治。

生黄芪尖四钱　台党参三钱　盐黄芩柏各三钱　方通草三钱
炒栀子三钱　粉丹皮三钱　云茯苓四钱　盐泽泻二钱
车前子三钱　补骨脂三钱　肥知母二钱　甘草梢二钱

带心莲子十五粒

四诊　3月4日

各病皆愈，拟小方常服调理。

花旗参一钱　大麦冬二钱　莲子心一钱　车前子二钱
甘草梢二钱

煎水代茶饮。

孙某　男　36岁　1950年6月10日

据述素有淋浊之病，业经十余年，时发时愈，近日复发颇剧，病系由淋复浊，溲后下多少不等，茎内作痛，脾胃两虚，肝虚胃热，风湿久蕴膀胱，致成此候，法当标本兼治。

台党参四钱　金狗脊去毛，四钱　生熟苡仁各四钱　芡实米四钱
怀山药四钱　粉丹皮三钱　炒栀子三钱　细生地四钱
车前子三钱　知贝母各三钱　甘枸杞四钱　朱茯神四钱
制乳没各三钱　甘菊花三钱　甘草梢三钱　鲜荷梗一尺

二诊　6月12日

药后尚安，淋浊之病，其根已深，由遗精而来，为日已久，虚象已成，依前法加减再进。

生芪皮四钱　台党参三钱　方通草三钱　海金沙布包，四钱
朱茯神四钱　甘枸杞四钱　甘菊花三钱　制乳没各三钱
知贝母各三钱　细生地砂仁二钱研拌，五钱　酒芩柏各二钱
朱灯心三十寸　甘草梢三钱　生藕节五枚

三诊　6月15日

依前方加：生於术三钱，金狗脊去毛，四钱，生熟苡仁各三钱，减去方通草、朱灯心，再进。

四诊　6月19日

前方再加：瞿麦三钱，萹蓄三钱，再进。

曹某　男　32岁　1951年2月27日

据述患淋病已十余年，腹中有包块不时作响，小溲带黄色浊物下注，并不胀痛，时多时少，自觉中气发短，心虚眼黑手足发凉，此气血两亏，心肾极虚之证，宜小心将护，不可大意。

台党参四钱　盐元参四钱　炒苡仁四钱　芡实米四钱
怀山药四钱　土茯苓四钱　广木香三钱　炒黄芩柏各三钱
瞿麦三钱　萹蓄三钱　大熟地砂仁二钱研拌，四钱
苍白术各三钱　山萸肉三钱　桑寄生五钱　甘草梢三钱
生苇茎五钱

二诊　3月2日

药后尚安，惟病淋十余年，肾部太亏，故腰腿发酸，脑筋发乱，两眼发黑，乃水不涵木之象，当从本治，依前法加减。

台党参四钱　首乌藤一两　大熟地五钱　山萸肉三钱
小木通三钱　元参心四钱　瞿麦三钱　萹蓄三钱
盐杜仲三钱　补骨脂三钱　土茯苓六钱　忍冬藤五钱
盐巴戟三钱　芡实米四钱　怀山药四钱　莲子心二钱
甘草梢三钱

三诊　3月5日

淋浊太久，肝脾肾各经皆伤，故小溲后带淋丝，则眼黑心跳，周身乏力，此皆虚象也，但毒气太甚，虽虚不能太补，仍当标本兼治。

空沙参四钱　盐元参心四钱　瞿麦四钱　萹蓄四钱
海金沙布包，四钱　土茯苓八钱　忍冬藤五钱　小木通三钱
细生地五钱　朱茯神四钱　芡实米四钱　怀山药四钱

女贞子四钱　枸杞子四钱　朱灯心三十寸　甘草梢三钱
带心莲子十五粒

四诊　3月7日

淋仍未减，小溲后心发热，眼发黑，此皆肝肾有虚火之征，毒气太重，为日已久，仍当标本兼治，不宜剧用补法也。

台党参三钱　金银花四钱　净连翘三钱　炒栀子三钱
粉丹皮三钱　谷精珠四钱　甘菊花三钱　瞿麦四钱
萹蓄四钱　大生地五钱　海金沙布包，四钱　朱茯神四钱
枸杞子五钱　元参心二钱　甘草梢三钱　带心莲子十五粒

五诊　3月10日

脉见弦虚而滑，淋浊未减，溲中仍带淋丝，太阳穴有时昏痛，两眼仍发黑视物不清，此乃淋毒上攻所致，法当以清毒补虚为治。

台党参四钱　首乌藤一两　金狗脊去毛，四钱　盐菟丝三钱
杭巴戟三钱　忍冬藤六钱　净连翘四钱　粉丹皮三钱
炒栀子三钱　元参心四钱　谷精珠一两　决明子五钱
甘菊花三钱　海金沙布包，六钱　莲子心二钱　甘草梢三钱
生茅根一两

六诊　3月13日

依前方加：山萸肉三钱，大熟地砂仁二钱研拌，五钱，再进。

七诊　3月17日

服前方五帖，病仍未减，溲中仍带淋丝，头部两太阳穴发胀，两眼发黑，身体已虚而毒邪尚实，攻补两难，仍依前法加减。

生箭芪六钱　忍冬藤六钱　瞿麦三钱　萹蓄三钱
粉丹皮三钱　谷精珠六钱　山萸肉五钱　金狗脊去毛，四钱
甘菊花三钱　大熟地砂仁二钱研拌，八钱　枸杞子五钱
首乌藤一两　盐元参五钱　酒芩柏各三钱　石莲子十五粒

生草梢三钱　生藕节五枚

八诊　3月23日

依前方加：盐巴戟四钱，盐菟丝四钱，净连翘四钱，再进。

九诊　3月29日

据述小溲时仍带淋丝，此乃毒气未尽之象，故有时头胀眼黑，肢体困倦，此必然之势也，病颇费手，仍当依法再进。

生芪尖五钱　空沙参四钱　元参心四钱　大生地五钱
金狗脊去毛，四钱　忍冬藤五钱　净连翘四钱　朱茯神四钱
盐杜仲四钱　甘枸杞四钱　首乌藤一两　粉丹皮三钱
炒栀子三钱　盐菟丝三钱　甘菊花三钱　生甘草三钱
带心莲子十五粒

十诊　4月6日

药后头胀眼黑稍轻，但淋毒太甚，深入精道血管，一时渗化不尽，身软必然也，仍依前法加减。

台党参四钱　元参心四钱　海金沙布包，四钱　瞿麦三钱
萹蓄三钱　忍冬藤五钱　炒栀子三钱　粉丹皮三钱
朱茯神四钱　净连翘三钱　方通草二钱　甘枸杞三钱
细生地四钱　首乌藤一两　酒黄柏三钱　甘草梢二钱
带心莲子十五粒

十一诊　4月12日

头胀眼黑已愈，惟脉见虚弦，胸膈发堵，气不舒畅，淋毒尚未尽，故小溲仍带淋丝，仍当以渗化为法，迫毒外出，冀其略愈。

台党参四钱　真郁金三钱　制乳没各三钱　海金沙布包，四钱
粉丹皮三钱　金银花四钱　车前子三钱　酒芩柏各三钱
细生地砂仁二钱研拌，四钱　焦鸡金二钱　生熟稻芽各三钱
甘草梢三钱　生藕节五枚

张某　男　42岁　1951年1月20日

据述素有肺病，肺已受伤因而成消渴之疾，饮水下咽，即思小便，大约一小时一次，恐已成饮一溲二之势，肺肾两亏，病情极重，若系饮一溲三则难治矣。姑拟一方酌服得效再议。

台党参四钱　老箭芪四钱　生於术三钱　抱木茯神四钱
补骨脂三钱　骨碎补三钱　甘枸杞四钱　覆盆子四钱
净百合四钱　金狗脊去毛，三钱　大百部四钱　炙甘草二钱
桂圆三枚　荔枝三枚　大枣三枚

二诊　1月3日

前述病情喜饮之后即溲颇似消渴之证，故照消渴主方，今言溲后有浊淋漓不断，茎中作痛，此乃浊症非消渴也。病由湿毒为患或染其他之毒致成此候，亟当以化浊为法，否则恐因浊成淋也，宜小心将护方用。

空沙参四钱　忍冬藤四钱　海金沙三钱　车前子三钱，二味同布包
知贝母各三钱　赤白苓芍各三钱　方通草三钱　酒芩柏各三钱
净连翘三钱　瞿麦四钱　萹蓄四钱　甘草梢三钱
生苇茎五寸　生荸荠捣取汁兑入，五枚

刘某　男　43岁　1950年4月7日

据述腹部绕肠作痛，业经两年之久，屡治未效，病因系由劳乏之后，饮食不调，寒热不均所致，小溲畅则痛轻，溲短红则痛剧，膀胱有热，肠脾有滞，走路过多则更甚，此虚象也，当从本治，疏方照服，得效再议。

灵磁石先煎，五钱　空沙参五钱　真郁金三钱　大腹皮三钱
制乳没各三钱　沉香曲布包，四钱　广木香二钱　粉丹皮三钱
炒栀子三钱　盐黄柏三钱　朱茯神四钱　大生地四钱

生甘草二钱　生姜三片　大枣三枚

二诊　4月9日

据述药后小溲一夜甚多，嗣又短赤如故，目下静坐不动并无痛苦，行动走路稍累则腹部痛甚，由中脘至气海胀痛更甚，非慢走不支，眠食尚佳，此乃肾气虚怯之故，久恐成怯症，小尽将护，不可大意。

灵磁石先煎，五钱　生芪皮四钱　台党参四钱　金狗脊去毛，四钱
盐菟丝四钱　盐巴戟四钱　制乳没各三钱　抱木茯神五钱
真郁金三钱　桑寄生五钱　山萸肉三钱　五味槟榔布包，三钱
大生地砂仁二钱研拌，五钱　生甘草二钱　生姜三片
大枣三枚

三诊　4月11日

药后各病均轻，小溲已如常，惟静坐乃安，行动劳累腹仍痛，肝肾之气太虚，仍依前法加减。

灵磁石先煎，五钱　生黄芪五钱　台党参四钱　焦冬术三钱
真郁金三钱　全当归四钱　山萸肉四钱　甘枸杞四钱
制乳没各三钱　抱木茯神五钱　补骨脂四钱　盐巴戟四钱
大熟地上上肉桂心五分研拌，五钱　小川芎三钱　酒炒杭芍四钱
炙甘草三钱　生姜三片　大枣三枚

遗精

遗精之证，为肾气虚损，不能藏精，故精漏失。治以补肾固精，清理虚热，宁心安神。先生用药以黄芪、党参培补元气，牛膝、狗脊壮腰健肾，锁阳、金樱子固精，灵磁石、朱茯神、首乌藤安神。

李某　男　29岁　1950年2月23日

脉见虚弦，两尺尤甚，据述每大便后，小便随来而精自遗，此肺肾两虚，心肾不交之症，病根已深，始有此象，虽精力尚佳，而皮里抽肉，日形瘦削，似非所宜，亟当节劳，加意保养，勿使成怯症为要。

老箭芪四钱　台党参三钱　生於术三钱　朱茯神四钱
朱枣仁四钱　金狗脊去毛，四钱　锁阳四钱　金樱子四钱
制乳没各三钱　真郁金三钱　沉香曲布包，四钱　细生地七钱
生白芍五钱　生甘草三钱　生藕节五枚

二诊　2月26日

脉案病情均列前方，药后尚安，当依前法加减再进。

老箭芪五钱　台党参四钱　生於术三钱　补骨脂三钱
金狗脊去毛，三钱　骨碎补三钱　金樱子四钱　锁阳三钱
朱茯神四钱　芡实米六钱　干地黄五钱　山萸肉三钱
单桃仁去皮尖，三钱　沉香曲布包，四钱　炒稻芽四钱　盐砂仁二钱
生甘草二钱　带心莲子十五粒

三诊　3月2日

依前方加：北五味二钱，苦楝子二钱，再进。

林某　男　39岁　1950年1月5日

据述自幼即有遗精之证，成人之后小愈，三十以后又发，每周一次，玉关不固，肾气略虚，法当从本治。

台党参四钱　甘枸杞六钱　金狗脊去毛，五钱　锁阳四钱
金樱子四钱　朱茯神六钱　芡实米七钱　怀山药八钱
甘菊花三钱　大熟地上上肉桂心一钱研拌，七钱　山萸肉三钱
炙甘草三钱　桂圆三枚　大枣三枚

二诊　1月12日

脉见弦虚，面色不荣，据述服前方，遗精稍轻约十日一次，当依法加减再进。

台党参四钱　老黄芪四钱　土炒於术三钱　朱茯神四钱
净莲须三钱　金樱子四钱　锁阳四钱　酒芩柏各三钱
山萸肉四钱　大熟地上上肉桂心一分研拌，八钱　芡实米四钱
炙甘草三钱　桂圆三枚　大枣三枚

三诊　9月20日

素有遗证，体气素弱，近又略感外邪，发为呛咳，痰不易出，两胁牵及背脊皆痛，甚则作喘，夜眠盗汗，大便干结，小便如常，不思饮食，邪已化热，法当标本兼治。

灵磁石先煎，五钱　老黄芪皮五钱　台党参四钱　苦杏仁去皮尖，三钱
西防风二钱　北细辛五分　北五味二钱　土炒於术三钱
制乳没各三钱　橘子络二钱　真郁金三钱　锁阳四钱
淡苁蓉四钱　浮小麦一两　生甘草二钱　生姜三片
大枣三枚

四诊　9月22日

药后尚安，盗汗已止，咳痰不易出，前后心仍作痛，鼻塞不通，小溲色黄，化感化热未净，当依法加减再进。

灵磁石先煎，五钱　台党参四钱　土炒白术三钱　嫩白前三钱
天花粉四钱　北细辛五分　制乳没各三钱　真郁金三钱
锁阳三钱　知贝母各三钱　苦桔梗三钱　云茯苓四钱
射干三钱　北五味二钱　胖大海三枚　生姜三片
大枣三枚

五诊　9月25日

据述昨夜又出盗汗及遗精，仍作呛咳，前后胸已不痛，肺胃两虚仍当治本。

台党参四钱　炙黄芪四钱　益智仁三钱　金樱子四钱
锁阳四钱　野百合四钱　土炒於术四钱　北五味二钱
炙百部三钱　山萸肉三钱　嫩白前三钱　甘枸杞四钱
大生地砂仁二钱研拌，五钱　苦桔梗三钱　知贝母各三钱
浮小麦一两　生甘草二钱　生梨皮一具

秘某　男　28岁　1950年11月11日

据述年来脚心发凉，渐次上行近日已至膝盖，天阴更甚，兼有遗精之病，此乃肾虚已极，真火不旺，亟当从事滋养为法，更宜小心将护，不可大意。

炙箭芪八钱　台党参五钱　土炒冬术三钱　厚附片五钱
老干姜四钱　金狗脊去毛，四钱　胡芦巴五钱　甘枸杞五钱
大熟地上上肉桂心一钱研拌，八钱　锁阳四钱　金樱子四钱
全当归五钱　川牛膝四钱　生姜三片　炙甘草三钱
大枣三枚

另用：鹿茸末一钱，分二次冲服

二诊　11月24日

脉象沉弦，肝肾两虚，腹痛时发，据述病已经年，近来加甚，今晨醒来疼痛加剧，恐是感寒之故，盖素体虚寒太过也。

台党参四钱　焦冬术三钱　大腹皮三钱　真郁金三钱
广木香三钱　金狗脊去毛，四钱　厚附片三钱　酒炒元胡三钱
西防风二钱　大桂枝三钱　土炒白芍四钱　锁阳三钱
川牛膝三钱　炙甘草二钱　生姜三片　大枣三枚

三诊　11月27日

药后腹痛已愈，惟腰际尚凉至膝，大便干结，此乃血虚有热，肝肾两虚之故，仍当治本。

台党参四钱　焦冬术三钱　川牛膝三钱　淡苁蓉五钱

金狗脊去毛，三钱　酒炒元胡三钱　厚附片三钱　大桂枝三钱
土炒白芍四钱　火麻仁四钱　锁阳三钱　炙甘草二钱
生姜三片　大枣三枚

四诊　12月4日

素体虚弱，两膝及脚心均不时发凉，此乃真气不足之故，故虚汗时出，法当补养肝肾。

炙黄芪五钱　台党参四钱　於潜术三钱　川牛膝三钱
金狗脊去毛，四钱　甘枸杞五钱　盐巴戟四钱　厚附片三钱
土炒杭芍五钱　大熟地上上肉桂心二分研拌，六钱　全当归五钱
山萸肉三钱　浮小麦一两　朱茯神四钱　炙甘草三钱
桂圆三枚　荔枝三枚

雷某　男　37岁　1950年10月23日

脉见弦虚少神，据述夜不安眠，时发梦遗，心肾不交，因而周身乏力，口干引饮，头部眩晕不舒，法当从本治。

炙黄芪五钱　台党参四钱　焦冬术三钱　抱木茯神五钱
补骨脂三钱　骨碎补三钱　甘枸杞四钱　首乌藤一两
锁阳三钱　当归身四钱　炒白芍四钱　炙甘草三钱
生姜三片　大枣三枚

二诊　10月29日

药后夜眠稍安，惟津液不足，借水为养，故饮水甚多，头部仍眩，胃纳不佳，食物不甘，小溲频数，肢体疲乏，仍从本治。

炙箭芪五钱　台党参四钱　生於术三钱　甘枸杞四钱
山萸肉五钱　大熟地砂仁二钱研拌，八钱　盐菟丝五钱
天花粉四钱　全当归四钱　炒杭芍四钱　甘菊花三钱
朱茯神四钱　首乌藤二两　盐黄芩柏各二钱　金狗脊去毛，五钱

炙甘草三钱　大麦冬三钱　桂圆三枚　荔枝三枚
大枣三枚

三诊　11月5日

药后病无出入，仍喜饮水，胃纳仍不甘，夜眠尚安，惟时不久耳，小溲仍频数，仍当治本。

老箭芪五钱　台党参四钱　生於术三钱　抱木茯神五钱
霍石斛五钱　天麦冬各三钱　知贝母各二钱　甘枸杞五钱
首乌藤二两　大生地砂仁二钱研拌，八钱　天花粉四钱
金狗脊去毛，五钱　盐菟丝四钱　盐巴戟四钱　炙甘草三钱
桂圆三枚　大枣三枚

四诊　11月10日

脉见滑数，内热尚重，故口干引饮，胃纳不甘，小溲频数，津液不足，阴分亦虚，仍从本治。

台党参四钱　泔浸於术三钱　甘枸杞五钱　甘菊花三钱
大生地八钱　天花粉四钱　小木通三钱　鲜石斛一两
天麦冬各五钱　生熟稻芽各三钱　盐元参六钱　肥知母四钱
盐巴戟三钱　首乌藤一两　生草梢三钱　朱灯心三十寸
生藕节五枚

五诊　11月19日

脉仍见数，舌质不润，喉际发干思饮，小溲频数，肝肾有热，津液不足，仍从本治。

台党参四钱　生黄芪八钱　生於术三钱　天花粉四钱
知贝母各三钱　鲜石斛五钱　甘枸杞四钱　大生地六钱
甘菊花三钱　金狗脊去毛，四钱　盐元参心四钱　首乌藤八钱
天麦冬各四钱　盐黄柏三钱　甘草梢三钱　生梨皮一具
鲜青果三枚

六诊　11月30日

脉略见和，喉干亦轻，小溲仍频数，遗证又发，玉关不固，津液不足，仍当治本。

炙黄芪四钱　台党参四钱　土炒冬术三钱　锁阳四钱
甘枸杞四钱　山萸肉三钱　甘菊花三钱　天花粉四钱
盐元参四钱　干地黄砂仁二钱研拌，五钱　建泽泻二钱
土炒杭芍四钱　当归身四钱　炙甘草三钱　生梨皮一具

王某　男　45岁　1950年3月25日

面部两颧发红，眼白发黄，据述腰部疼痛异常，时轻时重，有时周身经络战动不安，小溲后涓滴不净，往往流出白浊，乃败精也，故肢体倦怠，为日已久，肝脾肺肾，四经皆虚，故中气不足，法当从本治，更宜小心将护。

台党参四钱　金狗脊去毛，四钱　盐杜仲三钱　桑寄生五钱
海金沙布包，三钱　车前子三钱　小木通三钱　朱茯神四钱
制乳没各三钱　细生地五钱　瞿麦三钱　萹蓄三钱
朱灯心三十寸　生苇茎五寸

二诊　3月27日

药后各病皆轻，腰部不时尚痛，小溲有时仍不净，素有遗精之病，昨夜又发，肢体因而倦怠，中气不足，仍依昨法加减。

生箭芪三钱　台党参三钱　金狗脊去毛，三钱　金樱子三钱
锁阳三钱　朱茯神四钱　细生地四钱　首乌藤一两
甘枸杞四钱　甘菊花二钱　芡实米四钱　怀山药四钱
桑寄生五钱　生甘草二钱　带心莲子十五粒

三诊　4月2日

据述夜眠不安，不时发惊，心肾不交，肝脾两虚之故，仍从本治。

台党参四钱　首乌藤二两　夜合花四钱　朱茯神四钱

酒黄芩柏各二钱　细生地五钱　甘枸杞四钱　甘菊花三钱
金樱子四钱　小川连一钱　制乳没各三钱　车前子三钱
甘草梢三钱　带心莲子十五粒

四诊　4月6日

药后病无出入，遗证又发，心跳而热，不能安眠，虚汗时出，腿及脚上连胯部皆觉气势不舒，两手心亦然，肝脾不足，心肺两虚，肾水更竭，致成此候，宜小心将护。

台党参四钱　朱茯神四钱　首乌藤二两　酒芩柏各三钱
小川连一钱　生栀子四钱　粉丹皮三钱　锁阳四钱
甘菊花三钱　金樱子三钱　川牛膝三钱　忍冬藤六钱
金狗脊去毛，三钱　生甘草二钱　生藕节五枚　生荸荠捣，三枚

五诊　4月12日

肝肾太亏，肺脾不足，故时觉气短，虽能安眠，而虚汗仍出，时发急燥，阴分太虚，仍当治本，更宜小心将护。

生石膏先煎，五钱　空沙参四钱　盐元参三钱　淡竹叶三钱
知贝母各三钱　朱茯神四钱　炒栀子三钱　粉丹皮三钱
干地黄五钱　山萸肉三钱　首乌藤一两　锁阳三钱
生甘草二钱　生藕节五枚

张某　男　27岁　1950年12月8日

脉见弦滑，据述患滑精之病业已一年有余，少则十数日，多则间日一发，肝肾两虚，虚火太甚，法当从本治。

盐元参四钱　炒栀子三钱　粉丹皮三钱　锁阳三钱
金樱子三钱　细生地四钱　赤白苓芍各三钱　知贝母各三钱
酒芩柏各三钱　朱茯神四钱　北五味二钱　乌梅炭三钱
莲子心一钱　生甘草二钱　生藕节五枚

二诊　12 月 12 日

脉弦象已减，仍滑而已，滑精之病已四日未发，素体肾亏，水火不济，仍依前法加减。

台党参四钱　盐元参四钱　锁阳三钱　金樱子三钱
知贝母各三钱　大生地五钱　朱茯神四钱　炒栀子三钱
粉丹皮三钱　金狗脊去毛，四钱　赤白苓芍各三钱　北五味二钱
酒芩柏各三钱　莲子心一钱　生甘草二钱　生藕节五枚

三诊　12 月 20 日

据述近日滑精屡发，腹中作响，大便作溏，小溲色黄而频数，此乃虚火为患，宜节劳休养为宜。

台党参四钱　盐元参四钱　酒芩柏各三钱　知贝母各三钱
大生地五钱　山萸肉三钱　乌梅炭三钱　大腹皮三钱
沉香曲布包，四钱　炒稻芽四钱　赤苓芍各三钱　杭巴戟四钱
锁阳四钱　北五味二钱　净莲须二钱　生甘草二钱

四诊　12 月 24 日

滑疾未止，或间日一次，或一日两次，此因心肾不交，虚阳太甚，水不涵木之故，宜节劳休息为要。

生牡蛎五钱　生龙齿八钱，二味同先煎　盐元参四钱
酒芩柏各三钱　知贝母各三钱　金樱子三钱　锁阳四钱
干生地五钱　乌梅炭三钱　山萸肉三钱　北五味二钱
首乌藤一两　朱茯神四钱　净莲须二钱　生甘草二钱
生藕节五枚

五诊　12 月 26 日

依前方加：忍冬藤一两，再进。

耳聋耳鸣

耳聋耳鸣之证，总分虚实两证。实证则多由风火痰瘀所致，治以疏风清热降浊；虚证总由肝肾亏虚所致，滋水涵木、平肝潜阳为其总则。先生治此证，补中有清，少用厚味滋腻之品，虽以滋水涵木为主，亦稍用风药以上达轻窍。

孙某　男　64岁　1950年1月9日

脉不调匀，沉而滑数，据述病情乃积热在内，发为呛咳，汗出过多，虚火上攻，两耳发闭，不能安眠，头部眩痛，法当标本兼治。

空沙参三钱　知贝母各三钱　炒栀子三钱　粉丹皮三钱
忍冬藤四钱　杜牛膝三钱　醋香蒿三钱　酥鳖甲二钱
首乌藤四钱　蔓荆子三钱　酒芩柏各三钱　天水散冲，四钱
生苇茎五钱　生甘草二钱

二诊　1月11日

依前方加：甘枸杞三钱，甘菊花二钱，再进。

三诊　1月20日

近又感风入内，化热为患，上攻两耳，不时闭闷，听觉便差，鼻塞而有涕，头部眩晕，肢体畏寒，夜眠不安，仍从本治。

北沙参四钱　西防风三钱　西秦艽三钱　川牛膝三钱
炒栀子三钱　粉丹皮三钱　真郁金三钱　酒芩柏各三钱
生熟稻芽各三钱　首乌藤一两　甘枸杞三钱　甘菊花三钱
忍冬藤四钱　大生地砂仁二钱研拌，四钱　甘草梢三钱
生藕节五枚　生荸荠三枚

四诊　5月26日

据述近日腹又作泻，所出溏恭，色亦不正，肢体倦怠，此乃感暑夹滞之故，法当标本兼治。

北沙参四钱　焦冬术三钱　麸炒枳壳三钱　大腹皮三钱
赤白苓芍各三钱　生熟稻芽各四钱　炒扁豆四钱　芡实米四钱
怀山药四钱　藿香梗三钱　焦鸡金三钱　广木香二钱
生甘草二钱　鲜荷叶一角，带梗五寸

齐某　女　51岁　1950年11月27日

据述左耳不时发聋，经二三日即愈，近一月余，两耳相互为患，有时作响，响重则闭，不能闻声，此乃肝肾两虚，血不荣养之故，胃纳不佳，法当从本治。

台党参三钱　焦冬术二钱　小川芎二钱　甘枸杞三钱
甘菊花三钱　大熟地砂仁二钱研拌，四钱　山萸肉三钱
朱茯神四钱　金狗脊去毛，三钱　知贝母各三钱　首乌藤一两
炒谷芽三钱　沉香曲布包，四钱　生甘草二钱　带心莲子十五粒

二诊　11月30日

药后耳略见轻，但仍有声，每日晡后较重，左右颈或低头则跳动不安，有时牵及左胸胁间亦跳动与耳相连，此肝肾两虚，真精不足所致之病，法当从本治，缓缓图之，不能期速效也。

灵磁石先煎，五钱　台党参四钱　金狗脊去毛，三钱　首乌藤一两
炒栀子三钱　粉丹皮三钱　川牛膝三钱　山萸肉三钱
甘菊花三钱　甘枸杞三钱　大熟地砂仁二钱研拌，六钱
杭巴戟四钱　生杭芍四钱　当归身三钱　生甘草二钱
生藕节五枚

三诊　12月4日

据述药后各病皆轻，耳仍不适，左胁亦因耳跳而同跳，此乃肝胆热重，肾水

不能涵养之故，仍当从本治，缓缓图之。

代赭石先煎，五钱　台党参四钱　知贝母各三钱　炒栀子三钱
粉丹皮三钱　川牛膝三钱　杭巴戟三钱　霜桑叶三钱
甘菊花三钱　山萸肉三钱　盐菟丝四钱　全当归四钱
干地黄砂仁二钱研拌，六钱　炒白芍四钱　鲜茅根五钱
甘草梢三钱　生藕节五枚

四诊　12月8日

据述两耳仍不适，左胁内仍因耳鸣而作跳，肝阳不潜之故，肾开窍于耳，水不涵木，故见此候，当依法加减再进。

灵磁石先煎，五钱　台党参四钱　首乌藤八钱　甘枸杞四钱
山萸肉四钱　大熟地上上肉桂心一分研拌，七钱　全当归五钱
土炒杭芍四钱　杭巴戟四钱　川牛膝三钱　甘菊花三钱
炙甘草三钱　带心莲子十五粒

五诊　12月12日

据述左耳发响，右耳出气，甚则心中作跳，入夜则左胁内跳动更甚，但不久即止，内热太甚，心肾不交，致成此候，仍从本治，不能求速效也。

灵磁石先煎，五钱　台党参四钱　盐菟丝四钱　金狗脊去毛，三钱
首乌藤一两　甘枸杞四钱　细生地四钱　甘菊花三钱
炒栀子三钱　粉丹皮三钱　生杭芍七钱　朱茯神五钱
生甘草三钱　生藕节五枚

六诊　12月17日

药后尚安，惟头尚发眩，两耳仍出气，兼及头部颈际胸跳动，心中亦然，夜眠不安，此乃心肾不交，肝不潜阳，阴虚亦甚，故见此候，仍从本治。

灵磁石先煎，五钱　台党参四钱　盐元参四钱　朱枣仁四钱
甘枸杞四钱　金狗脊去毛，四钱　大熟地上上肉桂心一分研拌，六钱
杭巴戟六钱　补骨脂三钱　骨碎补三钱　真郁金三钱

抱木茯神五钱　首乌藤一两　川牛膝三钱　全当归五钱
小川芎三钱　山萸肉三钱　甘菊花三钱　生甘草二钱
鲜茅根五钱　生藕节五枚

李某　女　62岁　1950年11月26日

脉见弦滑，素体肝旺脾湿，内热甚重，上攻头部则眉棱骨痛，两耳亦闭，肢体乏力，腹内似有力从左上串至右而作胀痛，中气不足，心慌而出冷汗，四肢麻木不仁，此气血两虚不能荣养之故，为日已久，病势匪轻，法当从本治，更宜小心将护，不可大意。

灵磁石先煎，五钱　炙箭芪三钱　台党参三钱　朱茯神四钱
桑寄生五钱　炒栀子四钱　粉丹皮三钱　真郁金三钱
制乳没各三钱　杜牛膝三钱　忍冬藤五钱　净连翘三钱
酒芩柏各二钱　甘草梢二钱

二诊　11月28日

药后觉胸中发急，转瞬即过，惟饭后往往作胀，脾胃不舒，眉棱骨偏右尚痛，两耳仍闭，当依法加减再进。

生黄芪三钱　台党参三钱　焦冬术二钱　炒枳壳三钱
真郁金三钱　川牛膝三钱　生熟稻芽各三钱　沉香曲布包，三钱
焦鸡金三钱　酒黄芩三钱　首乌藤八钱　炒栀子三钱
粉丹皮三钱　甘草梢三钱　生藕节五枚　生荸荠捣，三枚

三诊　11月30日

头仍晕眩，眉棱酸胀，眼亦不适，胸中跳动有声，此乃肝热肾虚，脾约之故，大便干结，仍当治本。

灵磁石先煎，四钱　南沙参四钱　首乌藤一两　大生地五钱
淡苁蓉四钱　白蒺藜去刺，三钱　甘枸杞四钱　甘菊花三钱

炒栀子三钱　粉丹皮三钱　酒芩柏各三钱　火麻仁四钱
酒炒元胡三钱　真郁金三钱　生甘草二钱　生荸荠捣，三枚

四诊　12月4日

依前方加：盐青皮三钱，生白芍五钱，减去灵磁石。再服二三剂后，可取二帖，制成蜜丸，如梧桐子大，每日早晚各服四十粒，温开水送下。

梁某　女　50岁　1950年3月13日

脉见弦洪而虚，据述头痛，两耳时鸣，项强发强，不能左右顾，此少阳经有热之故，为日已久，法当从本治。

珍珠母一两　灵磁石五钱，二味同先煎　炒栀子三钱
粉丹皮三钱　首乌藤一两　嫩藁本三钱　蔓荆子三钱
北五味二钱　忍冬藤五钱　大生地四钱　西防风二钱
全当归五钱　生白芍五钱　生甘草二钱　生荸荠捣，三枚

二诊　3月16日

头仍眩，两耳仍鸣，晨起则出汗，胆小易惊，项仍不能左右顾，肝胆热重尚甚，依昨法加减。

台党参四钱　朱茯神四钱　全当归四钱　小川芎三钱
土炒杭芍四钱　西秦艽三钱　首乌藤一两　甘枸杞四钱
甘菊花三钱　大生地砂仁二钱研拌，四钱　知贝母各三钱
酒芩柏各二钱　浮小麦一两　生甘草二钱

三诊　3月18日

药后各病皆轻，惟肝肾两虚，内热太甚，故耳鸣尚甚，当依法加减再进。

灵磁石五钱　生石膏五钱，二味同先煎　台党参四钱
金狗脊去毛，四钱　盐杜仲三钱　盐巴戟三钱　川牛膝三钱
甘枸杞四钱　甘菊花三钱　细生地五钱　首乌藤一两

朱茯神四钱　海风藤五钱　莲子心一钱　生甘草二钱

四诊　3月21日

药后尚安，惟耳鸣不减，心跳加剧，此乃肝阳太旺，脾肾两虚之故，仍从本治。

灵磁石先煎，五钱　台党参四钱　柏子仁四钱　小川连一钱
首乌藤二两　朱茯神四钱　金狗脊去毛，四钱　炒栀子三钱
粉丹皮三钱　盐杜仲四钱　川牛膝三钱　生芪皮四钱
干生地五钱　酒芩柏各二钱　浮小麦一两　莲子心一钱
生甘草二钱

刘某　男　40岁　1950年3月19日

脉见弦虚而少神，据述视物不清，右耳发聋，肢体软弱无力，站立则飘飘无定，行路亦然，食物消化力薄，大便干溏无定，此乃肝肾血亏不能荣养经络之故，其势非轻，不可大意，当从本治。

老箭芪四钱　台党参四钱　於潜术三钱　炒枳壳三钱
沉香曲布包，四钱　首乌藤一两　桑寄生五钱　金狗脊去毛，四钱
谷精珠四钱　大生地砂仁二钱研拌，五钱　山萸肉三钱
抱木茯神四钱　枸杞子四钱　甘菊花三钱　炙甘草三钱

二诊　3月21日

药后头痛耳鸣均轻，惟两眼视物仍不清，肢体仍软弱，胸次微痛，左顾则颈项不舒，胃纳尚钝，肝肾两虚，脾肺不畅，当依昨法加减再进。

老箭芪五钱　台党参四钱　於潜术三钱　沉香曲布包，三钱
当归须五钱　小川芎三钱　制乳没各三钱　首乌藤八钱
海风藤五钱　真郁金三钱　桑寄生五钱　西秦艽三钱
川牛膝三钱　甘菊花三钱　甘枸杞四钱　山萸肉三钱

金狗脊去毛，四钱　朱茯神四钱　谷精珠四钱　生甘草三钱
生藕节五枚

三诊　3月25日

头仍痛，眼视物仍不清，两面颊发强而作痛，虚火尚甚，阴虚生内热，仍当从本治。

灵磁石先煎，五钱　盐元参四钱　首乌藤一两　草决明五钱
谷精珠五钱　炒栀子三钱　甘菊花三钱　粉丹皮三钱
川牛膝三钱　朱茯神四钱　甘枸杞四钱　干地黄五钱
鲜茅根五钱　山萸肉三钱　制乳没各三钱　酒芩柏各三钱
桑椹子四钱　生甘草三钱

四诊　4月10日

脉略见平，惟右半身经络牵痛，肩臂及胁肋尤甚，两眼视物不清，仍觉动摇不定，两耳亦鸣，闷声则头摆而惊，此虚象也。仍从本治。

灵磁石先煎，五钱　台党参四钱　抱木茯神四钱　全当归四钱
小川芎三钱　密蒙花四钱　谷精珠四钱　制乳没各三钱
甘菊花三钱　甘枸杞四钱　大熟地五钱　山萸肉三钱
首乌藤一两　生甘草三钱　生姜三片　大枣三枚

五诊　4月28日

药后经络已不牵痛，余均有效，惟头部及周身皆战动不安，耳鸣更甚，眼跳未止，不能视物，此由血不荣养之故，仍从本治，徐徐图之。

灵磁石先煎，五钱　台党参五钱　全当归五钱　海风藤一两
桑寄生六钱　首乌藤二两　枸杞子五钱　抱木茯神五钱
金狗脊去毛，五钱　盐巴戟四钱　补骨脂四钱　骨碎补四钱
鸡血藤四钱　盐菟丝四钱　乌梅肉四钱　炙甘草三钱

腰痛

先生尝云：腰痛一证，外感内伤皆有。《素问》云：“腰者，肾之府也。”故腰痛不论外感内伤，虽可随症加减，但皆须从肾论治，用药总不离寄生、巴戟、杜仲、狗脊、地黄，其余则随症或散寒行湿，或活血祛瘀，或清利湿热、舒筋活络，以求标本兼治。

宋某　男　65岁　1951年1月28日

据述腰部牵及尾骨作痛，有时腹泻，此乃肝肾两虚，脾失健运之故，法当从本治。

台党参四钱　桑寄生五钱　杭巴戟三钱　盐杜仲三钱
金狗脊去毛，三钱　朱茯神四钱　干地黄砂仁二钱研拌，五钱
枸杞子三钱　盐菟丝子三钱　当归尾三钱　土炒杭芍四钱
生甘草二钱　生姜三片　大枣三枚

二诊　2月1日

据述服前方，尾脊骨痛已减，腹亦不泻，惟肝脾两虚，脾运亦弱，法当从本治。如服后相宜，可用此方3剂，研成细末，炼蜜为丸，如梧桐子大，每日早晚各服四十粒，温开水送服，如遇感冒停服。

台党参四钱　金狗脊去毛，四钱　焦冬术三钱　炒枳壳三钱
盐巴戟四钱　大生地五钱　盐杜仲三钱　全当归三钱
朱茯神四钱　制续断三钱　枸杞子三钱　小川芎三钱
土炒杭芍四钱　淮山药五钱　生甘草三钱

周某　女　30岁　1950年4月22日

脉见弦虚，据述流产之后，经水因之不调，腰腹疼痛，骨节更甚，小溲有时

不禁，天凉则腰腹作痛更甚，食物下胃则作呃逆，头部有时发昏，此皆血虚之象，法当从本治，病已经年，当缓缓固之。

台党参四钱　焦冬术三钱　炒枳壳三钱　制乳没各三钱
全当归三钱　金狗脊去毛，三钱　盐杜仲三钱　杭巴戟三钱
菟丝子三钱　盐吴萸三钱　小川芎三钱　生甘草二钱
大生地砂仁二钱研拌，四钱　土炒杭芍四钱　山萸肉三钱
生姜三片　大枣三枚

二诊　5月6日

服前方尚安，腿已不痛，腰尚微痛，月经初行色黑，继而色淡，每晨起腹中仍作痛，此乃脾肾两虚，故见此候，法当从本治。

台党参四钱　焦冬术三钱　盐杜仲三钱　炒枳壳三钱
金狗脊去毛，四钱　当归身四钱　炒栀子三钱　粉丹皮三钱
盐吴萸三钱　广木香三钱　大腹皮三钱　山萸肉三钱
杭巴戟四钱　干生地上上肉桂心二分研拌，四钱　生甘草三钱
生姜三片　大枣三枚

杨某　女　22岁　未婚　1952年5月15日

据述病已五年，初由初潮之时，先因头痛，继而周身发麻，搓之更甚，血管经行之处重按则麻痛皆止，此乃中气不足，不能流血运行之故，法当从本治，为日已久，宜缓缓固之，不能求速效也。

生芪皮四钱　台党参三钱　生白术皮三钱　桑寄生五钱
蔓荆子三钱　西秦艽三钱　全当归五钱　小川芎三钱
土炒杭芍四钱　蕲艾梗二钱　干生地砂仁二钱研拌，五钱
鲜茅根五钱　生甘草二钱

二诊　5月18日

药后病无出入，不剧烈运动则腰际不痛，腹中似有一包块，不时作跳，亦无

定处，此乃血瘀为患，周身麻仍未止，法当标本兼治。

灵磁石先煎，五钱　生黄芪四钱　北沙参四钱　当归须五钱
小川芎三钱　制香附三钱　细生地四钱　生桑枝三钱
蕲艾梗三钱　川贝母三钱　炒杭芍四钱　宣木瓜三钱
生甘草三钱　生藕节五枚

三诊　5月21日

脉略见平调，腰际作痛，腹中包块仍跳动不定，肢体尚微麻，气不周流之故，仍依前法加减。

灵磁石先煎，五钱　生箭芪四钱　台党参三钱　盐杜仲三钱
醋香附三钱　蕲艾梗三钱　全当归四钱　干地黄五钱
制乳没各三钱　宣木瓜四钱　山萸肉三钱　小川芎三钱
川贝母三钱　生甘草二钱　生藕节五枚

四诊　5月25日

据述腰痛见轻，头部仍痛，腹中包块仍跳动不安，偏右脑后牵连肩臂腕及手指皆酸麻作痛，劳乏太过，兼受外邪所致，宜小心将护，不可过劳。

台党参四钱　生桑枝五钱　蔓荆子三钱　西秦艽三钱
当归须五钱　制乳没各三钱　桑寄生八钱　小川芎三钱
醋香附三钱　补骨脂三钱　生甘草三钱

五诊　6月1日

药后精神稍振，肢体仍不时麻痛，仍宜静养，不可过劳。

生箭芪四钱　台党参四钱　桑寄生五钱　当归须四钱
西秦艽三钱　补骨脂三钱　骨碎补三钱　制乳没各三钱
酒炒元胡三钱　小川芎三钱　赤苓芍各三钱　川牛膝三钱
生甘草三钱　生藕节五枚

（按：此患者从事舞蹈专业，平日操练频繁，不能静养，先生嘱其暂停排练，冀其康复。）

王某　女　19岁　未婚　1952年9月2日

据述月经不调，业已经年，近来背脊连及左腿腰胯作痛，腹中有包块为患，肢体乏力胃纳不旺，此由肝肾两亏，肝胃不和，脾不运化之故，为日已久，其根甚深，不易收速效也。

台党参四钱　金狗脊去毛，三钱　骨碎补三钱　补骨脂三钱
全当归三钱　小川芎三钱　桑寄生五钱　山萸肉三钱
制乳没各三钱　土炒杭芍五钱　大熟地上上肉桂心五分研拌，五钱
抱木茯神四钱　首乌藤一两　芡实米四钱　怀山药四钱
陈仓米四钱　炙甘草三钱　大枣三枚

二诊　9月7日

病情列前方，药后尚安，当依法加减再进，以调脾肾补肝肾以为治。

台党参四钱　焦冬术三钱　炒枳壳三钱　真郁金三钱
补骨脂三钱　骨碎补三钱　制乳没各三钱　小川芎三钱
全当归三钱　盐砂仁三钱　朱茯神四钱　桑寄生四钱
大熟地上上肉桂心五分研拌，三钱　金狗脊去毛，三钱　阿胶珠三钱
山萸肉三钱　土炒白芍四钱　炙甘草三钱　生姜三片
大枣三枚

三诊　9月26日

据述右腿起坐皆痛，素体肺肾两亏，肝脾不和，故中膈滞胀，食物下胃则呃逆，夜眠不酣，肢体已有力，精神亦旺，当依法加减再进。

炙箭芪五钱　台党参四钱　炒枳壳三钱　生於术三钱
真郁金三钱　首乌藤一两　海风藤五钱　全当归三钱
小川芎三钱　金狗脊去毛，三钱　骨碎补三钱　补骨脂三钱
朱茯神四钱　苏枋木三钱　赤苓芍各三钱　阿胶珠三钱
山萸肉三钱　桑寄生五钱　干生地砂仁二钱研拌，五钱

炙甘草二钱　生姜三片　大枣三枚

郑某　女　48岁　1950年10月5日

脉不和畅，舌茎白腻而垢，据述因阑尾炎术后，腰际胀痛，腹内偏左亦胀痛不支，前后阴皆胀痛，二便不畅，胃纳不佳，腹部得热熨稍安，经水已停，下部寒湿凝结太久，病久且深，当从本治，恐不易收速效也。

台党参四钱　焦冬术三钱　炒枳壳三钱　制乳没各三钱
真郁金三钱　酒炒元胡三钱　全当归五钱　盐杜仲四钱
杭巴戟四钱　厚附片三钱　制香附三钱　盐炒小茴香三钱
左金丸布包，二钱　小木通二钱　炙甘草二钱

二诊　10月6日

药后各病皆轻，惟前后阴仍作痛，大便不畅，小溲时气坠而量少而作痛，右胁牵及腰背及臀部均形胀痛，久未得安眠，昨夜略能安睡，故今日晨起稍觉舒适，但寒湿凝滞太久，故肢体畏冷，得眠则安，此乃阴虚之故，病久且深，当依法再进。

台党参四钱　泔浸於术三钱　厚附片三钱　老干姜三钱
元胡索三钱　山萸肉三钱　小茴香三钱　胡芦巴四钱
全当归八钱　大熟地砂仁二钱研拌，八钱　制乳没各三钱
土炒杭芍三钱　盐杜仲三钱　左金丸布包，三钱　小木通三钱
首乌藤一两　金狗脊去毛，三钱　炙甘草三钱　生姜三片
大枣三枚

三诊　10月10日

二阴仍坠痛而胀，偏左胯间牵及尾脊臀部皆掣痛异常，日夜不能安眠，肢体异常畏冷，非得暖熨不安，此乃肝脾皆热，肾部太虚，血亦不足所致，当依法加减再进。

灵磁石先煎，六钱　台党参五钱　生於术三钱　制乳没各三钱

真郁金三钱	乌沉香二钱	小茴香三钱	胡芦巴四钱
杭白芍六钱	全当归六钱	盐杜仲四钱	制续断四钱
元胡索三钱	金狗脊去毛，四钱	炙甘草三钱	生姜三片
大红枣三枚			

四诊　10月17日

药后已能安眠，前阴仍坠痛，痛则小腹内发热，内有虚气上牵及左胁部，小溲浑浊色黄，面色不荣，湿邪蕴蓄太久太深，又因术后中气更虚，仍当治本。

黄芪皮五钱	台党参四钱	生於术三钱	制乳没各三钱
车前子三钱	盐炒小茴香三钱	胡芦巴四钱	炒栀子三钱
粉丹皮三钱	宣木瓜四钱	生熟苡仁各五钱	芡实米四钱
云茯苓四钱	建泽泻三钱	全当归四钱	生甘草三钱

罗某　女　40岁　1951年11月25日

脉见弦虚，所述病情皆属贫血之象，肺气见虚，肾经亦弱，腰际偏右作痛，每年夏秋之复，则肢体软弱无力，阴虚生内热，故头部时痛且昏，食物不甘，睡眠尚可，法当从本治。

台党参四钱	焦冬术三钱	炒枳壳三钱	全当归四钱
首乌藤八钱	朱茯神四钱	小川芎三钱	桑寄生五钱
山萸肉三钱	盐杜仲三钱	干地黄砂仁二钱研拌，五钱	
杭白芍四钱	沉香曲布包，四钱	大桂圆三枚	大红枣三枚

二诊　11月28日

药后尚安，现当经期，一切如常，精神颇佳，惟头部有时作痛，腰仍作痛，食物不甘，牙龈偏右肿胀，鼻孔亦干，内热甚重，仍当治本。

台党参四钱	全当归四钱	小川芎三钱	真郁金三钱
蔓荆子三钱	干生地砂仁二钱研拌，四钱		朱茯神四钱
川牛膝三钱	杭白芍五钱	盐杜仲四钱	酒芩柏各三钱

沉香曲布包，四钱　炒稻芽三钱　桑寄生五钱　生甘草二钱
生藕节五枚

三诊　12月3日

素体虚弱，稍劳则肢体疲乏，头痛腰酸，法当以和肝养脾肾为治。

台党参四钱　桑寄生五钱　朱茯神四钱　金狗脊去毛，四钱
盐杜仲三钱　大生地砂仁二钱研拌，六钱　山萸肉三钱
全当归五钱　阿胶珠三钱　怀山药五钱　沉香曲布包，四钱
炒杭芍五钱　真郁金三钱　平贝母三钱　酒黄芩三钱
炙甘草三钱　鲜姜三片　大枣三枚

四诊　12月7日

药后头痛、腰痛均减，惟食物下胃消化力薄，腹中汩汩有声，此停水为患，法当标本兼治。

台党参四钱　沉香曲四钱　五味槟榔三钱，二味同布包
生熟稻芽各三钱　大腹皮三钱　焦鸡金三钱　盐砂仁三钱
全当归四钱　小川芎三钱　土炒杭芍四钱　真郁金三钱
生甘草三钱　鲜姜三片　生藕节五枚

五诊　12月13日

依前方加：抱木茯神四钱，桑寄生五钱，首乌藤八钱，再进。

孟某　女　37岁　1951年10月26日

据述腰腹作痛，牵及腿部亦痛，据医院检查，子宫内生有水泡，阻塞气机为患，胃纳不佳，法当从本治。

台党参四钱　桑寄生五钱　当归须四钱　小川芎三钱
赤苓芍各三钱　制乳没各三钱　海风藤五钱　首乌藤一两
金狗脊去毛，四钱　真郁金三钱　盐杜仲三钱　制续断三钱
川牛膝三钱　盐砂仁二钱　生甘草二钱　鲜姜三片

大枣三枚

二诊　10月28日

药后腰痛见轻，每日午后则腹部胀痛加剧，胃纳不佳，肝肾两虚，脾运不强，致成此候，法当从本治，不能求速效也。

台党参五钱　当归须五钱　小川芎三钱　制乳没各三钱
盐橘核四钱　荔枝核三钱　金狗脊去毛，三钱　真郁金三钱
盐杜仲三钱　杭巴戟四钱　炒栀子三钱　粉丹皮三钱
杭白芍八钱　山甲珠三钱　生甘草二钱　生藕节三枚
莲子心一钱

三诊　11月2日

腰痛已减，腹痛仍作，胃纳不佳，仍依昨法加减。

台党参五钱　大腹皮三钱　当归尾五钱　金狗脊去毛，三钱
盐橘核四钱　小茴香三钱　制乳没各三钱　真血竭三钱
真郁金三钱　醋香附三钱　酒炒元胡三钱　皂角刺三钱
山甲珠三钱　赤苓芍各三钱　荔枝核三钱　生甘草二钱
生藕节三枚

四诊　11月4日

依前方加：川牛膝四钱，甘枸杞四钱，盐砂仁二钱，再进。

五诊　11月8日

前方再加：焦冬术三钱，再进。

六诊　11月15日

药后胃纳已佳，腹部疼痛亦减，惟内热尚未清平，依法加减再进。

北沙参四钱　知贝母各三钱　酒芩柏各三钱　制乳没各三钱
真郁金三钱　酒炒元胡三钱　甘枸杞四钱　甘菊花三钱
细生地三钱　赤苓芍各三钱　忍冬藤四钱　当归尾三钱
金狗脊去毛，三钱　小川芎三钱　生甘草二钱　生藕节三枚

七诊　11月21日

近日略感外邪，昨夜寒热间作而无汗，腰痛已愈，腹部有时仍痛，肝肾两虚，当标本兼治。

台党参四钱　金狗脊去毛，三钱　大腹皮三钱　真郁金三钱
醋香附三钱　西秦艽三钱　制乳没各三钱　皂角刺三钱
山甲珠三钱　元胡索三钱　首乌藤八钱　当归须四钱
小川芎三钱　小茴香三钱　生甘草二钱　鲜姜三片
大枣三枚

杨某　女　33岁　1950年12月20日

脉见弦滑，舌有黄苔，据述病经半月，迄未治愈，近日后背及腰际之间脊骨作胀，睡眠不安，胃纳不旺，时作恶心，此乃肝胃不和，脾肾两虚，肺叶作胀，致成此候为日已久，法当标本兼治。

台党参四钱　全当归五钱　小川芎三钱　桑寄生五钱
金狗脊去毛，四钱　盐杜仲三钱　宣木瓜三钱　首乌藤六钱
酒黄芩三钱　淡竹茹三钱　制乳没各二钱　蕲艾梗二钱
赤苓芍各二钱　干地黄砂仁二钱研拌，四钱　生甘草二钱

二诊　12月23日

药后尚安，惟两小腿作胀，右甚于左，腰部亦痛，食物不甘，此由劳乏太过之故，依前法加减。

台党参四钱　川牛膝三钱　盐杜仲三钱　金狗脊去毛，四钱
抱木茯神四钱　当归须四钱　小川芎三钱　生熟稻芽各三钱
首乌藤一两　干生地砂仁二钱研拌，四钱　宣木瓜四钱
生甘草二钱　生藕节五枚　生姜三片　大枣三枚

三诊　12月26日

据述右胯间发胀，串入小腿亦不舒，脊背连及尾骨有时作痛，此劳乏太过，

血不荣养之故，法当标本兼治。

生黄芪四钱	北沙参四钱	盐杜仲三钱	金狗脊去毛，三钱
宣木瓜四钱	全当归四钱	朱茯神八钱	首乌藤一两
骨碎补四钱	小川芎三钱	桑寄生四钱	川牛膝三钱
沉香曲布包，四钱	生甘草三钱	生藕节五枚	

朱某　男　48岁　1950年4月16日

据述腰与脊背皆作痛，小溲常有白浊，近日因食物不和，大便作泻，脉见滑弦，舌苔干白，面色不荣，病经年余，经中西医治疗多日，均未见效，肝脾肾各经皆虚，湿毒亦甚，病久且深，恐不易收速效也。

桑寄生五钱	忍冬藤四钱	制乳没各三钱	真血竭三钱
知贝母各三钱	土茯苓四钱	瞿麦三钱	萹蓄三钱
赤白苓芍各三钱	净莲须四钱	六神曲布包，四钱	炒稻芽四钱
金狗脊去毛，三钱	芡实米四钱	生甘草二钱	

二诊　4月27日

药后各病皆轻，自是佳兆，病日已久，湿多脉数，当依法再进。

忍冬藤四钱	净连翘三钱	炒栀子三钱	粉丹皮三钱
净莲须三钱	制乳没各三钱	知贝母各三钱	土茯苓四钱
瞿麦三钱	萹蓄三钱	真血竭三钱	沉香曲布包，四钱
甘枸杞三钱	甘菊花三钱	大生地四钱	芡实米四钱
怀山药四钱	甘草梢三钱	生藕节五枚	

三诊　5月1日

据述病虽见轻，脊背及关节，有时仍作痛，有时尚有白浊，余邪未尽，仍当治本。

生桑枝四钱	土茯苓四钱	萹蓄三钱	瞿麦三钱
忍冬藤六钱	净连翘三钱	炒栀子三钱	粉丹皮三钱

制乳没各三钱　细生地四钱　方通草三钱　建泽泻三钱
结猪苓四钱　知贝母各三钱　车前子三钱　怀山药四钱
炒苡仁四钱　芡实米四钱　天水散布包，四钱　川牛膝三钱
净莲须三钱

四诊　5月4日

前方连服数剂，情形略有不同，偏左下牙龈生有小疙瘩，其色发白，腰及膝关节仍觉不适，白浊仍多，此乃内蕴毒邪所化上下四串为患，仍依前法加减再进。

金银花五钱　土茯苓四钱　杜牛膝三钱　萹蓄三钱
瞿麦三钱　知贝母各三钱　酒黄芩柏各三钱　炒栀子三钱
粉丹皮三钱　细生地五钱　净连须三钱　制乳没各三钱
真血竭三钱　甘菊花三钱　生桑枝三钱　赤白苓芍各三钱
车前子三钱　甘草梢三钱

宋某　女　29岁　未婚　1950年9月8日

脉微见弦滑而虚，据述腰脊疼痛已八九年，每发则不能弯腰，平时亦不能过劳，此因设计工作久坐，以致脊骨受损，肺肾两虚，肝脾失养，致成此候，为日已久，宜小心将护。

台党参四钱　土炒於术三钱　当归身四钱　麸炒枳壳三钱
金狗脊去毛，五钱　制乳没各三钱　大熟地上上肉桂心五分研拌，六钱
真郁金三钱　盐杜仲五钱　盐巴戟四钱　甘枸杞三钱
盐菟丝五钱　抱木茯神五钱　山萸肉三钱　生甘草二钱
带心莲子十五粒　大桂圆三枚　荔枝三枚

二诊　9月10日

药后病无出入，良由内伤太久，肝肾之气不足，动则作痛，法当从本治，静养勿劳至要。

炙黄芪四钱　台党参四钱　土炒於术四钱　金狗脊去毛，五钱
盐巴戟四钱　当归身四钱　胡芦巴三钱　盐菟丝四钱
盐杜仲四钱　制续断四钱　川牛膝三钱　山萸肉三钱
朱茯神四钱　枸杞子四钱　大熟地上上肉桂心五分研拌，五钱
补骨脂四钱　骨碎补四钱　六神曲布包，四钱　炙甘草三钱
荔枝三枚　桂圆三枚　大枣三枚

三诊　9月14日

据述腰痛已减，惟呛咳加重，胸次发闷，食物下胃不舒，仍属肝肾不和，内伤太甚，仍依前法加减。

台党参四钱　当归身四钱　小川芎三钱　知贝母各三钱
苦杏仁去皮尖，三钱　苦桔梗三钱　真郁金三钱　炒白芍四钱
盐杜仲三钱　金狗脊去毛，四钱　盐砂仁二钱　沉香曲布包，四钱
炒稻芽四钱　甘枸杞三钱　西防风二钱　生甘草二钱
生姜三片　大枣三枚

四诊　9月20日

药后腰背之痛稍轻，呛咳依然，惟胸闷已愈，胃纳已开，食物甘味，仍从本治。

台党参四钱　桑寄生五钱　金狗脊去毛，四钱　首乌藤一两
真郁金三钱　西秦艽三钱　小川芎三钱　盐杜仲四钱
川羌活一钱　苦桔梗三钱　知贝母各三钱　土炒白芍四钱
干地黄砂仁二钱研拌，四钱　生甘草二钱　生姜三片
大枣三枚

五诊　9月24日

据述各病皆轻，惟腰痛加甚，牵及后背亦痛，夜眠不能仰卧，左右反侧亦不安，此因劳乏太过，伤及经络，致肝脾肾各经血不荣养之故，仍当从本治。

老箭芪五钱　台党参四钱　金狗脊去毛，四钱　盐杜仲四钱

制续断四钱　盐菟丝四钱　海风藤五钱　当归须四钱
小川芎三钱　制乳没各三钱　抱木茯神四钱　首乌藤五钱
枸杞子四钱　大熟地上上肉桂心五分研拌，五钱　山萸肉四钱
制乳没各三钱　制香附三钱　蕲艾梗三钱　生甘草二钱
生藕节五枚

六诊　11 月 6 日

脉见弦虚，肝肾不足，故腰部之痛加甚，偏左更甚，往往在经行前后，且经水或前或后，不能准时，已经数年，仍当从本治，以养血为主。

炙黄芪五钱　台党参四钱　盐杜仲六钱　盐巴戟三钱
真郁金三钱　金狗脊去毛，五钱　制乳没各三钱　首乌藤一两
全当归六钱　抱木茯神五钱　阿胶珠三钱　知贝母各三钱
蕲艾炭三钱　大熟地上上肉桂心五分研拌，六钱　生甘草二钱
生藕节五枚

七诊　11 月 11 日

据述腰际牵及背脊仍酸痛，倚于椅背则稍安，每日天明时痛必加甚，此乃血不荣经之故，仍当以养脾肾为法。

台党参四钱　土炒冬术三钱　桑寄生八钱　真郁金三钱
盐杜仲五钱　制续断四钱　鸡血藤四钱　全当归六钱
小川芎三钱　朱茯神四钱　制乳没各三钱　醋香附四钱
大熟地上上肉桂心五分研拌，八钱　山萸肉四钱　甘枸杞四钱
甘菊花二钱　生甘草三钱　带心莲子十五粒

胡某　男　26 岁　1950 年 9 月 4 日

脉沉弦而微数，舌苔黄腻，素体先天不足，致精神疲乏，胃纳极钝，食后腹胀，消化力薄，食冷物更甚，目前头晕耳鸣，略有虚火，本病在脊骨高肿，动作即痛，肾虚脾约，肝肺相形之象，故小溲浑浊而黄，法当标本兼治，更宜小心

将护。

台党参四钱　土炒於术三钱　炒枳壳三钱　沉香曲布包，四钱
金狗脊去毛，三钱　制乳没各三钱　全当归三钱　赤白芍各四钱
生熟稻芽各三钱　盐黄柏三钱　知贝母各三钱　芡实米四钱
怀山药四钱　生姜三片　大枣三枚

二诊　9月6日

脉数象已减，舌苔亦薄，脊骨痛亦稍减，腿觉作痛，仍依前法加减再进。

台党参四钱　焦冬术三钱　炒枳壳三钱　朱茯神四钱
甘枸杞四钱　制乳没各三钱　川牛膝三钱　当归身四钱
小川芎三钱　赤白苓芍各三钱　怀山药四钱　芡实米四钱
酒芩柏各三钱　生甘草二钱　桑寄生五钱　宣木瓜三钱
生姜三片　大枣三枚

三诊　9月8日

依前方加：白蔻仁二钱，首乌藤八钱，杭巴戟三钱，再进。

四诊　9月12日

据述脊骨痛减，腰以下行路作痛，食欲不旺，小溲色深黄，膀胱热甚，法当从本治。

台党参四钱　盐杜仲三钱　宣木瓜四钱　忍冬藤四钱
海风藤四钱　盐砂仁二钱　当归须四钱　小川芎三钱
炒栀子三钱　酒芩柏各三钱　金狗脊去毛，三钱　制乳没各三钱
桑寄生五钱　赤白芍各三钱　杭巴戟三钱　甘草梢三钱
生藕节五枚

五诊　9月15日

药后脊骨及腰以下皆愈，惟食欲仍不旺，小溲仍深黄而浑浊，温热尚甚，脾肾不调，仍从本治。

台党参四钱　土炒冬术三钱　麸炒枳壳三钱　生熟稻芽各四钱

细生地砂仁二钱研拌，四钱　炒栀子三钱　粉丹皮三钱
盐黄芩三钱　生苡仁四钱　芡实米四钱　怀山药四钱
甘草梢三钱　生藕节五枚　生梨皮一具

六诊　9月17日

依前方加：制乳没各三钱，桑寄生五钱，再进。

七诊　9月19日

据述因乘车倾跌，伤及腰部，动作则痛，恐有隐伤，小溲仍黄浊，胃纳尚钝，法当标本兼治。

生黄芪四钱　台党参四钱　真郁金三钱　金狗脊去毛，四钱
制乳没各三钱　补骨脂三钱　骨碎补三钱　炒栀子三钱
粉丹皮三钱　盐砂仁二钱　盐杜仲三钱　六神曲布包，三钱
炒稻芽四钱　甘草梢三钱　生藕节五枚　生姜三片

八诊　9月22日

药后尚安，偏右腰部动作则痛，胃纳稍增，小溲色黄依旧，当依前法加减再进。

台党参四钱　焦冬术三钱　炒枳壳三钱　盐杜仲四钱
金狗脊去毛，三钱　补骨脂三钱　骨碎补三钱　海风藤四钱
当归须四钱　小川芎三钱　炒稻芽四钱　炒栀子三钱
粉丹皮三钱　川牛膝三钱　焦鸡金三钱　甘草梢三钱
大麦冬三钱　生苇茎五寸　生藕节五枚

九诊　9月27日

脉渐平调，服前方腰背臂骨痛皆轻，惟前后胸尚觉微痛，小溲色已淡，仍依前法加减。

台党参四钱　焦冬术三钱　炒枳壳三钱　金狗脊去毛，四钱
沉香曲布包，四钱　生熟稻芽各四钱　骨碎补三钱　补骨脂三钱
当归须四钱　小川芎三钱　抱木茯神四钱　川牛膝三钱

盐杜仲三钱　广木香三钱　真郁金三钱　广陈皮三钱
生甘草二钱　生藕节五枚

十诊　10 月 2 日

脉渐有神，据述各病皆轻，动作已如常，惟不能劳累，劳则肢体倦怠不支，仍当以补养为治。

老箭芪四钱　台党参四钱　土炒冬术三钱　桑寄生五钱
真郁金三钱　补骨脂四钱　骨碎补四钱　金狗脊去毛，四钱
当归须四钱　朱茯神四钱　首乌藤八钱　制乳没各三钱
生甘草三钱　桂圆三枚　大枣三枚

十一诊　10 月 20 日

近日两胁串痛，胃纳消化不良，夜眠不熟，内热甚重，当从本治，以清补为宜。

台党参四钱　首乌藤一两　朱茯神四钱　制乳没各三钱
补骨脂四钱　骨碎补四钱　生熟稻芽各四钱　盐砂仁三钱
盐杜仲三钱　真郁金三钱　全当归四钱　赤白芍各三钱
生甘草二钱　带心莲子十五粒

十二诊　11 月 2 日

脉见弦虚，肝胃有邪热，故腰背皆作痛，小溲又黄浊，有时梦遗，肢体劳累则作痛，仍当依法加减再进。

台党参四钱　盐芩柏各三钱　炒栀子三钱　粉丹皮三钱
小川连一钱　龙胆草三钱　朱茯神五钱　桑寄生五钱
金狗脊去毛，四钱　细生地四钱　首乌藤一两　赤苓芍各三钱
净莲须二钱　忍冬藤四钱　锁阳四钱　甘枸杞三钱
甘菊花二钱　生甘草二钱

十三诊　11 月 7 日

小溲色仍未清，此由肝肾两虚，膀胱湿热太甚，故上攻头部昏眩作吐，宜静

养不宜过劳，看书亦不可太久。

台党参四钱　朱茯神四钱　盐黄芩柏各三钱　金樱子四钱
甘菊花二钱　生苡仁六钱　炒栀子三钱　粉丹皮三钱
细生地五钱　川牛膝三钱　川黄连二钱　甘草梢二钱
朱灯心三十寸　生苇茎一尺

十四诊　11 月 15 日

据述服前方头已不昏，小溲色已正常，右胁连胸部不时串痛，乃肝气不调之故，仍从本治。

台党参四钱　苦杏仁去皮尖，三钱　知贝母各三钱　朱茯神四钱
制乳没各三钱　嫩白前三钱　真郁金三钱　丝瓜络三钱
锁阳三钱　细生地砂仁二钱研拌，四钱　赤白芍各三钱
甘草梢三钱　生藕节五枚

十五诊　12 月 3 日

据述腰背之间尚作痛楚，久坐更甚，不能伸腰，肝肾之气未复，仍当治本。

炙黄芪五钱　台党参四钱　盐杜仲三钱　金狗脊去毛，四钱
制乳没各三钱　抱木茯神四钱　锁阳三钱　首乌藤一两
赤白芍各四钱　酒黄芩二钱　细生地砂仁二钱研拌，五钱
焦冬术三钱　生草梢三钱　带心莲子十五粒

十六诊　12 月 6 日

感风夹滞，腹痛作泻，昨夜温度颇高，见汗已减，惟胃纳极钝，不思饮食，腰脊之痛已减，又感外邪，法当标本兼治。

台党参四钱　西防风三钱　生熟稻芽各四钱　大腹皮三钱
焦鸡金三钱　沉香曲布包，四钱　生桑枝四钱　盐砂仁二钱
扁豆衣四钱　云茯苓四钱　建泽泻三钱　芡实米四钱
生姜三片　生藕节五枚

十七诊　12 月 14 日

药后泻止，大便转而发干，三日未通，腰背仍作痛，坐久发强，此乃气血未调之故，仍从本治。

生黄芪四钱　台党参三钱　西防风二钱　西秦艽三钱
金狗脊去毛，四钱　盐杜仲四钱　制续断三钱　锁阳三钱
甘枸杞四钱　杭巴戟三钱　山萸肉三钱　淡苁蓉四钱
细生地砂仁二钱研拌，四钱　六神曲布包，四钱　大腹皮三钱
生藕节五枚

十八诊　12 月 21 日

依前方加：火麻仁四钱，土炒冬术三钱，再进。

杨某　男　39 岁　1950 年 5 月 19

据述腰痛如折，坐卧不安，几不能支，此乃因劳乏感暑湿之邪所致，故便溏溲黄，法当从本治。

台党参四钱　藿香梗三钱　盐杜仲三钱　金狗脊去毛，三钱
宣木瓜四钱　杭巴戟三钱　赤白苓芍各三钱　炒扁豆四钱
焦苡仁四钱　炒栀子三钱　粉丹皮三钱　益元散冲，四钱
鲜荷梗一尺

二诊　5 月 20 日

药后已能安眠，肢体已能支持，惟胃纳尚差，当依法加减再进。

台党参四钱　焦冬术三钱　炒枳壳三钱　盐砂仁二钱
盐杜仲三钱　金狗脊去毛，三钱　宣木瓜四钱　赤白苓芍各三钱
炒栀子三钱　粉丹皮三钱　焦苡仁四钱　益元散冲，四钱
鲜藿香二钱

三诊　5月22日

依前方加：香青蒿三钱，沉香曲三钱，地骨皮三钱，再进。

孟某　女　38岁　1950年2月24日

据述近日腰部偏左不时作痛，经行量少面色尚正，肝肾两虚，且有湿热内蕴，法当从本治。

台党参四钱　当归须四钱　小川芎三钱　制乳没各三钱
金狗脊去毛，三钱　首乌藤一两　赤白苓芍各二钱　真郁金三钱
盐杜仲三钱　干地黄砂仁二钱研拌，四钱　盐黄芩柏各二钱
生甘草二钱　生藕节五枚　大红枣三枚

二诊　2月26日

依前方加：广木香二钱，大腹皮三钱，朱茯神三钱，再进。

三诊　2月29日

药后痛尚未减，乃肝肾两虚，仍当从本治。

台党参四钱　全当归五钱　制乳没各三钱　真郁金三钱
酒炒元胡三钱　醋香附三钱　大腹皮三钱　金狗脊去毛，四钱
小川芎三钱　赤白苓芍各二钱　广木香一钱　盐杜仲三钱
甘枸杞四钱　大生地砂仁二钱研拌，四钱　生甘草二钱
生姜三片　大枣三枚

四诊　3月5日

经期已过，痛未尽止，天阴更甚，仍以治肝肾为主。

台党参四钱　全当归四钱　小川芎三钱　甘枸杞四钱
制乳没各三钱　制香附三钱　金狗脊去毛，四钱　赤白苓芍各二钱
制女贞四钱　甘菊花三钱　干地黄四钱　老干姜二钱
盐吴萸二钱　生甘草二钱　带心莲子十五粒

五诊　3月9日

据述腹仍作痛，按之有横痃一条，硬而不化，有时尚作刺痛，牵及两胁亦痛，中气觉短，眠食均不安，仍从本治。

台党参四钱　炙黄芪四钱　生於术三钱　制乳没各三钱
真血竭二钱　酒炒元胡三钱　醋香附三钱　忍冬藤四钱
赤白苓芍各三钱　当归须四钱　苦楝子三钱　单桃仁去皮尖，三钱
大腹皮三钱　广木香二钱　干地黄砂仁二钱研拌，四钱
甘草梢三钱　生藕节五枚　生荸荠三枚

六诊　5月2日

据述右胯间横痃，服前方已不痛，近日又发牵及肾脏膀胱皆不通，眠亦不安，法当从本治。

台党参四钱　当归须四钱　小川芎三钱　制乳没各三钱
酒炒元胡三钱　山甲珠二钱　广木香三钱　醋香附三钱
赤白苓芍各三钱　蕲艾梗二钱　忍冬藤五钱　盐吴萸三钱
细生地六钱　川牛膝三钱　甘草梢三钱

七诊　5月6日

据述药后，略能安眠，胯间痛仍不减，横痃为患也，仍依前法加减。

台党参四钱　制乳没各三钱　真血竭三钱　皂角刺二钱
赤白苓芍各三钱　酒炒元胡三钱　制香附三钱　首乌藤一两
净连翘三钱　细生地四钱　川牛膝三钱　金银花四钱
炒栀子三钱　粉丹皮三钱　生甘草二钱　生藕节五枚
生荸荠捣，三枚

八诊　11月6日

据述近日身体寒热，腰际酸痛，两腿亦痛，此乃肾虚，感寒所致，法当温养标本兼治。

台党参四钱　老苏梗三钱　盐杜仲四钱　金狗脊去毛，四钱
制乳没各四钱　制续断四钱　当归身五钱　桑寄生五钱
小川芎三钱　土炒杭芍四钱　甘枸杞四钱　川牛膝三钱
西秦艽二钱　生甘草二钱　生姜三片　大枣三枚

九诊　11月8日

外感未去，不思饮食，腹中尚痛，咳嗽痰胶而不易吐，夜眠不安，中气觉短，法当和化。

台党参四钱　西秦艽三钱　西防风三钱　酒芩柏各三钱
知贝母各三钱　天花粉四钱　云茯苓四钱　炒白芍四钱
制乳没各三钱　当归身三钱　甘枸杞四钱　首乌藤一两
大生地砂仁二钱研拌，四钱　生甘草二钱　带心莲子十五粒

十诊　11月11日

据述胃纳略开，夜眠不安，晨起咳嗽有痰，腰部作痛，仍当从本治。

台党参四钱　土炒於术四钱　甘枸杞四钱　朱茯神四钱
首乌藤一两　天花粉四钱　干地黄砂仁二钱研拌，四钱
盐杜仲三钱　全当归四钱　土炒杭芍四钱　生甘草二钱
沉香曲布包，三钱　生藕节五枚

十一诊　11月15日

药后效仍不显，夜眠不安，晨起咳嗽不已，中午十二点后则困倦不支，腰部作痛，肺肾两虚，略感外邪，仍当从本治。

台党参四钱　知贝母各三钱　天麦冬各三钱　桑寄生五钱
土炒冬术三钱　首乌藤八钱　天花粉四钱　盐杜仲四钱
朱茯神五钱　金狗脊去毛，四钱　北五味一钱　冬瓜子五钱
野百合四钱　炙百部四钱　生甘草三钱　生荸荠捣，三枚

十二诊　11月20日

药后各病皆轻，惟中气觉短，天阴时则更甚，胸次不舒，得呃逆则安，食物

不消化，胃部作胀，气食两滞，仍宜治本。

台党参四钱　焦冬术三钱　炒枳壳三钱　真郁金三钱
盐青皮二钱　杜牛膝三钱　知贝母各三钱　桑寄生五钱
当归身四钱　土炒杭芍五钱　金狗脊去毛，四钱　生甘草二钱
生梨皮一具　生荸荠捣，三枚

痹证

痹证系因风、寒、湿、热等外邪侵袭，闭阻经络而致气血运行不畅之病证。先生治痹证，虽不离祛风清热除湿，但皆以气血为本，喜用生芪尖、当归须，补中有行，又以生地滋阴以防祛风除湿之药伤阴，又多用牛膝、杜仲、续断、狗脊等祛风湿强筋骨之药，除风湿补肝肾并重。

白某　男　51岁　1950年4月15日

据述两脚指初起红晕微痛，渐渐加重，痛如刀割，两脚不时颤动，不能行动，牵扯及中宫不适，食物不甘，消化力薄，大便干结，久居湿地，从而化热，致成此候，为日已久，当从本治，不易收速效也。

生芪尖四钱　汉防己三钱　炒栀子三钱　粉丹皮三钱
川牛膝三钱　制乳没各三钱　真郁金三钱　海风藤六钱
酒芩柏各三钱　宣木瓜五钱　干生地四钱　郁李仁四钱
桑枝尖四钱　生甘草三钱　生苇茎一尺

二诊　4月18日

服前方尚安，两腿肿痛皆减，惟右脚大趾睡后尚觉抽痛发强，胸部及两胁亦作痛，食物已甘，大便仍软，仍当依法加减再进。

生芪尖四钱　汉防己三钱　桑寄生五钱　川牛膝三钱

宣木瓜四钱　佛手尖三钱　真郁金三钱　制乳没各三钱
火麻仁三钱　淡苁蓉三钱　抱木茯神四钱　粉丹皮三钱
炒栀子三钱　海风藤四钱　甘草梢二钱　鲜茅根五钱
生藕节五枚

三诊　5月22日

据述每睡醒后，腹中绕脐作痛，此乃肠胃不调，有食滞为患，故大便不畅，法当从本治。

空沙参四钱　焦冬术三钱　炒枳壳三钱　大腹皮三钱
左金丸三钱　沉香曲四钱，二味同布包　焦鸡金三钱
炒稻芽四钱　火麻仁三钱　淡苁蓉四钱　云茯苓四钱
生甘草二钱　生荸荠捣，三枚

刁某　男　58岁　1950年9月29日

脉见沉弦，舌根苔黄而腻，据述舌尖及口唇发木，食物不知味，口干而不引饮，手足拘挛作痛，素体湿重，兼有食滞，消化不良，致成此候，病经数月，宜缓图之。

米炒台党参四钱　土炒冬术三钱　炒枳壳三钱　霍石斛四钱
沉香曲四钱　五味槟榔四钱，二味同布包　云茯苓四钱
盐泽泻四钱　知贝母各三钱　天麦冬各三钱　桑寄生五钱
盐砂仁二钱　生甘草二钱　生藕节五枚　生梨皮一具

二诊　10月2日

依前方加：焦鸡金三钱，炒稻芽三钱，大生地四钱，再进。

三诊　10月7日

舌尖发木，津液不足，喉际不润，睡醒后干渴尤甚，却不引饮，手足拘挛麻木，食不甘味，素体湿热颇重，为日已久，仍从本治。

台党参四钱　生於术三钱　霍石斛四钱　知贝母各三钱

天麦冬各三钱　天花粉四钱　细生地四钱　盐元参三钱
盐砂仁三钱　六神曲布包，四钱　炒栀子三钱　粉丹皮三钱
苦杏仁去皮尖，三钱　生甘草二钱　生藕节五枚　生梨皮一具

任某　女　49岁　1950年7月5日

脉不和畅，舌苔白腻而厚，据述周身关节疼痛已数月，两腿麻木，两肩臂皆痛，耳内发痒，并有黄水流出，经水尚未断，其量极少，色亦不正，两手不能握拳，肝气犯胃，脾肾两虚，气血不调，法当从本治，疏方酌服，得效再议。

台党参四钱　桑寄生五钱　当归须四钱　小川芎三钱
制乳没各三钱　真郁金三钱　西秦艽三钱　大生地四钱
山萸肉三钱　赤白苓芍各三钱　首乌藤五钱　忍冬藤四钱
川牛膝三钱　益元散冲，四钱

二诊　7月7日

据述手臂及手指仍发麻，不能下垂，两耳发痒而鸣，肝脾肺肾各经皆虚，仍当从本治。

台党参四钱　当归须四钱　小川芎二钱　桑寄生五钱
佛手片三钱　制乳没各三钱　甘枸杞三钱　大生地四钱
甘菊花三钱　山萸肉三钱　真郁金三钱　生甘草二钱
生藕节五枚

三诊　7月10日

药后尚安，惟病日太久，周身关节皆不灵活，腰及两腿更觉迟重，行路坐卧均不方便，入夜尤甚，两耳时鸣，气血不调，肾脏尤虚，仍当从本治，依前法加减再进。

老箭芪五钱　台党参四钱　嫩桑枝四钱　当归须四钱
金狗脊去毛，四钱　制乳没各三钱　真郁金三钱　杭巴戟三钱
补骨脂四钱　盐杜仲四钱　川牛膝三钱　制续断三钱

杭白芍四钱　干地黄砂仁二钱研拌，五钱　生甘草二钱

四诊　7月16日

据述药后，略见轻减，惟其根太深，收效不易，仍依前法加减。

灵磁石先煎，五钱　老箭芪四钱　台党参三钱　苍白术各三钱
桑寄生五钱　全当归四钱　白蒺藜去刺，三钱　桑枝尖三钱
真郁金三钱　制乳没各三钱　西秦艽三钱　金狗脊去毛，三钱
首乌藤五钱　补骨脂三钱　五加皮三钱　盐杜仲三钱
制续断三钱　杭白芍四钱　干地黄砂仁二钱研拌，五钱
生甘草二钱　生藕节五枚

五诊　7月25日

药后尚安，惟内蕴风湿甚重，肝邪亦旺，耳痒已轻但尚作响，左手中指中指骨节胀麻，左脚胫僵而强，中宫胀闷，甚则呃逆大作，有时虚恭甚多，血不养肝，仍当治本。

灵磁石先煎，五钱　桑寄生五钱　制乳没各三钱　真郁金三钱
金狗脊去毛，三钱　西秦艽三钱　天麦冬各三钱　醋香附三钱
全当归四钱　杭白芍四钱　海风藤五钱　首乌藤五钱
干地黄砂仁二钱研拌，五钱　川牛膝三钱　小川芎三钱
生桑枝三钱　生甘草三钱　生藕节五枚

六诊　8月7日

药后病无出入，近日夜眠不安，两膝以下发软，两手发麻，行路不便，肝脾两虚，肺肾不和，血不周流，仍从本治。

灵磁石先煎，五钱　台党参四钱　老箭芪五钱　金狗脊去毛，三钱
威灵仙三钱　西秦艽三钱　首乌藤一两　制乳没各三钱
杭巴戟四钱　全当归四钱　小川芎三钱　朱茯神四钱
山萸肉四钱　知贝母各三钱　川牛膝三钱　川续断三钱
生甘草二钱　生藕节五枚

七诊　8月13日

药后各病皆轻，惟周身骨节经络发紧，如贴膏药然，此乃血虚不荣之故。所以行动均觉不适，仍依前法加减再进。

灵磁石先煎，四钱　老箭芪四钱　台党参三钱　金狗脊去毛，三钱
西秦艽三钱　威灵仙三钱　首乌藤五钱　补骨脂三钱
全当归三钱　小川芎三钱　杭白芍四钱　朱茯神四钱
制乳没各三钱　知贝母各三钱　山萸肉四钱　川续断三钱
干地黄砂仁二钱研拌，四钱　川牛膝三钱　生甘草三钱
生藕节五枚

八诊　8月24日

药后各病均见轻，惟五心发热，手心作跳，心经之热太甚，血气亦虚，法当以补气养血为治。

老箭芪四钱　台党参四钱　焦冬术二钱　炒枳壳二钱
西秦艽三钱　威灵仙三钱　夜冬藤八钱　海风藤五钱
杭巴戟三钱　破故纸三钱　朱茯神四钱　制乳没各三钱
川牛膝三钱　制续断三钱　山萸肉三钱　小川连一钱
全当归三钱　生甘草三钱　生藕节五枚

九诊　9月12日

据述近日右耳仍流黄水，两腿发凉，行动乏力，两腿亦不适，仍从本治。

台党参四钱　威灵仙四钱　焦冬术三钱　金狗脊去毛，四钱
西秦艽三钱　炙黄芪四钱　宣木瓜四钱　川牛膝三钱
盐杜仲三钱　菟丝子四钱　朱茯神四钱　全当归六钱
大桂枝三钱　生白芍四钱　补骨脂四钱　川续断三钱
阿胶珠三钱　海风藤四钱　干地黄砂仁二钱研拌，六钱
生甘草二钱　生姜三片　大枣三枚

袁某　男　27岁　1950年7月10日

据述两小腿肿痛无力，业已年余，素体肝旺脾湿而虚，每动肝气则胸满，腿随之而痛，此肝木侮土之象，宜从速医治恐成痿症也。

煨天麻二钱　当归须三钱　小川芎三钱　嫩桑枝三钱
鲜藿香后下，二钱　盐杜仲三钱　真郁金三钱　制乳没各三钱
制续断三钱　宣木瓜四钱　赤白苓芍各二钱　酒黄芩二钱
川牛膝三钱　杭巴戟四钱　甘草梢二钱　生荷梗一尺

二诊　7月13日

药后病无出入，病久且深，肝旺脾湿，胃气亦虚，兼有风湿为患，故时作呛咳，膝以下发软，肢体疲乏，消化力薄，宜小心将护，不可大意。

生石决明先煎，八钱　生黄芪四钱　生杭芍五钱　桑寄生五钱
苦杏仁去皮尖，三钱　制乳没各三钱　真郁金三钱　全当归四钱
川牛膝三钱　盐杜仲三钱　制续断三钱　杭巴戟四钱
宣木瓜四钱　赤白苓芍各三钱　六神曲布包，四钱　生甘草二钱

三诊　7月17日

病仍未减，当依前法加减再进。

炒冬术三钱　炒枳壳二钱　盐砂仁二钱　川牛膝三钱
真郁金三钱　沉香曲四钱　五味槟榔四钱，二味同布包
盐杜仲三钱　五加皮三钱　宣木瓜三钱　杭巴戟四钱
当归须三钱　小川芎三钱　制乳没各三钱　白蔻仁二钱
干地黄砂仁二钱研拌，四钱　甘草梢二钱　生姜三片
大枣三枚

四诊　7月27日

据述各病皆见轻，惟尚不能耐劳，两腿无力，行路太急则胸闷作痛，肺肾两虚，仍宜治本。

台党参四钱　桑寄生五钱　川牛膝三钱　制续断三钱
全当归四钱　小川芎三钱　制乳没各三钱　真郁金三钱
野百合四钱　炙百部三钱　嫩白前三钱　杭巴戟三钱
干地黄砂仁二钱研拌，五钱　北五味二钱　生甘草二钱
生藕节五枚

五诊　8月1日

肺虚有热，呛咳少痰，大便干结，出恭时肛门灼热而作痛，两胁作痛，法当以清肺调气以为治，宜静养不可过劳。

台党参四钱　苦桔梗三钱　大生地四钱　知贝母各二钱
制乳没各二钱　桑寄生五钱　川牛膝三钱　野百合四钱
淡苁蓉四钱　全当归四钱　粉丹皮三钱　炒栀子三钱
北五味二钱　甘草梢二钱　生梨皮一具

六诊　8月8日

肺胃不和，仍作呛咳，痰不易咯，两胁作痛，喉际发干，行动则喘，肢体较弱，仍当治本。

老黄芪四钱　台党参三钱　汉防己三钱　知贝母各三钱
苦杏仁去皮尖，三钱　制乳没各三钱　天花粉四钱　西秦艽二钱
嫩白前三钱　野百合四钱　炙百部三钱　北五味二钱
细生地四钱　川牛膝三钱　生甘草二钱　生藕节五枚
生梨皮一具

七诊　8月16日

药后胁已不痛，呛咳亦减，惟肢体乏力，腿软腰酸，近又复感外邪，仍当从本治。

老黄芪四钱　台党参三钱　桑寄生五钱　西防风二钱
西秦艽二钱　补骨脂三钱　盐杜仲三钱　川牛膝三钱
朱茯神四钱　嫩白前三钱　制续断三钱　北五味二钱

山萸肉三钱　干地黄砂仁二钱研拌，四钱　生甘草二钱
生藕节五枚

吴某　女　21岁　未婚　1950年2月10日

脉不流利，据述月经不调已数年，或前或后，量少色黑，皮肤干燥，不时裂口作痛，周身关节不适，素体血虚，不能荣养经络，此乃痹症之一种，病经年余，其根已深，不能求速效也，疏方照服，得效再议。

生芪皮五钱　空沙参四钱　冬瓜皮八钱　全当归六钱
小川芎三钱　大生地四钱　盐元参八钱　真郁金三钱
金狗脊去毛，四钱　赤苓芍各四钱　补骨脂三钱　骨碎补三钱
地骨皮四钱　栀子皮四钱　粉丹皮三钱　制乳没各三钱
甘草皮四钱　鲜茅根一两

二诊　2月12日

药后病无出入，手心发热，腹部发胀，皮肤仍干燥发裂作痛，此乃血不荣养之故，经调则润也。

生芪皮五钱　台党参四钱　大腹皮四钱　冬瓜皮六钱
全当归五钱　小川芎三钱　地骨皮四钱　真郁金三钱
细生地六钱　茯苓皮六钱　炒栀子四钱　粉丹皮四钱
赤白芍各四钱　醋香附三钱　生甘草三钱　生藕节五枚
生梨皮一具

三诊　2月15日

手心发热已止，惟手稍用力则痛，皮肤仍干裂，血虚有热不能荣养肢体，仍当以养血为法。

生箭芪五钱　台党参四钱　桑寄生五钱　桂枝尖四钱
冬瓜皮四钱　大生地八钱　赤白苓芍各三钱　当归须四钱
小川芎三钱　粉丹皮三钱　焦山栀三钱　阿胶珠三钱

制乳没各三钱 地骨皮四钱 生茅根一两 生甘草三钱
生梨皮一具

四诊 2月23日

据述皮肤仍干燥不润，两膝以下仍发胀，两脚亦干裂但不出血，足征血贫不能荣养，仍当以养血为主兼清湿热。

生芪皮一两 冬瓜皮八钱 全当归五钱 生桑枝五钱
茯苓皮六钱 大生地八钱 宣木瓜五钱 制乳没各三钱
川牛膝五钱 阿胶珠四钱 赤白芍各三钱 苏枋木三钱
生甘草三钱 生梨皮一具

五诊 3月1日

服改方后，各病皆有小效，惟腹尚作胀，皮肤亦稍润，脚仍干裂，此皆血虚之故，仍当大剂养血。

生芪皮一两 台党参五钱 全当归五钱 鸡血藤四钱
鲜生地一两 制香附三钱 川牛膝三钱 茯苓皮八钱
阿胶珠五钱 制乳没各三钱 小川芎三钱 土炒白术四钱
冬瓜皮一两 生甘草三钱 生梨皮一具

六诊 3月7日

病情反复无常，皮肤近又发硬而裂，手足尤甚，腰部亦觉肿胀不舒，肝脾两虚，血不荣养，故不能收速效也。

生芪皮八钱 台党参四钱 冬瓜皮一两 鲜生地一两
生松枝五钱 生栀子皮三钱 粉丹皮三钱 川牛膝三钱
全当归一两 小川芎三钱 阿胶珠四钱 地骨皮四钱
云苓皮四钱 生甘草三钱 生梨皮一具

马某 女 47岁 1951年2月3日

脉见沉弦，据述左臂骨缝作痛，有似失枕之形，经针灸后未愈，牵连肘腕皆觉发麻，夜眠因之不安，心亦烦燥，肝经有热，外袭风邪，致成此候，法当标本兼治。

生黄芪四钱　汉防己三钱　西防风三钱　制乳没各三钱
真郁金三钱　海风藤六钱　当归须五钱　小川芎三钱
首乌藤一两　川牛膝三钱　金狗脊去毛，四钱　宣木瓜五钱
净连翘三钱　赤苓芍各三钱　生甘草二钱　生苇茎五寸
生藕节五枚

二诊　2月6日

药后各病皆轻，惟左臂骨缝不适，牵及膀胱作痛，气血不调仍依昨法加减。

老箭芪五钱　桑寄生五钱　当归须四钱　小川芎三钱
制乳没各三钱　真郁金三钱　海风藤八钱　西秦艽三钱
川牛膝三钱　醋香附三钱　生苡仁六钱　赤苓芍各三钱
干生地砂仁二钱研拌，四钱　生甘草三钱　生藕节五枚

三诊　2月13日

脉略见和，病亦见轻，惟左臂腋下牵及后背仍作痛，此乃肝邪为患，仍依前法加减。

生黄芪五钱　全当归五钱　真郁金三钱　制乳没各三钱
丝瓜络三钱　海风藤六钱　赤苓芍各三钱　首乌藤八钱
金狗脊去毛，四钱　宣木瓜四钱　小川芎三钱　西秦艽三钱
生甘草二钱　鲜茅根五钱　生藕节五枚

四诊　2月20日

服前方三帖，肩臂皆通，惟左腋下连及前胸尚作微痛，此乃肝气未平，仍依前法加减。

生箭芪五钱　全当归五钱　小川芎三钱　生杭芍五钱
西秦艽三钱　真郁金二钱　制乳没各三钱　盐杜仲三钱
首乌藤八钱　金狗脊去毛，四钱　醋香附二钱　细生地四钱

丝瓜络三钱　　生甘草二钱　　鲜茅根五钱

侯某　女　15岁　1951年4月1日

据述左膝盖作痛，业经年余，近则牵及两腿肿及足背脚心均痛，两肩臂及腰脊内皆串痛，已经两月余，屡治未效，此乃血不荣养，血虚生风，风邪串入经络之故，法当从本治，病势非轻，不可大意。

生黄芪四钱　　全当归四钱　　汉防己三钱　　金狗脊去毛，四钱
制乳没各三钱　　川牛膝三钱　　海风藤五钱　　生白芍四钱
小川芎三钱　　宣木瓜四钱　　桑寄生四钱　　大生地四钱
西秦艽三钱　　首乌藤八钱　　生甘草二钱

二诊　4月17日

服前方数帖颇效，两腿关节疼痛已减，血虚有热，前法加减再进。

老黄芪四钱　　台党参四钱　　西防风三钱　　制乳没各三钱
川牛膝三钱　　大生地砂仁二钱研拌，五钱　　全当归四钱
小川芎三钱　　土炒杭芍四钱　　桑寄生五钱　　金狗脊去毛，四钱
首乌藤八钱　　海风藤五钱　　生甘草二钱

三诊　5月7日

药后尚安，惟脚背掣痛，行路维艰，此乃肝脾血虚有热所致，有时饭后胃痛，仍从本治。

台党参四钱　　炙黄芪四钱　　生白术三钱　　制乳没各三钱
川牛膝三钱　　桑寄生五钱　　盐巴戟四钱　　当归须四钱
干地黄四钱　　炒栀子三钱　　粉丹皮三钱　　首乌藤一两
金狗脊去毛，四钱　　甘草梢三钱　　生姜三片　　大枣三枚

张某　男　26岁　1951年11月2日

脉不和平，舌苔黄白相间，素有腰背胸胁两膝两腿作痛之病，咳嗽痰多，头

晕发热，小溲发红，周身骨节皆痛，日间发冷，入夜发热，肺肾两虚，肝胆有热，为日已久，其根太深，已入瘵境，难收速效，疏方酌服，得效再议，更宜小心将护。

台党参四钱　焦冬术三钱　桑寄生五钱　海风藤四钱
首乌藤八钱　忍冬藤七钱　炒栀子三钱　粉丹皮三钱
赤白苓芍各三钱　金狗脊去毛，四钱　制乳没各三钱　当归须四钱
干生地五钱　生甘草三钱　生藕节五枚

二诊　11月5日

肺肾两虚，肝胃不和，大便不禁，喘促不宁，咳痰而不易吐，已入瘵境，徐徐图之，不易收速效也。

灵磁石先煎，五钱　台党参四钱　焦冬术三钱　金狗脊去毛，四钱
天花粉四钱　甘枸杞四钱　云茯苓四钱　嫩白前二钱
野百合四钱　炙百部四钱　北五味一钱　盐菟丝四钱
乌梅肉二钱　生甘草一钱　生姜三片　大枣三枚

三诊　11月9日

周身骨节仍痛，而肩背督脉以次脊骨尤甚，咳喘痰不易吐，时发寒热，入夜体温极高，彻底不退，天明渐见微汗，此乃阴虚之故，食后多不消化，疏方再服，得效再议。

灵磁石先煎，五钱　水炙箭芪五钱　米炒台党四钱　炒於术三钱
香砂仁二钱　醋青蒿三钱　酥鳖甲四钱　地骨皮四钱
抱木茯神四钱　制乳没各二钱　北五味一钱　天花粉四钱
金狗脊去毛，四钱　六神曲布包，三钱　炙甘草三钱　生姜三片
大枣三枚

四诊　11月19日

依前方加：川牛膝三钱　盐杜仲三钱　生栀子三钱　粉丹皮三钱，再进。

闫某　男　35岁　1950年6月8日

据述四肢伸缩不便，业经数年，近日稍好，肝脾不和，风湿四串为患，法当标本兼治。

生箭芪四钱	焦冬术三钱	当归须四钱	小川芎三钱
汉防己三钱	西秦艽三钱	炒枳壳三钱	制乳没各三钱
真郁金三钱	海风藤四钱	嫩桑枝三钱	赤苓芍各三钱
盐泽泻三钱	甘草梢三钱	生藕节五枚	

二诊　6月12日

药后尚安，惟风湿尚未尽化，胸时作闷，得呃逆则安，此乃痰邪为患，仍依昨法加减。

灵磁石先煎，五钱	生黄芪四钱	汉防己三钱	生桑枝三钱
西秦艽三钱	真郁金三钱	沉香曲布包，三钱	川贝母三钱
制乳没各三钱	苦杏仁去皮尖，三钱	射干三钱	海风藤五钱
赤苓芍各三钱	天花粉四钱	鲜荷叶一角，带梗五寸	

三诊　6月14日

依前方加：空沙参四钱，朱茯神四钱，泔浸白术三钱，小木通二钱，减去生黄芪、汉防己，再进。

四诊　9月4日

素有肝胃不和之病，兼有风湿为患，痰阻气机不畅，胸闷而痛，得呃逆则安，天阴则痛更甚，有时手指发麻，当以调气化风为治。

空沙参四钱	生桑枝四钱	真郁金三钱	西秦艽三钱
西防风三钱	法半夏三钱	广陈皮三钱	云茯苓四钱
宣木瓜四钱	制乳没各三钱	海风藤五钱	鸡血藤五钱
老干姜三钱	厚附片三钱	白蔻仁二钱	生甘草三钱
生藕节五枚			

五诊 9月7日

肝气太甚，四串为患，两胁及前后心更甚，肢体发麻已愈，仍依前法加减。

南沙参四钱　焦冬术三钱　炒枳壳三钱　连水炒川朴二钱
真郁金三钱　白蔻仁三钱　制乳没各三钱　老干姜四钱
厚附片五钱　老桂枝四钱　佛手片四钱　焦鸡金三钱
土炒杭芍四钱　当归须五钱　云茯苓四钱　生甘草三钱
生藕节五枚

六诊 9月9日

依前方加：灵磁石先煎，四钱，北细辛五分，再进。

七诊 9月14日

药后病略见轻，惟天阴湿重肢体又觉不适，鼻观时通时塞，前后胸及肩臂，腹内气仍不调，且作胀痛，肺气不宣，脾胃亦不和，仍当以调气为治。

空沙参四钱　当归须四钱　小川芎三钱　西秦艽三钱
西防风三钱　生桑枝四钱　真郁金三钱　制乳没各三钱
厚附片三钱　茯苓皮四钱　盐泽泻三钱　盐砂仁三钱
生熟苡仁各三钱　六神曲布包，三钱　生甘草三钱　生藕节五枚

八诊 9月21日

据述肢体仍痛，头部不适，有时发晕，风湿之邪未尽，仍依前法加减。

台党参五钱　土炒苍白术各三钱　桑寄生五钱　当归须四钱
厚附片三钱　大桂枝三钱　土炒杭芍四钱　制乳没各三钱
宣木瓜四钱　小川芎三钱　土炒茯苓四钱　盐泽泻三钱
西秦艽三钱　川牛膝三钱　生甘草二钱

九诊 9月26日

周身串痛不适，足底发麻，两膝盖亦不适而痛，风寒湿夹气而成，当从本治。

台党参四钱　当归须四钱　小川芎三钱　真郁金四钱

制乳没各三钱　大桂枝五钱　生白芍八钱　宣木瓜八钱
生熟苡仁各五钱　金狗脊去毛，五钱　厚附片四钱　老干姜三钱
赤白苓各四钱　川牛膝四钱　生甘草二钱　首乌藤一两
大枣三枚

董某　男　13岁　1950年4月2日

据述前数日曾经发热出汗，近日觉两腿作痛，不能行路，偏右更甚，此乃风湿深入经络为患，兼之肝脾亦虚，血不荣养，法当标本兼治。

南沙参四钱　桑寄生五钱　川牛膝三钱　西秦艽三钱
制乳没各三钱　当归头四钱　小川芎三钱　宣木瓜四钱
大生地三钱　赤苓芍各三钱　盐杜仲三钱　生甘草二钱
生藕节五枚

二诊　4月7日

依前方加：金狗脊去毛，三钱，生桑枝五钱，再进。

三诊　4月14日

依前方加：大力子二钱，薄荷叶一钱，再进。

四诊　4月23日

行路仍吃力，虚汗时出，小溲深红，茎中作痛，湿热太甚，身体甚虚，宜小心将护。

灵磁石先煎，五钱　台党参四钱　焦冬术三钱　炒枳壳三钱
粉丹皮三钱　焦山栀三钱　川牛膝三钱　细生地四钱
盐芩柏各三钱　抱木茯神四钱　桑寄生三钱　天花粉四钱
补骨脂三钱　朱灯心三十寸　生甘草二钱　生藕节五枚

五诊　5月11日

服前方各病皆愈，近日又作呛咳，早起痰多，虚汗时出，仍当治本。

台党参四钱　生芪皮三钱　焦冬术二钱　知贝母三钱

嫩白前二钱　苦杏仁去皮尖，三钱　桑寄生四钱　川牛膝三钱
细生地三钱　盐黄芩二钱　浮小麦五钱　补骨脂三钱
六神曲布包，三钱　生甘草二钱　生藕节五枚

吉某　男　29 岁　1951 年 4 月 9 日

脉不调面不荣，素体蕴湿甚重，两膝以下肿胀，晨轻晚重，曾患鼻衄，亡血过多，故见此候，宜小心将护，不可大意过劳，法当从本治。

台党参四钱　苍白术各三钱　炒枳壳三钱　川牛膝三钱
宣木瓜四钱　当归须四钱　小川芎三钱　大生地五钱
制乳没各三钱　抱木茯神四钱　金狗脊去毛，四钱　阿胶珠三钱
炒栀子三钱　粉丹皮三钱　生甘草二钱　生藕节五枚

二诊　4 月 11 日

依前方加：六神曲布包，三钱，再进。

三诊　4 月 12 日

药后食物胃亦不胀，可见脾运渐强，惟两腿尚肿行路迟钝，法当从本治，缓缓图之，以养血为主。

台党参四钱　苍白术各三钱　炒枳壳三钱　六神曲布包，三钱
川牛膝三钱　制续断三钱　宣木瓜四钱　当归身四钱
干地黄五钱　赤白苓芍各三钱　金狗脊去毛，四钱　小川芎三钱
阿胶珠三钱　阿胶珠三钱　生甘草二钱　生藕节五枚

四诊　4 月 17 日

依前方加：怀山药四钱，芡实米四钱，盐巴戟四钱，再进。

五诊　4 月 22 日

据述药后各症皆愈，惟两腿肿胀未消，当系湿邪深入经络为患，为日已久，仍当治本。

生桑枝四钱　土炒苍白术各三钱　川牛膝三钱　宣木瓜五钱

生苡仁一两　盐杜仲四钱　制续断三钱　赤白苓芍各三钱
小川芎三钱　金狗脊去毛，四钱　怀山药五钱　杭巴戟四钱
蕲艾梗三钱　生甘草二钱　生茅根五钱

六诊　4月27日

依前方加：台党参五钱，盐菟丝四钱，服二三帖后可将此方分量加倍研成细末，炼蜜为丸，如梧桐子大，每日早晚各服四十粒，温开水送下。

张某　女　53岁　1950年11月6日

脉弦而涩，来往不匀，据述经乳痈手术后毒气串入周身经络，先由右半身行动作痛，嗣又由右向左，两腿麻木，手亦抽搐，气血不和，当从本治，恐不易收速效也。

生黄芪四钱　生桑枝四钱　海风藤三钱　桑寄生四钱
当归须三钱　小川芎三钱　首乌藤四钱　制乳没各三钱
忍冬藤一两　赤苓芍各三钱　真郁金三钱　炒栀子三钱
粉丹皮三钱　西秦艽三钱　生甘草二钱　生藕节五枚

二诊　11月16日

周身骨节发木发麻，由于肝热太甚，法当从本治，更宜小心将护，防成不遂之症。

生黄芪四钱　台党参四钱　真郁金三钱　制乳没各三钱
当归须四钱　桑寄生五钱　小川芎三钱　西秦艽三钱
首乌藤一两　生桑枝四钱　朱茯神四钱　细生地四钱
柏子仁三钱　赤芍药三钱　宣木瓜四钱　川牛膝三钱
生甘草二钱　生藕节五枚

三诊　11月20日

血不荣经，因而周身关节发麻而木作痛，肝虚有热，当从本治。

灵磁石先煎，五钱　老箭芪四钱　台党参四钱　桑寄生五钱

海风藤五钱	真郁金三钱	朱茯神四钱	金狗脊去毛，四钱
制乳没各三钱	忍冬藤六钱	当归须四钱	小川芎三钱
西秦艽三钱	炒杭芍四钱	生藕节五枚	

四诊　12月5日

据述肢体发麻，行路维艰，周身关节作痛，饮水则呛，肝郁太甚，烦燥不宁，宜小心将护，防成不遂之病。

生黄芪四钱	台党参三钱	明天麻三钱	西防风三钱
真郁金三钱	桑寄生五钱	嫩桑枝四钱	忍冬藤六钱
当归须四钱	小川芎三钱	海风藤四钱	首乌藤一两
大生地四钱	生甘草二钱	生藕节五枚	

痿证

痿证系指筋骨痿软，肌肉瘦削，皮肤麻木，手足不用之病证。阴阳、气血、津液之虚，湿痰、瘀血、食积之患，皆能使人成痿。虽云“治痿独取阳明”，然病因不同，治法亦需变化。故先生治痿证，多从本论治，或培补气血，或清理肺热，或疏风通络，不死守阳明一论，用药则补中有行，清中有补，不因病重而妄用奇药。

赵某　女　65岁　1952年4月5日

据述曾患肋痛，出脓血甚多，致右腿屈伸不便而作胀痛，牵及两足均软弱乏力，行路稍多则倦怠无力，肝脾两虚，血不荣经，当从本治。

生箭芪四钱	台党参三钱	生白术三钱	桑寄生五钱
川牛膝三钱	制续断三钱	当归须四钱	金狗脊去毛，四钱
抱木茯神四钱	盐杜仲四钱	朱枣仁三钱	小川芎三钱

山萸肉三钱　干生地砂仁二钱研拌，五钱　炙甘草三钱
姜三片　枣三枚

二诊　4月7日

药后尚安，惟汗出如洗，心气日虚，血不荣经，故肢体软弱，行路艰难，当从本治。

生芪皮八钱　台党参四钱　生於术三钱　朱枣仁四钱
抱木茯神五钱　首乌藤一两　制续断三钱　盐杜仲四钱
山萸肉三钱　全当归三钱　干生地砂仁二钱研拌，五钱
小川芎三钱　金狗脊去毛，三钱　赤白苓芍各四钱　川牛膝三钱
浮小麦一两　炙甘草三钱　带心莲子十五粒

三诊　4月18日

据述头时眩晕，昨日因食物不和而致腹泻，日五六次，不时心慌，法当从事清养。

台党参四钱　焦冬术三钱　炒枳壳三钱　六神曲布包，四钱
大腹皮三钱　赤白苓芍各四钱　广木香三钱　桑寄生四钱
金狗脊去毛，三钱　真郁金三钱　细生地砂仁二钱研拌，五钱
川牛膝三钱　陈仓米八钱　生甘草二钱

刘某　女　45岁　1950年8月25日

左半身不遂，业已年余，持物不稳，行路维艰，此乃血不荣养之故，法当从本治。

生龙齿先煎，一两　台党参四钱　全当归八钱　桑寄生一两
海风藤五钱　制乳没各三钱　西秦艽三钱　抱木茯神四钱
金狗脊去毛，四钱　小川芎三钱　补骨脂四钱　大生地砂仁二钱研拌，五钱
生甘草三钱　生姜三片　大枣三枚

二诊　8月29日

依前方加：杭巴戟四钱，骨碎补三钱，鸡血藤四钱，再进。

三诊　9月6日

服前方尚安，惟左半身仍无力，手腕不能高举，足背手心仍觉发凉，此乃气血不合，风湿内蕴之故，其根已深，收效颇迟，当依法加减再进。

老黄芪五钱　台党参四钱　焦冬术三钱　全当归四钱
小川芎三钱　抱木茯神四钱　川牛膝三钱　大桂枝三钱
补骨脂三钱　盐巴戟三钱　西秦艽三钱　桑寄生四钱
宣木瓜四钱　厚附片二钱　大生地砂仁二钱研拌，四钱
老干姜二钱　山萸肉四钱　生甘草二钱　大红枣三枚

四诊　9月21日

依前方加：金狗脊去毛，四钱，酒炒五加皮三钱，鸡血藤四钱，再进。

五诊　9月16日

脉见沉弦，右腕臂略能抬举，腿脚行路亦略见轻，惟两眼发干，内蕴湿热尚重，当依法加减再进，缓缓图之。

生黄芪五钱　台党参四钱　嫩桑枝四钱　甘菊花三钱
当归须五钱　桑寄生五钱　抱木茯神四钱　小川芎三钱
杭巴戟三钱　西秦艽三钱　制乳没各三钱　补骨脂三钱
金狗脊去毛，四钱　宣木瓜四钱　干生地砂仁二钱研拌，五钱
川牛膝三钱　制续断三钱　生甘草二钱　生藕节五枚

六诊　9月25日

脉仍沉弦，舌苔中后薄黄而腻，左臂虽能高抬，而手及五指均觉软弱无力向下垂，两腿略能运行里许，眼仍发干，良由气血两亏，外感风寒尚未全净，仍依法加减再进。

炙箭芪五钱　台党参四钱　生於术三钱　西秦艽三钱
鸡血藤四钱　全当归五钱　桑寄生五钱　朱茯神四钱

川牛膝三钱　制乳没各三钱　骨碎补三钱　山萸肉三钱
宣木瓜五钱　枸杞子三钱　大熟地砂仁二钱研拌，五钱
甘菊花二钱　生甘草二钱　生藕节五枚

七诊　10月2日

脉右部沉取至骨始见，左部诊至中即见弦滑之象，左腕臂已能高抬，但手指仍软而无力，不能持物，左膝以下行路仍吃力，良由寒湿深入经络，渐达筋骨，已成右瘓之证，宜表里兼治，以消息之，不能收速效也，更宜小心将护。

炙黄芪八钱　台党参五钱　生白术四钱　川牛膝四钱
制续断四钱　当归须八钱　桑寄生六钱　宣木瓜五钱
骨碎补四钱　补骨脂四钱　抱木茯神五钱　制乳没各三钱
厚附片三钱　大桂枝三钱　金狗脊去毛，四钱
干地黄砂仁二钱研拌，七钱　山萸肉四钱　炙甘草三钱

八诊　10月10日

依前方加：透骨草四钱，伸筋草三钱，老干姜三钱，再进。

九诊　10月21日

药后尚安，惟左脉仍沉，右手仍不能持物，行路维艰，此乃气血不能贯注，寒湿深入筋骨所致，当依法加减再进。

炙箭芪八钱　台党参六钱　生於术四钱　盐杜仲四钱
制续断四钱　透骨草四钱　伸筋草四钱　骨碎补四钱
补骨脂四钱　宣木瓜六钱　当归须五钱　抱木茯神五钱
杭巴戟四钱　大桂枝三钱　杭白芍四钱　金狗脊去毛，四钱
厚附片三钱　老干姜三钱　大熟地砂仁二钱研拌，六钱
山萸肉四钱　炙甘草三钱　大枣三枚

王某　男　6岁　1951年11月11日

脉不和畅，面色不荣，舌苔黄垢，两腿发软，不能行动，据述已三月有余，

始而发热，温度极高，见汗不退，腹部亦痛，服丸药后，腿渐发软，二便不利，小溲尤甚，食滞夹风湿为患，病势非轻，久恐成痿症也。

北沙参三钱	知贝母各二钱	西秦艽二钱	酒芩柏各二钱
车前子三钱	炒栀子二钱	粉丹皮二钱	六神曲布包，三钱
焦鸡金三钱	炒稻芽三钱	小木通三钱	朱灯心三十寸
当归须三钱	桑寄生三钱	生甘草二钱	生苇茎五寸

二诊　11 月 13 日

药后病无出入，咳嗽痰多，温度未减，两腿仍软，小溲仍不易解，腹中作痛，风湿内蕴，化热已久，恐成痿症，治颇费手。

空沙参四钱	知贝母各三钱	酒芩柏各三钱	生栀子三钱
粉丹皮三钱	六神曲布包，三钱	焦鸡金三钱	茯苓皮三钱
小木通三钱	天花粉三钱	苦杏仁去皮尖，三钱	苦桔梗三钱
川牛膝三钱	桑寄生五钱	当归须四钱	车前子三钱
朱灯心五寸	甘草梢三钱		

三诊　11 月 19 日

药后小溲渐畅，尚作呛咳，两腿发凉，且形浮肿，此乃停水为患，法当清降。

南沙参四钱	嫩白前三钱	天花粉三钱	苦杏仁去皮尖，三钱
知贝母各三钱	苦葶苈三钱	川牛膝三钱	嫩桑枝三钱
宣木瓜三钱	六神曲布包，三钱	冬瓜皮四钱	茯苓皮四钱
小木通三钱	当归须三钱	朱灯心三寸	甘草梢二钱
大红枣三枚			

四诊　11 月 25 日

痰阻喉际，呼吸不畅，食物不香，腕臂及两腿，皆时作抽痛，风湿挟痰邪四串为患，始再疏方照服，如不效，可多请高明斟酌。

空沙参三钱	苦杏仁去皮尖，三钱	苦桔梗三钱	嫩白前三钱

天花粉三钱　冬瓜仁皮各四钱　六神曲布包，三钱　生熟稻芽各三钱
盐砂仁二钱　云茯苓三钱　浙贝母三钱　西秦艽三钱
海风藤四钱　制乳没各三钱　生甘草二钱

五诊　12 月 1 日

药后腿稍有力，稍能站立，步履仍艰，尚作抽痛，内蕴湿热为甚，咳嗽痰多，颌下有核，按之不痛，肾纳不佳，呼吸未匀，法当从事和化，依前法加减再进。

空沙参三钱　苦桔梗三钱　苦杏仁去皮尖，三钱　天花粉三钱
制乳没各三钱　海风藤五钱　伸筋草四钱　透骨草四钱
嫩白前三钱　浙贝母三钱　六神曲布包，三钱　炒稻芽四钱
盐杜仲三钱　冬瓜仁皮各四钱　干生地砂仁二钱研拌，三钱
生甘草三钱　生姜三片　大枣三枚

六诊　12 月 25 日

停药多日，两腿行动仍吃力，小溲淋长，其色黄白不定，胃纳不香，眠亦不熟，时出盗汗，久病体虚，当依法加减再进。

台党参三钱　知贝母各三钱　首乌藤五钱　伸筋草三钱
川牛膝三钱　天花粉三钱　制乳没各三钱　六神曲布包，三钱
天水散冲，四钱　赤白苓芍各三钱　干生地砂仁二钱研拌，四钱
嫩白前三钱　炒稻芽三钱　冬瓜仁皮各四钱　酒芩柏各三钱
浮小麦一两　生藕节五枚

韩某　男　45 岁　1950 年 11 月 17 日

脉弦虚而数，舌苔中后黄垢而腻，素体湿寒，且有脚气旧疾，劳乏则犯肢体困倦，两腿作痛而麻，脚跟脚背皆肿，有下痿之势，肠胃不和，胃纳不佳，大便不畅，气血两亏，湿滞经络为患，病久且沉，收效不易，疏方酌服得效再议。

台党参四钱　苍白术各三钱　炒枳壳三钱　白蔻仁二钱

制乳没各三钱　真郁金三钱　宣木瓜四钱　海风藤四钱
酒芩柏各三钱　首乌藤五钱　甘枸杞三钱　甘菊花三钱
金狗脊去毛，三钱　干地黄砂仁二钱研拌，四钱　炙甘草二钱

二诊　11 月 21 日

脉数象已减，微见弦滑，舌苔中后尚黄垢，肝气太旺，四串为患，病久而沉，当依前法加减。

台党参四钱　大腹皮三钱　制乳没各三钱　真郁金三钱
酒芩柏各三钱　苍白术各三钱　厚附片三钱　宣木瓜四钱
金狗脊去毛，三钱　盐砂仁二钱　海风藤八钱　首乌藤一两
杭巴戟三钱　干地黄肉桂子二钱研拌，四钱　炙甘草三钱
生姜三片　大枣三枚

三诊　11 月 29

药后精神日振，身痛已轻，惟虚恭更多，入夜尤甚，臭气甚重，此乃肠胃有热，食物消化力薄之故，法当从本治。

台党参四钱　苍白术各三钱　炒枳壳三钱　沉香曲布包，四钱
真郁金三钱　生熟稻芽各三钱　焦鸡金三钱　五味槟榔布包，四钱
厚附片二钱　干地黄肉桂子一钱研拌，五钱　金狗脊去毛，三钱
杭巴戟三钱　抱木茯神四钱　炙甘草三钱　生姜三片
大枣三枚

四诊　12 月 5 日

药后胃纳已开，惟夜眠身冷，此乃阳虚之徵，故感凉则鼻流清涕，身已不痛，仍当治本。

台党参四钱　桑寄生八钱　大桂枝四钱　土炒白芍五钱
全当归四钱　厚附片三钱　金狗脊去毛，三钱　山萸肉三钱
抱木茯神四钱　杭巴戟四钱　干地黄砂仁二钱研拌，五钱
炙甘草三钱　生姜三片　大枣三枚

五诊　12月17日

脉见弦大，又动肝气之象，据述服前方各病皆轻，因生气故又感不舒，仍当治本。

台党参四钱　桑寄生五钱　真郁金三钱　当归须四钱
小川芎三钱　首乌藤一两　制乳没各三钱　大腹皮三钱
朱茯神四钱　赤苓芍各三钱　白蔻仁三钱　沉香曲布包，三钱
杜牛膝三钱　生甘草二钱　生姜三片　大枣三枚

六诊　11月21日

药后尚安，惟内热尚重，右胁肋作胀，腹时作痛，胃纳不旺，大便不畅，此乃肝胃不和之故，法当从本治。

台党参四钱　炒栀子三钱　粉丹皮三钱　真郁金三钱
沉香曲布包，四钱　制乳没各三钱　大腹皮三钱　火麻仁四钱
盐砂仁二钱　赤苓芍各三钱　当归须四钱　西秦艽三钱
川牛膝三钱　盐泽泻三钱　生甘草二钱　生藕节五枚
生苇茎五寸

七诊　12月25日

脉略见平，右胁胀已愈，大便亦畅，惟精神不振，劳则气短，眠食尚安，肝热仍重，故夜眠易惊醒，法当从本治。

台党参三钱　生於术三钱　炒枳壳三钱　朱茯神四钱
杭白芍四钱　干地黄砂仁二钱研拌，四钱　当归身三钱
火麻仁四钱　首乌藤八钱　制乳没各三钱　真郁金三钱
生甘草二钱　生姜三片　大枣三枚

段某　男　14岁　1950年9月6日

脉左部极沉而不应指，右部细弦滑数尚有来往，舌质微红，身体肥胖，四肢无力，不能行动，此由肝胆两亏，脾肾虚怯，食物虽多，不能荣养筋骨，单长

肌肉，而肌肉间又有血球不运，致成虚弱之症，而闻声则惊，神经不举，致成此候，此是奇病，不能以寻常之疾论也，治颇费手，先疏一方酌服，得效再议。

大桂枝四钱　桑寄生五钱　当归须四钱　花槟榔三钱
朱茯神四钱　伸筋草五钱　透骨草五钱　金狗脊去毛，三钱
杭巴戟四钱　盐菟丝三钱　首乌藤一两　小川芎三钱
连水炒川朴三钱　生甘草二钱

二诊　9月6日

服前方两帖右脉稍微应指，左脉尚沉数，舌微黄而起红点，病情见前案，尚无加减，因此病甚奇，当以肥病论，而现证又有不同处，依前法加减再进，看其知觉变动如何再议。

台党参五钱　大桂枝四钱　当归须五钱　六神曲布包，四钱
花槟榔四钱　川厚朴三钱　焦鸡金三钱　生熟稻芽各三钱
抱木茯神四钱　海风藤五钱　小川芎三钱　首乌藤五钱
川牛膝三钱　制续断三钱　伸筋草三钱　透骨草三钱
金狗脊去毛，四钱　山楂炭三钱　生甘草二钱　生姜三片
大枣五枚

三诊　9月8日

药后病无出入，肥病之源，由于食物太多而不运动，只生肌肉而不长骨骼，经络且胀，日形软弱，此乃奇症，但依前法加减再进。

大桂枝四钱　当归须三钱　伸筋草三钱　透骨草三钱
山楂炭三钱　苍术炭三钱　六神曲布包，三钱　花槟榔三钱
焦鸡金三钱　法半夏三钱　抱木茯神四钱　川牛膝三钱
制续断三钱　金狗脊去毛，三钱　生熟稻芽各三钱　莱菔子三钱

四诊　9月12日

此病因脾肾不调，不荣骨气，致成此候，徒长肌肉，毫无精力，眠食尚安，法当从本治，无进功只好徐徐图之。

全当归六钱	朱茯神五钱	真郁金三钱	桑寄生六钱
花槟榔四钱	沉香曲布包，四钱	苍术炭三钱	炒枳壳三钱
制续断四钱	金狗脊去毛，四钱	焦鸡金三钱	大桂枝六钱
莱菔子四钱	生甘草三钱	生姜三片	

五诊　9 月 14 日

据述病系因惊骇之后而成软骨病，此乃肝脾心肾各经皆伤，而臀部尤甚，以肾主骨故也。前方服之虽安，而得效甚微，以其不能运动，只长肌肉而不能强筋骨，当缓缓图之。

桑寄生五钱	透骨草四钱	伸筋草四钱	朱茯神五钱
金狗脊去毛，四钱	杭巴戟四钱	盐菟丝四钱	胡芦巴四钱
甘枸杞五钱	大桂枝三钱	制续断四钱	花槟榔五钱
山萸肉四钱	全当归八钱	大熟地上上肉桂心五分研拌，八钱	
生甘草三钱	生姜三片	大枣三枚	

虚劳

虚劳之病，以脏腑衰退，气血阴阳亏损，日久不复为机，总以补益为原则。先生治此病，少用龟、鹿等气血有情之品，补益气血兼顾脾胃，如砂仁研拌生地。虚劳皆为久病，治疗亦需徐徐行之，不希图速效而妄用厚味滋腻之品。

张某　女　55 岁　1951 年 8 月 25 日

据述中气觉短，食物无味，腰腿无力，动则筋骨作痛，此乃血虚之故，法当从本治，疏方酌服，得效再议。

首乌藤五钱	桑寄生五钱	川牛膝三钱	制乳没各三钱

空沙参四钱　盐砂仁三钱　老苏梗三钱　西秦艽三钱
当归须四钱　制续断三钱　大生地五钱　天麦冬各三钱
生甘草二钱　生藕节五枚

二诊　8月30日

服前方各病皆轻，惟身体太虚，腿软无力，动则筋骨仍痛，法当从本主治。

桑寄生五钱　川牛膝三钱　全当归三钱　抱木茯神四钱
盐杜仲三钱　制续断三钱　首乌藤六钱　空沙参三钱
干生地砂仁二钱研拌，五钱　宣木瓜四钱　生熟苡仁各四钱
真郁金三钱　制乳没各三钱　丝瓜络四钱　生甘草二钱

三诊　9月16日

服前方尚安，惟两胁肋及周身筋络仍痛，行路艰难，此乃血不养筋之故，仍当从本治。

南沙参四钱　当归须三钱　小川芎三钱　真郁金三钱
制乳没各三钱　西秦艽三钱　川牛膝三钱　制续断三钱
广木香三钱　金狗脊去毛，三钱　桑寄生五钱　首乌藤六钱
杭巴戟四钱　云茯苓四钱　干地黄砂仁二钱研拌，五钱
生藕节五枚

张某　男　56岁　1953年5月15日

患病已久，因胸部仍胀，心仍作跳。腰部仍瘦，食不甘味，肝胃不和，心肾两虚，宿滞未尽化，内热尚重，宜以丸方调理为宜。

台党参八钱　朱茯神八钱　酸枣仁七钱　远志肉七钱
真郁金五钱　灵磁石一两　盐杜仲八钱　甘枸杞八钱
大熟地一两　小川芎六钱　山萸肉八钱　制乳没各五钱
焦鸡金八钱　佛手片八钱　盐砂仁六钱　六神曲布包，八钱

金狗脊去毛，一两　全当归一两　生杭芍一两　生甘草五钱

共捡上品药材，研成细末，炼蜜为丸，和丸时加藕汁、生荸荠汁各一杯（约半斤），丸如梧桐子大，朱砂为衣，每早晚服五十粒，白开水送下，如遇感冒停服。

赵某　男　20岁　1952年6月12日

据述头部昏眩作痛，腰部酸痛，四肢无力，业经年余，屡治未效，兼有遗精之病，其因在此，法当从本治，更宜小心将护。

台党参四钱　土炒杭芍四钱　首乌藤一两　锁阳四钱
金樱子四钱　盐杜仲三钱　干生地四钱　知贝母各三钱
桑寄生五钱　金狗脊去毛，三钱　生杭芍四钱　生甘草二钱
带心莲子十五粒

二诊　6月14日

依前方加：香白芷二钱，炒栀子三钱，杭巴戟三钱，盐菟丝子三钱，再进。

三诊　6月18日

遗精太久，故茎囊皆凉，近又略受暑邪，故肢体疲软无力，晡后温度加高，见汗不解，睡眠亦不安，法当标本兼治。

台党参五钱　首乌藤一两　抱木茯神五钱　金狗脊去毛，四钱
杭巴戟五钱　盐菟丝子四钱　山萸肉三钱　藿香梗三钱
盐杜仲四钱　厚附片三钱　干地黄肉桂一钱研拌，五钱
炙甘草三钱　鲜荷叶一角，带梗五寸

四诊　6月20日

茎囊仍发凉，大便稍用力则小溲带出白淫极多，肢体因之疲乏，肾经太亏，如能受温补，则可缓缓调治，更宜小心将护。

炙黄芪八钱　台党参五钱　土炒白术三钱　沉香曲布包，四钱
金狗脊去毛，五钱　厚附片三钱　大熟地上上肉桂心一钱研拌，八钱

老干姜二钱 山萸肉四钱 芡实米五钱 盐巴戟四钱
淡苁蓉五钱 抱木茯神五钱 大腹皮二钱 炙甘草二钱
带心莲子十五粒

五诊 6月23日

肾经太亏，故囊茎发凉，一时难复，大便甚少而干，用力太过则引小溲出白淫，法当大剂温补，以头痛属阳虚，腰痛属阴虚，宜小心将护。

炙箭芪八钱 台党参四钱 泔浸於术五钱 金狗脊去毛，六钱
锁阳五钱 补骨脂六钱 骨碎补六钱 厚附片八钱
大熟地上上肉桂心二钱研拌，一两 老干姜五钱 山萸肉六钱
首乌藤一两 盐杜仲五钱 淡苁蓉八钱 朱茯神七钱
全当归八钱 甘枸杞五钱 杭巴戟六钱 桂圆肉四钱
盐菟丝子六钱 荔枝肉四钱 炙甘草三钱

姚某 女 57岁 1951年5月26日

据述六七年前先由手麻，继则全身关节无不麻木，无不胀痛，此由劳伤所得，为日已久，气血两亏，故稍累则手足皆肿，法当从本治，疏方照服得效再议，恐不能收速效也。

生黄芪尖五钱 台党参四钱 桑寄生五钱 小川芎三钱
全当归五钱 制乳没各三钱 真郁金三钱 西秦艽三钱
宣木瓜四钱 细生地五钱 补骨脂三钱 金狗脊去毛，三钱
忍冬藤五钱 海风藤五钱 生甘草三钱 生藕节五枚
白茅根五钱

二诊 5月30日

药后病略见轻，脉仍沉而微弦，两手不匀，周身关节痛稍减，而麻胀仍甚，病由劳伤所得，气血太亏，药既小效，当依法再进，徐徐图之。

生箭芪五钱 台党参三钱 土炒苍白术各二钱 桑寄生五钱

全当归五钱　制乳没各三钱　补骨脂三钱　骨碎补三钱
宣木瓜四钱　干地黄砂仁二钱研拌，五钱　金狗脊去毛，四钱
小川芎三钱　土炒杭芍四钱　蕲艾梗三钱　阿胶珠三钱
海风藤五钱　白茅根五钱　生甘草三钱

三诊　6月2日

据述背痛已轻，关节尚痛，手足指尚麻木而肿胀，劳伤之病，当以调养气血为主，仍依前法加减再进。

老箭芪五钱　台党参四钱　土炒苍白术各三钱　生桑枝五钱
蕲艾梗三钱　抱木茯神四钱　全当归五钱　首乌藤一两
骨碎补四钱　真阿胶烊化后入，四钱　金狗脊去毛，四钱　小川芎三钱
宣木瓜四钱　白茅根一两　干地黄砂仁二钱研拌，五钱
首乌藤一两　生甘草三钱

四诊　6月6日

依前方加：海风藤四钱，补骨脂四钱，制乳没各三钱，再进。

五诊　6月10日

近日又感外邪，觉头痛加甚，而关节之痛亦轻，但觉内皮发胀而已，仍当以调养气血，标本兼治。

台党参四钱　西防风二钱　蔓荆子三钱　香白芷三钱
杜牛膝三钱　生桑枝四钱　海风藤四钱　全当归五钱
小川芎三钱　金狗脊去毛，三钱　制乳没各三钱　冬瓜皮四钱
土炒苍白术各二钱　鲜茅根五钱　真阿胶烊化后入，三钱　生甘草二钱
鲜藕节三枚

洪某　女　29岁　1950年10月17日

脉见弦虚，据述病由产后而起，气血两伤，肝血亦贫，肺脾肾三经皆虚，致前后脑牵及背脊腰际皆酸痛无力，如弯腰提物，非一手按膝不能起立，此皆虚象

也，法当从本治。

台党参四钱　老黄芪四钱　生於术三钱　桑寄生五钱
全当归五钱　小川芎三钱　盐杜仲三钱　制续断三钱
知贝母各三钱　制乳没各三钱　干地黄砂仁二钱研拌，四钱
北五味一钱　补骨脂三钱　骨碎补三钱　金狗脊去毛，三钱
生甘草二钱　生姜三片　大枣三枚

二诊　11月2日

腰痛已轻，惟两胁作痛，咳则加甚，坐久起立则腹中牵痛而胀，中气因之不舒，仍从本治。

台党参四钱　焦冬术三钱　炒枳壳三钱　真郁金三钱
盐杜仲三钱　制乳没各三钱　赤白苓芍各三钱　全当归三钱
小川芎三钱　干生地砂仁二钱研拌，五钱　山萸肉三钱
芡实米四钱　炒山药四钱　白果肉四钱　北五味一钱
生甘草二钱　生姜三片　大红枣三枚

三诊　11月8日

脾肾两虚，肝郁太久，肾俞处脊骨突出，不能用力，稍劳则前后心经络牵痛不舒，偶有带下，仍依前法加减，缓缓图之。

老黄芪五钱　台党参三钱　金狗脊去毛，三钱　汉防己三钱
真郁金三钱　焦冬术三钱　全当归五钱　小川芎三钱
盐杜仲四钱　制续断三钱　芡实米四钱　怀山药四钱
制乳没各三钱　海风藤四钱　赤白苓芍各三钱　杭巴戟三钱
补骨脂四钱　干地黄砂仁二钱研拌，五钱　生甘草二钱
生藕节五枚　生姜三片　大枣三枚

于某　男　44岁　1950年9月17日

脉见虚弦，两尺几不应指，面色不荣，精神倦怠，据述素有遗精之病，过劳

过热则发，近半年来，觉两腿及两手腕发强而沉，行路多则不支，此乃脾肾两虚之故，大便三五日一行，法当从本治。

台党参四钱　老箭芪五钱　於潜术三钱　炒枳壳三钱
川牛膝三钱　抱木茯神四钱　金狗脊去毛，三钱　宣木瓜四钱
杭巴戟四钱　干地黄砂仁二钱研拌，五钱　全当归五钱
小川芎三钱　山萸肉三钱　锁阳三钱　炙甘草二钱
生姜三片　大枣三枚

二诊　9 月 20 日

药后尚安，惟肢体有时仍疲乏，两腿发木而痛，寒湿串入经络，故头部不清，时作呛咳，手足指有时发强，法当调和气血以为治。

炙黄芪五钱　台党参四钱　苍白术四钱　金狗脊去毛，四钱
宣木瓜四钱　盐杜仲四钱　制续断四钱　抱木茯神四钱
知贝母各三钱　嫩白前三钱　川牛膝三钱　首乌藤一两
蔓荆子三钱　全当归四钱　小川芎三钱　杭巴戟四钱
土炒杭芍五钱　炙甘草三钱　大红枣五枚

三诊　9 月 25 日

据述两腕两腿，均见轻减，但有时仍四串发凉，行路时膝下仍觉沉紧而抽搐，咳嗽震及后脑作痛，喉际不舒，夜眠至三时即醒而不能再睡，法当标本兼治。

老箭芪五钱　台党参四钱　首乌藤一两　大桂枝三钱
杭白芍四钱　宣木瓜四钱　金狗脊去毛，四钱　朱茯神四钱
川牛膝三钱　西防风二钱　全当归四钱　小川芎三钱
补骨脂四钱　川附片一钱　生甘草二钱　生姜三片
大枣三枚

四诊　9 月 28 日

药后各病皆减，惟两腿胯间发僵，胯以下胫骨及足趾不舒，行路维艰，夜眠

已安，仍当治本。

炙箭芪八钱　台党参四钱　生於术四钱　宣木瓜四钱
盐杜仲四钱　制续断四钱　金狗脊去毛，五钱　朱茯神四钱
厚附片三钱　杭巴戟三钱　补骨脂四钱　骨碎补四钱
川牛膝四钱　全当归五钱　小川芎三钱　炙甘草三钱
大桂枝三钱　生姜三片　大枣三枚

韩某　女　19岁　未婚　1950年8月15日

据述月经不调，忽前忽后，色亦不正，且有瘀块，带下亦多，素体血虚，故肢体乏力，过劳则身发软，眼发黑，精神恍惚，面部浮肿，心时作跳，胃纳不甘，夜眠胆怯，法当以养血为治。

台党参四钱　首乌藤一两　全当归四钱　小川芎三钱
抱木茯神四钱　阿胶珠三钱　山萸肉三钱　粉丹皮三钱
炒栀子三钱　大生地砂仁二钱研拌，五钱　桑寄生五钱
补骨脂三钱　芡实米四钱　怀山药四钱　炒苡仁四钱
生甘草三钱　生姜三片　大枣三枚

二诊　8月17日

依前方加：朱枣仁三钱，川牛膝三钱，甘菊花三钱，减去炒栀子、粉丹皮，再进。

三诊　8月23日

据述行路仍无力，心跳甚剧，肢体疲乏，由于过劳之故，宜静摄休养不可过劳。

台党参四钱　朱茯神四钱　朱枣仁四钱　柏子仁三钱
首乌藤一两　全当归三钱　川牛膝三钱　盐杜仲三钱
制续断三钱　金狗脊去毛，三钱　桑寄生六钱　土炒杭芍四钱
阿胶珠三钱　山萸肉三钱　大熟地砂仁二钱研拌，五钱

炙甘草三钱　带心莲子十五粒　生姜三片　大枣三枚

钱某　男　48岁　1950年2月25日

六脉皆沉弦而滑，左部略虚，舌苔中心薄黄而边白腻，据述四年前因受刺激忽然吐血，经中、西医治疗，迄未痊愈，近日腹中有时不舒，便通则止，小溲色黄，夜眠多梦，胃纳不佳，大便发热，小溲色黄，病属肝胃不和，兼感湿邪而成，病久而根深，法当标本兼治，疏方酌服，得效再议。

空沙参四钱　知贝母各三钱　酒芩柏各三钱　首乌藤八钱
制乳没各三钱　桑寄生五钱　炒栀子三钱　粉丹皮三钱
净连翘三钱　沉香曲布包，四钱　血余炭三钱　全当归三钱
炒白芍四钱　生甘草二钱　生藕节五枚

二诊　2月28日

脉仍滑弦，舌苔中后色淡而腻，大便甚畅，小溲量少而色黄浊，精神疲倦，眠食尚佳，病久而杂，收效颇迟，当依法加减再进。

台党参四钱　焦冬术三钱　炒枳壳三钱　真郁金三钱
知贝母各三钱　朱茯神四钱　首乌藤八钱　酒芩柏各三钱
天花粉四钱　炒栀子三钱　粉丹皮三钱　桑寄生四钱
当归身三钱　杭白芍四钱　生甘草二钱　生藕节五枚
生荸荠捣，三枚

三诊　3月2日

脉仍弦滑，肺叶有损，中气自弱，故感凉气则流清涕，痰邪亦甚，肝气稍旺则多梦，有时遗精，法当治本。

台党参五钱　知贝母各三钱　天花粉四钱　炙百部三钱
野百合四钱　朱茯神四钱　苦桔梗三钱　金狗脊去毛，三钱
粉丹皮三钱　炒栀子三钱　首乌藤八钱　盐黄芩柏各三钱

赤芍药三钱　北五味二钱　生甘草二钱　生藕节五枚

四诊　3月6日

脉渐平调，舌尚黄垢，内蕴湿热甚重，兼有食滞，故腹痛大便不畅，梦遗已止法当清养。

台党参三钱　天花粉三钱　大腹皮三钱　酒芩柏各三钱
炒栀子三钱　粉丹皮三钱　六神曲布包，三钱　生苡仁四钱
大生地四钱　苦杏仁去皮尖，三钱　云茯苓三钱　知贝母各三钱
生赤芍三钱　生甘草二钱　生藕节五枚　生梨皮一具

五诊　3月10日

依前方加：泔浸苍白术三钱，朱茯神三钱，芡实米四钱，再进。

六诊　3月14日

脉虽见平，尚少神力，胃纳渐开，大便尚不成条，所出宿垢甚多，而少腹仍硬，精神疲乏，法当以渗湿和中为治。

台党参四钱　泔浸苍白术各二钱　炒枳壳三钱　抱木茯神四钱
大腹皮三钱　制乳没各三钱　六神曲布包，三钱　生熟稻芽各三钱
炒栀子三钱　大生地砂仁二钱研拌，四钱　生熟苡仁各四钱
芡实米四钱　甘草梢三钱　生荸荠捣，三枚

七诊　3月18日

脉见平调，舌苔微腻而黄，湿热未清，故病未能尽除，当依法再进。

台党参四钱　泔浸苍白术二钱　炒枳壳三钱　桑寄生五钱
金樱子三钱　锁阳三钱　朱茯神四钱　芡实米四钱
酒芩柏各三钱　大生地砂仁二钱研拌，四钱　盐菟丝三钱
甘草梢三钱　生藕节五枚

八诊　3月22日

依前方加：金狗脊去毛，三钱，西秦艽三钱，首乌藤五钱，再进。

九诊　3月27日

药后各病皆愈，惟后脊背督脉部分尚作强痛，此乃风邪余热未尽之故，仍依昨法加减再进。

台党参四钱　桑寄生五钱　金狗脊去毛，三钱　盐杜仲三钱
全当归四钱　首乌藤八钱　酒芩柏各三钱　朱茯神四钱
西秦艽三钱　忍冬藤四钱　金樱子三钱　锁阳三钱
莲子心一钱　芡实米四钱　盐菟丝三钱　生甘草三钱
生藕节五枚

十诊　4月2日

脉见滑弦，舌苔薄黄垢腻，晨起尤甚，各病皆轻，惟小溲尚浑浊不畅，小腹仍硬，膀胱湿热太重，胃气略虚，当依法再进。

台党参四钱　全当归三钱　炒杭芍五钱　酒芩柏各三钱
桑寄生四钱　首乌藤一两　芡实米四钱　怀山药四钱
大腹皮三钱　广木香二钱　金樱子三钱　车前子三钱
知贝母各三钱　甘草梢二钱　带心莲子十五粒

十一诊　4月6日

依前方加：生熟苡仁各四钱，连皮苓四钱，朱灯心三十寸，方通草二钱，再进。

十二诊　4月10日

药后各病皆轻，惟遗证每旬日仍发一次，此肝热肾虚之故，当从本治。

台党参四钱　首乌藤一两　酒芩柏各三钱　锁阳四钱
肥知母三钱　金樱子三钱　大生地五钱　赤芍药四钱
生苡仁四钱　大腹皮三钱　朱茯神五钱　苦楝子三钱
甘枸杞四钱　甘菊花三钱　生甘草三钱　带心莲子十五粒

十三诊　4月17日

依前方加：焦冬术三钱，炒枳壳三钱，川贝母三钱，再进。

十四诊　4月28日

服改方八帖，各病皆减，遗证已十八日未发，惟感受外邪四肢酸痛，用热物熨之则止，脉仍弦滑，舌苔中后尚垢腻，夜眠仍多梦，肝热脾约之故，仍从本治。

台党参四钱	焦冬术三钱	炒枳壳三钱	锁阳三钱
乌梅肉三钱	甘枸杞四钱	甘菊花三钱	生赤芍四钱
朱茯神四钱	酒芩柏各三钱	金狗脊去毛，三钱	当归须四钱
生桑枝三钱	北五味二钱	生甘草三钱	带心莲子十五粒

十五诊　5月4日

脉略见平，舌苔中垢白腻，小溲仍短，乃腹中停水为患，故大便不畅，夜眠多梦，虚阳易举，肺胃有热，肝邪亦甚，仍从本治。

台党参四钱	焦冬术三钱	朱茯神四钱	肥知母三钱
盐黄柏三钱	大生地砂仁二钱研拌，四钱		北五味二钱
金狗脊去毛，三钱	锁阳三钱	甘菊花三钱	炒枳壳三钱
地骨皮四钱	首乌藤五钱	生熟稻芽各四钱	益元散冲，四钱
生藕节五枚			

十六诊　5月11日

脉见平调，沉取微数，主有肝热，故夜眠多梦，虚阳易举，胸中发嘈，大便已畅，小溲仍短而黄，食欲不佳，消化力薄，法当标本兼治。

空沙参四钱	盐元参三钱	朱茯神四钱	知贝母各三钱
生栀子三钱	粉丹皮三钱	金樱子三钱	锁阳三钱
细生地四钱	盐黄芩柏各三钱	甘枸杞四钱	甘菊花三钱
天水散冲，四钱	带心莲子十五粒		

十七诊　5月12日

药后甚安，遗证昨夜又发，其量甚多，遗后汗出，心肾两虚之故，仍当治本。

台党参四钱　朱茯神四钱　甘枸杞四钱　金狗脊去毛，四钱
生栀子三钱　大生地五钱　土炒杭芍四钱　酒芩柏各三钱
金樱子四钱　建泽泻三钱　芡实米五钱　远志肉三钱
盐元参四钱　肥知母二钱　生甘草二钱　带心莲子十五粒

十八诊　5月17日

脉仍滑弦，舌苔中厚黄腻，遗精近日未发，夜眠多梦，大便不畅，腹仍发满而肠时鸣，食欲不佳，消化力薄，脾胃有热，法当标本兼治。

台党参四钱　火麻仁三钱　淡苁蓉三钱　芡实米四钱
大生地砂仁二钱研拌，四钱　怀山药四钱　炒扁豆四钱
炒栀子三钱　粉丹皮三钱　远志肉三钱　生熟稻芽各四钱
生甘草三钱　带心莲子十五粒

十九诊　5月24日

脉已见平，舌苔亦薄，惟胃纳尚未复元，宿滞尚未化尽，饮水后腹中汩汩有声，脾肾两虚，故肢体尚觉畏寒畏风，仍从本治。

台党参四钱　焦冬术二钱　大腹皮二钱　炒枳壳二钱
朱茯神四钱　首乌藤八钱　桑寄生五钱　怀山药四钱
芡实米四钱　炒扁豆四钱　酒黄芩二钱　鲜藿香二钱
生甘草二钱　生藕节五枚　大枣三枚

二十诊　8月11日

脉见滑弦，舌苔黄白相间而垢腻，内蕴湿热甚重，故气机不畅，左胁内作痛，昨日痰中带瘀血，渐觉发热而畏寒，内热感风之故，法当标本兼治。

台党参四钱　西防风二钱　薄荷梗二钱　嫩白前三钱
知贝母各三钱　酥鳖甲三钱　苦杏仁去皮尖，三钱　粉丹皮三钱
苦桔梗三钱　炒栀子三钱　制乳没各三钱　天花粉四钱
生甘草三钱　生藕节五枚　生梨皮一具

二十一诊　8 月 13 日

药后尚安，脉息渐调，舌苔亦薄，左胁痛亦减，睡眠多梦，中午觉短，口淡无味，大便尚薄而转黄，小溲仍不畅，头部两颏尚觉微痛，此外感化热之故，仍当标本兼治。

台党参四钱　蔓荆子三钱　嫩白前三钱　酒芩柏各三钱
知贝母各三钱　首乌藤八钱　焦苡仁四钱　制乳没各三钱
炒扁豆四钱　小木通三钱　细生地五钱　甘草梢三钱
朱灯心三十寸　生藕节五枚

二十二诊　8 月 15 日

脉已平调，重按尚滑，舌苔薄黄而腻，鼻观尚塞，口能知味，惟左胸上部不适，夜眠多梦，大便不畅，小溲黄浊，内蕴湿热，略感外邪，仍当标本兼治。

台党参四钱　西秦艽三钱　嫩白前三钱　广陈皮二钱
真郁金三钱　制乳没各三钱　左金丸布包，三钱　首乌藤八钱
天花粉四钱　淡苁蓉四钱　泔浸於术三钱　酒芩柏各三钱
小木通三钱　细生地砂仁二钱研拌，五钱　甘草梢三钱
生藕节五枚　生梨皮一具

二十三诊　8 月 20 日

脉见平和，舌苔已净，惟尚有痰，大便已成形，小溲仍黄，小腹有时不舒，肠胃尚未尽调之故，仍宜治本。

台党参四钱　天花粉四钱　知贝母各三钱　天麦冬各三钱
淡竹茹二钱　苦杏仁去皮尖，三钱　云茯苓四钱　大腹皮三钱
广木香二钱　小木通三钱　细生地四钱　淡苁蓉五钱
生熟稻芽各四钱　焦鸡金三钱　酒芩柏各三钱　甘草梢三钱
生荷梗一尺

二十四诊　8 月 30 日

药后尚安，各病皆愈，惟大便干溏不定，小溲仍黄，仍依前法加减。

台党参四钱 土炒冬术三钱 云茯苓四钱 天花粉四钱
苦杏仁去皮尖，三钱 炒扁豆四钱 怀山药四钱 芡实米四钱
大腹皮三钱 广木香三钱 沉香曲布包，三钱 酒黄芩三钱
生白芍四钱 生甘草二钱 生藕节五枚

孙某 男 35 岁 1950 年 9 月 17 日

脉见沉弦，素体本有劳伤之病，本年五月间，曾患脑膜炎，愈后精神未复，近二十余日前，又患咳嗽，痰中带血，上攻两胁作痛，甚则头部偏右亦痛，行路无力，劳伤太甚，宜长期休息冀其康复，疏方照服，得效再议。

台党参四钱 泔浸白术三钱 真郁金三钱 制乳没各三钱
紫菀茸四钱 炒栀子三钱 粉丹皮三钱 抱木茯神四钱
桑寄生五钱 金狗脊去毛，四钱 川牛膝三钱 鲜茅根一两
炙甘草三钱 生藕节五枚

二诊 9 月 20 日

依前方加：天花粉四钱，制续断三钱，天麦冬各三钱，再进。

三诊 9 月 24 日

脉仍少神力，口干引饮，行动仍无力，腹中有时仍痛，感寒则甚，劳伤太过，气血两亏，仍依前法加减再进。

炙黄芪四钱 台党参四钱 生白术三钱 川牛膝三钱
制续断四钱 厚附片三钱 朱茯神四钱 天花粉三钱
天麦冬各三钱 金狗脊去毛，四钱 淡吴萸二钱 桑寄生五钱
首乌藤一两 大腹皮三钱 鲜茅根一两 炙甘草三钱
生姜三片 大枣三枚

四诊 11 月 2 日

服前方多帖甚安，自请服丸药调理。

早服八味地黄丸，每次二钱，晚服天王补心丹，每次一钱，均用淡盐水

送下。

李某　男　25岁　1951年5月20日

据述曾患肋膜炎症，经医院抽水一次，病虽痊愈，但觉肢体疲乏，不能过劳，此乃肺肾两虚之故，法当从本治，更宜小心将护。

台党参四钱　焦冬术三钱　炒枳壳三钱　桑寄生四钱
朱茯神四钱　首乌藤一两　金狗脊去毛，四钱　骨碎补三钱
补骨脂三钱　大生地砂仁二钱研拌，四钱　野百合四钱
甘枸杞三钱　炙甘草三钱　生姜三片　大枣三枚

二诊　5月23日

药后尚安，自抽水之后，午后体温加高，肾部亦虚，仍当治本。

台党参四钱　焦冬术三钱　炒枳壳三钱　地骨皮三钱
金狗脊去毛，四钱　醋青蒿三钱　酥鳖甲四钱　朱茯神四钱
野百合四钱　炙百部三钱　甘枸杞三钱　干地黄四钱
甘菊花三钱　炙甘草三钱　生姜三片　大枣三枚

三诊　6月25日

据述午后体温加高，玉关不固，见色则滑精，肺肾两虚，仍当治本。

台党参四钱　焦冬术三钱　炙黄芪四钱　锁阳三钱
金樱子四钱　朱茯神四钱　醋青蒿三钱　酥鳖甲四钱
甘枸杞三钱　金狗脊去毛，三钱　北五味二钱　苦楝子三钱
山萸肉三钱　大熟地砂仁二钱研拌，四钱　炙甘草三钱
带心莲子十五粒

四诊　6月29日

依前方加：灵磁石先煎，五钱，朱枣仁三钱，野百合四钱，再进。另用高丽白参适量，泡水代茶常服。

五诊　7月8日

据述服高丽白参后，精神颇振，中气亦足，惟有时滑精，仍从本治。

台党参五钱　炙黄芪四钱　土炒於术三钱　朱茯神五钱
金狗脊去毛，四钱　金樱子五钱　苦楝子四钱　乌梅炭三钱
酒芩柏各三钱　香青蒿三钱　甘枸杞四钱　甘菊花三钱
山萸肉三钱　朱枣仁四钱　大熟地上上肉桂心二钱研拌，八钱
炙甘草三钱　带心莲子十五粒

姚某　男　35岁　1950年9月7日

脉见滑弦，舌苔深红，素体湿热甚重，肝旺脾虚，肠胃不调，邪在上则口生疮，而皮肤燥热，邪在下则肾囊发痒，而发疝气，上热下寒之体，用药颇费周章，病经十年，其根已深，法当从本治，疏方酌服得效再议。

空沙参四钱　苍白术各三钱　炒枳壳三钱　炒栀子三钱
粉丹皮三钱　制乳没各三钱　酒芩柏各三钱　杜牛膝三钱
金狗脊去毛，四钱　干生地砂仁二钱研拌，四钱　甘枸杞三钱
生苡仁三钱　忍冬藤四钱　净连翘四钱　生甘草二钱
生藕节五枚

二诊　9月14日

脉弦象已减惟见滑平，舌根稍有薄苔，内唇及牙龈均有红肿处，肾囊有时发痒潮湿并有下坠时，仍依前法加减。

南沙参四钱　炒栀子三钱　粉丹皮三钱　酒芩柏各三钱
盐橘核三钱　制乳没各三钱　甘菊花三钱　枸杞子四钱
忍冬藤四钱　生熟苡仁各三钱　净连翘四钱　白鲜皮四钱
大生地砂仁二钱研拌，四钱　生甘草二钱　生藕节五枚
生梨皮一具

三诊　9 月 21 日

药后惟胸部发空而袪冷，夜眠非压住不舒，胸腹作胀，囊湿如故，皆虚象也，仍依前法加减。

台党参四钱　焦冬术三钱　老干姜三钱　厚附片三钱
枸杞子四钱　山萸肉三钱　全当归四钱　土炒杭芍五钱
沉香曲布包，三钱　大熟地上上肉桂心五分研拌，五钱　甘菊花三钱
炙甘草三钱　抱木茯神四钱　大枣三枚

四诊　9 月 26 日

脉渐有神力，腹中气胀亦见轻，得虚恭则安，惟因外感化热，鼻涕中有血丝，有时头部发沉，肾囊仍湿而作痒，乃肺肾两虚之故，法当从此消息。

灵磁石先煎，五钱　台党参四钱　泔苍术三钱　大腹皮三钱
沉香曲布包，三钱　厚附片三钱　香白芷三钱　金狗脊去毛，四钱
知贝母各三钱　甘枸杞四钱　干地黄砂仁二钱研拌，八钱
山萸肉三钱　嫩白前三钱　生熟苡仁各三钱　甘草梢三钱

五诊　10 月 18 日

脉见弦滑，肠胃有不和之处，兼之肝气略郁，故虚恭特多，便后略见血点，舌尖生疮，内热可知，夜眠因腹中气动，不能酣睡，两胁有时串痛，乃肝邪为患，法当从本治。

灵磁石先煎，五钱　台党参四钱　土炒杭芍五钱　真郁金三钱
沉香曲布包，三钱　莲子心一钱　炒栀子三钱　粉丹皮三钱
小川芎三钱　制乳没各三钱　大腹皮三钱　金狗脊去毛，四钱
首乌藤一两　夜合花四钱　广木香二钱　生甘草二钱
生藕节五枚

肿瘤

肿瘤之病，属本虚标实，故先生急则治标，以活血化瘀行气为要，用制乳没、血竭等品。缓则治本，以培补气血为要，用参、芪、归、地之品。随证或清热解毒、或温中行气，攻补兼施，以求全效。

陈某　男　49岁　1950年3月20日

脉见虚弦，面色不荣，据述患肠胃病已多日，因食道生有瘤子，经手术割去之后，伤口不愈合，有时血液渗出，自觉食管日形窄小，只能进流质食物，疏方照服得效再议。

空沙参四钱　苦杏仁去皮尖，三钱　苦桔梗三钱　制乳没各三钱
真血竭二钱　沉香曲布包，四钱　生稻芽三钱　大腹皮四钱
焦鸡金二钱　盐砂仁二钱　平贝母三钱　赤芍药三钱
生藕节五枚

二诊　3月25日

脉仍见虚，弦象略减，据述药后，渗血稍减，惟痰中有时带血丝，胃纳略开，仍仅能流质稍浓者，当依前法加减。

空沙参四钱　制乳没各三钱　真郁金三钱　真血竭三钱
忍冬藤四钱　净连翘三钱　知贝母各三钱　龙胆草一钱
大腹皮三钱　细生地砂仁二钱研拌，四钱　苦杏仁去皮尖，三钱
生甘草二钱　生荸荠捣，三枚　紫花地丁四钱

三诊　3月29日

脉仍见虚，伤口渗血已少，尚隐隐作痛，食物仍不快畅，拟以膏方长服调理，可先服二三剂后，取三剂加炼蜜收膏，每日服二次，每次服一勺，温开水送下。

台党参四钱　苦桔梗三钱　苦杏仁去皮尖，三钱　制乳没各三钱

真郁金三钱　真血竭三钱　忍冬藤五钱　净连翘三钱
平贝母三钱　酒芩柏各三钱　野百合四钱　杜牛膝三钱
鲜生地五钱　金钗石斛三钱　霞天曲布包，三钱　焦鸡金三钱
生甘草二钱

刘某　女　40岁　1950年4月2日

脉不条达，两手不匀，据述患子宫瘤已久，经医院电疗后，流出恶水及块状秽物甚多，但未彻底治愈，故大小便时均感坠胀，非服药不能排便，小便亦涩，经久始见涓滴，腹中自感发凉，肢体亦发凉，而胸次则不时发热，下串至腿部，非按摩不舒，中气太亏，瘤毒尚甚，法当从本治。

老黄芪皮五钱　制乳没各三钱　淡苁蓉五钱　真血竭三钱
生熟地黄砂仁二钱研拌，各三钱　全当归四钱　台党参四钱
绿升麻一钱　车前子四钱　赤茯苓四钱　赤白芍各三钱
火麻仁四钱　生甘草二钱

二诊　4月4日

药后病无出入，腹中偏右胀痛，两胯两腿及腰际皆痛，前阴时排出秽臭之块，大便仍坠胀而不畅，小溲亦不畅通，病根太深，不易收速效也。

台党参四钱　全当归七钱　淡苁蓉四钱　真血竭三钱
生熟地黄砂仁二钱研拌，各三钱　忍冬藤六钱　净连翘四钱
制乳没各三钱　大腹皮三钱　广木香二钱　小木通三钱
盐杜仲三钱　盐黄芩柏各三钱　土茯苓四钱　赤白芍各三钱
甘草梢三钱

三诊　4月9日

药后前阴流水甚多，但无臭气，大便仍下坠而不易排出，两胯及前阴不时坠痛，此皆瘤毒为患，病久且深，疏方照服，得效再议。

盐元参四钱　制乳没各三钱　真血竭三钱　土茯苓八钱
盐泽泻四钱　细生地砂仁二钱研拌，四钱　赤白苓芍各三钱

当归须四钱　酒炒荆芥穗三钱　盐黄芩柏各三钱　淡苁蓉四钱
小木通三钱　绿升麻一钱　首乌藤一两　沉香曲布包，四钱
甘草梢三钱

姚某　女　14岁　1950年7月21日

脉不调和，舌有薄黄苔，据述病经六月，因远走他乡工作，饥饱寒热不匀，加之劳乏太过，致水气夹食滞，而成包块为患，肠胃间汩汩有声，致小腹胀硬，按之作痛，为日已久，当缓缓图之，不能收速效也。

台党参三钱　焦冬术三钱　炒枳壳三钱　盐炒小茴香三钱
广木香二钱　生熟稻芽各三钱　杭巴戟三钱　大腹皮三钱
焦鸡金三钱　老干姜二钱　干生地肉桂子一钱研拌，四钱
厚附片三钱　抱木茯神四钱　全当归三钱　炒白芍四钱
生甘草二钱

二诊　7月25日

依前方加：车前子三钱，知贝母各二钱，再进。

三诊　8月23日

服改方后，腹中包块按之仍作痛，此肝气裹水夹滞为患，受寒则甚，仍当治本。

台党参三钱　焦冬术三钱　炒枳壳三钱　真郁金三钱
小青皮二钱　苦葶苈三钱　老干姜三钱　肉桂子二钱
厚附片二钱　杭巴戟三钱　小茴香三钱　葫芦巴二钱
六神曲布包，四钱　朱茯神四钱　广木香二钱　生甘草二钱
大红枣三枚　生藕节五枚

四诊　8月19日

药后甚安，腹中包块渐消，水声亦减，惟寒邪尚未尽化，当依法加减再进。

台党参四钱　焦冬术三钱　炒枳壳三钱　盐砂仁二钱
真郁金三钱　六神曲布包，四钱　苦葶苈三钱　老干姜三钱
厚附片三钱　肉桂子二钱　小茴香三钱　云茯苓四钱

补骨脂三钱　炒稻芽三钱　生甘草二钱　生姜三片
大枣三枚

李某　男　25岁　1951年3月2日

脉见弦数，舌苔中后有黄苔而少津液，据述腹中偏左有包块为患，有时胀痛而坠，头眩眼花，时作呛咳，此乃水不涵木，肝肾两虚，肝气冲肺故作咳，法当从本治。

空沙参四钱　知贝母各三钱　天花粉四钱　大腹皮三钱
制乳没各三钱　炒栀子三钱　粉丹皮三钱　川牛膝三钱
甘菊花三钱　甘枸杞三钱　细生地四钱　酒炒元胡三钱
真郁金二钱　生甘草二钱　生荸荠捣，三枚

二诊　3月6日

药后病无出入，腹中偏右包块上冲为患，当脐作跳，此乃气结为患，为日已久，不能收速效也。

灵磁石先煎，五钱　空沙参五钱　霍石斛四钱　真郁金三钱
制乳没各三钱　炒栀子三钱　粉丹皮三钱　酒炒元胡三钱
醋香附三钱　广木香三钱　大腹皮三钱　金狗脊去毛，三钱
知贝母各三钱　天麦冬各三钱　生甘草二钱　生藕节五枚

三诊　3月11日

腹中包块，颇似横痃，按之汩汩有声，跳动有力，牵及胀痛，肢体发麻，停水夹肝肾之气为患，业已年余，为日已久，其根已深，未可轻视，宜小心将护。

灵磁石先煎，五钱　台党参四钱　真郁金三钱　沉香曲布包，四钱
制乳没各三钱　元胡索三钱　茯苓皮四钱　苦葶苈四钱
大腹皮三钱　盐杜仲三钱　首乌藤一两　桑寄生五钱
甘草梢三钱　生藕节五枚　大红枣三枚

四诊　3月16日

依前方加：盐泽泻三钱，车前子四钱，代赭石先煎，四钱，减去灵磁石，再进。

五诊　3月20日

腹中包块极硬，按之作痛，当脐更甚，头部眩晕，口干引饮，体温颇高，腰脊皆痛，困倦思眠，气逆作呃则舒，气水两伤，肝脾不和，内热极重防成消渴，不可大意。

首乌藤一两　醋青蒿三钱　酥鳖甲四钱　炒栀子三钱
粉丹皮三钱　真郁金三钱　制乳没各三钱　酒炒元胡三钱
广木香三钱　酒芩柏各三钱　空沙参四钱　盐杜仲三钱
桑寄生四钱　苦葶苈三钱　天花粉四钱　甘草梢三钱
生藕节五枚　大红枣三枚

六诊　3月27日

据述两太阳穴作跳则周身战动不安，按当脐则腹部两侧皆痛，包块稍小，尚未全消，劳动则痛，痛则口中发干，逆气上冲则胸次作喘，病杂而久，仍当治本。

灵磁石先煎，五钱　台党参四钱　西秦艽三钱　首乌藤一两
忍冬藤五钱　海风藤四钱　制乳没各三钱　炒栀子三钱
粉丹皮三钱　朱茯神四钱　真郁金三钱　桑寄生五钱
甘草梢三钱　生藕节五枚

董某　男　61岁　1950年11月20日

脉见弦虚而滑数，口干少津，入夜引饮，小溲自六月初便血，嗣后大便亦有血出，左胁肋不时胀痛，此属膀胱湿热。据医院检查，肾部似有瘤子，疏方酌服，得效再议。

台党参三钱　盐元参心三钱　焦栀子三钱　粉丹皮三钱
赤小豆四钱　制乳没各三钱　生杭芍五钱　血余炭三钱
盐芩柏各三钱　细生地五钱　当归尾三钱　阿胶珠三钱
大麦冬三钱　甘草梢三钱　生梨汁一大勺　生藕汁一大勺

二诊　11月22日

脉弦象已减，入夜口干引饮亦少，左胁肋仍时胀痛，有时牵及右胁亦痛，此

湿热之故，当依昨法加减。

盐元参四钱　炒栀子三钱　粉丹皮三钱　制乳没各三钱
当归身四钱　炒杭芍四钱　细生地四钱　盐黄芩柏各三钱
阿胶珠三钱　大麦冬三钱　生苡仁四钱　广木香三钱
生甘草二钱　生藕节五枚

三诊　11月26日

药后甚安，惟劳乏则腰际坠痛，大便干燥，小溲已清，仍从本治，更宜小心将护。

台党参三钱　盐元参三钱　全当归三钱　炒杭芍四钱
大生地四钱　盐杜仲三钱　淡苁蓉四钱　酒芩柏各三钱
炒苡仁四钱　天麦冬各三钱　制乳没各三钱　阿胶珠三钱
知贝母各三钱　甘枸杞四钱　甘菊花二钱　生甘草二钱
生藕节五枚

四诊　11月30日

药后腰以下仍作坠痛，不能久坐，大便干结三四日一行，肺虚作咳，其因由此，仍宜治本。

台党参四钱　焦冬术三钱　炒枳壳三钱　淡苁蓉五钱
火麻仁四钱　全当归四钱　天麦冬各三钱　盐杜仲四钱
苦杏仁去皮尖，三钱　枸杞子四钱　甘菊花三钱　阿胶珠三钱
生甘草三钱　生梨皮一具

五诊　12月5日

据述各病皆轻，惟素体肝旺，口干而发苦，舌上生刺，大便二三日一行，咳嗽未愈，仍当治本。

台党参三钱　霍石斛四钱　天花粉四钱　火麻仁四钱
知贝母各三钱　天麦冬各三钱　甘菊花三钱　甘枸杞四钱
细生地五钱　赤白苓芍各三钱　苦杏仁去皮尖，三钱　生甘草二钱
生梨皮一具

妇科病案

月经不调

月经周期、经期、经量、经色、经质异常均为月经不调，或由先天肾气不足，或因多产房劳、劳倦过度，伤及肝脾肾，致气血失调，冲任受损。调经之法，不外补肾、扶脾、疏肝、调理气血。先生常以党参、黄芪、当归调补气血，郁金、元胡疏理肝气，地黄、寄生、牛膝培补肝肾，神曲、於术扶脾。标本同治，以平为期。

滕某　女　45岁　1951年7月5日

据述近一月来，月经旺行，或五六日，或七八日一行，其量较多，腹中发凉而四肢发热，五心亦热，口中干渴发热，经下多黑血块，此乃肝郁脾约肾亏，膀胱热结所致，小溲极少，略感外邪，法当标本兼治。

台党参四钱　桑寄生五钱　当归炭四钱　酒芩柏各二钱
生栀子三钱　粉丹皮三钱　醋青蒿三钱　酥鳖甲四钱
血余炭三钱　忍冬藤五钱　小茴香盐炒，三钱　阿胶珠三钱
干生地砂仁二钱研拌，四钱　陈香薷二钱　真郁金三钱
甘草梢二钱　生荷梗一尺

二诊　7月7日

据述肢体疲倦贪眠，小溲频数，经行仍有血块下注，肝脾两郁，有时身热，见汗亦不解，阴分太虚，当从本治。

台党参四钱　首乌藤一两　生栀子三钱　粉丹皮三钱
酒芩柏各二钱　血余炭四钱　当归炭三钱　大生地五钱
知贝母各三钱　真郁金三钱　醋青蒿二钱　酥鳖甲三钱
忍冬藤二钱　赤苓芍各二钱　天水散布包，四钱　浮小麦二两
鲜荷叶一角，带梗五寸

三诊　7月9日

肢体仍疲困，经水今日已止，小溲不畅，大便干结，三四日一行，每日午后则感心乱身热，有时昏迷，汗出不已，仍当从本治。

台党参四钱　焦冬术三钱　炒枳壳二钱　朱茯神四钱
真郁金三钱　桑寄生五钱　首乌藤一两　当归炭四钱
干生地四钱　酒黄芩二钱　醋青蒿三钱　酥鳖甲二钱
地骨皮三钱　小川芎三钱　益元散布包，四钱　带心莲子十五粒

四诊　7月12日

据述昨日经水又来，量虽不多，中有瘀块，胃纳略开，温度亦减，当依法加减再进。

台党参四钱　炒栀子三钱　粉丹皮三钱　地骨皮四钱
朱茯神三钱　蔓荆子三钱　首乌藤一两　川牛膝三钱
小川芎三钱　香青蒿三钱　酥鳖甲三钱　当归头三钱
血余炭三钱　生甘草三钱　带心莲子十五粒

五诊　7月19日

经水已止，黄带亦净，惟中气觉短，胃纳不旺，早起面部及两腿皆肿胀，头有时仍作痛，温度渐减，肝脾两亏，肺肾亦虚，仍依前法加减再进。

台党参五钱　土炒冬术三钱　桑寄生四钱　地骨皮四钱
嫩藁本二钱　首乌藤一两　醋青蒿三钱　酥鳖甲三钱
川牛膝三钱　抱木茯神朱拌，四钱　宣木瓜四钱　全当归四钱
小川芎三钱　冬瓜皮五钱　干生地砂仁二钱研拌，五钱

生甘草二钱　生姜一片　大枣三枚

六诊　7月29日

据述近日左乳内生核，皮红而痛，经行前痛加甚，早起面部及双腿尚肿，胃纳极钝，消化力薄，恐成乳痈，宜小心将护。

台党参四钱　制乳没各三钱　真郁金三钱　地骨皮四钱
桑寄生五钱　首乌藤七钱　柏子仁三钱　全当归四钱
小川芎三钱　干生地砂仁二钱研拌，五钱　土炒白芍五钱
生甘草二钱　生藕节五枚　生姜一片　大枣三枚

另：早服犀黄丸二钱，晚服醒消丸二钱，均用温开水送下。

张某　女　26岁　1951年2月21日

据述月经已年余不行，近则到期仅有粉色之血少许，带仍下行，肝郁脾约，法当从本治。

桑寄生四钱　当归须三钱　小川芎三钱　细生地五钱
赤芍药三钱　川牛膝三钱　酒炒元胡三钱　蕲艾炭三钱
朱茯神四钱　阿胶珠四钱　炒苡仁四钱　芡实米四钱
淮山药四钱　真郁金三钱　生甘草三钱　生藕节五枚

二诊　1月25日

服前方尚安，惟中气不足，动则气短，带下仍多，经行不畅，肝脾血虚，当从本治。

老黄芪五钱　焦冬术三钱　炒枳壳三钱　桑寄生五钱
朱茯神四钱　全当归三钱　小川芎三钱　干地黄五钱
酒炒元胡三钱　真郁金三钱　生杭芍四钱　淮山药四钱
芡实米四钱　阿胶珠三钱　蕲艾梗三钱　生甘草二钱
生藕节五枚

周某　女　25岁　1950年12月27日

据述病情乃血分有热，经行不畅，腹胀而坠，小溲频数，眠食尚安，法当标本兼治。

台党参四钱　桑寄生五钱　酒茯芩三钱　炒栀子三钱
粉丹皮三钱　制乳没各三钱　真郁金三钱　全当归四钱
赤白苓芍各四钱　小川连一钱　细生地四钱　生甘草二钱
鲜茅根一两　生藕节五枚

二诊　12月21日

药后尚安，惟腹仍坠胀，小溲午后频数，腰部偏右亦胀痛，法当从本治。

台党参四钱　全党归四钱　甘枸杞四钱　杭菊花五钱
干生地五钱　制乳没各三钱　真郁金三钱　酒芩柏各五钱
赤白苓芍各三钱　龙胆草二钱　朱茯神四钱　炒栀子三钱
粉丹皮三钱　鲜苇茎五寸　生甘草二钱　生藕节五枚

郭某　女　31岁　1950年5月20日

脉见沉弦，面色发黄，两眼发黑，周身浮肿而发麻，月经不调，或两月一行，行则下黑紫血块，其量亦多，此乃血虚有热之故，有时心跳，喉哑不能出声，牙龈有时出血，病势非轻，宜小心将护，不可大意。

台党参四钱　元参心四钱　焦山栀三钱　粉丹皮三钱
全当归四钱　干地黄五钱　赤白苓芍各三钱　小川芎三钱
酒芩柏各三钱　冬瓜仁皮各四钱　知贝母各三钱　生甘草三钱
鲜茅根五钱　生藕节五枚

二诊　5月25日

服前方后身肿渐消，惟眼仍发黑，有时心跳，胸次作痛，喉哑尚未尽愈，有时腹泻，仍依前法加减再进。

台党参四钱	甘菊花三钱	甘枸杞三钱	干地黄四钱
山萸肉三钱	灵磁石先煎，五钱	制乳没各三钱	知贝母各三钱
炒稻芽四钱	六神曲布包，四钱	全当归三钱	土炒白芍四钱
炒扁豆四钱	大腹皮三钱	真郁金三钱	生甘草三钱
带心莲子十五粒			

三诊　6月9日

药后胃痛已愈，惟心跳仍甚，不能安眠，头仍昏，眼仍黑，经水三月未行，昨始至，色黑量少，腹部仍胀，素体太虚，当依法加减再进。

台党参四钱	朱茯神四钱	知贝母各三钱	首乌藤一两
忍冬藤五钱	全当归三钱	小川芎三钱	川牛膝三钱
赤白苓芍各二钱	干地黄四钱	大腹皮三钱	醋香附三钱
生藕节五枚			

四诊　6月18日

前方加：单桃仁去皮尖，三钱，苏枋木三钱，灵磁石先煎，五钱，真郁金三钱，再进。

五诊　6月30日

据述近日鼻衄甚多，因此头眩心跳，午后肢体发热，见汗不解，血虚有热上耗，引饮过多又停滞不下，仍依前法加减。

台党参四钱	朱茯神四钱	血余炭三钱	当归炭三钱
醋青蒿三钱	酥鳖甲四钱	干地黄四钱	柏子仁三钱
山萸肉三钱	阿胶珠四钱	川牛膝三钱	焦山栀三钱
粉丹皮三钱	鲜茅根一两	生藕节五枚	

六诊　8月9日

服前方声哑已愈，惟胸次尚闷，中气不舒，周身倦怠发燥，夜眠不安，食不甘味，病久且深，仍从本治。

空沙参四钱	醋青蒿三钱	酥鳖甲四钱	桑寄生五钱

抱木茯神四钱　全当归三钱　小川芎三钱　首乌藤一两
真郁金三钱　干生地砂仁二钱研拌，五钱　杭白芍四钱
天花粉四钱　知贝母各三钱　生甘草三钱　生藕节五枚

七诊　9月3日

声哑已愈，寒热亦退，惟有时觉心跳，喉际发干，月经逾期未至，仍当依法加减再进。

台党参四钱　朱茯神四钱　首乌藤一两　真郁金三钱
灵磁石先煎，五钱　全当归三钱　山萸肉三钱　柏子仁三钱
土炒杭芍四钱　大熟地砂仁二钱研拌，五钱　大麦冬三钱
生甘草三钱　生藕节三枚

徐某　女　27岁　未婚　1950年2月12日

脉不条达，面色不荣，素体月经不调，往往过期始至，此次已逾十余日尚未行，不时眩晕，而出冷汗，肝胃不和，纳食不甘，略有外邪，致成此候，法当标本兼治。

台党参四钱　桑寄生五钱　全当归四钱　小川芎三钱
炒栀子三钱　粉丹皮三钱　川牛膝三钱　朱茯神四钱
真郁金三钱　细生地砂仁二钱研拌，四钱　生赤芍四钱
生甘草二钱　生姜三片　大枣三枚

二诊　2月15日

服前方尚安，惟月经仍未至，食物消化力薄，内热尚重，当从本治。

当归尾四钱　小川芎三钱　苏枋木三钱　真郁金三钱
川牛膝三钱　南红花三钱　酒芩柏各三钱　炒栀子三钱
粉丹皮三钱　沉香曲布包，三钱　细生地砂仁二钱研拌，五钱
赤苓芍各三钱　甘草梢三钱　生藕节五枚

郭某 女 27岁 1950年3月16日

据述五年前因流产双胎后，月经即不调，二十余日一行，经行腹痛腰酸，量亦不多，且有瘀块，要求服用丸剂，先拟汤方服三五剂后再用丸剂可也。

全当归三钱 小川芎二钱 赤苓芍各三钱 醋香附三钱
酒炒元胡三钱 苏枋木三钱 大腹皮三钱 盐杜仲三钱
干生地砂仁二钱研拌，四钱 生甘草二钱 生藕节五枚

二诊 3月25日

病因五年前流产双胎后，嗣则月经不调，二十余日一行，经行腹痛腰酸，量少而有瘀块，服汤剂后尚安，再以丸方调理。

台党参一两 全当归一两 小川芎五钱 蕲艾梗五钱
赤白苓芍各五钱 酒炒元胡八钱 醋香附八钱 盐杜仲八钱
川牛膝八钱 单桃仁去皮尖，六钱 香砂仁五钱 干地黄一两
大腹皮六钱 苏枋木五钱 京三棱五钱 蓬莪术五钱
东阿胶八钱 土炒於术八钱 南红花五钱 六神曲布包，八钱
生甘草五钱

上述选取地道，依法炮炙，共研细末，炼蜜为丸，如梧桐子大，每日早晚各服四十粒，淡盐水送下，如遇感冒暂停。

田某 女 30岁 1950年7月1日

脉见弦虚，舌干少津液，胃纳不佳，消化力薄，大便素不正常，腹时作响，得虚恭则安。近两日夜眠不酣，良由身体太虚，经水亦不调，十余日一行，量不多而色黑不正，时发急燥，周身发麻，素体血虚，更兼自乳，则血更虚，宜停乳为宜，更宜小心将护。

台党参四钱 焦冬术三钱 炒枳壳三钱 全当归四钱

六神曲布包，四钱　小川芎三钱　桑寄生五钱　首乌藤二两
朱茯神四钱　赤苓芍各三钱　炒栀子三钱　粉丹皮三钱
细生地五钱　山萸肉三钱　生甘草二钱

二诊　8月1日

依前方加：酒黄芩三钱，淡苁蓉四钱，再进。

三诊　8月2日

服改方后各病皆轻，惟身体太虚，血不荣养。故尚作呛咳，又因感风，喉际发痒，仍当治本。

台党参四钱　焦冬术三钱　知贝母各三钱　全当归三钱
小川芎三钱　西秦艽二钱　炒栀子三钱　粉丹皮三钱
干生地砂仁二钱研拌，五钱　酒黄芩三钱　山萸肉三钱
苦杏仁去皮尖，三钱　赤苓芍各三钱　生甘草二钱　生藕节五枚

四诊　8月4日

药后甚安，惟夜眠不熟，食物不甘，现当经期，其量极多，其色发乌，血虚有热之征，仍从本治。

台党参四钱　炒栀子三钱　粉丹皮三钱　首乌藤二两
盐砂仁三钱　醋香附三钱　酒芩柏各三钱　生熟稻芽各三钱
桑寄生四钱　制乳没各三钱　夜合花三钱　生甘草三钱
生藕节五枚

五诊　8月6日

据述夜眠仍不安，胃纳午前尚安，午后则差，日晡发热，一小时即退，经水已停，当以安养为法。

台党参四钱　炒冬术三钱　炒枳壳三钱　香青蒿三钱
酥鳖甲四钱　生熟稻芽各三钱　当归身三钱　地骨皮三钱
赤白芍各三钱　桑寄生四钱　夜合花四钱　首乌藤一两
生甘草三钱　生藕节五枚

六诊 8月8日

昨又感风，鼻观堵塞而浓涕甚多，午前胃纳尚佳，午后则食物不甘，喉间觉有凉气，日晡发热已愈，法当标本兼治。

台党参四钱 老苏梗三钱 苦杏仁去皮尖，三钱 西秦艽三钱
西防风三钱 全当归五钱 小川芎三钱 盐砂仁二钱
桑寄生五钱 土炒杭芍四钱 焦冬术三钱 首乌藤八钱
炙甘草三钱 生姜三片 大枣五枚

七诊 8月10日

药后各病皆减，惟胃纳未复，时觉有凉气，此虚象也，仍宜治本。

台党参四钱 焦冬术三钱 炒枳壳三钱 全当归四钱
山萸肉三钱 干生地砂仁二钱研拌，五钱 小川芎三钱
炒白术三钱 炒稻芽四钱 沉香曲布包，三钱 抱木茯神四钱
姜厚朴二钱 炙甘草三钱 知贝母各三钱 生姜三片
大枣三枚

八诊 8月14日

药后胃纳已复，惟消化力尚薄，内热甚重，胃火亦甚，口中发苦而腻，中宫尚虚，仍从本治。

灵磁石先煎，五钱 台党参四钱 全当归三钱 土炒冬术三钱
金狗脊去毛，三钱 干生地砂仁二钱研拌，五钱 姜厚朴二钱
小川芎三钱 炒杭芍四钱 沉香曲布包，四钱 盐菟丝子三钱
生甘草三钱 生姜三片 大枣三枚

九诊 8月16日

灵磁石先煎，五钱 台党参四钱 土炒冬术三钱 桑寄生五钱
全当归四钱 炒杭芍四钱 干生地砂仁二钱研拌，五钱
盐菟丝子三钱 小川芎三钱 真郁金三钱 沉香曲布包，四钱
川牛膝三钱 生甘草三钱 生姜三片

大枣三枚

十诊　8月26日

据述各病已愈，近两日忽觉头痛，月经提前四五日，现当经期，其色发黑，肝热太甚，略感外邪，法当标本兼治。

台党参三钱　土炒冬术三钱　真郁金三钱　粉丹皮三钱
炒栀子三钱　全当归三钱　杭白芍四钱　小川芎三钱
酒黄芩三钱　桑寄生五钱　干地黄五钱　川牛膝三钱
云茯苓四钱　生甘草三钱　生藕节五枚

十一诊　9月4日

据述月经已净，惟中气觉短，呛咳痰胶在喉，不易吐出，午前精神较佳，午后倦怠，内热未清，法当和化。

空沙参四钱　天麦冬各三钱　知贝母各三钱　天花粉四钱
真郁金三钱　苦杏仁去皮尖，三钱　苦桔梗三钱　抱木茯神四钱
全当归三钱　小川芎三钱　灵磁石先煎，五钱　山萸肉三钱
於潜术三钱　干生地砂仁二钱研拌，五钱　生甘草三钱
带心莲子十五粒

十二诊　9月15日

头部不时眩晕，口中时有凉气，呛咳已愈，肢体倦怠，仍是内热未清之故，法当清养。

台党参三钱　首乌藤六钱　忍冬藤四钱　当归身三钱
小川芎三钱　川牛膝三钱　朱茯神四钱　炒栀子三钱
粉丹皮三钱　酒黄芩三钱　甘枸杞四钱　甘菊花三钱
干生地砂仁二钱研拌，五钱　土炒杭芍四钱　甘菊花三钱
生甘草三钱　带心莲子十五粒

十三诊　12月3日

据述近日头部昏眩心慌，午后出气不匀，鼻观有声，小溲颇数，喉咽以下皆

有凉气，食物不甘，夜眠尚安，肝虚脾困，膀胱有热，仍当治本。

台党参四钱　土炒冬术三钱　蔓荆子三钱　西秦艽二钱
炒栀子三钱　粉丹皮三钱　酒芩柏各三钱　朱枣仁三钱
首乌藤四钱　当归身四钱　干生地砂仁二钱研拌，五钱
土炒杭芍四钱　生甘草二钱　生姜三钱　大枣五枚

十四诊　12月6日

药后各病皆轻，惟气尚促，夜眠不安，当依法加减再进。

台党参四钱　炒冬术三钱　炒枳壳三钱　首乌藤一两
炒栀子三钱　粉丹皮三钱　酒芩柏各三钱　灵磁石先煎，五钱
夜合花四钱　当归身四钱　炒杭芍四钱　生甘草二钱
生藕节五枚

十五诊　12月10日

服改方后，气仍发急，后脑发沉，午后偏右半部头面皆痛，喉际红肿而有白腐，此皆肝热侵肺，故睡眠仍不安，仍当从本治。

空沙参四钱　知贝母各三钱　苦桔梗三钱　忍冬藤四钱
薄荷叶连梗，一钱　粉丹皮三钱　炒栀子三钱　杜牛膝三钱
生石膏先煎，五钱　酒芩柏各三钱　首乌藤一两　生甘草二钱
生梨皮一具　生荸荠捣，五枚

十六诊　12月13日

服前方病已见愈，惟咳嗽痰胶而不爽，法当从事清解。

南沙参四钱　天花粉四钱　杜牛膝三钱　苦杏仁去皮尖，三钱
云茯苓四钱　苦桔梗三钱　炒栀子三钱　粉丹皮三钱
知贝母各三钱　生石膏先煎，五钱　酒黄芩三钱　生甘草二钱
生荸荠捣，三枚　生藕节五枚

萧某　女　43岁　1950年1月8日

据述月经不调，每半月一行，其量甚多，且有瘀块，致腹中胀痛，腰腿亦酸痛，笑则后脑作痛，食物下胃，积聚胃中，不易消化，此乃血虚有热为患，气亦郁结，故见此候，法当从本治。

台党参四钱　泔浸於术三钱　真郁金三钱　当归首四钱
小川芎三钱　首乌藤八钱　血余炭三钱　盐杜仲三钱
柏子仁四钱　制乳没各三钱　炒枣仁三钱　沉香曲布包，三钱
焦鸡金三钱　川牛膝三钱　制续断三钱　朱茯神四钱
金狗脊去毛，四钱　阿胶珠三钱　生甘草三钱　生藕节五枚

二诊　1月12日

服前方尚安，经行已七日，尚有黑瘀块，腹胀、腰腿酸痛，中气觉短，行路稍多则作喘，食物不甘，勉强进食则积聚胃间不化，血分既亏，气食两滞，肝脾两虚，致成此候，法当从本治。

台党参四钱　焦冬术三钱　炒枳壳三钱　血余炭三钱
全当归三钱　制乳没各三钱　大腹皮三钱　沉香曲布包，三钱
灵磁石先煎，五钱　苏枋木三钱　阿胶珠三钱　真郁金三钱
小川芎三钱　赤苓芍各三钱　干生地砂仁二钱研拌，五钱
盐杜仲三钱　甘草梢二钱　生藕节五枚

三诊　2月1日

据述右膝盖忽然肿大，不能弯曲，业经十余日，经行先期，十余日一行，现当经期，周身关节作痛，腰腹尤甚，血虚不能荣养之故，当从本治，更宜节劳为要。

生黄芪四钱　汉防己三钱　全当归四钱　小川芎三钱
制乳没各三钱　真郁金三钱　金狗脊去毛，三钱　桑寄生五钱
西秦艽三钱　川牛膝三钱　制续断三钱　酒芩柏各三钱

酒炒元胡三钱　细生地五钱　赤白苓芍各三钱　生甘草二钱
生藕节五枚

四诊　2月3日

药后尚安，惟后背发凉，腰腹仍痛，右膝仍肿，肝胃不和，呃逆时作，食后胃部不舒，经仍淋漓未止，每次均需历七八日，因而血虚更甚，仍当从本治。

生黄芪四钱　台党参三钱　於潜术三钱　当归须四钱
小川芎三钱　朱茯神四钱　真郁金三钱　西秦艽三钱
盐炒续断四钱　杜牛膝三钱　制乳没各三钱　血余炭三钱
炒杜仲四钱　酒炒元胡三钱　宣木瓜四钱　生甘草二钱
生藕节五枚

五诊　2月5日

药后病无出入，月经已历七日，而量仍多，淋漓不断，胃纳不佳，食物嘈杂不舒，心中郁闷，仍当治本。

老箭芪三钱　台党参三钱　生於术三钱　盐杜仲三钱
真郁金三钱　小川芎三钱　制香附三钱　合欢花四钱
蕲艾梗二钱　血余炭三钱　朱茯神四钱　酒芩柏各三钱
醋炒元胡三钱　制乳没各三钱　当归身三钱　干地黄五钱
莲子心一钱　生甘草二钱　生藕节五枚

六诊　6月18日

肝热犯肾，且有停滞，故胸次作痛，食物不和，法当治本。

空沙参三钱　真郁金三钱　制厚朴川连水炒，二钱　沉香曲四钱
五味槟榔三钱，二味同布包　大腹皮三钱　制乳没各三钱
川牛膝三钱　广陈皮二钱　知贝母各三钱　生杭芍四钱
霍石斛四钱　生藕节五枚

孙某　女　18岁　未婚　1951年4月28日

据述月经不调，去岁曾停三月始行，行则十余日淋漓不断，今年自元月起又停近三月，此次行径仍十余日不止，头部疼痛，腰腹亦痛，失血太多，当从本治。

台党参三钱　桑寄生四钱　当归炭四钱　小川芎三钱
土炒杭芍四钱　大生地五钱　山萸肉三钱　真郁金三钱
血余炭三钱　蕲艾梗三钱　阿胶珠四钱　盐杜仲三钱
生甘草二钱　生藕节五枚

二诊　5月2日

药后经仍未止，且有瘀块，头仍不适，腰痛已愈，闭经三月，瘀块尚多，非尽出不能止也，仍从本治。

台党参四钱　酒炒元胡三钱　醋香附三钱　当归炭三钱
干地黄四钱　血余炭三钱　山萸肉三钱　真郁金三钱
大腹皮三钱　阿胶珠四钱　蕲艾梗二钱　生甘草二钱
生藕节五枚　生荸荠捣，五枚

三诊　5月7日

据述经停仅两日后又来，量少色淡，仍依前方加减。

台党参三钱　全当归三钱　陈棕炭三钱　小川芎三钱
赤白苓芍各三钱　真郁金三钱　醋香附三钱　山萸肉三钱
蕲艾梗二钱　生甘草二钱　干生地砂仁二钱研拌，五钱
杭巴戟酒炒，四钱　生茅根五钱

四诊　5月19日

据述经期又乱，色亦不正，恐有杂色带兼行，故肢体困倦，食物不甘，法当清养肝肾，调和肠胃，更宜静摄休养。

空沙参四钱　炒栀子三钱　粉丹皮三钱　赤白苓芍各三钱

酒芩柏各三钱　　干生地砂仁二钱研拌，五钱　　真郁金三钱
云茯苓四钱　　血余炭三钱　　阿胶珠三钱　　生甘草二钱
生藕节五枚

李某　女　20岁　未婚　1952年5月13日

素体肝旺血虚，经水十余日一行，面色不荣，腹中汩汩有声，肢体乏力，胃纳亦钝，劳乏太甚，故内热加重，法当从本治。

台党参四钱　　桑寄生四钱　　当归身三钱　　小川芎三钱
醋香附三钱　　抱木茯神四钱　　生杭芍四钱　　酒黄芩三钱
知贝母各三钱　　干生地砂仁二钱研拌，四钱　　炒栀子三钱
粉丹皮三钱　　生藕节五枚

二诊　5月21日

脉见弦滑，腹仍坠胀，能呃稍安，肢体仍软弱无力，宜静摄休养自可复元也。

台党参四钱　　真郁金三钱　　大腹皮三钱　　全当归四钱
抱木茯神四钱　　金狗脊去毛，四钱　　白蔻仁三钱　　制香附三钱
杭白芍四钱　　桑寄生四钱　　广木香五分　　川黄莲五分
生甘草二钱　　生荸荠五枚

三诊　5月26日

药后尚安，据述近两月，经水延期，结束时腹中似胀似痛，时亦作坠，肠脾不调，肝热为患，故上攻面腮酸痛，不能张口，饮食维艰，法当和肝健脾以消息之。

北沙参四钱　　焦冬术三钱　　炒枳壳三钱　　真郁金三钱
佛手片三钱　　焦鸡金三钱　　大腹皮三钱　　制乳没各三钱
全当归四钱　　小川芎三钱　　制香附三钱　　川牛膝三钱
炒栀子三钱　　酒芩柏各三钱　　生甘草二钱　　生藕节五枚

四诊　6月3日

据述咀嚼食物则腮骨作痛，经水一二日便停，三日后则畅行，其中多瘀血小块，此乃热结所致，肝热脾虚，肾亦不足，当从本治。

台党参四钱　全当归四钱　小川芎三钱　金狗脊去毛，三钱
真郁金三钱　制乳没各三钱　炒栀子三钱　粉丹皮三钱
知贝母各三钱　盐黄柏二钱　单桃仁去皮尖，三钱　苦杏仁去皮尖，三钱
赤苓芍各三钱　女贞子三钱　细生地四钱　鲜茅根五钱
生甘草二钱

赵某　女　26岁　1952年8月6日

据述月经逾期始至，量多而色不正，且有瘀块，腹痛，两腿发冷而痛，现当经期，当从本治。

台党参四钱　真郁金三钱　全当归四钱　小川芎三钱
单桃仁去皮尖，三钱　制乳没各三钱　京三棱三钱　苏枋木三钱
草红花二钱　川牛膝三钱　老苏梗二钱　赤苓芍各三钱
盐杜仲三钱　干生地砂仁二钱研拌，四钱　生甘草二钱
生藕节五枚

二诊　8月19日

药后尚安，月经已净，后脊背仍作痛，两膝盖发冷，面色不荣，湿寒夹肝气为患，仍当治本。

台党参四钱　川牛膝三钱　桑寄生五钱　真郁金三钱
当归须四钱　制附片三钱　制续断四钱　盐杜仲四钱
金狗脊去毛，三钱　焦苡仁四钱　宣木瓜四钱　苏枋木三钱
泔浸苍白术三钱　小川芎三钱　生甘草二钱　生藕节五枚
生姜三片

三诊 9月3日

据述月经先期五日而至，其量极多，两膝盖发冷加甚，虚汗时出，略形发燥，肝肾有热，时作恶心，脾胃仍虚，仍当治本，徐徐图之。

台党参四钱 焦冬术三钱 炒枳壳三钱 川牛膝三钱
当归尾四钱 厚附片三钱 大桂枝三钱 老干姜三钱
生杭芍四钱 小川芎三钱 制续断三钱 真郁金三钱
盐炒五加皮四钱 苏枋木三钱 桑寄生五钱 生甘草二钱
生藕节五枚

陈某 女 49岁 1952年6月17日

脉见滑弦，据述前因误用注射剂致月经大行，肢体因之疲乏，目前业经两月，月经未行，而肢体疲乏如故，夜眠不安，动则心跳，此心气不足之象，法当从本治。

台党参四钱 首乌藤一两 桑寄生五钱 炒栀子三钱
粉丹皮三钱 朱拌茯神四钱 制乳没各三钱 大腹皮三钱
真郁金三钱 全当归四钱 血余炭三钱 山萸肉三钱
六神曲布包，四钱 干地黄砂仁二钱研拌，四钱 炙甘草二钱
鲜茅根五钱 生藕节五枚

二诊 6月10日

药后尚安，惟动则心跳，夜眠不安，易于惊醒，此乃血虚之象，仍从本治。

台党参四钱 土炒於术四钱 炒枳壳三钱 朱茯神五钱
朱枣仁四钱 柏子仁三钱 首乌藤一两 夜合花四钱
全当归四钱 土炒芍四钱 小川芎三钱 大腹皮三钱
干生地砂仁二钱研拌，四钱 生甘草二钱 生藕节三枚

三诊　6月12日

头晕未减，心仍作跳，眠亦不安，依昨法加减。

台党参四钱　首乌藤一两　蔓荆子三钱　香白芷三钱
大腹皮三钱　霍石斛四钱　炒栀子三钱　粉丹皮三钱
甘菊花三钱　朱茯神四钱　川牛膝三钱　朱枣仁三钱
全当归四钱　杭白芍四钱　生甘草二钱　鲜荷叶一角，带梗五寸

四诊　6月14日

头昏喉痛腿软，此乃热在上焦，有上重下轻之势，法当从事清降。

空沙参四钱　首乌藤八钱　香青蒿三钱　川牛膝三钱
炒栀子三钱　粉丹皮三钱　射干三钱　知贝母各三钱
忍冬藤四钱　当归须三钱　生杭芍五钱　生甘草二钱
鲜荷梗一尺

曹某　女　18岁　未婚　1950年8月10日

据述月经不调，中间曾有十五月未行，近日稍好，惟头部昏痛，晨起更甚而思眠，周身发胀，两手足皆觉发麻，行路维艰，脾肾两虚，内蕴有热，外袭风邪致成此候，法当从本治。

老箭芪五钱　西防风三钱　苦葶苈三钱　连皮苓四钱
全当归三钱　小川芎三钱　桑寄生一两　宣木瓜四钱
金狗脊去毛，三钱　山萸肉三钱　大熟地砂仁二钱研拌，四钱
首乌藤一两　甘草梢三钱　大红枣三枚

二诊　8月20日

药后尚安，身已不胀，午后两腿仍肿胀不舒，行路则气短，每次月经前，先发鼻衄，肝虚有热，肺火亦甚，依前法加减再进。

生箭芪四钱　首乌藤八钱　台党参四钱　汉防己三钱

粉丹皮三钱	焦山栀三钱	抱木茯神四钱	宣木瓜三钱
生桑枝三钱	生杭芍三钱	全当归四钱	冬瓜仁皮各四钱
酒黄芩柏各三钱	大生地砂仁二钱研拌，五钱		生甘草三钱
生姜1大片	大红枣三枚		

三诊　8月23日

脉略见和，周身肿胀，仍未尽消，夜眠梦多，行路气短，肝旺脾虚而湿重，仍当治本。

生芪皮四钱	汉防己三钱	西防风三钱	冬瓜皮四钱
首乌藤一两	全当归三钱	抱木茯神四钱	小川芎三钱
金狗脊去毛，三钱	杭白芍四钱	龙胆草一钱	粉丹皮三钱
酒芩柏各三钱	焦山栀三钱	苦葶苈三钱	生甘草三钱
大红枣三枚			

四诊　8月27日

脉较前有和缓之象，舌质紫红，内热甚重，面部及周身尚有微肿，午后发热，两颧发红，此乃阴虚之故，仍依前法加减。

台党参四钱	冬瓜皮五钱	炒栀子三钱	粉丹皮三钱
醋青蒿三钱	酥鳖甲三钱	全当归四钱	小川芎三钱
杭白芍五钱	首乌藤八钱	细生地砂仁二钱研拌，四钱	
生甘草三钱	生藕节五枚	生姜一大片	大红枣三枚

五诊　8月29日

依前方加：茯苓皮五钱，黄芪皮三钱，宣木瓜四钱，再进。

六诊　9月4日

据述夜眠不安，二三钟后即醒，醒后便不能再眠，头部因之昏眩，面部及肢体肿胀尚未尽退，胃部不舒，不时思呕，食后更甚，此乃心经有热，中脘停滞之故，仍当治本。

首乌藤一两	真郁金三钱	夜合花四钱	炒栀子三钱

粉丹皮三钱　冬瓜子八钱　云茯苓四钱　建泽泻四钱
沉香曲布包，三钱　金狗脊去毛，三钱　苦葶苈三钱　生熟麦芽各三钱
焦鸡金三钱　柏子仁三钱　生甘草三钱　大藕节五枚
大红枣三枚

七诊　9月9日

据述服前方各症皆轻，夜眠甚安，午睡尚不能酣，面浮身肿皆消，晡后仍觉不适，乃阴气未复之故，仍从本治。

老箭芪四钱　台党参三钱　地骨皮四钱　首乌藤八钱
朱茯神四钱　全当归三钱　小川芎三钱　山萸肉三钱
土炒杭芍四钱　干地黄砂仁二钱研拌，四钱　川牛膝三钱
桑寄生四钱　生甘草三钱　生姜一大片　红枣三枚

八诊　9月12日

肿胀已消，惟醒后不能握拳，日晡腿稍作胀，头部发胀，两眼羞明，此阴虚也，仍从本治。

首乌藤一两　抱木茯神四钱　台党参四钱　桑寄生五钱
宣木瓜四钱　生桑枝三钱　全当归四钱　小川芎三钱
杭白芍四钱　焦冬术三钱　谷精珠四钱　甘菊花三钱
山萸肉三钱　地骨皮三钱　大生地砂仁二钱研拌，五钱
生甘草三钱　生姜一大片　红枣三枚

九诊　9月18日

药后甚安，惟睡醒后手不能握拳，足背觉胀，两眼仍羞明，有时恶心，呃逆时作，阳虚有热，仍当治本。

珍珠母先煎，一两　首乌藤二两　朱茯神五钱　宣木瓜四钱
蔓荆子三钱　谷精珠四钱　杭白芍四钱　小川芎三钱
干地黄四钱　山萸肉三钱　夜合花四钱　真郁金三钱

冬瓜皮四钱　甘菊花三钱　桑寄生四钱　当归身四钱
空沙参四钱　生甘草三钱　生藕节五枚

李某　女　33岁　1950年5月9日

脉见弦虚，素体上虚，肝旺脾约，气串周身作痛，两腿发胀乏力，夜眠不安，经水先期而至，量少，色黑，呛逆时作，病已多日，当从本治，以养肝为主。

南沙参四钱　全当归三钱　小川芎三钱　粉丹皮三钱
炒栀子三钱　首乌藤八钱　制乳没各三钱　真郁金三钱
赤白芍各三钱　宣木瓜四钱　川牛膝三钱　白蔻仁二钱
醋香附三钱　生甘草二钱　鲜茅根五钱　生藕节五枚

二诊　5月15日

药后周身串痛已轻，惟中气不舒，早起时作呃逆，两腿发胀，行路觉累，气血不周，仍从本治。

南沙参四钱　桑寄生四钱　海风藤五钱　真郁金三钱
全当归三钱　小川芎三钱　五味槟榔布包，三钱　制乳没各三钱
宣木瓜四钱　醋香附三钱　川牛膝三钱　生杭芍四钱
白茅根五钱　生甘草二钱

三诊　5月21日

据述身体倦怠，不能耐劳，劳则昏眩，两腿行路乏力，气血两亏，应多休息，不可过劳。

台党参四钱　当归身四钱　首乌藤一两　川牛膝三钱
制续断三钱　桑寄生五钱　金狗脊去毛，四钱　朱茯神四钱
宣木瓜四钱　醋香附三钱　补骨脂三钱　小川芎三钱
生甘草二钱　生藕节五枚

四诊　5月29日

经期已过，肢体仍疲乏无力，经行色黑而量多，头部昏痛，行路较前有力，睡眠易惊，醒后则不易再睡，此肝热太甚之故，当从本治，更宜小心将护。

灵磁石先煎，五钱　台党参四钱　全当归四钱　小川芎三钱
炒栀子三钱　粉丹皮三钱　赤芍药三钱　首乌藤一两
朱茯神四钱　香白芷三钱　蔓荆子三钱　酒芩柏各三钱
真郁金三钱　川牛膝三钱　鲜茅根五钱　生甘草二钱

安某　女　23岁　1951年4月9日

脉见弦滑而虚，舌苔灰黄垢腻，面色不荣，据述月经不调，自初潮起总是四五十日一行，此次已逾两月始至，腰酸腹痛，食物不甘，寒热间作，午后更甚，见汗不退，此乃肝脾两虚，血不荣养之故，当从本治。

南沙参四钱　全当归三钱　小川芎三钱　真郁金三钱
醋香附三钱　酒炒元胡三钱　地骨皮三钱　盐杜仲三钱
粉丹皮三钱　炒栀子三钱　酥鳖甲三钱　醋青蒿二钱
细生地三钱　赤苓芍各三钱　盐砂仁三钱　生甘草三钱

二诊　4月14日

据述药后各病皆轻，惟内热尚重，周身倦怠无力，小溲频数，大便干结，月经量极少而色不正，腰腹胀痛，肝肾阴虚，膀胱热重，仍从本治。

南沙参四钱　全当归四钱　细生地五钱　桑寄生五钱
小川芎三钱　真郁金三钱　酒芩柏各三钱　郁李仁三钱
火麻仁四钱　盐杜仲三钱　苏枋木三钱　车前子三钱
制乳没各三钱　炒栀子三钱　粉丹皮三钱　甘草梢三钱

三诊　5月10日

脉来往尚调，惟周身发燥，体温较高，见汗不解，小溲仍频数而有沉淀，大便略润，经期已过，腰后尚作微痛，仍依昨法加减。

北沙参四钱　炒栀子三钱　粉丹皮三钱　地骨皮三钱
醋青蒿三钱　酥鳖甲四钱　火麻仁四钱　全当归四钱
细生地四钱　肥知母三钱　盐黄柏三钱　赤苓芍各三钱
小川芎三钱　车前子三钱　白果肉五钱　甘草梢三钱
广木香二钱　生苇茎五寸

四诊　5月17日

左脉弦滑，右脉沉数，温度仍高，见汗不多，小溲仍频数而黄。左肩臂作痛，晨起腹部微有胀痛，近日略感外邪，发为呛咳，营卫不和，病情复杂为日已久，治颇费手也。

空沙参四钱　真郁金三钱　地骨皮四钱　嫩白前三钱
云茯苓四钱　薄荷梗五分　炒栀子三钱　粉丹皮三钱
香青蒿三钱　细生地四钱　肥知母三钱　盐黄柏三钱
海风藤一两　制乳没各三钱　醋香附三钱　天水散冲，四钱

五诊　6月6日

肢体倦怠，腰腿皆痛，温度仍高，见汗不退，此乃脾肾两虚之故，病情复杂，为日已久，收效颇迟，仍用前法加减。

台党参四钱　全当归三钱　小川芎三钱　嫩桑枝四钱
盐杜仲四钱　桑寄生五钱　地骨皮四钱　炒栀子三钱
粉丹皮三钱　醋香附三钱　抱木茯神四钱　香青蒿三钱
细生地五钱　酒黄柏三钱　甘草梢三钱　生藕节五枚

许某　女　37岁　1951年5月19日

据述月经不调，其色发乌而量多，腹中偏左似有包块，腰腹酸痛，周身气串作痛，此乃肝气郁结不舒之故，病势非轻，宜小心将护。

空沙参四钱　真郁金三钱　元胡索三钱　醋香附三钱
炒栀子三钱　粉丹皮三钱　佛手片三钱　首乌藤八钱

当归须四钱　小川芎三钱　单桃仁去皮尖，三钱　生甘草二钱
血余炭三钱　生藕节五枚

二诊　5月24日

药后身痛已愈，惟腰尚酸，心时作跳，胃纳不佳，腹中包块仍痛，肝气太郁，法当治本。

灵磁石先煎，五钱　台党参四钱　盐杜仲三钱　盐砂仁三钱
沉香曲布包，四钱　炒栀子三钱　粉丹皮三钱　大麦冬三钱
天花粉三钱　小川芎三钱　全当归三钱　生甘草二钱
生藕节五枚

三诊　6月2日

据述近日劳乏太过，病又复发，腰腹酸痛而胀，口干，食不知味，肝郁太久，内火亦甚，仍从本治。

台党参四钱　粉丹皮三钱　炒栀子三钱　天花粉四钱
酒芩柏各三钱　全当归四钱　小川芎三钱　生杭芍四钱
细生地砂仁二钱研拌，五钱　真郁金三钱　盐杜仲三钱
醋香附三钱　肥知母三钱　大麦冬三钱　生甘草二钱
生藕节五枚

龚某　女　32岁　1951年9月28日

十余年前，正当经期误食寒物，致腹中作痛，此后每次行经七八日淋漓不断，腰酸腹胀，且赤白带下甚多，此虚寒之象，当法从本治。

台党参四钱　老苏梗三钱　全当归四钱　小川芎三钱
大腹皮三钱　酒炒元胡三钱　醋香附三钱　盐吴萸三钱
赤白苓芍各二钱　淡附片二钱　老干姜三钱　盐杜仲三钱
杭巴戟三钱　干地黄上上肉桂心一钱研拌，三钱　炙甘草三钱
鲜姜三片　大枣三枚

二诊　9 月 30 日

依前方加：小茴香三钱，再进。

三诊　10 月 2 日

药后尚安，经行第六日其量甚多，淋漓不断，腰酸腹痛未减，法当以通为主。

台党参四钱	全当归三钱	酒炒元胡三钱	盐吴萸三钱
厚附片三钱	大熟地上上肉桂心一钱研拌，八钱		老干姜三钱
山萸肉三钱	盐杜仲三钱	杭巴戟四钱	盐炒小茴香三钱
补骨脂三钱	土炒白芍四钱	赤茯苓三钱	炙甘草三钱
鲜姜三片	大枣三枚		

四诊　10 月 5 日

脉见弦虚，经尚未净，鼻略作塞，仍依前法加减再进。

台党参四钱	老黄芪二钱	全当归三钱	西防风三钱
厚附片三钱	大熟地上上肉桂心一钱研拌，八钱		盐巴戟三钱
小茴香三钱	盐吴萸三钱	阿胶珠三钱	蕲艾炭二钱
山萸肉三钱	炒白芍四钱	补骨脂四钱	云茯苓四钱
於潜术三钱	炙甘草三钱	鲜姜三片	大枣三枚

赵某　女　39 岁　1950 年 4 月 17 日

脉不和畅，舌苔薄白，月经不调，或二十余日，或四五十日一行，肝郁脾约，思虑过甚则心跳失眠，自去年八月，腰部作痛，至今未愈，平时尚轻，晨起睡醒后加甚，此乃气滞为患，法当和肝健脾养肾以为治。

南沙参四钱	盐杜仲三钱	制续断三钱	桑寄生五钱
真郁金三钱	金狗脊去毛，三钱	制乳没各三钱	当归尾四钱
小川芎三钱	细生地四钱	首乌藤一两	朱茯神五钱
土炒白芍四钱	蕲艾梗三钱	生甘草三钱	生藕节五枚

二诊　4月19日

药后病无出入，头部不清，腰际连尾骨，每日天明时必痛，此乃肝邪串动为患，素体肝肾两虚，法当从本治，少动肝气为要。

桑寄生五钱　白蒺藜去刺，三钱　香白芷三钱　蔓荆子三钱
真郁金三钱　盐杜仲三钱　川牛膝三钱　金狗脊去毛，三钱
菟丝子三钱　杭巴戟四钱　当归尾四钱　抱木茯神四钱
生杭芍四钱　制乳没各三钱　生茅根五钱　生甘草二钱

三诊　4月25日

据述头已不昏，惟黎明时，腰部连及脊背仍痛，起坐则愈，此乃湿邪为患，素体肝旺脾虚，法当从本治。

台党参四钱　生桑枝三钱　真郁金三钱　元胡索三钱
杭巴戟三钱　当归尾四钱　制乳没各三钱　宣木瓜三钱
云茯苓四钱　盐泽泻四钱　川牛膝三钱　生甘草三钱
生藕节五枚

朱某　女　36岁　1950年3月30日

脉见沉弦，经水或前或后不等，行时腰酸腹胀，平时腹亦作胀，胃部满闷，饭后尤甚，上月曾经吐血，肢体时发寒热，感风尤甚，带下亦多，肝旺脾虚，内热甚重，阴分亦虚，法当从本治。

桑寄生五钱　全当归三钱　小川芎三钱　赤苓芍各三钱
真郁金三钱　大腹皮三钱　炒杜仲三钱　炒栀子三钱
粉丹皮三钱　制香附三钱　沉香曲布包，四钱　炒五灵脂三钱
酒黄芩三钱　制乳没各三钱　大生地砂仁二钱研拌，四钱
生甘草二钱　生藕节五枚　生荸荠捣，五枚

二诊

药后各病皆轻，惟胃纳仍钝，饮食后腹中往往作胀，两眼视物不清。口鼻发

干，面部发热，两胁胀痛，有时心慌，不能安眠，肝脾两经，血燥而虚，肾亦不足，故腰部时痛，仍从本治。

全当归三钱　桑寄生五钱　甘菊花三钱　沉香曲布包，四钱
细生地五钱　大腹皮三钱　炒稻芽四钱　焦鸡金三钱
谷精珠五钱　净连翘四钱　忍冬藤四钱　柏子仁三钱
金狗脊去毛，三钱　盐杜仲三钱　炒栀子三钱　粉丹皮三钱
生甘草二钱

三诊　4月9日

据述因吐血后，肺络有损，故胁间作痛，胸次滞闷而胀痛，两眼视物仍不清，口鼻仍干，手大指牵及腕中后掣痛，此乃肝脾热重之故，仍依前法加减。

南沙参三钱　桑寄生五钱　制乳没各三钱　真郁金三钱
金银花四钱　净连翘三钱　谷精珠五钱　海风藤四钱
甘枸杞三钱　甘菊花三钱　柏子仁四钱　朱茯神四钱
细生地四钱　炒栀子三钱　粉丹皮二钱　生甘草二钱

张某　女　18岁　未婚　1950年9月7日

据述经水不调，不时鼻衄，腰酸腹胀，大便干结，非导不下，周身皮肤有小疙瘩，不痛不痒，感寒之后则更甚，血虚有热月经不调之故，法当治本。

台党参三钱　全当归四钱　小川芎三钱　赤白芍各三钱
炒栀子三钱　粉丹皮三钱　制乳没各三钱　真郁金三钱
细生地四钱　火麻仁四钱　知贝母各三钱　郁李仁四钱
大腹皮三钱　六神曲布包，四钱　生甘草二钱　生藕节五枚

二诊　9月10日

据述经水衍期月余，今早始至，其量极少，旋又停止，腰腹酸痛，喉中有痰不易咯，声音嘶哑，皮肤疙瘩浴后尤显，内蕴湿热尚甚，仍依昨法加减。

台党参三钱　焦冬术三钱　当归尾四钱　小川芎三钱

苏枋木三钱　方通草三钱　盐杜仲三钱　制乳没各三钱
真郁金三钱　南红花三钱　苦杏仁去皮尖，三钱　天花粉三钱
知贝母各三钱　大腹皮三钱　生甘草三钱　生藕节五枚

三诊　9月15日

药后经水畅行，腰腹胀痛亦减，皮肤疙瘩愈多，搔破则出水，内蕴湿热，外袭风邪，致成此候，仍依前法加减。

空沙参四钱　知贝母各三钱　西防风二钱　西秦艽二钱
忍冬藤五钱　净连翘三钱　大腹皮三钱　粉丹皮三钱
炒栀子三钱　制乳没各三钱　苦杏仁去皮尖，三钱　苦桔梗三钱
生苡仁四钱　当归身四钱　赤白苓芍各三钱　生甘草二钱
生梨皮一具

王某　女　20岁　未婚　1950年6月12日

据述月经不调，往往三四月一行，行则腰酸腹胀而痛，此次又半年余未至，脉见弦虚，当系肝热脾虚，阴阳不调之故，法当从本治，更宜小心将护，不可过劳至要。

台党参四钱　全当归四钱　小川芎三钱　桑寄生五钱
真郁金三钱　制乳没各三钱　醋香附三钱　盐杜仲三钱
炒栀子三钱　粉丹皮三钱　炒杭芍四钱　土炒冬术三钱
酒黄芩二钱　蕲艾梗二钱　干地黄砂仁二钱研拌，四钱
生甘草二钱　生藕节五枚

二诊　6月15日

药后经尚未行，头部昏痛，顶心发热，热在上焦，未能下行，法当以通经为法。

空沙参四钱　蔓荆子三钱　嫩藁本二钱　炒栀子三钱
粉丹皮三钱　川牛膝三钱　当归尾四钱　小川芎三钱

香白芷三钱　赤苓芍各三钱　桑寄生四钱　细生地四钱
甘草梢二钱　鲜荷叶一角，带梗五寸

三诊　6月19日

依前方加：酒炒元胡三钱，醋香附三钱，再进。

四诊　6月23日

据述头顶已不发热，惟尚昏耳，经仍未行，当以通经为主。

南沙参五钱　当归尾四钱　小川芎三钱　单桃仁去皮尖，三钱
南红花三钱　京三棱三钱　蓬莪术三钱　川牛膝三钱
炒栀子三钱　粉丹皮三钱　细生地四钱　赤苓芍各三钱
醋香附三钱　生甘草三钱　鲜荷梗一尺

五诊　6月29日

依前方加：苏枋木三钱，制乳没各三钱，酒炒元胡三钱，再进。

董某　女　37岁　1951年2月15日

据述心跳不安，不能操劳，气逆不舒，不时作恶，此乃肝胃不和之故，业已五六年之久，眠食均不安，月经亦不调，往往提前，量亦不多，色亦不正，先乌后淡，体虚可知，法当从本治。

台党参四钱　全当归四钱　干地黄四钱　朱枣仁四钱
真郁金三钱　制乳没各三钱　赤苓芍各三钱　盐砂仁二钱
首乌藤一两　朱茯神四钱　炒栀子三钱　粉丹皮三钱
生熟稻芽各三钱　山萸肉三钱　生甘草二钱　生藕节五枚

二诊　2月18日

依前方加：酒芩柏各二钱，川牛膝三钱，再进。

三诊　2月25日

药后仍作呛咳，中气不足，不能耐劳，眠食仍不安，当依法加减再进。

台党参四钱　桑寄生五钱　全当归四钱　小川芎三钱

醋香附三钱 六神曲布包，四钱 山萸肉三钱

干地黄砂仁二钱研拌，四钱 朱茯神四钱 赤苓芍各三钱

炒栀子三钱 粉丹皮三钱 生熟稻芽各三钱 首乌藤一两

真郁金三钱 生甘草二钱 生姜三片 大枣三枚

四诊 3月10日

药后经水来潮，量不甚多，劳乏太过，中气不足，肢体因而无力而喜眠，右手肿胀作痛，乃肝肾两虚之象，仍当从本治，不可过劳。

台党参四钱 泔浸生白术三钱 炒枳壳三钱 朱茯神四钱

当归身四钱 金狗脊去毛，四钱 首乌藤二两 真郁金三钱

小川芎三钱 山萸肉三钱 桑寄生五钱 盐巴戟三钱

大生地砂仁二钱研拌，六钱 醋香附二钱 生甘草二钱

生姜三片 大枣三枚

五诊 3月18日

依前主加：生黄芪四钱，生白芍四钱，再进。

六诊 4月9日

据述此次行经不畅，二十余日一行，其量不多，色亦不正，睡眠不安，胃纳不旺，四肢乏力，不能劳动，仍当从本治。

台党参四钱 首乌藤二两 金狗脊去毛，四钱 桑寄生五钱

盐巴戟五钱 大生地砂仁二钱研拌，五钱 真郁金三钱

补骨脂三钱 骨碎补三钱 山萸肉三钱 小川芎三钱

炒杭芍四钱 全当归四钱 抱木茯神四钱 生甘草二钱

生藕节五枚

七诊 4月12日

脉见虚弦，素体血亏，经行不能如期，往往过期始至，左腰部牵及季胁部，稍劳则作痛，此乃肝血不足，脾肾两虚之故，法当从本治，注意保重，不可过劳。

台党参四钱　盐杜仲三钱　金狗脊去毛，四钱　制续断三钱
甘枸杞四钱　首乌藤八钱　补骨脂四钱　骨碎补四钱
山萸肉三钱　大熟地上上肉桂心五分研拌，四钱　杭巴戟三钱
生甘草三钱

王某　女　21岁　未婚　1951年12月8日

据述月经不调，十余日一行，色亦不正，肝热脾虚，法当以调经为主。

全当归四钱　小川芎三钱　干地黄四钱　赤苓芍各三钱
广木香二钱　酒炒元胡三钱　制香附三钱　炒五灵脂三钱
蕲艾梗三钱　南红花三钱　大腹皮三钱　盐杜仲三钱
金狗脊去毛，三钱　生甘草二钱　生藕节五枚

二诊　12月17日

药后尚安，惟近日午后肢体发凉而面部发热，后背偏右发麻而痛，当依前法加减再进。

全当归四钱　桑寄生五钱　小川芎三钱　酒炒元胡三钱
赤白苓芍各三钱　醋青蒿三钱　酥鳖甲四钱　炒栀子三钱
粉丹皮三钱　制乳没各三钱　金狗脊去毛，三钱　生甘草二钱
生藕节五枚

三诊　12月18日

依前方加：盐杜仲三钱，西秦艽三钱，再进。

杨某　女　24岁　1951年12月10日

据述月经不调，月行二次，来则淋漓不断，色深而有瘀块下注，周身筋骨作痛，不能劳乏，食后胃脘不和，腹中发胀直达小腹，且不时跳动，此乃脾肾两虚，肝胃不和，加之劳乏太过之虚象也，宜节劳休息为要。

台党参四钱　桑寄生五钱　全当归六钱　小川芎三钱

醋香附三钱　补骨脂三钱　骨碎补三钱　首乌藤八钱
金狗脊去毛，四钱　西秦艽三钱　六神曲布包，四钱　真郁金三钱
制乳没各三钱　炒白芍四钱　大生地砂仁二钱研拌，五钱
生甘草二钱　生藕节五枚

二诊　12 月 14 日

据述腰部作痛已一年有余，此夜间感寒入肾之故，经水仍淋漓不断，并有紫黑瘀块，小腹仍痛，似有包块，肝脾兼病，法当从本治。

台党参四钱　当归身五钱　小川芎三钱　盐杜仲三钱
金狗脊去毛，四钱　酒炒元胡三钱　制乳没各三钱　骨碎补三钱
酒炒杭芍四钱　酒黄芩三钱　血余炭三钱　山萸肉三钱
蕲艾炭三钱　干地黄上上肉桂心五分研拌，五钱　生甘草二钱
生藕节五枚

三诊　12 月 17 日

据述后脑发木，腰际仍痛，腹中偏右似有包块，按之不动亦不痛，有向下坠胀感，劳乏太甚之故，总以节劳为要。

台党参四钱　朱茯神四钱　真郁金三钱　盐杜仲三钱
金狗脊去毛，四钱　大腹皮三钱　制乳没各三钱　当归身四钱
元胡索三钱　小川芎三钱　单桃仁去皮尖，三钱　首乌藤八钱
生杭芍四钱　干地黄砂仁二钱研拌，四钱　生甘草二钱
生藕节五枚

四诊　12 月 20 日

据述项下两边作痛，胸次满闷不舒，肝郁气滞，法当舒肝理气为治，勿过劳乏为要。

台党参四钱　真郁金三钱　盐青皮二钱　元胡索三钱
大腹皮三钱　醋香附三钱　西秦艽二钱　海风藤五钱
当归须四钱　赤苓芍各三钱　桑寄生五钱　小川芎三钱

蕲艾梗三钱　大生地砂仁二钱研拌，五钱　生草梢三钱
生藕节五枚

汪某　女　34岁　1950年5月7日

脉不条达，面色不荣，两眼羞明，素体肝脾两虚，肾水不足，月经已半年未行，上月略有少许，其色发粉，少腹有时坠痛，有时流出有如痰状之胶少许，右腹部作痛，右脚背亦痛，病久而沉，宜缓缓图之。

台党参四钱　生白术三钱　真郁金三钱　桑寄生四钱
全当归四钱　制乳没各三钱　醋香附三钱　小川芎三钱
炒栀子三钱　粉丹皮三钱　细生地四钱　赤白苓芍各三钱
广木香二钱　酒芩柏各三钱　甘草梢三钱

二诊　5月10日

素体伤水太甚，故日晡小腹发胀，经宿不消，凡停水者，皆喜饮水，湿热成毒，故带下甚多，而色不正，胶黏物亦多，两脚背仍胀痛，皆水湿之故，仍从本治。

生芪皮四钱　空沙参四钱　苦葶苈三钱　真郁金三钱
天花粉四钱　天麦冬各三钱　大腹皮三钱　酒炒元胡三钱
川牛膝三钱　广木香二钱　全当归五钱　赤白苓芍各三钱
建泽泻二钱　酒芩柏各二钱　甘草梢二钱　生藕节五枚
大枣三枚

三诊　5月14日

口渴引饮而不消化，肢体困倦思眠，小腹仍胀，偏右按之作痛，带下仍多胶黏之物，右足背作痛，行路不舒，此皆水湿为患，仍依昨法加减。

生黄芪尖三钱　空沙参四钱　天花粉四钱　知贝母各三钱
天麦冬各三钱　淡竹茹二钱　川牛膝三钱　醋香附三钱
大腹皮三钱　真郁金三钱　广木香二钱　酒芩柏各二钱

赤苓芍各三钱　　当归须四钱　　小川芎三钱　　制乳没各三钱

甘草梢三钱

马某　女　22岁　未婚　1950年12月14日

脉不条畅，据述月经不调，每行时腹中作胀，气逆上冲。已经半年有余，此乃肝肾不和，脾运太强，内蕴有热，故大便干结，数日一行，法当从本治，为日已久，更宜小心将护。

空沙参四钱　　焦冬术三钱　　炒枳壳三钱　　真郁金二钱

大腹皮三钱　　淡苁蓉三钱　　全当归三钱　　小川芎三钱

炒栀子三钱　　粉丹皮三钱　　制香附三钱　　赤苓芍各三钱

酒黄芩二钱　　干生地砂仁二钱研拌，四钱　　生甘草二钱

生藕节五枚

二诊　12月17日

药后腹胀见轻，惟头尚昏，口尚苦，大便仍干，腹仍作坠，法当强气调经为主。

南沙参四钱　　蔓荆子三钱　　炒栀子三钱　　粉丹皮三钱

大腹皮三钱　　淡苁蓉四钱　　干地黄砂仁二钱研拌，四钱　　当归身三钱

小川芎三钱　　赤苓芍各三钱　　桑寄生五钱　　酒黄芩三钱

醋香附三钱　　生甘草三钱　　生藕节五枚

三诊　12月20日

据述头昏口苦均愈，大便亦调，惟中气仍短而下坠，经水两月未行，气滞血郁，仍当治本。

台党参四钱　　真郁金三钱　　醋香附三钱　　六神曲布包，三钱

赤苓芍各三钱　　炒稻芽三钱　　单桃仁去皮尖，三钱　　苏枋木三钱

当归身四钱　　细生地砂仁二钱研拌，四钱　　绿升麻五分

大腹皮三钱　　桑寄生四钱　　小川芎三钱　　生甘草二钱

生藕节五枚　　生荸荠捣，五枚

陆某　女　14岁　1951年10月17日

脉见虚弦，据述去年初潮，每月皆至，近两月来，忽然停而不行，肢体因而困倦，午后更甚，不喜言语，此乃血不荣经，肝气郁结之故，法当从本治。

台党参四钱　首乌藤五钱　朱茯神四钱　当归尾三钱
小川芎三钱　制乳没各三钱　真郁金三钱　川牛膝三钱
南红花三钱　大生地砂仁二钱研拌，四钱　苏枋木三钱
阿胶珠三钱　土炒杭芍四钱　单桃仁去皮尖，三钱　生甘草二钱
生藕节五枚

二诊　10月19日

脉弦象略减，惟有时神识不清，由于内热太重，故食物易饥，经尚未通，仍依前法加减再进。

空沙参四钱　朱茯神四钱　忍冬藤四钱　炒栀子三钱
粉丹皮三钱　净连翘四钱　单桃仁去皮尖，三钱　川牛膝三钱
南红花三钱　苏枋木三钱　真郁金三钱　细生地四钱
赤苓芍各三钱　当归尾四钱　生甘草二钱　生茅根五钱
生藕节五枚

三诊　10月22日

脉弦象已减，依前方加：酒芩柏各二钱，方通草二钱，再进。

王某　女　31岁　1950年11月8日

据述八年前因产后月经即不止，行时腰腹酸痛而气坠，淋漓不断，此次已二十余日未净，素有痛经之病，且有瘀血为患，法当从本治。

台党参三钱　当归尾四钱　小川芎三钱　醋香附三钱
大腹皮三钱　酒炒元胡三钱　赤白苓芍各三钱　广木香三钱

京三棱三钱　苏枋木三钱　蓬莪术三钱　焦冬术三钱
生甘草二钱　生藕节五枚　生姜三片

二诊　11月10日

药后腹痛未减，经仍不畅，今早仅见瘀血一块外出，大便色黑，仍属经瘀之故，法当以时为治。

当归尾四钱　老苏梗三钱　苦杏仁去皮尖，三钱　醋香附三钱
单桃仁去皮尖，三钱　南红花三钱　京三棱三钱　蓬莪术三钱
炒栀子三钱　五灵脂四钱　干地黄五钱　赤苓芍各四钱
广木香三钱　甘草梢二钱　生藕节五枚

三诊　11月12日

依前方加：酒炒元胡三钱，桑寄生五钱，川牛膝二钱，再进。

四诊　11月14日

药后经仍不畅，脉滑而不调，腹中发热不舒，此乃瘀血下行不畅之故，仍从本治。

当归尾四钱　小川芎三钱　炒栀子三钱　粉丹皮三钱
川牛膝三钱　鲜生地八钱　炒五灵脂四钱　赤苓芍各三钱
酒芩柏各五钱　苏枋木三钱　真郁金三钱　单桃仁去皮尖，三钱
藏红花水浸兑入，三钱　生甘草二钱　梨藕汁各一大勺，冲

耿某　女　31岁　1950年7月4日

据述月经不调，腹中作胀，血分有病，为日已久，故不能受胎，寒热夹杂，肝气亦郁，法当从本治。

全当归四钱　桑寄生五钱　小川芎三钱　醋香附三钱
酒炒元胡三钱　炒五灵脂四钱　大腹皮三钱　广木香三钱
赤白苓芍各三钱　酒芩柏各三钱　沉香曲布包，三钱　真郁金三钱
炒谷芽五钱　生甘草二钱　生藕节五枚

二诊　7月9日

经水素不调，十余日一行，其量亦少，腹部因之作胀，乃瘀血凝滞为息，近又感受潮湿更胀，肝气亦郁，仍从本治。

全当归三钱　小川芎三钱　真郁金三钱　制乳没各三钱
大腹皮四钱　赤白苓芍各三钱　炒五灵脂三钱　炒苡仁五钱
广木香三钱　醋香附三钱　盐芩柏各三钱　炒栀子三钱
粉丹皮三钱　土炒苍术三钱　生甘草二钱　单桃仁去皮尖，三钱
苏枋木三钱　生荷梗一尺

三诊　7月19日

近来带下甚多，此由感受潮湿之故，当依法加减再进。

全当归四钱　小川芎三钱　桑寄生五钱　炒苡仁五钱
大腹皮四钱　炒五灵脂四钱　赤白苓芍各三钱　酒芩柏各三钱
苏枋木三钱　广木香三钱　酒黄芩柏各三钱　白果肉五钱
炒栀子三钱　粉丹皮三钱　知贝母各三钱　生甘草二钱
生藕节五枚

四诊　7月27日

腹胀已轻，白带亦少，经水逾期半月未至，内热寒湿尚重，仍依前法加减。

全当归四钱　醋香附三钱　酒炒元胡三钱　大腹皮四钱
盐杜仲三钱　白果肉八钱　赤白苓芍各三钱　炒扁豆三钱
芡实米四钱　怀山药四钱　炒五灵脂四钱　生甘草二钱
生姜三片　大枣三枚

五诊　8月8日

药后经水已行，时间尚早，少腹发胀，量色均不如常，肝肾两经热重，法从本治。

全当归四钱　小川芎三钱　酒芩柏各二钱　炒五灵脂三钱
细生地五钱　大腹皮四钱　蕲艾梗三钱　炒杭芍四钱

赤茯苓五钱　炒苡仁四钱　怀山药四钱　芡实米四钱
粉丹皮三钱　焦栀子三钱　生甘草二钱　生藕节五枚

六诊　8 月 26 日

脉较前稍见和缓之象，不似前之弦数，舌红苔薄，小腹已不胀，带下尚多，湿热尚重，法当渗化。

桑寄生五钱　盐黄柏芩各三钱　赤苓芍各三钱　生熟苡仁各三钱
炒五灵脂四钱　细生地四钱　白果肉五钱　芡实米四钱
龙胆草二钱　甘草梢二钱　生藕节五枚

七诊　9 月 1 日

依前方加：金银花三钱，净连翘三钱，大腹皮三钱，再进。

八诊　9 月 7 日

药后带下已少，惟夜眠多梦，胁间原有痰核，现在走至腋下，有时牵痛，乃经络不舒之故，仍依前法加减。

忍冬藤五钱　净连翘四钱　嫩桑枝四钱　橘子络三钱
龙胆草三钱　生杭芍八钱　盐芩柏各二钱　赤苓芍各三钱
生熟苡仁各四钱　细生地四钱　炒五灵脂四钱　白果肉四钱
炒栀子三钱　粉丹皮三钱　生甘草二钱　生藕节五枚
桑寄生八钱

九诊　9 月 10 日

脉略见数，舌心有糜烂处，肺胃之热太甚，故腋下痰核，日形长大，牵及经络作痛，入夜眠后加剧，阴虚生内热，法当从本治。

金银花四钱　净连翘三钱　制乳没各三钱　真郁金三钱
白蒺藜去刺，三钱　当归须四钱　小川芎三钱　酒芩柏各三钱
赤苓芍各三钱　细生地五钱　知贝母各三钱　芡实米四钱
炒栀子三钱　粉丹皮三钱　怀山药四钱　白果肉四钱
生甘草二钱　生藕节五枚

十诊　10月8日

肝胃之热，尚未尽除，故用脑仍觉昏眩，思虑太过，应注意休息为要，仍从本治。

南沙参四钱　首乌藤一两　蔓荆子三钱　朱茯神四钱
全当归四钱　土炒杭芍四钱　小川芎三钱　制乳没各三钱
白果肉四钱　干生地砂仁二钱研拌，四钱　炒栀子三钱
粉丹皮三钱　怀山药四钱　芡实米四钱　带心莲子十九粒

十一诊　10月23日

两眼不时发昏，用脑太过，肝肾血亏之征，带下仍多，病已多年，仍当治本，徐徐图之。

台党参四钱　谷精珠四钱　沙苑子三钱　朱茯神四钱
首乌藤一两　当归首四钱　决明子三钱　朱拌生地四钱
怀山药四钱　芡实米四钱　炒麦芽三钱　土炒杭芍四钱
甘枸杞四钱　甘菊花三钱　白果肉八钱　生甘草二钱

胡某　女　33岁　1950年11月15日

脉不和畅，据述自本年二月起，经水即不调，近来更少，初见颇多，一日即止，现当经期，周身经络胀痛，夜不安眠，法当以调经为治。

当归须四钱　小川芎三钱　桑寄生四钱　老苏梗三钱
制乳没各三钱　酒炒元胡三钱　单桃仁去皮尖，三钱　南红花三钱
大腹皮三钱　苏枋木三钱　醋香附三钱　广木香二钱
杜牛膝三钱　真郁金三钱　生甘草二钱　生藕节五枚

二诊　11月18日

据述经仍不调，寒结太甚，周身经络作痛，手指尖发紫，睡眠不安，仍依前法加减。

当归须四钱　小川芎三钱　大桂枝三钱　胡芦巴三钱

醋香附三钱	酒炒元胡三钱	制乳没各三钱	京三棱三钱
蓬莪术三钱	厚附片三钱	川牛膝三钱	单桃仁去皮尖，三钱
南红花二钱	广木香二钱	大腹皮三钱	生甘草二钱
生姜三片	大枣三枚		

三诊　11月24日

面部浮肿，肢体亦然，据述饮水下咽则喉痒而不敢咳，咳则牵及心中不适，肩背腰际，均觉酸痛，仍属月经不调之故，仍从本治。

全当归四钱	小川芎三钱	桑寄生五钱	忍冬藤四钱
小茴香三钱	元胡索三钱	制乳没各三钱	盐黄柏三钱
大熟地四钱	山萸肉三钱	苏枋木三钱	炒五灵脂四钱
海风藤四钱	生桑枝三钱	生甘草三钱	

四诊　11月27日

素体气郁血滞，兼有风湿，面部色黄而凉，胸次胀痛，上下不通，呛咳不顺，咳则震动不舒，项部发强，督脉有寒，仍从本治。

全当归四钱	小川芎三钱	川羌活二钱	大桂枝三钱
杭白芍四钱	制乳没各三钱	真郁金三钱	盐青皮二钱
醋香附三钱	酒炒元胡三钱	桑寄生五钱	西秦艽三钱
北五味二钱	知贝母各三钱	生甘草二钱	

五诊　12月2日

药后病稍见轻，略能安眠，惟湿邪太甚，右半身仍作牵痛，项背间呼吸咳嗽皆作痛，此气不舒达之故，仍从本治。

当归须四钱	小川芎三钱	生桑枝四钱	忍冬藤四钱
西秦艽三钱	制乳没各三钱	海风藤五钱	首乌藤八钱
知贝母各三钱	苦杏仁去皮尖，三钱	丝瓜络三钱	赤苓芍各三钱
北五味二钱	生甘草二钱	生藕节五枚	

六诊　12月10日

据述中气渐和，痰嗽亦轻，惟内热未清，痰中偶带血丝，右半身肩臂仍作痛，法当舒肝清热以为治。

忍冬藤四钱　海风藤四钱　首乌藤八钱　云苓皮四钱
知贝母各三钱　制乳没各三钱　净连翅四钱　赤白苓芍各三钱
酒芩柏各三钱　细生地四钱　炒栀子三钱　粉丹皮三钱
当归须四钱　生甘草二钱　生梨皮一具

七诊　12月16日

各病皆轻，鼻中尚有血痂，右半身脊背肩臂皆作痛，中脘仍气结不舒，呃逆时作，此肝气犯胃之故，法当以平肝和胃为治。

老苏梗三钱　苦杏仁去皮尖，三钱　真郁金三钱　制乳没各三钱
西秦艽三钱　生桑枝三钱　首乌藤一两　海风藤四钱
六神曲布包，三钱　生熟稻芽各三钱　知贝母各三钱　白蔻仁二钱
赤白苓芍各三钱　生甘草二钱　生苇茎五钱　生藕节五枚

黄某　女　40岁　1950年6月24日

脉见弦滑，舌苔中后灰垢而腻，据述肢体不适，两小腿时作胀痛，左右互串甚则大腿亦痛，两手臂、腕皆胀，偏右尤甚，月经尚准，但行时淋漓不断，七八日始净，此乃肝脾两虚，且有风湿入里，胃纳不甘，为日已久，法当标本兼治。

台党参四钱　焦冬术三钱　炒枳壳三钱　金狗脊去毛，四钱
真郁金三钱　全当归五钱　制乳没各三钱　海风藤一两
宣木瓜五钱　朱茯神四钱　桑寄生六钱　生熟苡仁各四钱
芡实米五钱　细生地砂仁二钱研拌，五钱　生甘草三钱

二诊　6月29日

脉弦象已减，舌苔垢腻未退，腹中作痛，多在脐旁及脐下，头部仍昏眩而畏寒，手足四肢均作痛，食物下胃则胀，肝脾两虚，致成此候，法当标本兼治，徐

徐图之。

生黄芪八钱 台党参四钱 焦冬术三钱 酒炒元胡三钱
醋香附三钱 首乌藤一两 大腹皮三钱 制乳没各三钱
真郁金三钱 全当归四钱 小川芎三钱 蔓荆子三钱
六神曲布包，三钱 炒稻芽三钱 伸筋草四钱 生甘草三钱

三诊 7月3日

头额仍胀，眼亦因之发花，两腿发凉喜温，夜眠不安，恶梦颇多，肝热脾虚，为日已久，仍从本治。

灵磁石先煎，五钱 台党参四钱 首乌藤一两 蔓荆子三钱
香白芷三钱 桑寄生五钱 朱茯神四钱 全当归六钱
小川芎三钱 川牛膝三钱 酒芩柏各三钱 真郁金三钱
合欢花三钱 沉香曲布包，三钱 生甘草三钱 生藕节五枚

四诊 7月7日

临睡前肢体觉胀，睡熟则止，惟手指仍胀，头部尚昏，现当经期，其量极少，自述非三四日后始能畅行，肝脾两虚，仍当治本。

台党参四钱 生桑枝尖四钱 当归须四钱 小川芎三钱
真郁金三钱 宣木瓜四钱 抱木茯神四钱 苏枋木三钱
蔓荆子三钱 南红花三钱 赤白芍各三钱 首乌藤二两
阿胶珠四钱 生甘草二钱 生藕节五枚

五诊 7月12日

素体血虚，皮毛不固，易于感冒，据述前日又感风，出汗甚多，月经仍淋漓不断，肢体发生疙瘟，业已数年，法当标本兼治。

老箭芪皮四钱 台党参四钱 桑寄生五钱 当归须四钱
小川芎三钱 金狗脊去毛，四钱 土炒杭芍四钱 山萸肉三钱
知贝母各三钱 干地黄砂仁二钱研拌，五钱 北五味二钱
生甘草二钱 鲜荷叶一角，带梗五寸

六诊　7月24日

药后尚安诸症向愈，惟牙齿发酸，此乃脾肾阴虚之故，又感风邪致头额作痛，法当标本兼治。

台党参四钱　焦冬术三钱　西秦艽二钱　香白芷二钱
蔓荆子二钱　桑寄生五钱　全当归四钱　金狗脊去毛，四钱
杭巴戟四钱　炒杭芍四钱　首乌藤一两　川牛膝三钱
小川芎三钱　干地黄砂仁二钱研拌，四钱　生甘草二钱
生姜三片　大枣三枚

七诊　8月2日

药后牙酸见轻，中气不舒，脾肾不足，故脑力不足，感风则头痛，当依法再进。

台党参四钱　全当归四钱　小川芎三钱　知贝母各三钱
真郁金三钱　川牛膝三钱　首乌藤一两　香白芷二钱
炒杭芍三钱　细生地四钱　朱茯神四钱　盐砂仁二钱
生甘草二钱　生藕节五枚

八诊　9月9日

脉见虚弦，素体气血两亏，内蕴风湿又重，故每当经行前数日肢体即发肿，腰际亦痛，腹中略作胀痛，两腿格外发酸，牙龈平日即不能食水果等物，现当经期，当从本治，以调养肝肾为主。

台党参四钱　苍白术各二钱　炒枳壳二钱　全当归四钱
小川芎三钱　宣木瓜四钱　盐杜仲四钱　制乳没各三钱
首乌藤一两　川牛膝三钱　土炒杭芍四钱　金狗脊去毛，四钱
西秦艽三钱　干地黄砂仁二钱研拌，五钱　生甘草二钱
生姜三片　大枣三枚

滕某　女　44 岁　1951 年 10 月 23 日

脉见弦滑，舌有黄苔，据述月经不调，每月仅十余日不行，余时瘀块甚多，行时腰腹两腿皆痛，此失血太多，血不荣养之故，法当从本治。

台党参四钱　桑寄生四钱　朱茯神四钱　阿胶珠四钱
当归炭三钱　盐杜仲四钱　制续断三钱　制乳没各三钱
川牛膝三钱　酒炒元胡三钱　老黄芪四钱　绿升麻五分
干地黄四钱　首乌藤一两　土炒杭芍四钱　生甘草二钱
鲜茅根一两　生藕节五枚

二诊　10 月 26 日

药后经水已少，惟头部昏痛，中气不足，两腿发黑，胃纳不佳，此失血太多，肝肾不调之故，仍当从本治。

台党参四钱　当归尾四钱　首乌藤八钱　白蒺藜去刺，三钱
盐砂仁二钱　沉香曲布包，四钱　土炒杭芍四钱　朱茯神四钱
谷精珠四钱　草决明三钱　干地黄五钱　鲜茅根一两
生甘草二钱　生藕节五枚

三诊　10 月 29 日

经仍未止，中气仍短，胃纳不佳，头尚微昏，仍属血虚之故，仍依前法加减。

台党参四钱　血余炭三钱　当归炭三钱　杜牛膝三钱
大熟地砂仁二钱研拌，四钱　山萸肉三钱　朱茯神四钱
首乌藤一两　土炒杭芍四钱　阿胶珠四钱　蕲艾炭三钱
炙甘草三钱　生姜三片　大枣三枚

四诊　11 月 2 日

据述血已见少，眼黑头昏亦轻，惟胃纳不佳，法当从此消息。

炙黄芪四钱　台党参四钱　土炒白术四钱　朱茯神四钱

大熟地砂仁二钱研拌，六钱　山萸肉四钱　血余炭三钱
当归炭三钱　陈棕炭三钱　阿胶珠四钱　沉香曲布包，四钱
生熟稻芽各三钱　首乌藤一两　朱枣仁四钱　生藕节五枚
大红枣三枚

五诊　11月4日

依前方加：柏子仁四钱　减去朱枣仁，再进。

六诊　11月10日

脉已见平，胃纳已开，惟消化力薄，法当以养肝运脾为法。

炙黄芪三钱　台党参四钱　炒冬术三钱　炒枳壳三钱
五味槟榔三钱　六神曲三钱，二味同布包　山萸肉三钱
干地黄砂仁二钱研拌，四钱　生熟稻芽各三钱　朱枣仁四钱
焦鸡金三钱　当归炭三钱　炙甘草三钱　生藕节五枚
生姜三片　大枣三枚

七诊　11月15日

药后尚安，胃纳已开，惟经尚未净，头尚昏痛周身乏力，仍从本治。

炙黄芪四钱　台党参四钱　炒冬术三钱　桑寄生四钱
全当归三钱　五味槟榔三钱　六神曲三钱，二味同布包
山萸肉三钱　炒枳壳三钱　干地黄砂仁二钱研拌，四钱
朱茯神四钱　生熟稻芽各三钱　白蒺藜去刺，三钱　杜牛膝三钱
生甘草二钱　生姜三片　大枣三枚

八诊　11月27日

脉行太多，故身虚而见浮肿，据述昨日月经已止，仍当以养血调经为主，防其再行。

炙黄芪五钱　台党参四钱　炒冬术三钱　冬瓜皮四钱
当归身四钱　大熟地四钱　山萸肉三钱　茯苓皮四钱
阿胶珠四钱　甘枸杞三钱　北五味二钱　土炒杭芍四钱

小川芎三钱　沉香曲布包，三钱　生甘草二钱　生姜三片
大枣三枚

冯某　女　34岁　1951年2月8日

脉不和畅，舌苔黄腻，声音不亮，据述月经不调，数月未行，此次仅见瘀血少许，色亦不正，头痛身软，咳嗽痰多，入夜尤甚，此风邪化热入肺之征，故胃不思食，小溲黄浊，法当从事清化，小心将护，不可大意。

空沙参三钱　苦杏仁去皮尖，三钱　苦桔梗三钱　知贝母各三钱
嫩白前三钱　天花粉四钱　全当归三钱　川牛膝三钱
细生地五钱　小川芎三钱　酒黄芩三钱　生桑枝三钱
炒稻芽四钱　六神曲四钱　天水散四钱，二味同布包

二诊　2月10日

服前方咳嗽见轻，惟胸闷不舒，经水仍不畅，恐仍积瘀为患，法当从事清化，以通经为主。

当归尾三钱　小川芎三钱　单桃仁去皮尖，三钱　苏枋木三钱
嫩白前三钱　天花粉四钱　三棱三钱　莪术三钱
藏红花三钱　川牛膝三钱　知贝母各三钱　赤苓芍各三钱
炒栀子三钱　粉丹皮三钱　广木香三钱　生甘草二钱
生藕节五枚

于某　女　30岁　1950年11月6日

据述心跳气短，肢体乏力，经水其量极少，其淡如水，一日即止，周身均觉肿胀，面色不荣，此乃贫血之证，法当从本治。

台党参四钱　生於术三钱　全当归五钱　小川芎三钱
杭白芍四钱　山萸肉四钱　制乳没各三钱　金狗脊去毛，四钱
蕲艾梗三钱　大熟地砂仁二钱研拌，六钱　阿胶珠四钱

桑寄生五钱　冬瓜皮五钱　抱木茯神四钱　朱枣仁四钱
生甘草二钱　生藕节五枚

二诊　11月11日

脉微见弦，药后尚安，腰际酸痛，气不足用，素体贫血，仍当治本。

台党参四钱　生於术三钱　朱茯神四钱　柏子仁三钱
炒枣仁三钱　盐杜仲四钱　金狗脊去毛，四钱　制续断三钱
杭巴戟三钱　补骨脂三钱　冬瓜皮五钱　山萸肉三钱
阿胶珠三钱　生白芍五钱　干地黄砂仁二钱研拌，五钱
全当归四钱　生藕节五枚　生姜三片　大枣三枚

三诊　11月19日

脉略有神，腰仍发酸，两腿作痛，此乃血虚不能荣养之故，仍当治本。

台党参四钱　炙黄芪四钱　生於术三钱　炒枣仁四钱
朱茯神五钱　全当归八钱　小川芎三钱　川牛膝三钱
金狗脊去毛，五钱　盐杜仲四钱　土炒白芍七钱　山萸肉五钱
阿胶珠三钱　苏枋木三钱　干地黄砂仁二钱研拌，七钱
生甘草二钱　生姜三片　大枣三枚

四诊　11月27日

脉息来往尚匀，经水逾期始至，量仍不多，腰腿仍痛，此皆血贫不能荣养之故，仍依昨法加减。

台党参四钱　全当归八钱　小川芎三钱　杭白芍七钱
大生地砂仁二钱研拌，八钱　桑寄生八钱　盐杜仲四钱
金狗脊去毛，四钱　苏枋木三钱　川牛膝三钱　朱茯神四钱
醋香附四钱　蕲艾梗二钱　阿胶珠三钱　生甘草二钱
生姜三片　大枣三枚

五诊　12月8日

据述此次行经，量仍不多，腰仍痛，腹仍胀，脉略有力，仍当以养血为治。

台党参四钱　生於术三钱　炒枳壳三钱　全当归六钱
小川芎三钱　抱木茯神四钱　金狗脊去毛，四钱　土炒杭芍四钱
盐杜仲四钱　干地黄砂仁二钱研拌，五钱　桑寄生五钱
阿胶珠二钱　蕲艾梗二钱　广木香二钱　生甘草二钱
生姜三片　大枣三枚

六诊　12 月 15 日

脉略滑弦而虚，腰腹仍胀痛，仍当从本治。

台党参四钱　全当归五钱　小川芎三钱　酒炒元胡三钱
酒黄芩柏各三钱　大腹皮三钱　金狗脊去毛，四钱　炒白芍五钱
蕲艾炭二钱　干地黄砂仁二钱研拌，四钱　阿胶珠三钱
抱木茯神四钱　桑寄生五钱　广木香二钱　生甘草二钱
生姜三片　大枣三枚

李某　女　33 岁　1950 年 11 月 8 日

据述月经不调，先期而至其量不多，近日牙龈作痛，门牙尤甚，此肾经血虚之故，法当治本。

台党参四钱　甘枸杞三钱　甘菊花三钱　川牛膝三钱
细生地四钱　制乳没各二钱　真郁金三钱　当归身三钱
赤白苓芍各三钱　芡实米四钱　怀山药四钱　白果肉五钱
生甘草二钱　生藕节五枚

二诊　11 月 12 日

药后尚安，惟心中有时发急，右肩臂常作酸痛，甚则颈部发紧而歪斜，满口牙齿均痛，此乃血虚生风之象，仍当从本治。

台党参四钱　土炒白术三钱　桑寄生五钱　西秦艽三钱
西防风三钱　全当归四钱　小川芎三钱　川牛膝三钱
净连翘四钱　忍冬藤五钱　甘枸杞四钱　大生地七钱

甘菊花三钱　知贝母各三钱　白果肉四钱　生甘草三钱
生茅根五钱

三诊　11 月 19 日

昨日月经来潮，色不正，量不多，小溲时却带出瘀块，左肩时痛，肢体倦怠思眠，仍依前法加减。

台党参四钱　生白术三钱　全当归五钱　小川芎三钱
真郁金三钱　苏枋木三钱　单桃仁去皮尖，四钱　京三棱三钱
生苡仁四钱　西秦艽三钱　西防风三钱　细生地五钱
赤苓芍各三钱　酒黄芩二钱　白果肉四钱　生甘草二钱
生藕节五枚

四诊　11 月 21 日

据述昨日身热稍高，见汗未退，胃纳极钝，鼻塞头晕，月经已无，腹尚作痛，法当标本兼治。

空沙参四钱　西防风三钱　紫苏叶三钱　忍冬藤四钱
炒栀子三钱　粉丹皮三钱　六神曲布包，四钱　生熟稻芽各三钱
净连翘四钱　制香附三钱　真郁金三钱　生甘草二钱
生姜三片　大枣三枚

五诊　12 月 14 日

据述日前腹泻，几于成痢，虽已就愈，而内热甚重，带下甚多，月经仍不正常，牙龈仍痛，肢体仍困倦贪眠，仍当标本兼治。

空沙参四钱　炒栀子三钱　制乳没各三钱　粉丹皮三钱
制乳没各三钱　杜牛膝三钱　当归身四钱　酒芩柏各三钱
赤白芍各三钱　细生地砂仁二钱研拌，四钱　醋香附三钱
桑寄生五钱　芡实米四钱　白果肉四钱　生甘草二钱

六诊　12 月 17 日

据述不时心中发悸，经水畅行，量多色正，有时淋漓不断，带下渐少，有时

腹胀，出虚恭则舒，仍属肝邪为患，仍宜治本。

台党参四钱　当归身三钱　小川芎三钱　细生地四钱
杭白芍四钱　制乳没各三钱　醋香附三钱　真郁金三钱
大腹皮三钱　广木香二钱　炒苡仁四钱　芡实米四钱
酒黄芩三钱　生甘草二钱　生藕节五枚

沈某　女　43岁　1950年4月11日

脉沉弦无神，经水五六月一行，其量极少，肢体倦怠，睡眠不能解乏，而且多梦，故记忆力差，精神不振，此肝脾两虚，肺肾不足之征，阴虚生内热故有此候，法当从本治，更宜小心将护。

台党参四钱　首乌藤五钱　全当归四钱　小川芎三钱
朱茯神四钱　金狗脊去毛，四钱　朱枣仁四钱　大生地六钱
甘枸杞四钱　甘菊花三钱　土炒杭芍四钱　炙甘草三钱
生姜三片　大枣三枚

二诊　8月28日

脉见弦虚，据述服四月方后，虽觉微热，而诸病见轻，惟脑部受伤太甚，记忆力差，每劳累则精神不振，但可做粗活，月经不调，数月始行一次，其量极少，其色不荣，肝郁脾约，为日已久，法当清化。

台党参四钱　首乌藤六钱　蔓荆子三钱　小川芎三钱
甘菊花三钱　抱木茯神四钱　全当归四钱　赤苓芍各三钱
炒栀子三钱　单桃仁去皮尖，三钱　苏枋木三钱　细生地四钱
酒芩柏各三钱　粉丹皮三钱　生甘草三钱　生藕节五枚

三诊　9月13日

据述病情，仍属肝虚火旺，故牙时作痛，心中觉累，头脑发迷而沉，肝郁太甚，故两眼发花，仍从本治。

南沙参五钱　桑寄生五钱　杜牛膝三钱　甘菊花五钱

首乌藤二两　橘子络三钱　朱茯神四钱　蔓荆子三钱
桑寄生五钱　全当归四钱　赤白芍各三钱　生苇茎五钱
生甘草二钱　生藕节五枚

四诊　9月17日

依前方加：密蒙花四钱　谷精珠四钱　朱枣仁四钱，再进。

五诊　9月27日

脉较前有神力，头迷见轻，肝热稍减，经来逾期，其量极少，其色发乌，此皆心虚有热，肝脾不和之故，仍从本治。

南沙参五钱　盐元参三钱　全当归四钱　小川芎三钱
川牛膝三钱　柏子仁四钱　桑寄生五钱　干生地六钱
谷精珠四钱　首乌藤一两　赤白苓芍各三钱　甘菊花三钱
真郁金三钱　金狗脊去毛，四钱　广木香二钱　生甘草三钱

六诊　11月6日

药后甚安，精神较爽，近又因劳累太过，虚火上炎，头部后脑又觉不适，肝郁太甚，仍从本治。

盐元参四钱　首乌藤二两　真郁金三钱　抱木茯神四钱
桑寄生五钱　赤白苓芍各三钱　焦山栀三钱　粉丹皮三钱
川牛膝三钱　全当归五钱　干生地砂仁二钱研拌，五钱
小川芎三钱　谷精珠四钱　生甘草三钱　生藕节五枚

七诊　11月12日

睡眠仍不如常，腹中作胀，动气感寒则更甚，呛咳痰不易上，食后作恶，入冬以来，咳嗽有时带血，此劳乏太过，肝肾失养之故，法当清养。

台党参四钱　盐元参四钱　首乌藤二两　夜合花五钱
朱枣仁四钱　朱茯神四钱　真郁金三钱　川牛膝三钱
全当归六钱　干地黄砂仁二钱研拌，七钱　小川芎三钱

酒炒元胡四钱　土炒白芍八钱　焦山栀四钱　粉丹皮三钱
生甘草三钱　生藕节五枚

八诊　11月19日

近日因劳乏感风，致偏右下牙作痛，牵及项间亦痛，肝胆热重，血不养心，夜不成眠，当从本治。

南沙参四钱　胆草炭二钱　朱枣仁四钱　朱茯神五钱
真郁金三钱　当归尾四钱　小川芎三钱　酒芩柏各三钱
生杭芍五钱　制乳没各三钱　细生地五钱　甘草梢三钱
带心莲子十五粒

九诊　11月26日

心跳仍甚，周身发麻，项间仍痛，仍依前法加减。

台党参四钱　桑寄生四钱　首乌藤一两　海风藤八钱
炒栀子三钱　粉丹皮三钱　赤白苓芍各三钱　真郁金三钱
制乳没各三钱　全当归四钱　细生地砂仁二钱研拌，四钱
西防风二钱　紫蔻仁二钱　盐青皮二钱　生甘草三钱
生姜三片　大枣三枚

十诊　12月2日

据述往年入冬凉气往往由腰上窜，即发咳嗽甚剧，吐痰亦多有时痰中带血，近日惟觉两脚发冷，胸胁胀满，两胁亦有凉气上冲则呃逆，下串则出虚恭，头部作痛，时轻时重，此乃肝肾两虚，阴阳不调之症，法当从本治。

台党参四钱　全当归五钱　川牛膝四钱　真郁金三钱
盐炒续断四钱　制乳没各三钱　金狗脊去毛，四钱　胡芦巴四钱
盐青皮三钱　小川芎三钱　酒炒元胡四钱　土炒杭芍六钱
大桂枝四钱　盐巴戟四钱　佛手片三钱　生甘草二钱
生藕节五枚

十一诊　12月12日

据述偏右下牙作痛，略形摇动，有化脓之势，肢体亦不适，胆热，少阳经络

串痛，夜眠不安虚火太甚，故脑部发迷，仍从本治。

南沙参四钱	知贝母各三钱	龙胆草三钱	制乳没各三钱
酒芩柏各三钱	大麦冬三钱	霍石斛四钱	川牛膝三钱
当归尾四钱	赤苓芍各三钱	朱茯神四钱	首乌藤一两
朱枣仁四钱	生甘草三钱	生梨皮一具	

周某　女　35 岁　1950 年 10 月 29 日

脉沉涩不调，面色不荣，经水不调，数月一行，其量甚少，夏间曾患腹泻，肝脾因之两虚，法当标本兼治，以调经为主。

全当归四钱	小川芎三钱	桑寄生五钱	蕲艾叶三钱
阿胶珠三钱	细生地四钱	炒杭芍四钱	金狗脊去毛，三钱
酒黄芩三钱	川牛膝三钱	炒五灵脂三钱	单桃仁去皮尖，三钱
首乌藤六钱	芡实米四钱	生甘草二钱	生姜三片
大枣三枚			

二诊　11 月 16 日

素体血虚，故头部偏右疼痛而发空，两眼亦发花，此皆贫血之征，法当以养血调理为治。

全当归四钱	首乌藤一两	阿胶珠三钱	蕲艾叶三钱
小川芎三钱	蔓荆子三钱	炒五灵脂四钱	干地黄四钱
川牛膝三钱	山萸肉三钱	土炒白芍四钱	桑寄生五钱
怀山药四钱	芡实米四钱	白果肉四钱	生甘草二钱
带心莲子十五粒			

三诊　11 月 21 日

据述腹痛作泻，两腿发麻，肢体畏寒，乃气血不足，兼感外邪之故，带下减少，仍从本治。

台党参四钱	焦冬术三钱	芡实米四钱	老干姜三钱

小茴香三钱　当归身四钱　小川芎三钱　沉香曲布包，三钱
大腹皮三钱　怀山药四钱　炒稻芽三钱　炒苡仁四钱
川牛膝三钱　桑寄生五钱　生甘草二钱　生姜三片
大枣三枚

四诊　12月5日

依前方加：南红花三钱，单桃仁三钱，广木香三钱，苏枋木三钱，减去沉香曲、怀山药，再进。

五诊　1951年1月16日

服前方各病皆愈，惟头痛鼻塞，两颧发红，乃内热感风之故，法当清化。

台党参四钱　焦冬术三钱　炒枳壳三钱　西防风二钱
桑寄生五钱　忍冬藤四钱　净连翘四钱　炒栀子三钱
粉丹皮三钱　苦杏仁去皮尖，三钱　苦桔梗三钱　制乳没各三钱
生甘草二钱　生藕节五枚

崩漏

经血非时暴下不止谓之崩，淋漓不尽谓之漏。盖因冲任受损，不能制约经血，致使经血非时妄行。崩漏或因肾虚，或因脾虚，或由血热，或由血瘀。先生常以寄生、地黄补肾，诸炭止血，党参、於术扶脾，制乳没、血竭化瘀，随证加减诸药，以求标本兼治。

陈某　女　17岁　未婚　1952年3月9日

据述月经不调，以前七八日即止，此次已逾半月，尚淋漓不断，腹胀不舒，此乃失血过多，虚而生胀，法当从本治。

台党参四钱　当归炭四钱　血余炭三钱　桑寄生五钱

土炒於术三钱　山萸肉三钱　小川芎三钱　醋香附三钱
阿胶珠后下，三钱　首乌藤一两　干生地砂仁二钱研拌，五钱
蕲艾炭三钱　生甘草二钱　生姜三钱　大枣五枚

二诊　3月11日

药后病无出入，夜间经行量多，腹胀而痛，阴虚之象，当以调经为治，亦不可骤止也。

台党参四钱　血余炭四钱　泔浸於术三钱　酒炒元胡三钱
真郁金三钱　当归炭三钱　干生地四钱　北五味二钱
乌梅炭三钱　阿胶珠后下，三钱　山萸肉三钱　桑寄生五钱
生杭芍四钱　生茅根五钱　生甘草二钱　生藕节五枚

吕某　女　42岁　1952年4月23日

据述月经不调，两月来淋漓不断，且有黄带，腰酸身倦，胃纳不旺，大便干结，法当从本治。

台党参四钱　土炒白术三钱　全当归三钱　小川芎三钱
干生地砂仁二钱研拌，四钱　生熟苡仁各三钱　酒芩柏各三钱
粉丹皮三钱　炒栀子三钱　盐杜仲三钱　芡实米四钱
火麻仁四钱　甘草梢二钱　生藕节五枚

二诊　4月27日

药后便通腰舒，惟经水仍淋漓不断，午后寒热间作，病久阴虚，仍当治本缓缓图之。

台党参四钱　全当归五钱　制乳没各三钱　血余炭三钱
醋青蒿三钱　酥鳖甲四钱　干地黄五钱　山萸肉三钱
粉丹皮三钱　炒栀子三钱　赤白苓芍各三钱　甘草梢三钱
生藕节五枚

三诊　4月29日

药后尚安，寒热已止，各病皆轻，经水仍淋漓，眠后出冷汗，天明始止，病久阴虚，不能收速效也。

台党参四钱　地骨皮四钱　全当归四钱　小川芎三钱
赤苓芍各三钱　粉丹皮三钱　炒栀子三钱　血余炭三钱
焦冬术二钱　山萸肉三钱　芡实米四钱　首乌藤五钱
制乳没各二钱　浮小麦一两　甘草梢二钱　大红枣五枚

四诊　5月3日

汗出已少，经水亦渐少，前药既效，当依法加减再进。

生黄芪四钱　台党参四钱　制乳没各三钱　真血竭三钱
炒栀子三钱　粉丹皮三钱　血余炭三钱　当归炭四钱
山萸肉三钱　赤苓芍各四钱　干地黄五钱　浮小麦一两
甘草梢三钱　生藕节五枚

五诊　5月7日

据述近两日来午后觉胸中发热，精神恍忽，数刻即愈，黄带仍多，其味极臭，仍从本治，缓缓图之。

生芪尖四钱　台党参四钱　炒栀子三钱　粉丹皮三钱
盐黄芩柏各三钱　制乳没各三钱　真血竭三钱　金银花四钱
净连翘四钱　小川连一钱　血余炭四钱　当归炭四钱
陈棕炭三钱　地骨皮三钱　甘草梢三钱　生藕节五枚

六诊　5月10日

药后带已变白，流血亦少，胸中已不发热，入夜有时尚发热，此阴虚也，当依法加减再进。

台党参四钱　炒栀子三钱　粉丹皮三钱　盐黄芩柏各三钱
小川连一钱　细生地四钱　陈棕炭三钱　当归身四钱
地骨皮三钱　赤苓芍各三钱　制乳没各三钱　忍冬藤四钱

净连翘四钱　炒苡仁四钱　生茅根五钱　甘草梢三钱

七诊　5月13日

药后各病皆轻，惟有时腹痛作泻，小溲尚频，仍从本治。

台党参四钱　盐杜仲三钱　炒枳壳三钱　大腹皮三钱
生熟稻芽各三钱　酒黄芩柏各三钱　赤白苓芍各三钱　忍冬藤四钱
净连翘三钱　炒苡仁四钱　全当归四钱　甘草梢三钱

八诊　5月15日

依前方加：小川连一钱，杜牛膝三钱，芡实米三钱，广木香二钱，再进。

九诊　5月17日

据述昨日血流又多，入夜便作寒热，腹已不泻，法当从事清化。

空沙参四钱　当归炭四钱　血余炭四钱　焦栀子四钱
粉丹皮四钱　忍冬藤四钱　净连翘三钱　制乳没各三钱
干地黄四钱　小川芎三钱　盐黄芩柏各三钱　甘草梢三钱
生藕节五枚

韩某　女　22岁　1950年11月20日

脉见弦滑，据述月经正常，按期不乱，此次经行刚过七日，忽然大行，瘀块并下，此崩症也，亟当调养，勿使大行。

当归炭四钱　炙艾炭三钱　陈棕炭三钱　血余炭三钱
阿胶珠四钱　大生地四钱　制续断三钱　炒栀子三钱
粉丹皮三钱　生甘草二钱　生藕节五枚

二诊　11月22日

药后经行已少，惟腰腹作痛，肢体发热，血虚生热之征，脉数舌黄，法当以育阴为法。

空沙参四钱　知贝母各三钱　盐元参四钱　大生地四钱
杜牛膝三钱　苦桔梗三钱　大麦冬三钱　炒栀子三钱

粉丹皮三钱　地骨皮三钱　全当归三钱　土炒杭芍四钱
小川芎三钱　酒芩柏各三钱　生甘草三钱　生藕节五枚

三诊　11月26日

药后各病皆轻，惟经水未尽净，带下甚多，腹部胀痛，仍宜治本。

盐元参三钱　知贝母各三钱　酒芩柏各三钱　乌梅炭三钱
血余炭三钱　制乳没各三钱　瞿麦三钱　萹蓄三钱
云茯苓四钱　北五味二钱　白果肉四钱　怀山药四钱
芡实四钱　忍冬藤四钱　生甘草二钱　生藕节五枚

汪某　女　52岁　1951年4月1日

脉不调和，据述四十九岁，经水即停，次年一、二月又行二次，今年二月又来，淋漓不断，腰腹酸痛，胯骨亦痛，头晕心跳，此乃血虚有热，肝阳不潜之故，法当从本治。

北沙参四钱　桑寄生五钱　当归炭三钱　小川芎三钱
制乳没各三钱　炒栀子三钱　粉丹皮三钱　酒炒元胡三钱
酒芩柏各三钱　干地黄上上肉桂心一钱研拌，四钱　血余炭三钱
盐杜仲三钱　赤白苓芍各三钱　盐吴萸三钱　生甘草二钱
生藕节五枚

二诊　4月6日

药后经止，带下甚多，腹仍胀痛，胯骨作酸，口酸而干，食物不甘，已两月余，头仍眩晕，内热甚重而下部虚寒，法当标本兼治。

台党参三钱　生白芍二钱　炒枳壳三钱　真郁金三钱
全当归三钱　小川芎三钱　制乳没各三钱　大腹皮三钱
芡实米四钱　怀山药四钱　焦苡仁六钱　盐吴萸三钱
川牛膝三钱　血余炭三钱　生甘草二钱　生藕节五枚

三诊　4月13日

病久而沉，拟以丸方常服调理。

台党参八钱　於潜术七钱　云茯苓八钱　全当归一两
小川芎六钱　干地黄一两　生白芍八钱　山萸肉六钱
真郁金五钱　大腹皮六钱　制乳没各五钱　盐青皮五钱
川牛膝六钱　酒炒元胡五钱　甘枸杞八钱　甘菊花七钱
沉香曲七钱　生甘草五钱

上药选配道地，如法炮制，共研细末，炼蜜为丸，如梧桐子大，每日早晚各服四十丸，淡盐水送下。

邵某　女　54岁　1950年7月2日

据述月经尚未绝，终日流血不止，所流之血色黑紫而有瘀块，腹部偏左坠胀作痛，胸次有气上冲为患，病已经年，动气则甚，为日已久，病根已深，法当从本治，不能收速效也。

台党参四钱　当归炭四钱　血余炭三钱　制乳没各三钱
焦栀子四钱　粉丹皮三钱　真血竭二钱　盐黄柏三钱
细生地六钱　酒黄芩三钱　杜牛膝三钱　天水散冲，四钱
鲜荷梗一尺

二诊　7月6日

药后尚安，胸次已觉稍适，头部尚昏痛，血出仍多，腹尚作痛，小溲极少，膀胱热重，仍从本治。

空沙参四钱　炒栀子三钱　粉丹皮三钱　真郁金三钱
制乳没各三钱　当归炭四钱　小川连二钱　大腹皮三钱
酒芩柏各二钱　车前子三钱　赤苓芍各三钱　真血竭二钱
川牛膝三钱　香白芷二钱　朱灯心三十寸　甘草梢三钱
鲜荷梗一尺

三诊　7月8日

据述头昏已愈，血已不流，惟腹尚作胀，白带尚多，腰际不时尚作酸痛，此乃膀胱湿热尚重之故，仍从本治。

南沙参四钱　真郁金三钱　大腹皮三钱　酒芩柏各三钱
盐杜仲三钱　金狗脊去毛，四钱　生熟苡仁各四钱　炒栀子三钱
粉丹皮三钱　忍冬藤四钱　净连翘三钱　赤苓芍各三钱
知贝母各三钱　车前子三钱　朱灯心三十寸　甘草梢二钱
鲜荷叶一角，带梗五寸

四诊　7月14日

药后白带已少，眠食均安，惟头尚作晕，腹中偏右胀痛未减，内蕴湿热尚重，法当从本治。

台党参四钱　蔓荆子三钱　香青蒿三钱　大腹皮三钱
真郁金三钱　金狗脊去毛，四钱　炒栀子三钱　粉丹皮三钱
赤白苓芍各三钱　盐泽泻三钱　生熟苡仁各三钱　甘草梢三钱
生藕节五枚

五诊　7月17日

脉已见平，各症皆轻，惟有时头昏心跳，腰有时尚痛，大便作泻乃食物不和之故，法当从事清化。

台党参四钱　焦冬术三钱　炒枳壳三钱　沉香曲布包，三钱
赤白苓芍各三钱　小川连五分　大腹皮三钱　焦苡米三钱
蔓荆子三钱　炒栀子三钱　粉丹皮三钱　陈仓米五钱
甘草梢二钱　鲜荷梗一尺

六诊　7月19日

依前方加：连水炒川朴二钱，真郁金三钱，盐杜仲三钱，减去蔓荆子、小川连，再进。

卢某　女　54岁　1950年11月29日

据述月经向来不调，每行过量，则头发昏痛，心中发空，夜眠不安，大便不调，或数日一行，或一日数次，消化不良，虚火太重，法当从本治。

台党参四钱　桑寄生五钱　酒黄芩三钱　真郁金三钱
细生地四钱　制乳没各三钱　阿胶珠四钱　当归身四钱
小川芎三钱　炒杭芍四钱　杜牛膝三钱　首乌藤六钱
六神曲布包，三钱　炒稻芽四钱　生甘草二钱　生姜三片
大枣三枚

二诊　12月4日

素体肝脾两虚，经行过量，故肢体发虚，夜眠已安，惟记忆力差，胸中发空，肺气亦虚，仍从本治。

台党参四钱　小川连一钱　制乳没各三钱　朱茯神四钱
桑寄生五钱　六神曲布包，三钱　全当归四钱　土炒白芍四钱
土炒白术三钱　干地黄砂仁二钱研拌，四钱　小川芎三钱
首乌藤一两　莲子心一钱　大红枣三枚

三诊　12月8日

头痛已愈惟记忆力差，胸中发空，大便不溏则结，近又五六日未通，中气亦虚，时感不接，仍依前法加减。

台党参四钱　朱茯神四钱　首乌藤一两　土炒白芍四钱
全当归四钱　小川芎三钱　桑寄生五钱　金狗脊去毛，四钱
淡苁蓉四钱　土炒白术三钱　朱枣仁四钱　生甘草二钱
带心莲子十五粒

四诊　12月13日

脉见弦虚，心中仍发空作跳，经水仍淋漓不断，感饿则不能忍，阴虚生内热，故气若不接，大便三四日一次，仍从本治。

灵磁石先煎，五钱　老黄芪四钱　台党参四钱　土炒苍白术各三钱
当归身四钱　炒栀子三钱　粉丹皮三钱　朱茯神四钱
净连翘四钱　柏子仁三钱　赤芍药三钱　桑寄生五钱
小川连一钱　大生地四钱　生甘草二钱

痛经

经行腹痛，总由瘀阻所致，或寒凝、或血瘀、或气滞，致不通则痛，久则气血肝肾俱虚。先生治此证，常以香附、元胡、五灵脂行气活血止痛，缓则以小茴香、桂枝、山萸肉、熟地温中补肾、疏肝行气，以求标本兼治。

王某　女　40岁　1951年10月30日

据述痛经已20余年，病由产后而得。素体脾虚，血不荣养，故肢体畏寒，行经时尤甚，每次行经，其量甚多，十余日淋漓不断，为日已久，法当从事温养。

全当归五钱　小川芎二钱　酒炒元胡三钱　醋香附三钱
大腹皮四钱　盐炒小茴香四钱　蕲艾梗二钱　炒五灵脂四钱
土炒白芍四钱　大桂枝三钱　淡附片三钱　山萸肉四钱
大熟地砂仁二钱研拌，四钱　干姜三钱　甘草二钱

二诊　11月2日

药后经水已净，痛经未止，心虚神怯，不能劳累，肢体畏寒，虚汗时出，乃血虚之故，当大剂养血。

炙黄芪五钱　台党参四钱　炒冬术三钱　朱茯神三钱
朱枣仁二钱　柏子仁二钱　当归身三钱　厚附片三钱
土炒白芍八钱　阿胶珠三钱　大熟地砂仁二钱研拌，四钱

小川芎三钱	金狗脊去毛，四钱	炙甘草三钱

三诊　11月7日

素体心气太亏，不能劳累，药后虚汗减少，自觉心中不舒，面浮肢肿，皆虚象也。法当从本调理，更宜小心将养，不可多用脑也。

炙黄芪五钱	台党参四钱	土炒冬术四钱	远志肉三钱
朱茯神四钱	金狗脊去毛，四钱	菟丝子三钱	盐杜仲三钱
蕲艾炭三钱	阿胶珠三钱	大熟地五钱	朱拌炒枣仁三钱
当归身三钱	山萸肉三钱	土炒白芍四钱	炙甘草三钱
大桂圆三枚	大红枣三枚		

四诊　11月12日

据述心慌稍减，惟肢体畏寒太甚，嘘气则腹部作痛，呃逆时作，血虚太甚，法当温养。

炙黄芪五钱	台党参四钱	炒冬术三钱	小茴香三钱
厚附片三钱	大熟地五钱	朱茯神四钱	阿胶珠三钱
山萸肉去核，三钱	当归身三钱	炒杭芍四钱	炒枣仁四钱
盐杜仲三钱	金狗脊去毛，四钱	蕲艾炭三钱	炙甘草三钱
老干姜三钱	桂圆三枚	大枣三枚	

五诊　11月17日

素体太虚，血贫不能荣养，故时畏寒，气短，脏腑皆虚，当从本治徐徐图之。

炙黄芪五钱	台党参四钱	厚附片三钱	大熟地四钱
当归身四钱	菟丝子三钱	葫芦巴三钱	小茴香二钱
大腹皮去毛，四钱	阿胶珠三钱	老干姜三钱	蕲艾梗三钱
北五味二钱	朱茯神四钱	金狗脊去毛，三钱	盐杜仲四钱
桑寄生四钱	炙甘草四钱	大桂圆三枚	大红枣三枚

六诊　11月21日

据述心虚气短，腰痠腹痛且胀，一感凉气入内则更不支，素体太虚，虚则生寒，法当从事温养。

炙黄芪八钱　台党参六钱　於潜术四钱　盐吴萸四钱
小茴香三钱　葫芦巴三钱　金狗脊去毛，三钱　淡附片八钱
淡干姜四钱　大乌梅三钱　当归身六钱　大熟地八钱
盐杜仲四钱　朱茯神四钱　蕲艾梗三钱　血余炭四钱
桑寄生四钱　山茱萸四钱　东阿胶四钱　炙甘草三钱
荔枝五枚　桂圆五枚

七诊　11月28日

腹痛尚剧，气分太亏，亦由肝肾两虚之故，虚则生寒，所以腹部受寒，疼痛不支，拟当大剂温补。

炙黄芪八钱　台党参六钱　於潜术四钱　朱茯神五钱
盐杜仲八钱　大熟地八钱　小川芎三钱　山萸肉七钱
当归身三钱　老干姜四钱　厚附片四钱　阿胶珠六钱
土炒杭芍四钱　蕲艾炭三钱　血余炭三钱　炙甘草三钱
大桂圆五枚　大红枣五枚

八诊　11月30日

素体虚寒，便血太甚，虽有虚热，亦不能服凉药，故服羚翘解毒丸后，腹痛不支，近又感受外风，肢体又作酸痛，仍当从本治。

炙黄芪六钱　台党参四钱　焦冬术四钱　朱茯神五钱
老苏梗三钱　盐杜仲四钱　山萸肉四钱　西秦艽三钱
大熟地肉桂子二钱研拌，八钱　厚附片五钱　老干姜三钱
云茯苓四钱　法半夏三钱　炙甘草三钱　橘子皮三钱
蕲艾梗三钱　阿胶珠三钱　生姜三片　大红枣五枚

吴某　女　22　未婚　1950年3月23日

脉见沉弦，据述行经腹痛，量亦不多，色亦不正，往往十日始净，现当经期第一日，法当从本治。

南沙参四钱　全当归四钱　小川芎三钱　醋香附三钱
真郁金三钱　酒炒元胡二钱　桑寄生五钱　金狗脊去毛，四钱
制乳没各三钱　干生地砂仁二钱研拌，四钱　蕲艾炭三钱
大腹皮二钱　芡实米四钱　生甘草二钱　干藕节五枚

二诊　6月9日

服前方效佳，但仅服一贴，故此次来潮仍淋漓不断，数十日始净，素体肝脾两虚，仍当从本治。

台党参四钱　土炒白芍四钱　当归身四钱　桑寄生五钱
制续断三钱　盐杜仲三钱　血余炭三钱　制乳没各三钱
赤白苓芍各三钱　干生地砂仁二钱研拌，五钱　山萸肉三钱
芡实米四钱　生苡仁四钱　银杏肉七钱　生甘草二钱

于某　女　未婚　20岁　1950年6月25日

据述素有痛经之证，每当经期，量多而瘀块亦甚，现当经期，痛不可支，法当从本治。

北沙参三钱　全当归三钱　小川芎三钱　醋香附三钱
酒炒元胡三钱　真郁金三钱　酒黄芩柏各三钱　大腹皮三钱
粉丹皮三钱　制乳没各三钱　干地黄肉桂子一钱研拌，四钱
赤白苓芍各三钱　蕲艾炭三钱　生甘草二钱　生藕节五枚

二诊　6月30日

药后尚安，依前方加阿胶珠三钱，再进。

杜某　女　21岁　未婚　1950年2月7日

据述月经不调，每月逾期四五日始至，至到腹痛颇剧，头部眩晕，鼻塞而干，右鼻孔不通，涕出胶黏，带有血块，此乃肺胃两经热重，肝邪亦甚，故见此候，感风化热，故痰涎亦多，法当标本兼治。

生石膏先煎，五钱　桑枝叶各三钱　甘菊花三钱　净连翘四钱
金银花四钱　知贝母各三钱　天麦冬各三钱　赤苓芍各三钱
酒芩柏各三钱　杜牛膝三钱　天花粉四钱　血余炭三钱
细生地四钱　苦杏仁去皮尖，三钱　苦桔梗三钱　生甘草二钱
生苇茎五寸

二诊　2月11日

据述素有喉痛旧疾，久已不发，近因内热感风，肝虚火旺，胃亦偏热，喉际红肿，故食物皆化为痰，甚至痰中有血，鼻涕亦然，法当大剂清降。

生石膏先煎，八钱　竹叶茹各三钱　知贝母各三钱　粉丹皮三钱
炒栀子三钱　天花粉四钱　川牛膝三钱　苦桔梗三钱
忍冬藤八钱　净连翘四钱　嫩白前三钱　法半夏三钱
酒芩柏各三钱　车前子三钱　益元散冲，四钱　生梨皮一具

三诊　2月13日

喉际红肿已消，惟饮水下咽则作痛，咳轻痰少，肺胃之热已减，头部尚痛，当依法加减再进。

生石膏先煎，五钱　竹叶茹各二钱　苦杏仁去皮尖，三钱　知贝母各三钱
苦桔梗三钱　桑枝叶各三钱　北五味二钱　炒栀子三钱
粉丹皮三钱　杜牛膝三钱　嫩白前三钱　蔓荆子三钱
忍冬藤四钱　净连翘四钱　甘草梢三钱　生苇茎五寸
生藕节五枚

杨某　女　20岁　未婚　1951年9月1日

脉见虚弦，肝气太郁，每次行经则腹部绞痛不支，气往下坠，大便通而不畅，为日已久，法当从本治。

当归尾五钱　小川芎三钱　赤苓芍各三钱　醋香附三钱
干地黄砂仁二钱研拌，四钱　大腹皮五钱　酒炒元胡三钱
真郁金三钱　广木香二钱　炒五灵脂四钱　川牛膝三钱
桑寄生五钱　金狗脊去毛，四钱　蕲艾梗二钱　生甘草二钱
生藕节五枚　生姜三片

二诊　10月5日

每当经期腹部绞痛，几不能支，畅行则稍好，不畅则更剧，法当以和肝理气以为治。

当归尾四钱　南红花三钱　单桃仁去皮尖，三钱　京三棱三钱
蓬莪术三钱　生桑枝三钱　酒炒元胡三钱　炒五灵脂四钱
制乳没各三钱　真郁金三钱　赤苓芍各三钱　盐吴萸三钱
白果肉四钱　芡实米四钱　炙甘草三钱　生姜三片
大枣三枚

三诊　11月5日

经郁太久，肝气又甚，故牵及腰腹坠痛，但较前稍缓，当以和肝理气为治。

当归尾四钱　小川芎三钱　桑寄生四钱　南红花三钱
单桃仁去皮尖，三钱　炒五灵脂四钱　盐炒小茴香三钱　真郁金三钱
芡实米三钱　京三棱三钱　蓬莪术三钱　赤苓芍各三钱
干地黄四钱　醋香附三钱　生熟稻芽各三钱　广木香二钱
生甘草二钱　生姜三片　大红枣三枚

服汤剂二三剂后，可制成蜜丸，如梧桐子大，每日早晚各服四十粒，温开水送下。

闭经

年纪未老而经水不来，谓之闭经。可分虚实，实则瘀阻不通而致经水不来，法当行气活血化瘀；虚则血海空虚、无血可下，当培补肝肾、养气生血。先生治此证，实则以苏枋木、当归、桃仁活血，元胡、香附、葶苈、川芎行气；虚则以地黄、寄生、牛膝培补肝肾，黄芪、当归、党参养气生血。从本论治，以收全功。

钱某　女　20岁　未婚　1950年4月21日

脉沉数，舌白滑而垢，面色不荣，肢体发热，温度极高，腿脚皆肿，两胁左右亦胀，月经八月未行，法当从本治。

生芪皮四钱　全当归三钱　小川芎三钱　冬瓜皮四钱
单桃仁去皮尖，三钱　酒炒元胡二钱　苏枋木三钱　制香附三钱
醋青蒿三钱　酥鳖甲三钱　大生地砂仁二钱研拌，五钱
生熟稻芽各三钱　大腹皮四钱　苦葶苈三钱　甘草梢二钱
生藕节五枚　大枣三枚

二诊　5月7日

据述服前方，腹胀略轻，按之觉痛，小溲清长，喉际作痛，四肢无力，经水仍未行，仍依前法加减。

空沙参四钱　冬瓜皮五钱　苦葶苈三钱　桑寄生五钱
酒炒元胡三钱　苏枋木三钱　全当归四钱　细生地四钱
醋青蒿三钱　酥鳖甲三钱　茯苓皮四钱　建泽泻三钱
大腹皮三钱　车前子三钱　焦苡米四钱　生甘草二钱
生茅根五钱　大枣三枚

三诊　5月18日

服前方各病皆轻，腹部按之尚微痛，经水已通，血分有热，尚作呛咳，肢体发热而无力，仍当从本治。

台党参三钱　全当归三钱　小川芎三钱　细生地四钱
赤白芍各三钱　生石膏先煎，三钱　车前子三钱　苦葶苈三钱
苏枋木二钱　粉丹皮四钱　朱灯芯三十寸　生苇茎五寸
大枣三枚

四诊　6月1日

据述服前方病无出入，面色不荣，肢体困倦，经行量少，颜色不正，胸次及肋胁作痛，并有水声，腰腹及腿亦牵痛，为日已久，法当标本兼治。

桑寄生五钱　焦冬术二钱　苦葶苈三钱　冬瓜皮四钱
制乳没各三钱　真郁金三钱　赤白苓芍各三钱　全当归四钱
大生地砂仁二钱研拌，五钱　山萸肉四钱　广木香三钱
藏红花二钱　金狗脊去毛，四钱　甘草梢二钱　大枣三枚

胡某　女　45岁　1950年9月7日

据述月经不调，业经数年，近又五月未行，心中发热，虚汗时出，不时干呕，头昏目眩，耳聋且鸣，此乃阴虚生内热，血不荣经之故，法当从本治。

台党参四钱　首乌藤八钱　酒芩柏各三钱　柏子仁四钱
净连翘四钱　生栀子三钱　粉丹皮三钱　真郁金三钱
川牛膝三钱　生杭芍四钱　赤白苓各三钱　大生地四钱
甘草梢三钱　生藕节五枚

二诊　9月9日

药后经仍未通，头仍眩，耳仍聋，眼亦花，虚汗时出，不时干呕，热邪在上，法当清降心经。

空沙参四钱　首乌藤一两　单桃仁去皮尖，三钱　南红花三钱

苏枋木三钱　川牛膝三钱　生栀子三钱　粉丹皮三钱
真郁金三钱　京三棱三钱　当归尾四钱　小川芎三钱
细生地四钱　酒芩柏各三钱　浮小麦一两　生甘草二钱
生苇茎一尺

三诊　9月12日

依前方加：蓬莪术三钱，元参心四钱，甘菊花三钱，再进。

柴某　女　25岁　未婚　1951年3月1日

据述经停一年，近日始行，量极少而色不正，肢体倦怠，食物下胃消化力薄，胸次发热，便溏溲少，肠胃虚而有热，肝木侮土，宜小心将护不可大意，法当从本治。

台党参四钱　土炒冬术三钱　麸炒枳壳三钱　真郁金三钱
生熟稻芽各三钱　炒栀子三钱　粉丹皮三钱　地骨皮四钱
焦鸡金三钱　干地黄砂仁二钱研拌，四钱　芡实米五钱
怀山药四钱　生甘草二钱　大红枣三枚

二诊　3月5日

脉见弦虚，经闭太久，郁火太甚，故体温较高，午后更剧，咳嗽作呕，呕则出汗，胃纳不佳，消化力薄，胸次满闷，便溏溲少，怯症已成，当从本治，更宜小心将护，不可大意。

台党参四钱　苦杏仁去皮尖，三钱　醋青蒿三钱　酥鳖甲四钱
苦桔梗三钱　炒栀子三钱　粉丹皮三钱　地骨皮四钱
酒芩柏各三钱　真郁金三钱　苏枋木三钱　知贝母各三钱
沉香曲布包，三钱　焦鸡金三钱　生熟苡仁各三钱　芡实米四钱
生甘草二钱　生藕节五枚

三诊　3月12日

药后尚安，惟经闭太久，郁火太甚，火邪冲肺则喉痒作咳，痰沫兼出，其色

发白，小溲仍短，大便尚溏，胃纳不佳，法当清肺胃以为治。

灵磁石先煎，六钱　台党参四钱　醋青蒿三钱　酥鳖甲四钱
真郁金三钱　知贝母各三钱　天麦冬各三钱　北五味二钱
嫩白前三钱　粉丹皮三钱　炒栀子三钱　天花粉四钱
车前子四钱　酒芩柏各三钱　天水散冲，四钱　生梨皮一具
生荸荠五枚

妊娠病

妊娠诸病，皆因受孕之后，阴血聚于冲任以养胎。孕妇阴血偏虚，阳气偏亢，加之胎儿阻遏气机，影响气机之升降，故多发妊娠恶阻等证。又有肝肾不足而有孕，胎元不固者，易发漏血、滑胎诸证。先生尝谓治妊娠病当治病与安胎并举，补肾培脾、安胎固本，用药尤须小心，诸破气行血及有毒之品均应慎用或禁用。

张某　女　26岁　1950年元月10日

据述半年前曾患湿疹兼喉痛呕吐，嗣后则胃纳日减，强食则作呕，食亦不多，腹部胀痛，腰部亦痛，经行不准，往往四十余日一行，腹中似有包块，四窜作痛，此乃瘀血为患，脾肾两虚，肝胃不和，故呃逆时作，法当从本治，更宜小心将护。

南沙参四钱　知贝母各三钱　苦杏仁去皮尖，三钱　苦桔梗三钱
粉丹皮三钱　炒栀子三钱　真郁金三钱　淡竹茹四钱
制乳没各三钱　大腹皮三钱　苏枋木三钱　酒炒元胡三钱
甘草梢三钱　生藕节五枚

二诊　元月12日

药后病无出入，肝胃不和，内热不清。食物不甘，夜眠不酣，大便干结，五六日一行，腹中有瘀块作痛，不时觉胀，仍当治本。

盐砂仁三钱　制乳没各三钱　酒芩柏各三钱　醋香附三钱
郁李仁四钱　全当归五钱　首乌藤一两　单桃仁去皮尖，三钱
大腹皮三钱　甘草梢三钱　生荸荠捣，五枚

三诊　元月15日

据述腰痛腹胀，眠食均不安，大便七八日一行，内热太重，法当从事清化。

南沙参四钱　盐杜仲四钱　大腹皮三钱　首乌藤一两
酒炒元胡四钱　淡苁蓉五钱　火麻仁四钱　郁李仁四钱
大生地六钱　酒黄芩三钱　生栀子三钱　粉丹皮三钱
真郁金三钱　醋香附三钱　沉香曲布包，四钱　甘草梢三钱
生梨皮一具

四诊　元月18日

药后大便已通，惟腰尚痛，左手腕脉际内外皆痛，数月无虚恭，肠胃之气不调，内热尚重，夜眠渐安，食物渐多，仍当依法加减再进。

空沙参四钱　真郁金三钱　沉香曲布包，三钱　盐杜仲四钱
全当归四钱　制乳没各三钱　首乌藤八钱　赤白芍各二钱
佛手片三钱　细生地砂仁二钱研拌，四钱　焦鸡金三钱
小川芎三钱　生栀子三钱　粉丹皮三钱　生甘草二钱
生藕节五枚

五诊　4月11日

脉仍不调，据述胸脘作痛，食物之后更甚，月经三月未行，腹中作闷，头部眩晕，虚恭仍无，大便一周一次，乃中气不顺之故，仍从本治。

南沙参四钱　大腹皮三钱　小青皮三钱　真郁金三钱
当归尾四钱　川牛膝三钱　郁李仁四钱　火麻仁五钱

淡苁蓉四钱	炒栀子三钱	粉丹皮三钱	大生地四钱
桃杏仁各三钱	佛手片三钱	焦鸡金三钱	甘草梢三钱
生荸荠捣，五枚	生藕节五枚		

六诊　4月21日

药后病无出入，经水三月未行，已是孕象，怡胎火太甚，故头部昏眩，大便干结，法当从事清润。

空沙参四钱	生地黄八钱	生栀子三钱	盐黄芩三钱
桑寄生五钱	火麻仁五钱	全当归五钱	淡苁蓉一两
苦杏仁去皮尖，三钱	肥知母三钱	郁李仁四钱	生梨藕汁各一大勺，冲

张某　女　28岁　1951年4月7日

脉沉而滑大，经水逾期未至，当属孕象，业经流产两次，宜固养胎元，勿使漏下为要。

台党参四钱	桑寄生五钱	酒芩柏各三钱	补骨脂四钱
骨碎补四钱	当归身五钱	小川芎三钱	焦栀子三钱
粉丹皮三钱	盐杜仲三钱	制续断三钱	大生地五钱
生杭芍五钱	生甘草三钱	生姜三片	大枣三枚

二诊　4月9日

脉息如昨，药后亦安，他无所苦，仍以养胎为要。

台党参四钱	全当归四钱	小川芎三钱	炒白芍四钱
补骨脂三钱	骨碎补三钱	酒黄芩三钱	盐杜仲三钱
制续断三钱	干生地砂仁二钱研拌，四钱		炒栀子三钱
粉丹皮三钱	真郁金三钱	桑寄生五钱	生甘草二钱
生姜三片	大枣三枚		

三诊　4月12日

药后甚安，依前方加：抱木茯神四钱，醋香附二钱，再进。

产后病

产后诸病，总由气血俱伤，元气受损，腠理不固，百节空虚所致。丹溪云:“产后诸证，必大补气血为先，虽有他症，以末治之。”故先生常以黄芪及四物汤加减养气益血以为根本，随证以苏梗、蕲艾温通经络，有热则以青蒿、鳖甲清虚热除烦，有风则防风、诸藤祛风。不拘于产后，亦不忘于产后。

周某 女 35岁 1951年9月5日

脉见虚弦，据述产后6月，前两月乳汁充足，近因故停乳不喂，月经亦未行，心中发慌，体温不时增高，稍一劳累则腹痛身软，精神不支，此乃虚怯之症，法当从本治，更宜小心将护，不可劳累。

台党参三钱　桑寄生四钱　全当归四钱　小川芎三钱
醋青蒿三钱　酥鳖甲四钱　干地黄砂仁二钱研拌，五钱　蕲艾梗三钱
阿胶珠四钱　赤芍药四钱　朱茯神四钱　生甘草二钱
生藕节五枚

二诊 9月10日

脉尚虚弦，据述服前方甚安，月经昨日来潮，心中仍觉发慌，体温尚高，夜眠不安，肢体倦怠，带下亦多，其色黄白相间，平日劳乏太过，产后血虚，当从本治。

台党参四钱　首乌藤一两　当归尾四钱　小川芎三钱
蕲艾炭三钱　醋青蒿三钱　酥鳖甲四钱　醋香附三钱
干生地砂仁二钱研拌，五钱　柏子仁三钱　阿胶珠三钱
芡实米四钱　土炒杭芍四钱　真郁金三钱　生甘草二钱
桑寄生五钱　生藕节五枚

三诊 9月12日

药后觉胸膈发胀，中气不舒，经行不畅，病起于产后，仍当以调经为主，从本主治。

当归尾四钱　小川芎三钱　酒炒元胡三钱　真郁金三钱
苏枋木二钱　沉香曲布包，四钱　醋香附三钱　川牛膝三钱
大腹皮四钱　蕲艾梗二钱　赤白苓芍各四钱　桑寄生四钱
生桑枝四钱　单桃仁去皮尖，三钱　生甘草二钱　生藕节五枚

四诊 9月17日

素有胃病，胸次觉闷，中气较短，经行不畅，良由肝郁太甚，为日已久，仍当治本。

老黄芪四钱　台党参三钱　桑寄生四钱　全当归三钱
小川芎三钱　干生地砂仁二钱研拌，五钱　土炒杭芍四钱
朱茯神四钱　金狗脊去毛，三钱　沉香曲布包，四钱　真郁金三钱
参贝陈皮三钱　生白术三钱　炒稻芽四钱　生甘草二钱
生藕节五枚　带心莲子十五粒

温某　女　47岁　1951年9月11日

脉见弦虚而数，舌苔黄厚而腻，据述产后已八十日，产后六日，腿即作痛，不能转侧，此乃素体湿重，又感风邪，久则周身骨节疼痛，背脊更甚，两胁亦痛，内伤外感，兼而有之，当依产后主治。

台党参四钱　全当归三钱　小川芎三钱　杭巴戟四钱
炒苡仁三钱　桑寄生五钱　制乳没各三钱　真郁金三钱
西防风三钱　宣木瓜四钱　抱木茯神四钱　生桑枝四钱
蕲艾梗三钱　干地黄砂仁二钱研拌，四钱　生甘草二钱
生姜一片　红枣三枚

二诊　9月15日

服前方各病皆轻，惟咳嗽痰多而喘，此乃肺热尚重之故，左太阳穴疼痛，仍当从本治，盖病由产后得也。

台党参四钱　当归身二钱　盐杜仲三钱　知贝母各三钱
灵磁石先煎，四钱　蔓荆子三钱　香白芷三钱　抱木茯神四钱
小川芎三钱　桑寄生四钱　法半夏三钱　橘子络二钱
北五味一钱　制乳没各三钱　生甘草二钱　生姜一片
大枣三枚

杜某　女　23岁　1950年12月9日

据述产后一月，午后时发寒热，近又咳嗽，胃纳不佳，夜眠亦不安，此乃月内感受风寒所致，素体阴虚，法当标本兼治。

南沙参四钱　老苏梗三钱　西防风三钱　知贝母各三钱
桑寄生五钱　首乌藤五钱　全当归三钱　小川芎三钱
酒黄芩二钱　土炒杭芍四钱　苦桔梗三钱　云茯苓三钱
苦杏仁去皮尖，三钱　生甘草二钱　生姜三片　大枣三枚

二诊　12月12日

服前方病无出入，夜间呛咳无痰，喉际发干，产后感风化热所致，当依法加减再进。

空沙参四钱　苦杏仁去皮尖，三钱　苦桔梗三钱　桑寄生五钱
知贝母各三钱　霍石斛四钱　云茯苓四钱　当归身三钱
炒杭芍四钱　大麦冬五钱　生甘草二钱　生藕节五枚

三诊　12月14日

药后尚安，惟痰似不易吐出，喉际发干，此乃肺虚有热，津液不足之故，产后之病，收效稍迟，仍依前法，加减再进。

南沙参四钱　真郁金三钱　桑寄生五钱　制乳没各三钱

全当归五钱　天花粉四钱　大麦冬三钱　霍石斛四钱
酒炒杭芍四钱　西秦艽三钱　杭巴戟三钱　生甘草二钱
生梨皮一具

葛某　女　27岁　1950年7月12日

脉不条达，肢体浮肿，周身关节酸痛，据述乃产后受风使然，业经发生两次，均在六、七月旬，历久不消，胃纳尚佳，夜眠不安，法当从本治，更宜小心将护。

生芪皮四钱　汉防己二钱　桑寄生五钱　海风藤四钱
全当归四钱　首乌藤一两　宣木瓜五钱　制乳没各三钱
金狗脊去毛，五钱　西防风三钱　赤苓芍各三钱　小川芎三钱
干地黄五钱　补骨脂四钱　忍冬藤七钱　生甘草三钱
生藕节五枚

二诊　7月17日

据述药后肢体浮略消，周身关节仍痛，两腿尤甚，往往不能行路，夜眠亦不能转侧，良由儿时长以湿地，寒湿深入骨间，又感风邪，此次因痔疮发作，坐水袋治疗，故寒湿之气更甚，致成此候，病久而深，法当从事温养，更宜小心将护。

老箭芪五钱　台党参四钱　大桂枝四钱　鸡血藤四钱
海风藤五钱　补骨脂五钱　骨碎补五钱　小川芎三钱
制乳没各三钱　厚附片三钱　泔浸苍术三钱　川牛膝三钱
全当归三钱　宣木瓜三钱　生甘草三钱　连皮冬瓜一两

三诊　7月19日

依前方加：金狗脊去毛，四钱，生姜三片，再进。

王某　女　36岁　1950年2月18日

据述产后五月，弥月后即发呛咳，咳则小溲自遗，喉痒，痰不易出，夜眠不安，腰胯作痛，膝盖亦痛，月经已至，二十余日一行，其色发紫，平时后脑及两太阳穴皆痛，阴虚生内热，肝肾两虚，当从本治。

北沙参四钱　桑寄生五钱　知贝母各三钱　枸杞子四钱
首乌藤一两　盐炒杜仲三钱　当归身三钱　粉丹皮三钱
炒栀子三钱　北五味一钱　小川芎三钱　北细辛三分
抱木茯神四钱　大生地四钱　生甘草三钱　生藕节五枚

二诊　2月21日

据述药后咳嗽大减，惟月经将至，腹部两侧酸痛，头及两目，皆晕眩不清，喉际当作微痒，当依法加减再进。

北沙参四钱　桑寄生五钱　全当归四钱　小川芎三钱
醋香附三钱　天花粉四钱　制乳没各三钱　知贝母各三钱
嫩白前三钱　粉丹皮二钱　焦山栀三钱　首乌藤一两
北五味一钱　川牛膝三钱　生甘草三钱　生藕节一枚

三诊　2月27日

药后病无出入，喉际仍痒，咳甚则欲呕，痰吐白泡沫，耳仍鸣目仍昏，两腿仍酸痛，晨起两手十指发强，不能转动，午前精神尚佳，午后则否，内热感风，邪未尽化，法当标本兼治。

空沙参四钱　知贝母各三钱　西秦艽二钱　竹叶茹各二钱
西防风二钱　苦杏仁去皮尖，三钱　天花粉三钱　苦桔梗三钱
蔓荆子三钱　香白芷二钱　杜牛膝三钱　桑寄生四钱
生桑枝三钱　全当归三钱　小川芎三钱　首乌藤一两
北五味二钱　生甘草三钱　生荸荠五枚　生梨皮一具

李某　女　30岁　1950年1月21日

据述三月前产后即感胃部不和，饥饱均不适，两胁肋及肢体均作痛，而足心尤甚，因自乳故经尚未行，但乳汁甚少，腹部重按则痛，似有包块，产后已三月，当从本治，更宜小心将护。

台党参三钱　焦冬术三钱　炒枳壳二钱　桑寄生五钱
全当归四钱　制乳没各三钱　真郁金三钱　赤白苓芍各三钱
细生地砂仁二钱研拌，四钱　酒炒元胡三钱　淡苁蓉四钱
生甘草三钱　生姜三钱　大枣三枚

二诊　1月23日

服前方尚安，病由产后而得，血虚不能荣养，故周身疼痛，足心已不痛而足跟痛甚，大便干结，肛门坠痛，两胯不痛，两臂发凉，重裘亦不暖，此虚象也，兼有痔疮为患，有时大便带血，两眼眶有时发胀，仍当从本治，更宜小心将护。

三诊　1月25日

据述药后各病皆轻而未愈，面部浮肿，肢体畏寒，此重感风邪所致，肢体有时仍发热，小溲频数不能自禁，产后肾虚，不能休息，致成此候，仍当治本。

台党参三钱　焦冬术三钱　宣木瓜四钱　谷精珠三钱
枸杞子四钱　甘菊花三钱　细生地四钱　金狗脊去毛，四钱
盐炒杜仲三钱　全当归四钱　小川芎三钱　赤白苓芍各三钱
酒黄芩柏各三钱　杭巴戟四钱　炙甘草三钱

四诊　1月28日

头痛身冷，脉不条达，重感风寒之象，腰脚沉重，行路维艰，腹中觉饥而胃纳不香，此中宫有积，故觉心虚，病情复杂，法当标本兼治，更宜小心将护。

台党参四钱　小川芎三钱　当归须四钱　真郁金三钱
沉香曲布包，四钱　西秦艽二钱　西防风二钱　知贝母各三钱
炒稻芽四钱　甘枸杞三钱　金狗脊去毛，四钱　赤苓芍各三钱

酒黄芩三钱　大腹皮二钱　生甘草二钱　生姜三钱
大枣三枚

五诊　2月2日

据述病情乃心气太虚，胃纳不旺，稍一劳动，则前阴及腰胯作痛，小溲频数，不能自禁，产后之疾，仍当治本。

老箭芪五钱　台党参四钱　生杭术三钱　六神曲布包，三钱
桑寄生五钱　朱茯神四钱　金狗脊去毛，四钱　制乳没各三钱
小川芎三钱　全当归四钱　大熟地砂仁二钱研拌，六钱
山萸肉四钱　酒炒元胡三钱　杭白芍六钱　炙甘草三钱
生姜三钱　大枣三枚

六诊　2月7日

脉略见平调，面色亦荣，浮肿已消，惟气窜周身筋骨作痛，手指头尤胀，病因产后而得，由于产中曾生闷气，肝脾因之受损，故食物口中发酸，肢体乏力，仍从本治。

老箭芪五钱　潞党参四钱　生於术三钱　真郁金三钱
小川芎三钱　制乳没各三钱　抱木茯神四钱　全当归五钱
蕲艾梗五钱　炒杭芍八钱　生桑枝尖四钱　盐炒砂仁三钱
细生地四钱　酒炒元胡三钱　首乌藤一两　蔓荆子二钱
生甘草二钱　生姜二片　大枣三枚

七诊　2月15日

药后病无出入，产后血亏，周身筋骨、经络失养，故心中发燥，周身发紧，手足指尖均形胀痛，交骨作痛，皆由产后所致，宜小心将护，恐不易收速效也。

台党参四钱　桑寄生五钱　首乌藤一两　全当归四钱
朱茯神四钱　真郁金三钱　海风藤四钱　赤白苓芍各三钱
制乳没各三钱　干生地砂仁二钱研拌，五钱　平贝母三钱
生甘草三钱　小川芎三钱　生藕节五枚

八诊　2月24日

产后之病，不易见效，良由气血两亏，肢体因之失养，故手足指仍作胀痛，前阴交骨仍痛，病势匪轻，不可大意，仍当治本。

台党参四钱　土炒冬术三钱　桑寄生九钱　全当归五钱
首乌藤一两　朱茯神四钱　制乳没各三钱　真郁金三钱
小川芎三钱　金狗脊去毛，三钱　真血竭三钱　赤白苓芍各三钱
知贝母各三钱　山萸肉三钱　甘草梢三钱
干生地砂仁二钱研拌，五钱

九诊　6月17日

产后即患咳嗽之病，至今未愈，周身筋络作痛，两脚板掣痛，痰出则胸次发空，不出则气闭不舒，喉际作痛，因自乳故经尚未行，但乳汁不多，咳久则汗出，此虚象也，宜小心将护，防成怯症，仍宜治本。

台党参四钱　焦冬术三钱　天花粉四钱　嫩白前三钱
北五味一钱　金狗脊去毛，四钱　桑寄生五钱　炙百部三钱
净百合四钱　抱木茯神四钱　当归身四钱　小川芎三钱
杭白芍四钱　制乳没各三钱　生藕节二枚

十诊　6月19日

依前方加：盐巴戟三钱，川牛膝三钱，再进。

冯某　女　37岁　1950年9月9日

据述病由产后而得，周身麻木，胸胁及腰臂均有气串作痛，寒热往来，业经四月，气血两亏，且有风寒夹气滞为患，病情复杂，为日已久，宜小心将护，防成蓐劳，当从本治，恐不易收速效也。

台党参四钱　桑寄生五钱　西秦艽三钱　全当归四钱
制乳没各三钱　醋青蒿三钱　酥鳖甲四钱　真郁金三钱
知贝母各三钱　小川芎三钱　山萸肉三钱

干生地砂仁二钱研拌，五钱　金狗脊去毛，四钱　盐杜仲四钱
生甘草三钱　生姜三钱　大枣三枚

二诊　9 月 12 日

药后寒热已止，仍觉周身经络发紧，四窜作痛，此产后血虚不能荣养之故，仍从本治徐徐图之，不能求速效也。

台党参四钱　全当归四钱　小川芎三钱　知贝母各三钱
生桑枝三钱　西秦艽三钱　醋香附三钱　赤白苓芍各三钱
金狗脊去毛，三钱　桑寄生五钱　阿胶珠三钱　苦杏仁去皮尖，三钱
大麦冬三钱　制乳没各三钱　干生地砂仁二钱研拌，五钱
生甘草三钱　生藕节五枚

三诊　9 月 13 日

依前方加：真郁金三钱，朱枣仁四钱，抱木茯神四钱，减去西秦艽，再进。

四诊　9 月 16 日

药后病无出入，良由产后血虚，肝经失养，致肝气四串为患，筋仍抽搐，喉际发紧，四肢亦不舒，仍当以调气和血为治，缓缓图之，冀其有效。

台党参四钱　当归须四钱　小川芎三钱　真郁金三钱
桑寄生五钱　海风藤五钱　制乳没各三钱　知贝母各三钱
金狗脊去毛，四钱　首乌藤一两　鸡血藤四钱　川牛膝三钱
赤苓芍各三钱　苦杏仁去皮尖，三钱　甘草梢三钱　生藕节五枚

五诊　11 月 11 日

停药多日，病无出入，周身经络仍抽掣作痛，中气仍郁结不舒，喉际发紧，大便干结，病因产后血虚而得，肝邪太甚，无血为养，故成此候，仍当治本，徐徐图之，血足病自愈也。

台党参四钱　首乌藤一两　忍冬藤七钱　海风藤六钱
真郁金三钱　全当归三钱　醋香附三钱　酒炒元胡三钱
淡苁蓉四钱　丝瓜络三钱　小川芎三钱　土炒杭芍四钱

制乳没各三钱　细生地四钱　生甘草三钱

六诊　11月18日

据述产前曾倾跌一次，肢体即觉不适，及至产后，失血过多，致周身抽搐作痛，血虚太甚之象，仍当治本，徐徐图之。

台党参四钱　当归须四钱　小川芎三钱　制乳没各三钱
真郁金三钱　鸡血藤四钱　海风藤五钱　醋香附三钱
杭白芍四钱　川贝母三钱　丝瓜络四钱　桑寄生五钱
干地黄砂仁二钱研拌，五钱　泔浸生白术三钱　生甘草三钱
生藕节五枚

张某　女　32岁　1952年4月20日

据述病情乃肝肾不和，脾肾两虚，血不荣养之证，自乳已十一月，经络筋骨皆作痛，两膝行路则作痛，为日已久，当从本治。

黄芪尖四钱　台党参四钱　全当归五钱　川牛膝三钱
制乳没各三钱　小川芎三钱　盐杜仲三钱　制续断三钱
干地黄四钱　抱木茯神四钱　补骨脂三钱　六神曲布包，三钱
生熟稻芽各三钱　生甘草三钱　生藕节五枚

二诊　4月22日

药后尚安，据述午前甚好，午后则寒热间作，肢体乏力，腹中偏右有包块跳动，虚汗已止，仍当从本治，以节劳为要。

黄芪皮三钱　首乌藤一两　醋青蒿三钱　酥鳖甲三钱
制乳没各三钱　干生地砂仁二钱研拌，四钱　全当归三钱
小川芎三钱　土炒杭芍四钱　酒炒元胡三钱　台党参四钱
六神曲布包，四钱　生藕节五枚

三诊　4月25日

据述药后各病皆轻，惟手指尖发冷，背脊亦发凉，略有呛咳，时吐白痰，喉

际发干，病由产后所得，宜小心将护，仍依前法加减再进。

灵磁石先煎，五钱　黄芪尖四钱　台党参三钱　全当归四钱
小川芎三钱　杭白芍四钱　知贝母各三钱　干生地四钱
嫩前胡三钱　酒黄芩二钱　天花粉三钱　酒炒元胡三钱
桑寄生四钱　首乌藤八钱　生甘草二钱

四诊　4月28日

据述手足指尖仍发凉，日间微见汗，及头而止，腹中有时觉热则作咳嗽，两腿肚均发强，行路不舒，此血不荣养之故，产后血虚，仍当依法加减再进。

黄芪尖五钱　当归须四钱　桑寄生五钱　台党参三钱
西秦艽三钱　老苏梗三钱　小川芎三钱　干地黄五钱
土炒杭芍四钱　酒芩柏各二钱　首乌藤八钱　生甘草二钱
生藕节五枚

五诊　4月30日

服前方各证皆轻，惟头额及颈项间不时出汗，腿强已愈，尚作呛咳，痰尚易出，产后阴虚，内热尚重，当依昨法加减。

生箭芪皮四钱　当归首四钱　小川芎三钱　台党参三钱
冬瓜仁皮各四钱　苦桔梗三钱　知贝母各三钱　桑寄生四钱
土炒杭芍四钱　干地黄四钱　蕲艾炭二钱　甘草梢二钱
酒黄芩三钱　生藕节五枚

六诊　5月2日

据述手足指尖已不发冷，乃气通之象，惟后背仍发酸，乃血气未复之故，产后阴虚，仍当治本。

生黄芪尖三钱　台党参三钱　焦冬术三钱　桑寄生五钱
全当归四钱　小川芎三钱　土炒白芍四钱　阿胶珠后下，三钱
酒芩柏各三钱　杜牛膝三钱　炒栀子三钱　粉丹皮三钱
干生地砂仁二钱研拌，四钱　生甘草二钱

生藕节五枚

七诊 5月7日

据述昨日因感风手足又发凉，胸次似有气上冲，故胃纳不佳，夜眠不安，仍属产后未复之故，仍从本治。

灵磁石先煎，五钱 生黄芪四钱 台党参三钱 焦冬术三钱
生桑枝四钱 全当归四钱 山萸肉四钱 首乌藤一两
地骨皮三钱 桑寄生四钱 小川芎三钱 盐砂仁二钱
醋香附三钱 大熟地上上肉桂心五分研拌，五钱 生甘草二钱
生姜三片 大枣三枚

赵某 女 34岁 1952年4月20日

据述产前即咳嗽，产后仍未愈，其已三四月，痰不易出，咳甚时食物亦均呕出，肺胃热重，又感外邪法当从事清化。

灵磁石先煎，五钱 空沙参四钱 知贝母各三钱 苦桔梗三钱
苦杏仁去皮尖，三钱 天花粉四钱 嫩白前三钱 桑寄生五钱
炒稻芽三钱 酒黄芩三钱 霍石斛四钱 淡竹茹三钱
杜牛膝三钱 六神曲布包，四钱 生藕节五枚

二诊 5月13日

据述小腹偏右胯间起包块有似横痃之形，阵阵作痛，行动走路皆不适，肝脾肾各经皆虚，而成积聚，法当调和气血以为治。

台党参四钱 当归须四钱 伸筋草四钱 补骨脂四钱
制乳没各三钱 真郁金三钱 盐杜仲三钱 醋香附三钱
金狗脊去毛，四钱 土炒杭芍四钱 生甘草三钱 生藕节五枚

三诊 5月19日

据述药后，疼痛见轻，但走路觉右腿发短而坠胀，素有肾病，食物不合则痛，肝脾两虚，血不荣养，风邪入于血分，致皮肤发痒，当从本治，更宜小心

将护。

台党参四钱　桑寄生五钱　小川芎三钱　当归须四钱
赤白苓芍各三钱　白鲜皮三钱　地肤子三钱　西防风三钱
真郁金三钱　细生地四钱　伸筋草四钱　川牛膝三钱
补骨脂三钱　骨碎补三钱　生茅根五钱　甘草梢三钱
生藕节五枚

冯某　女　26岁　1950年8月1日

病由产后而得，两胁肋及前后心均牵痛，小腹亦胀痛，手足心发烧，喉际如有物塞，时吐白痰，入夜尤甚，两眼发昏，肝虚有热，左乳两旁有小疙疸，且作刺痛，法当从本治。

桑寄生四钱　真郁金三钱　制乳没各三钱　大腹皮三钱
小茴香三钱　地骨皮三钱　粉丹皮三钱　炒栀子三钱
杜牛膝三钱　苦杏仁去皮尖，三钱　云茯苓四钱　天花粉四钱
忍冬藤五钱　酒芩柏各二钱　生甘草二钱

二诊　8月8日

药后病无出入，良由产后之病，因气血两虚，收效不易，腹中似有核上攻作痛，串及两胁亦痛，内热甚重，当从本治。

灵磁石先煎，五钱　南沙参四钱　制乳没各三钱　全当归三钱
小川芎三钱　细生地砂仁二钱研拌，四钱　地骨皮三钱
真郁金三钱　沉香曲布包，四钱　忍冬藤五钱　酒芩柏各三钱
生熟稻芽各四钱　生甘草三钱　生藕节五枚

三诊　8月13日

依前方加：大腹皮三钱，广陈皮二钱，生白芍四钱，再进。

四诊　8月18日

药后尚安，两胁仍作胀痛，脐上腹内尚微觉痛，晨起小腹内，似有物上攻作

跳，腰背酸困，四肢乏力，精神疲乏，食物不甘，夜眠不安，产后之病，收速不易，因气血两亏，气食两滞故也，仍依前法加减再进。

灵磁石先煎，五钱 台党参四钱 焦冬术三钱 炒枳壳三钱
真郁金三钱 小川芎三钱 盐砂仁二钱 盐杜仲三钱
桑寄生五钱 沉香曲布包，四钱 地骨皮三钱 大腹皮三钱
朱茯神四钱 首乌藤六钱 生甘草三钱 生姜一片
大枣三枚

五诊 10月12日

据述病由产后而得，中脘有滞，食物下胃消化不良，右胁牵及后背脊骨腰肢，均觉酸痛，此乃肝气不调之故，所以食则作痛，痛则思便，多不消化之物，日行四五次不等，法当从本治。

台党参四钱 焦冬术三钱 炒枳壳三钱 赤白苓芍各三钱
焦苡仁四钱 芡实米四钱 怀山药四钱 沉香曲布包，四钱
制乳没各三钱 西秦艽三钱 大腹皮三钱 白果肉四钱
真郁金三钱 焦鸡金三钱 炒稻芽四钱 甘草梢三钱
生藕节五枚

高某 女 24岁 1951年10月8日

据述产前周身发肿，产后未消，反而加甚，腹中作胀，两大腿及脚尤甚，产后已四十日始终不消，进日喉际作痛，眠食尚安，法当从本治。

台党参四钱 全当归三钱 桑寄生五钱 小川芎三钱
宣木瓜四钱 真郁金四钱 冬瓜皮八钱 川牛膝三钱
金狗脊去毛，三钱 西秦艽三钱 苦葶苈三钱 干地黄五钱
知贝母各三钱 云茯苓四钱 生甘草二钱 生藕节五枚
大红枣三枚

二诊　10月11日

依前方加：射干二钱，大腹皮二钱，再进。

三诊　10月13日

脉少神力，药后病无出入，头部昏眩，眼球胀痛，喉际干痛，胸部胀闷，不思饮食，气不条畅，上半身浮肿渐消，下半身仍然肿胀，产前之病，产后更甚，腹仍作胀发硬，大便泻水，小溲仅有涓滴，清浊不分，身体太虚，宜小心将护，防成蓐劳之疾。

台党参四钱　桑寄生五钱　真郁金三钱　茯苓皮四钱
冬瓜皮八钱　生熟稻芽各三钱　川萆薢三钱　西秦艽二钱
盐泽泻四钱　宣木瓜四钱　全当归三钱　小川芎三钱
杜牛膝三钱　首乌藤八钱　朱灯心三寸　抱木茯神四钱
生甘草三钱

四诊　10月16日

胸次胀闷，气不舒达，大便仍泻水，小溲仍不畅，清浊未分，胃纳极钝，寒热间作，此乃脾肾两虚之象，姑再拟方酌服，得效再议。

老黄芪皮五钱　台党参四钱　炒白术三钱　赤白苓芍各三钱
真郁金三钱　桑寄生五钱　沉香曲布包，四钱　盐砂仁三钱
西防风二钱　金狗脊去毛，三钱　老苏梗三钱　全当归四钱
土炒白芍四钱　车前子三钱　生甘草二钱　生姜三片
大红枣三枚

许某　女　28岁　1950年6月20日

面色不荣，精神不振，据述病由产后而得，素体肝脾两虚，产后营养不足，致胃纳极钝，强食则腹泻，法当从本治，更宜小心将护。

米炒台党参四钱　米炒当归三钱　桑寄生五钱　小川芎三钱
大生地砂仁二钱研拌，四钱　杭白芍四钱　炒稻芽四钱

焦鸡金三钱　六神曲布包，三钱　芡实米四钱　杜牛膝三钱
抱木茯神三钱　怀山药四钱　蕲艾梗三钱　生甘草二钱

二诊　6月23日

脉较前稍有神，面色亦渐荣，病由产后而得，气血两亏，肺脾不足，故睡后便作咳嗽，午后精神不振，防成蓐劳，依昨法加减再进，更宜小心将护。

黄芪皮四钱　台党参三钱　土炒冬术三钱　炒枳壳三钱
知贝母各三钱　抱木茯神四钱　首乌藤一两　桑寄生五钱
全当归四钱　大生地砂仁二钱研拌，六钱　小川芎三钱
赤白芍各三钱　炒稻芽三钱　六神曲布包，三钱　生甘草二钱
生姜三片　大枣三枚

三诊　6月25日

据述因食物不和而腹作泻且痛，产后之病，不易复元，不消化之物宜少进也，咳嗽未愈，仍当从肺脾两经主治。

台党参四钱　炒冬术三钱　炒枳壳三钱　六神曲布包，三钱
全当归四钱　炒扁豆五钱　大生地砂仁二钱研拌，五钱
赤苓芍各三钱　广木香二钱　大腹皮三钱　首乌藤八钱
知贝母各三钱　北五味二钱　小川芎二钱　桑寄生五钱
生甘草二钱　生藕节五枚　大红枣三枚

四诊　7月6日

脉息觉平，病亦渐减，惟咽喉间不时发闭，食咸味者更甚，据述产后因食咸菜过多所致，肺经受伤故呛咳经久不愈，法当宣肺豁痰以为治，更宜小心将护。

台党参四钱　嫩白前三钱　苦杏仁去皮尖，三钱　苦桔梗三钱
知贝母各三钱　法半夏三钱　大生地砂仁二钱研拌，三钱
云茯苓四钱　老苏梗三钱　当归身三钱　生杭芍四钱
小川芎三钱　北五味二钱　生甘草二钱　鲜荷叶一角，带梗五寸

五诊　8月20日

脉较前稍见平，但仍属虚，呛咳痰吐涎沫，胃纳不佳，内热未清，重感风邪之故，法当从本治。

台党参四钱　西防风二钱　苦杏仁去皮尖，三钱　茯苓神各四钱
知贝母各四钱　北五味二钱　全当归三钱　川牛膝三钱
大生地砂仁二钱研拌，四钱　苏枋木三钱　红蓝花三钱
山萸肉三钱　桃仁泥三钱　炒白芍四钱　生甘草二钱
生藕节五枚　生姜三片　大枣三枚

张某　女　31岁　1950年9月30日

据述头痛周身关节亦作酸痛，寒热间作，见汗不退，内热太甚，外感风邪，素体湿重，更兼产后初次行经，廿余日淋漓不断，白带亦多，腰痛腹胀，懒倦不支，法当将本治。

台党参四钱　全当归五钱　桑寄生五钱　炒栀子三钱
粉丹皮三钱　西秦艽二钱　忍冬藤五钱　盐杜仲三钱
首乌藤八钱　干生地砂仁二钱研拌，五钱　海风藤五钱
怀山药四钱　白果肉八钱　芡实米四钱　酒黄芩三钱
生甘草二钱

二诊　10月1日

药后经行较畅，其色发黑，腰腹酸痛，两腿行路乏力，膝盖亦痛，带下已止，仍形倦怠，依法再减再进。

台党参四钱　焦冬术三钱　炒枳壳三钱　盐杜仲三钱
大腹皮三钱　酒炒元胡三钱　全当归四钱　炒杭芍四钱
知贝母各三钱　干生地砂仁二钱研拌，四钱　川牛膝三钱
海风藤四钱　西秦艽二钱　白果肉四钱　生甘草二钱
姜三片　枣三枚

三诊　10月2日

服昨方经行甚多，色亦转红，惟腰腹尚酸，行路乏力，膝盖尚痛，得暖则安，寒湿下注为患，仍当治本。

台党参四钱　生白术三钱　炒枳壳二钱　血余炭四钱
川牛膝三钱　全当归三钱　干地黄砂仁二钱研拌，三钱
盐杜仲三钱　炒白芍四钱　制续断三钱　大桂枝二钱
山萸肉三钱　小川芎三钱　生甘草二钱　生姜四片
大枣三枚

四诊　10月4日

据述服前方经水已少，腰痛亦轻，惟行路乏力，膝盖仍痛，午后周身发热，头部胀痛甚烈，寒湿下注，故腰以下不舒，仍依前法加减。

台党参四钱　於潜术三钱　炒枳壳三钱　盐杜仲三钱
金狗脊去毛，三钱　制续断三钱　杭巴戟四钱　大桂枝三钱
当归须四钱　炒杭芍四钱　厚附片二钱　山萸肉三钱
桑寄生五钱　干地黄砂仁二钱研拌，四钱　生甘草二钱
生姜三片　大枣三枚

五诊　10月6日

药后尚安，惟经水未净，头部眩痛，后脑尤甚，周身关节及腰脊喉际亦痛，有时畏寒，似又重感外邪，法当标本兼治。

台党参三钱　於潜术二钱　全当归三钱　制续断三钱
金狗脊去毛，三钱　桑寄生五钱　川牛膝三钱　盐杜仲三钱
海风藤五钱　干生地砂仁二钱研拌，五钱　山萸肉三钱
生杭芍四钱　知贝母各二钱　生甘草二钱　生藕节五枚

六诊　10月7日

今晨突然鼻衄大作，喉际痰阻发干，头额作痛，温度加高，午后尤甚，周身骨节腰腿仍痛，面垢唇焦，阴虚火旺，又兼感冒致成此候，仍当标本兼治。

台党参四钱　知贝母各三钱　天花粉三钱　嫩白前二钱
西秦艽二钱　焦山栀三钱　粉丹皮三钱　川牛膝二钱
补骨脂三钱　骨碎补三钱　血余炭三钱　细生地四钱
大麦冬三钱　制乳没各三钱　生甘草二钱　生藕节五枚
鲜茅根五钱

七诊　10 月 9 日

鼻衄已止，惟头痛发眩，有时眼花，中气不足，口干引饮，骨节皮肉均觉发酸且痛，转侧不灵，仍当治本，徐徐图之。

老箭芪四钱　台党参三钱　首乌藤八钱　生白术三钱
桑寄生五钱　全当归四钱　山萸肉三钱　川牛膝三钱
西秦艽三钱　干地黄砂仁二钱研拌，四钱　补骨脂三钱
骨碎补三钱　明乳香二钱　知贝母各二钱　生甘草二钱
大红枣三枚

八诊　10 月 11 日

药后各病皆减而未愈，头眩口干，关节经络转侧仍不灵活，腰仍酸痛，不能耐劳，肝脾肺肾各经皆虚，心生血太少，不足荣养之故，仍依前法加减。

老箭芪五钱　台党参四钱　生白术三钱　明天麻三钱
西秦艽三钱　全当归八钱　首乌藤一两　补骨脂四钱
骨碎补四钱　盐杜仲四钱　桑寄生五钱　山萸肉三钱
天麦冬各三钱　知贝母各三钱　干地黄砂仁二钱研拌，五钱
生甘草三钱　生藕节五枚　生梨皮一具

九诊　10 月 13 日

依前方加：金狗脊去毛，四钱，白鲜皮四钱，蔓荆子三钱，再进。

十诊　10 月 15 日

精神渐佳，午后稍觉疲乏，胃纳不佳，昨日腹痛作泻二三次，腰仍酸痛，不能耐劳，内热尚重，故口发干，仍依前法加减再进。

生黄芪五钱　台党参四钱　生於术三钱　炒枳壳三钱
沉香曲布包，四钱　生熟稻芽各三钱　盐杜仲三钱　全当归四钱
补骨脂三钱　骨碎补三钱　山萸肉四钱　朱茯神四钱
金狗脊去毛，四钱　干地黄砂仁二钱研拌，六钱　生甘草二钱
生姜三片　大枣三枚

十一诊　10月18日

依前方加：杭巴戟三钱，枸杞子四钱，　酒黄芩柏各二钱，减去生熟稻芽，再进。

十二诊　10月23日

脉见弦虚，近日胃痛又发，食物下胃则痛，有时作泻，口干引饮，不时上泛作呕，腰仍酸痛，脾肾两虚，真火不足，不能运化食物之故，仍依前法加减。

台党参四钱　土炒冬术三钱　麸炒枳壳三钱　霍石斛四钱
补骨脂四钱　骨碎补四钱　生熟稻芽各三钱　焦鸡金三钱
金狗脊去毛，四钱　甘枸杞四钱　干地黄砂仁二钱研拌，六钱
山萸肉四钱　厚附片二钱　芡实米四钱　怀山药四钱
炙甘草二钱　生姜三片　大枣三枚

十三诊　11月10日

脉仍弦，据述近日胃纳不佳，心时作跳，坐立不安，脊背及小腹均痛，带下极多，经水逾期未至，脾肾两虚，仍当治本。

台党参五钱　焦冬术五钱　炒枳壳三钱　朱枣仁四钱
橘子仁三钱　抱木茯神四钱　盐杜仲三钱　金狗脊去毛，四钱
补骨脂四钱　骨碎补四钱　怀山药五钱　芡实米四钱
苏枋木三钱　当归尾三钱　小川芎三钱　生杭芍四钱
炒苡仁四钱　白果肉六钱　干地黄砂仁二钱研拌，六钱
炙甘草三钱　生藕节五枚　大红枣三枚

十四诊　11 月 27 日

脉已见平，据述诸病皆减，惟偶发眩晕，腰有时仍痛，带下仍多，仍宜治本。

台党参四钱　抱木茯神四钱　盐杜仲三钱　金狗脊去毛，三钱
全当归四钱　土炒杭芍四钱　补骨脂三钱　骨碎补三钱
天花粉四钱　朱枣仁四钱　川牛膝三钱　大麦冬三钱
白果肉四钱　生甘草三钱　生藕节五枚

李某　女　25 岁　1950 年 11 月 13 日

据述小产之后恶露四十余日淋漓不断，腹中偏右有包块作痛，此肝郁有热，脾肾两虚之故，所以动辄心跳，法当从本治。

台党参四钱　朱茯神四钱　真郁金三钱　制乳没各三钱
全当归四钱　小川芎三钱　酒炒元胡三钱　赤苓芍各三钱
炒杭芍四钱　蕲艾炭二钱　金狗脊去毛，四钱　生甘草二钱
生藕节五枚

二诊　11 月 18 日

药后经水仍淋漓不断，腹中偏右仍作痛，当是瘀块之故，所以得暖气稍安，有时上攻胸部作痛，当以调经为治。

台党参四钱　生白术二钱　炒枳壳二钱　当归炭四钱
土炒杭芍四钱　制乳没各三钱　血余炭三钱　小茴香三钱
酒炒元胡三钱　小川芎三钱　酒芩柏各三钱　金狗脊去毛，三钱
生甘草二钱　生藕节五枚

三诊　11 月 23 日

依前方加：醋香附三钱，厚附片二钱，再进。

四诊　11 月 25 日

经仍未止，腹中作胀，得热气则安，子宫太寒，法当温养。

台党参四钱 炙黄芪四钱 炒白术三钱 老干姜三钱
厚附片三钱 当归炭三钱 上上肉桂三钱 胡芦巴四钱
醋香附三钱 金狗脊去毛，三钱 盐炒小茴香三钱 土炒冬术三钱
小川芎三钱 苦楝子三钱 生甘草二钱 大桂圆三枚
荔枝三枚

孙某 女 27岁 1950年3月17日

据述病由产后而得，上则口腔糜烂，下则腹痛作泻，不泻则口痛更甚，泻则中气短促，日久则转为咳嗽，入夜更甚，食物则呕，产中因气裹食，又感外邪，致成此候，业经数月迄未痊愈，为日已久，不可轻视。

南沙参四钱 天花粉三钱 真郁金三钱 西防风三钱
全当归三钱 北五味二钱 川牛膝三钱 芡实米四钱
怀山药四钱 生熟稻芽各三钱 浙贝母三钱 云茯苓四钱
桑寄生五钱 酒黄芩三钱 生甘草二钱

二诊 3月20日

产后之病，本不易治，况属气裹食并夹瘀血阻滞胸次，化热为患，上吐下泻，口中生疮，食物不甘，肢体困倦思眠，略有呛咳，病情夹杂，其势非轻，宜小心将护防成蓐劳。

南沙参四钱 桑寄生五钱 朱茯神四钱 六神曲布包，四钱
生熟稻芽各三钱 北五味二钱 细生地砂仁二钱研拌，四钱
知贝母各三钱 单桃仁去皮尖，三钱 炮姜炭二钱 川牛膝三钱
全当归四钱 杭白芍四钱 甘草梢二钱 生藕节五枚

三诊 3月23日

药后仅吐止咳轻，口中糜烂，入夜腹中作痛至天明始止，大便日行二三次，脉弦数，舌红无苔，有似猪肝之色，产后阴虚而生内热所致，宜小心将护。

南沙参四钱 细生地四钱 赤白苓芍各三钱 桑寄生四钱

杜牛膝三钱　酒芩柏各三钱　大腹皮三钱　元胡索三钱
知贝母各三钱　忍冬藤四钱　生熟稻芽各三钱　陈仓米三钱
甘草梢二钱　生藕节三枚

李某　女　27 岁　1950 年 4 月 23 日

据述病由产后而得，瘀血未尽，食物夹气，肝胃不和，胸次胀闷且痛，带下甚多，脾肾两虚，肝郁太甚，法当从本治。

全当归三钱　桑寄生四钱　真郁金三钱　沉香曲布包，三钱
小川芎三钱　炒稻芽三钱　酒芩柏各三钱　焦鸡金三钱
制香附三钱　广木香三钱　炒苡仁四钱　芡实米四钱
盐吴萸二钱　金狗脊去毛，三钱　生甘草二钱　生藕节五枚

二诊　4 月 25 日

药后各病皆轻，精神亦振，乳汁亦多，惟午后三四钟胃仍作痛，如有水声，大便三日未行，依前法加减再进。

焦冬术三钱　炒枳壳三钱　六神曲布包，四钱　当归身三钱
小川芎三钱　苦葶苈三钱　桑寄生五钱　炒稻芽四钱
干生地四钱　制香附三钱　赤白苓芍各三钱　火麻仁四钱
淡苁蓉四钱　生甘草二钱　生藕节五枚　大枣三枚

三诊　4 月 27 日

胸仍胀闷，食后胃仍作痛，经水已净，白带亦少，肝胃不和，气食两滞，仍当以开郁消滞为法。

当归尾四钱　小川芎三钱　真郁金三钱　炒枳壳三钱
广木香三钱　焦鸡金三钱　炒稻芽四钱　五味槟榔三钱
六神曲四钱，二味同布包　老苏梗三钱　西秦艽三钱
郁李仁四钱　淡苁蓉四钱　干地黄砂仁二钱研拌，四钱

赤白苓芍各三钱　　酒炒元胡三钱　　生甘草二钱　　生藕节五枚

四诊　5月2日

药后各病皆愈，惟胃纳尚钝，胸次有时尚痛，肢体有时发冷，小溲发黄，内热尚重，法当清化。

焦冬术三钱　　炒枳壳三钱　　真郁金三钱　　五味槟榔三钱
沉香曲四钱，二味同布包　　川厚朴二钱　　忍冬藤五钱
酒炒元胡三钱　　酒黄芩柏各三钱　　生熟稻芽各三钱　　郁李仁三钱
粉甘草二钱　　生苇茎五寸　　生藕节五枚

五诊　5月6日

据述食物不香，虽饥甚亦不思食，食后则干呕，胸次汩汩有水声，肢体倦怠，关节作痛，内伤水湿，外感风邪，致成此候，法当标本兼治。

台党参三钱　　焦冬术三钱　　炒枳壳三钱　　姜竹茹三钱
苦葶苈三钱　　桑寄生四钱　　全当归三钱　　小川芎三钱
朱茯神四钱　　制乳没各三钱　　干生地砂仁二钱研拌，四钱
元胡索三钱　　西秦艽三钱　　粉甘草二钱　　生姜三片
大枣三枚

王某　女　29岁　1950年2月24日

脉见弦虚，据述病情乃产后血虚所致，故心跳不安，胃纳不旺，话多则累，夜眠不安而易惊，自乳两月余乳汁不足，产后五十日行经一次，以后二十余日一行，乃肝虚有热之故，法当从本治。

台党参四钱　　桑寄生五钱　　当归身四钱　　首乌藤一两
朱茯神五钱　　柏子仁三钱　　山萸肉三钱　　甘枸杞三钱
金狗脊去毛，三钱　　朱枣仁三钱　　大生地砂仁二钱研拌，四钱
炒栀子三钱　　生甘草二钱　　生藕节五枚

二诊　2月26日

药后夜眠仍不能睡，闻声则惊，此由血虚之故，肠胃不和，大便日行二三次不等，粪中带有白浊，似脓非脓，胃纳未复，食后作恶，不时发烦、发慌，乃阴虚生内热之象，法当从本治。

南沙参四钱　首乌藤二两　柏子仁三钱　真郁金三钱
细生地砂仁二钱研拌，六钱　盐元参心四钱　当归身四钱
朱茯神四钱　大腹皮二钱　山萸肉三钱　生熟稻芽各四钱
朱枣仁四钱　芡实米四钱　炒苡仁四钱　生甘草二钱
生藕节五枚　大枣三枚

三诊　2月28日

脉见弦滑微数，舌苔中后薄黄，据述夜眠仍不安，心慌易惊，产后血虚，虚则生内热，故不眠则不思食，食后亦不消化，故大便日行二三次，且有时腹痛，心亦不时作跳，仍从本治。

台党参四钱　盐元参四钱　朱茯神四钱　首乌藤六钱
夜合花五钱　朱枣仁四钱　生白芍五钱　当归身四钱
小川芎三钱　炒稻芽四钱　干地黄砂仁二钱研拌，六钱
焦鸡金三钱　带心莲子十五粒

四诊　3月1日

药后尚安，脉数象已减，舌苔亦不黄，惟心慌易惊，夜不安眠，乃产后血虚，心无所养之故，两眼发花，腹仍作响，大便作溏，阴阳两虚，仍宜治本。

米炒台党四钱　朱茯神五钱　朱远志三钱　首乌藤一两
朱枣仁四钱　柏子仁四钱　当归身八钱　山萸肉四钱
小川芎三钱　大熟地砂仁二钱研拌，六钱　土炒杭芍七钱
炙甘草二钱　带心莲子十五粒

五诊　3月3日

依前方加：阿胶珠三钱，夜合花四钱，小川连一钱，再进。

六诊 3月5日

脉尚见弦虚，但较前有神，内热未清，故夜眠不安，心跳仍作，睡不安则胃不开，头痛已轻，眼长发花，此乃产后血虚之故，大便仍溏，日行一三次，法当依前法加减再进。

灵磁石先煎，五钱 台党参四钱 泔浸於术三钱 朱枣仁四钱
朱茯神四钱 山萸肉五钱 生桑枝三钱 忍冬藤四钱
首乌藤三两 全当归四钱 小川连一钱 生杭芍四钱
柏子仁四钱 生甘草二钱 带心莲子十五粒

七诊 3月7日

依前方加：炒栀子三钱，粉丹皮三钱，再进。

蒋某 女 28岁 1950年3月24日

脉见弦虚，面色不荣，据述产前即患咳嗽，呕吐不思饮食，腹中不适，困倦思眠，产后第一次行经，血来如注，昏迷不省人事，肢体无力至今尤甚，血虚太甚，当从本治，饮食寒暖，多加小心为要。

台党参四钱 桑寄生五钱 知贝母各三钱 朱茯神四钱
真郁金三钱 制乳没各三钱 全当归四钱 小川芎三钱
杭白芍四钱 苦桔梗三钱 冬瓜子四钱 炙百部三钱
嫩白前三钱 野百合四钱 生甘草二钱 生藕节五枚

二诊 3月27日

脉仍如昨，病由产前后而成，血贫太甚，致周身软弱，行路维艰，腰腹仍酸痛，食物不甘，夜眠不安，寒热间作，虚汗时出，怯症已成，徐图补救，咳喘尚甚，肝肾两亏，当从本治，疏方酌服，得效再议，更宜小心将护。

台党参四钱 焦冬术三钱 抱木茯神四钱 芡实米四钱
怀山药四钱 桑寄生五钱 制乳没各三钱 甘枸杞四钱
金狗脊去毛，四钱 野百合四钱 炙百部三钱 醋青蒿三钱

酥鳖甲三钱　首乌藤一两　陈仓米三钱　炙甘草三钱
生姜三片　大枣三枚

三诊　3月29日

药后中气稍足，胃纳仍钝而不思食，强食则吐，大便作泻，日夜无度，脾虚兼之饮水过多之故，所异者，寒热分发，一夜冷则寒到天明，一夜燥则热到天明，营卫皆病，肺肾两虚，呛咳有痰，怯症已成，宜小心将护，不可大意。

台党参四钱　焦冬术三钱　天花粉四钱　朱茯神四钱
知贝母各三钱　怀山药四钱　炒扁豆四钱　芡实米四钱
生熟苡仁各三钱　金狗脊去毛，四钱　地骨皮三钱　嫩白前三钱
炙百部三钱　野百合四钱　陈仓米五钱　炙甘草三钱
伏龙肝二两，煎汤代水

四诊　3月31日

据述服前方，咳嗽见轻，冷热亦减，惟胃纳不佳，食物甚少，食后仍吐，大便仍泻，仍思饮水，胃热脾虚，肺肾两亏，病势非轻，仍当治本，更宜小心将护。

米炒台党三钱　土炒冬术三钱　麸炒枳壳二钱　盐炒砂仁三钱
金狗脊去毛，四钱　生熟稻芽各三钱　沉香曲布包，四钱　怀山药四钱
生熟苡仁各三钱　芡实米四钱　御米壳三钱　川萆薢三钱
甘草梢二钱　伏龙肝二两，煎汤代水

王某　女　44岁　1951年7月11日

据述产前即觉心跳，产后加甚，业经五月余，口中发空，肢体跳动不安，此血虚不能荣养，阴虚生内热之故也。

台党参四钱　桑寄生五钱　朱茯神四钱　盐杜仲四钱
金狗脊去毛，四钱　炒枣仁四钱　甘枸杞四钱　醋青蒿三钱
酥鳖甲四钱　全当归四钱　小川芎三钱　山萸肉三钱

土炒杭芍四钱　大熟地砂仁二钱研拌，五钱　炙甘草三钱
生姜三片　大枣三枚

二诊　7月12日

药后病无出入，心空身战依然，此乃产后血虚生热之象，故眠食皆不和，法当从本治。

灵磁石先煎，四钱　南沙参五钱　忍冬藤四钱　首乌藤八钱
桑寄生五钱　柏子仁四钱　朱茯神三钱　当归身三钱
生杭芍三钱　炒栀子三钱　粉丹皮三钱　细生地四钱
生甘草三钱　生藕节五枚

三诊　7月14日

据述产前因怒气伤肝，血已瘀结，产后更甚，中气觉短，心中发空，肢体仍作战，胃纳尚钝，夜眠不安，行路亦觉吃力，皆虚象也，仍从本治。

灵磁石先煎，四钱　台党参四钱　焦冬术三钱　全当归四钱
小川芎三钱　真郁金三钱　桑寄生五钱　山萸肉四钱
首乌藤一两　大熟地砂仁二钱研拌，八钱　夜合花四钱
柏子仁四钱　朱茯神四钱　赤白苓芍各三钱　生甘草二钱
桂圆三枚　大枣三枚

四诊　7月18日

药后尚安，惟心跳尚甚，腹尚作痛，此虚象也，宜小心将护，缓缓图之。

灵磁石先煎，五钱　台党参四钱　土炒冬术三钱　朱枣仁四钱
全当归五钱　小川芎三钱　炒杭芍四钱　柏子仁三钱
首乌藤八钱　桑寄生五钱　西秦艽三钱　真郁金三钱
地骨皮四钱　忍冬藤四钱　炒栀子三钱　粉丹皮三钱
干生地砂仁二钱研拌，五钱　大腹皮三钱　六神曲布包，三钱
生甘草二钱　带心莲子十五粒

五诊　9月7日

依前方加：金银花八钱，净连翘三钱，再进。

六诊　9月9日

药后各病皆轻，心跳亦减，肢体乏力，依法加减再进。

南沙参四钱　云茯苓四钱　知贝母各三钱　苦杏仁去皮尖，三钱
苦桔梗三钱　苦葶苈三钱　炒栀子三钱　粉丹皮三钱
忍冬藤四钱　净连翘三钱　天花粉四钱　嫩白前三钱
淡竹茹二钱　生甘草二钱　生藕节五枚　大红枣三枚

七诊　9月12日

病已向愈，惟心尚微跳，消化力薄，拟以丸方调理。

台党参八钱　焦白术五钱　柏子仁八钱　炒枳壳五钱
真郁金五钱　炒枣仁六钱　朱茯神六钱　干地黄八钱
山萸肉六钱　盐砂仁五钱　六神曲布包，六钱　酒芩柏各五钱
炒稻芽六钱　桑寄生六钱　炒栀子六钱　粉丹皮五钱
全当归六钱　杭白芍六钱　川牛膝五钱　谷精珠七钱
甘菊花六钱　生甘草五钱

上药选配道地，如法炮炙，共研细末，炼蜜为丸，如梧桐子大，每日早晚各服四十粒，淡盐水送下。

邹某　女　31岁　1950年4月5日

据述自乳甫断，经水未行，后背作痛，两腿亦肿，业已多日，近则面部亦肿，两眼更甚，咳则遗尿，夜眠不安，胃纳亦钝，此乃肝旺肾虚，肺脾亦虚，病久而杂，其根已深，当从本治，更宜小心将护。

台党参四钱　桑寄生五钱　谷精珠六钱　决明子五钱
朱茯神四钱　全当归四钱　小川芎三钱　川牛膝三钱
制乳没各三钱　金狗脊去毛，四钱　甘枸杞四钱　甘菊花三钱

真郁金三钱　　西防风二钱　　细生地砂仁二钱研拌，五钱

生藕节五枚

二诊　4月7日

据述口唇、手足发麻，偏右季胁连腰作痛，胃纳不旺，夜不安眠，略有呛咳，口舌发干，肝肾两亏，水不涵木，肺脾阴虚，病杂而久，仍依前法加减。

台党参四钱　　桑寄生五钱　　制乳没各三钱　　真郁金三钱

金狗脊去毛，四钱　　全当归五钱　　朱茯神四钱　　首乌藤二两

杭白芍四钱　　甘菊花三钱　　小川芎三钱　　川牛膝三钱

谷精珠五钱　　夜合花四钱　　决明子六钱　　补骨脂三钱

骨碎补三钱　　冬瓜皮五钱　　北五味二钱　　生甘草二钱

三诊　4月10日

右部胁肋仍痛，两腿尚肿，肝邪尚重，故上攻头部作痛，两眼不开，喉际偏右亦痛，大便干溏不定，日夜行三四次，当依法加减。

台党参四钱　　知贝母各三钱　　杜牛膝三钱　　真郁金三钱

制乳没各三钱　　酒炒元胡三钱　　当归身四钱　　首乌藤一两

决明子六钱　　甘菊花三钱　　甘枸杞四钱　　盐杜仲三钱

朱茯神四钱　　天麦冬各三钱　　密蒙花四钱　　生甘草二钱

生藕节五枚

四诊　4月14日

脉微见弦数，右胁肋痛已愈，而左季胁间又觉牵痛，面部及肢体仍肿，腰膝坐卧皆痛，两腿亦肿，两眼发雾，不能久视，大便畅通，小溲色红而短，内热尚重，产后体虚，当从本治。

台党参四钱　　桑寄生五钱　　生於术三钱　　全当归四钱

朱茯神四钱　　冬瓜皮八钱　　首乌藤一两　　密蒙花四钱

谷精珠四钱　　盐杜仲三钱　　柏子仁三钱　　甘枸杞四钱

酒芩柏各三钱　　天水散冲，四钱　　生藕节五枚

五诊　4月18日

手足肿未消，腰部行坐皆酸痛，眠后两眼仍干，大便已稠，小溲短少而色深黄，素体湿重，肝肾两虚，仍依前法加减。

台党参四钱　生芪皮四钱　汉防己三钱　盐杜仲三钱
金狗脊去毛，四钱　冬瓜皮六钱　桑寄生四钱　朱茯神四钱
酒芩柏各三钱　首乌藤一两　密蒙花四钱　谷精珠四钱
当归身四钱　枸杞子四钱　生杭芍四钱　甘菊花三钱
甘草梢三钱　生藕节五枚

孟某　女　36岁　1950年4月11日

据述病由产后而得，胃脘不时作痛，牵及肢体皆痛，业经三月有余，产后身虚，汗出如洗，肝郁气滞食滞兼而有之，法当从本治，更宜小心将护。

空沙参四钱　真郁金三钱　桑寄生五钱　制乳没各三钱
全当归四钱　小川芎三钱　西秦艽三钱　浮小麦一两
生熟稻芽各三钱　大生地砂仁二钱研拌，四钱　土炒杭芍四钱
醋香附三钱　沉香曲布包，四钱　生甘草三钱　生藕节五枚

二诊　4月16日

胸已不痛，但觉胀闷，食物不易消化，病由产后而得仍当治本。

南沙参四钱　沉香曲布包，三钱　真郁金三钱　桑寄生五钱
全当归四钱　小川芎三钱　土炒杭芍四钱　醋香附三钱
生熟稻芽各三钱　大生地砂仁二钱研拌，四钱　川牛膝三钱
生甘草二钱　生姜三片　大枣三枚

三诊　4月21日

喉际偏右，痰塞作痛，胸次仍胀闷，食物下胃则胀痛不舒，昨日头部曾发热而作痛，肢体晨起浮肿，手不能拳，产后体虚感受风湿，气食两滞，致成此候，宜小心将护。

空沙参四钱 知贝母各三钱 苦杏仁去皮尖，三钱 苦桔梗三钱
真郁金三钱 制乳没各三钱 全当归四钱 小川芎三钱
大生地四钱 宣木瓜四钱 西秦艽三钱 酒炒元胡三钱
桑寄生五钱 川牛膝三钱 赤苓芍各三钱 生甘草二钱

四诊 4 月 25 日

劳乏感风，头痛周身胀痛，总由产后体虚，气血未复之故，月经亦不调，逾期始至，量少色淡，仍是虚象，宜节劳休息为要。

台党参四钱 嫩桑枝三钱 桑寄生五钱 全当归六钱
山萸肉三钱 金狗脊去毛，三钱 大生地砂仁二钱研拌，五钱
西秦艽三钱 酒炒元胡三钱 小川芎三钱 土炒杭芍四钱
制乳没各三钱 炙甘草三钱 真郁金三钱

五诊 5 月 2 日

据述药后各病皆轻，惟近日又动肝气，喉际又觉胀痛，病根系由产中而得，肺胃两伤，结成痰核，阻塞为患，宜小心将护。

台党参四钱 盐橘核三钱 真郁金三钱 山甲珠二钱
制乳没各三钱 当归尾四钱 小川芎三钱 川牛膝三钱
醋香附三钱 赤苓芍各三钱 莱菔子三钱 酒黄芩三钱
生藕节五枚 生荸荠捣，三枚

六诊 6 月 18 日

据述服前方多帖，各病皆轻，经水亦行，头仍发眩，胸次觉闷，喉际发辣，两季胁按之仍痛，此肝胃不和，肺叶不舒之故，饭后胃胀乃内有宿滞之故，外袭风邪故鼻塞不通，法当标本兼治。

南沙参四钱 炒栀子三钱 粉丹皮三钱 蔓荆子三钱
香白芷三钱 真郁金三钱 制乳没各三钱 知贝母各三钱
天麦冬各三钱 苦杏仁去皮尖，三钱 嫩白前三钱 大腹皮三钱
方通草三钱 六神曲布包，四钱 炒稻芽三钱 小川连五分

生甘草二钱　鲜荷梗一尺

何某　女　27岁　1950年2月14日

据述产后两月，觉中气不足，呼吸不调，由大而小，良由素体气血两亏，阴虚则生内热，故口干咽燥，饮水亦不解渴，肢体疲乏不舒，当依产后法调理。

台党参四钱　桑寄生五钱　真郁金三钱　全当归四钱
小川芎三钱　抱木茯神五钱　霍石斛四钱　知贝母各三钱
天麦冬各三钱　淡苁蓉四钱　赤白芍各三钱　炒白术三钱
土炒白芍四钱　大生地砂仁二钱研拌，五钱　白茅根五钱
生甘草二钱　生藕节五枚

二诊　2月15日

病由产后服六神丸两次而得，太散太凉，致中气觉短，胸次发凉，咳痰甚多，眠食不安，肢体畏寒，服昨方略能安眠，气仍不足，当从本治。

台党参四钱　焦冬术三钱　抱木茯神四钱　全当归四钱
淡苁蓉四钱　川贝母三钱　金狗脊去毛，四钱　真郁金三钱
桑寄生五钱　大熟地砂仁二钱研拌，四钱　山萸肉三钱
盐吴萸三钱　炙甘草三钱　生姜三片　大枣三枚

三诊　2月17日

产后体虚，过服凉药，故气冷而亏，不知饥饱，肢体畏寒，仍从本治。

台党参四钱　焦冬术三钱　老干姜三钱　厚附片三钱
大熟地上上肉桂心五分研拌，五钱　金狗脊去毛，四钱　抱木茯神四钱
全当归六钱　川贝母三钱　山萸肉三钱　盐砂仁二钱
炙甘草三钱　生姜三片　大枣三枚

四诊　2月22日

据述气冷而不足，说话多则更不适，胃纳渐佳，食物略知饥饱，肢体已不畏寒，仍当依法加减。

老箭芪六钱　台党参四钱　焦冬术三钱　厚附片三钱
老干姜三钱　全当归五钱　小川芎三钱　土炒杭芍四钱
山萸肉三钱　大熟地上上肉桂心五分研拌，七钱　盐砂仁三钱
炙甘草三钱　大枣三枚　桂圆三枚

五诊　3月9日

据述胸次结塞不通，纳食虽佳，但不消化，月经色淡而量少，此乃血虚不能荣养而胃太寒之故，法当温养。

台党参四钱　真郁金三钱　老干姜三钱　焦鸡金三钱
佛手片三钱　全当归四钱　小川芎三钱　首乌藤一两
抱木茯神四钱　苏枋木三钱　生赤芍三钱　厚附片三钱
干地黄砂仁二钱研拌，四钱　生甘草二钱　生藕节五枚

于某　女　28岁　1950年11月24日

据述病自产前六月腹即作泻，产后仍泻兼呕吐，晚饭后腹中往往作痛，本月上旬忽然两眼作痛，不能视物，近更加甚，此乃肝虚火重，法当从本治。

白蒺藜去刺，三钱　台党参四钱　焦冬术三钱　怀山药四钱
芡实米四钱　霜桑叶三钱　当归身四钱　小川芎三钱
杭白芍四钱　甘菊花二钱　干地黄砂仁二钱研拌，四钱
小茴香三钱　酒黄芩三钱　知贝母各三钱　陈仓米五钱
生甘草二钱　生藕节五枚

二诊　11月27日

药后腹泻已止，惟头部后脑尚痛，眼亦红肿作痛，腰以下浮肿，此乃产后虚象，宜小心将护，不可大意。

台党参四钱　土炒归身三钱　小川芎三钱　土炒杭芍四钱
首乌藤六钱　桑枝叶各三钱　川羌活五分　炒白芍三钱
谷精珠四钱　冬瓜仁皮各四钱　山萸肉四钱　怀山药四钱

芡实米四钱 干地黄砂仁二钱研拌，四钱 生甘草二钱
生姜三片 大枣三枚

三诊 12月6日

药后胃纳已开，惟肝邪尚甚，故左眼红肿羞明，黑眼珠有翳，产后血虚未复，仍依前法加减。

首乌藤一两 当归身四钱 杜牛膝三钱 草决明三钱
台党参四钱 干地黄砂仁二钱研拌，四钱 酒黄芩三钱
谷精珠四钱 怀山药四钱 赤白苓芍各三钱 山萸肉三钱
生甘草二钱 知贝母各三钱 生藕节五枚

四诊 12月8日

胃纳仍未复元，食物仍不易消化而嘈杂，肝脾未调，虚热尚重，故肢体发冷，咳嗽有痰，产后体虚，仍从本治。

台党参四钱 焦冬术三钱 炒枳壳三钱 知贝母各三钱
六神曲布包，三钱 当归身四钱 小川芎三钱 山萸肉三钱
芡实米四钱 干地黄砂仁二钱研拌，四钱 怀山药四钱
酒黄芩三钱 赤白苓芍各三钱 草决明四钱 生甘草二钱
生姜三片 大枣三枚

五诊 12月10日

昨日腹痛作泻，面部仍浮肿，肝脾两虚，仍宜治本。

米炒台党四钱 土炒冬术三钱 麸炒枳壳三钱 六神曲布包，四钱
焦鸡金三钱 生熟稻芽各五钱 怀山药四钱 芡实米四钱
当归身四钱 山萸肉三钱 大熟地砂仁二钱研拌，四钱
炒白芍四钱 生甘草二钱 生姜三片 大枣三枚

奚某　女　33 岁　1950 年 5 月 7 日

脉见虚弦，据述产后四十余日，肢体倦怠，乳汁不多，但可供儿食，近日周身麻木，两胁作痛，乳汁骤少，又因产中受惊，心易作跳，气血两虚，法当从本治，更宜小心将护。

老箭芪五钱　台党参四钱　泔浸於术三钱　桑寄生五钱
制乳没各三钱　朱茯神四钱　首乌藤一两　干地黄五钱
当归身四钱　王不留行三钱　川牛膝三钱　醋香附三钱
金狗脊去毛，四钱　补骨脂三钱　骨碎补三钱　炙甘草三钱

二诊　5 月 10 日

药后尚安，惟胸脘尚作痛，牵及两乳两胁及手指皆掣痛，心悸尤甚，病因系由产后失血受惊，非气血充足，不易复元，当依前法加减再进。

老箭芪五钱　台党参四钱　真郁金三钱　制乳没各三钱
金狗脊去毛，四钱　桑寄生五钱　当归须四钱　小川芎三钱
酒炒元胡三钱　干生地四钱　王不留行三钱　西秦艽三钱
赤白苓芍各三钱　补骨脂三钱　生甘草三钱　生藕节五枚

三诊　5 月 15 日

脉已不弦，微见虚滑，两颧发赤，据述胸部作痛，串及左乳并胁肋以次皆痛，手指仍麻木，两腿均有时气串作痛，心部闷声则掣痛，劳乏之后更甚，两眼发干，气血两虚，当从本治。

炙黄芪四钱　台党参四钱　真郁金三钱　制乳没各三钱
金狗脊去毛，三钱　当归身四钱　泔浸於术三钱　怀山药四钱
桑寄生五钱　大熟地砂仁二钱研拌，五钱　山萸肉三钱
醋香附三钱　补骨脂三钱　骨碎补三钱　杭白芍五钱
首乌藤四钱　川牛膝三钱　小川芎三钱　炙甘草三钱

刘某　女　42岁　1950年3月10日

据述病由产后而得，已经四月余，恶露一月即净，月经照行，其量极多，近因外袭风邪，兼之食物不和，致头部昏眩，牵及项下少阳经一带皆胀痛，中气不足，右腿无力，行动不便，腹中有包块作痛，夜眠不安，近又发为呛咳，两眼发黑，此乃产后阴虚之故，法当从本治。

台党参四钱　焦冬术三钱　炒枳壳三钱　首乌藤一两
知贝母各三钱　当归身四钱　小川芎三钱　赤苓芍各三钱
金狗脊去毛，三钱　桑寄生五钱　真郁金三钱　制乳没各三钱
酒黄芩三钱　大生地砂仁二钱研拌，四钱　生甘草三钱
生藕节五枚

二诊　3月11日

药后尚安，惟中气尚短，时出虚汗，肢体软弱无力，手足发烧，食物下胃则胸腹发热，阻滞不能下行，产后阴虚生内热，宜缓缓图之。

台党参四钱　生於术三钱　首乌藤二两　朱茯神四钱
全当归五钱　真郁金三钱　生熟稻芽各三钱　桑寄生五钱
西秦艽三钱　大生地砂仁二钱研拌，四钱　小川芎三钱
赤苓芍各二钱　金狗脊去毛，三钱　生茅根五钱　生藕节五枚

三诊　3月15日

据述左腋作痛，指尖发麻，右腿亦痛，目前拨去右牙两枚后痛更加甚，头时晕眩，夜眠不安，中气不足，说话稍多，则劳乏不支，皆虚象也，仍从本治。

老黄芪四钱　台党参四钱　泔浸生於术三钱　朱茯神四钱
当归身四钱　小川芎三钱　补骨脂四钱　骨碎补四钱
金狗脊去毛，四钱　首乌藤二两　盐杜仲四钱　赤白苓芍各三钱
桑寄生五钱　川牛膝三钱　山萸肉三钱

大熟地砂仁二钱研拌，四钱　炙甘草三钱　生姜三片
大枣三枚

四诊　3月20日

左肩臂仍胀痛，串及右侧亦痛，出语吃力，头仍眩晕，手指及口唇发麻，肢体乏力，时作呛咳，产后之病，气血两虚，仍当治本。

箭芪尖五钱　台党参四钱　泔浸生於术三钱　首乌藤二两
制乳没各三钱　桑寄生五钱　西秦艽三钱　当归首五钱
朱茯神四钱　北五味二钱　补骨脂三钱　骨碎补三钱
川贝母三钱　小川芎三钱　干生地四钱　土炒白芍四钱
炙甘草三钱　生姜三片　大枣三枚

五诊　4月11日

头部仍眩，眼时发黑，发语吃力，两腿发软，行路维艰，有上重下轻之势，产后之病，总属血虚，仍宜治本。

台党参四钱　生於术三钱　朱茯神四钱　川牛膝三钱
全当归五钱　小川芎三钱　首乌藤二两　朱枣仁四钱
山萸肉三钱　干地黄砂仁二钱研拌，五钱　阿胶珠三钱
土炒杭芍四钱　制乳没各三钱　蕲艾梗三钱　炙甘草二钱

李某　女　39岁　1951年10月19日

脉见弦虚，据述产前周身发肿，产后更甚，面色不荣，胸中发堵，左胁肋作痛，由于生产太多，伤血太甚，气血两亏，故中气觉短，两眼多泪，乃贫血之象，法当从本治。

炙黄芪五钱　台党参四钱　土炒冬术三钱　桑寄生五钱
全当归四钱　小川芎三钱　山萸肉三钱　金狗脊去毛，四钱
阿胶珠四钱　大熟地砂仁二钱研拌，五钱　云茯苓四钱

酒炒元胡三钱　制乳没各三钱　生甘草二钱　生藕节五枚

二诊　10月21日

依前方加：绿升麻五分，盐菟丝四钱，炙黄芪加至七钱，减去酒炒元胡，再进。

三诊　10月24日

脉仍见弦，面肿已消，胁痛已愈，惟因产后血虚，心仍作跳，头部有时作响而发闷，法当养血，如能停乳休息更佳。

炙黄芪五钱　台党参四钱　焦冬术三钱　首乌藤一两
当归首五钱　小川芎三钱　金狗脊去毛，四钱　炒杭芍四钱
阿胶珠四钱　盐杜仲四钱　朱茯神四钱　山萸肉三钱
大熟地砂仁二钱研拌，六钱　荆艾炭三钱　忍冬藤四钱
生甘草三钱　生藕节五枚

四诊　10月26日

依前方加：香白芷三钱，知贝母各三钱，再进。

王某　女　28岁　1951年12月2日

据述患咳嗽已三年，痰白而胶，每到冬令必发，温度微高，胃纳尚佳，新产之后，血分略虚，当从本治。

空沙参四钱　苦杏仁去皮尖，三钱　苦桔梗三钱　西防风二钱
云茯苓四钱　知贝母各三钱　嫩白前三钱　北五味二钱
天花粉三钱　金银花三钱　土炒杭芍四钱　生甘草二钱
生藕节五枚

二诊　12月5日

药后尚安，惟周身骨节发痒，两手指尤甚，继而摇动不安，咳嗽痰多，乳汁极少，不足小儿之食，少腹不时作痛，气食夹杂，产后之病，当从本治。

全当归四钱　小川芎三钱　干地黄四钱　桑寄生五钱

制香附三钱　小茴香三钱　西防风二钱　王不留行三钱
嫩桑枝三钱　赤苓芍各三钱　方通草二钱　北五味二钱
天花粉四钱　苦杏仁去皮尖，三钱　生甘草二钱

三诊　12 月 16 日

咳嗽未止，带下转甚，由于内蕴寒湿，又袭外风使然，仍依前法加减。

老苏梗三钱　苦杏仁去皮尖，三钱　北细辛五分　北五味一钱
老干姜二钱　茯苓皮三钱　野百合四钱　嫩白前三钱
炙百部三钱　乌梅炭三钱　橘子皮二钱　白果肉四钱
生甘草二钱

四诊　12 月 21 日

药后乳汁已多，惟咳嗽有痰，色白而多，黏腻而胶，此由肺虚使然，带仍未止，有时腹痛，仍依法加减再进。

南沙参四钱　全当归四钱　小茴香三钱　老干姜二钱
小川芎三钱　北五味二钱　西防风二钱　嫩白前三钱
野百合四钱　炙百部三钱　净白及二钱　云茯苓四钱
盐泽泻三钱　盐吴萸二钱　炒苡仁四钱　白果肉四钱
土炒白芍四钱　生甘草三钱

带下

带下之病，缘由湿邪作祟，致带脉失约，任脉不固所致，究其根本，在脾虚失运，肾虚失固。先生治此证以固本为要，常用黄芪、党参、於术扶脾，山萸肉、地黄、寄生、狗脊、牛膝之品培补肾元，随证加减诸药，以求全功。

李某 女 34岁 1951年9月25日

脉见虚弦，素体贫血，肢体畏寒，带下极多，肝脾肾各经皆虚，法当从本治，但因经常外出，自愿服膏方。

炙黄芪四两 台党参三两 土炒於术二两 金狗脊去毛，三两

大熟地四两 香砂仁一两 全当归四两 山萸肉二两

厚附片一两 小川芎一两 杭白芍四两 蕲艾炭一两

枸杞子四两 老干姜一两半 大桂枝二两 盐吴萸二两

菟丝子二两 焦苡仁四两 淮山药四两 炙甘草一两

共拣上品药材，浓煎二三次，收汁三大碗，加入东阿胶、冰糖、蜂蜜各二两，徐徐收膏，以滴水成珠为度，磁坛装贮，每晨服一大汤匙，白开水冲服，如遇感冒暂停。

傅某 女 38岁 1951年5月1日

脉见弦虚，据述曾患肺结核症，现已治愈，惟素体系上热下寒，坐久骤起，眼即发黑，腰疼腹凉，白带极多，胃纳不甘，夜眠时出冷汗，大便干结，小溲短少，月经廿余日一行，有时腹痛，为日已久，法当从本治，其不孕之故乃子宫太寒也。

台党参四钱 焦冬术三钱 炒栀子三钱 粉丹皮三钱

生熟苡仁各三钱 芡实米四钱 怀山药四钱 全当归四钱

生芪皮四钱 川牛膝三钱 淡苁蓉四钱 醋香附三钱

盐吴萸三钱 浮小麦一两 干地黄砂仁二钱研拌，四钱

甘草梢二钱 大红枣三枚

二诊 5月13日

药后尚安，白带已少，冷汗已止，自是佳象，至于头部发昏，肢体疲乏，精神不足，胃纳不多，夜眠不酣，皆虚象也，当从本治，缓缓图之。

台党参四钱　桑寄生五钱　全当归五钱　朱茯神四钱
补骨脂三钱　骨碎补三钱　甘枸杞四钱　生熟苡仁各四钱
山萸肉三钱　川牛膝三钱　干地黄砂仁二钱研拌，五钱
甘菊花三钱　首乌藤八钱　浮小麦八钱　大红枣三枚

三诊　5月17日

据述胃脘不舒，前后胸皆胀闷，畅呃则安，如有刺激头部即发昏，胃更不适，甚则周身汗出，喉际痰黏如胶，不易咯出，内热甚重，素体太虚，仍从本治。

生芪皮四钱　台党参四钱　佛手片三钱　焦鸡金三钱
沉香曲布包，四钱　炒稻芽四钱　白蔻仁二钱　芡实米四钱
焦苡仁五钱　首乌藤八钱　川贝母三钱　云茯苓四钱
天花粉四钱　浮小麦一两　真郁金三钱　生甘草三钱
生藕节五枚

四诊　5月21日

服前方各病皆轻，惟腹中偏右有时如胀如痛，若针刺然，刻下白带甚多，周身皮肤发痒，此乃血不荣养，湿热为患，仍当从本治。

生芪皮三钱　台党参三钱　土炒苍白术各二钱　天花粉三钱
云茯苓四钱　大腹皮三钱　白鲜皮三钱　地肤子三钱
芡实米四钱　焦苡仁五钱　全当归四钱　小川芎三钱
炒栀子皮三钱　知贝母各三钱　白果肉四钱　生甘草二钱
生荸荠捣，三枚

五诊　5月26日

依前方加：桑寄生五钱，乌贼骨四钱，再进。

六诊　6月4日

据述药后尚安，惟胃纳不甘，后脊连腰作痛，稍劳则不能伸，带下仍多，肺

肾两虚，肝邪又甚，故上攻头部昏眩，精神不振，月经仍先期而至，仍当从本治，依前法加减再进。

炙箭芪四钱　台党参四钱　焦冬术三钱　金狗脊去毛，四钱
桑寄生四钱　骨碎补三钱　补骨脂三钱　川牛膝三钱
炒栀子三钱　粉丹皮三钱　盐杜仲三钱　全当归四钱
小川芎三钱　酒芩柏各二钱　白果肉五钱　生甘草二钱
生藕节五枚

七诊　6月7日

脉见沉弦而虚，主气血两亏之象，服药后稍劳动，头仍发眩，眼仍眯，后脊骨有时胀痛，中气不足，长叹一口稍舒，夜眠不安，带下仍多，腹部偏右尚作痛，仍依前法加减。

炙黄芪四钱　台党参四钱　炒白术三钱　首乌藤一两
金狗脊去毛，四钱　桑寄生五钱　全当归四钱　小川芎三钱
抱木茯神四钱　制续断三钱　补骨脂三钱　大腹皮三钱
酒黄芩柏各二钱　制香附三钱　生杭芍五钱　生甘草二钱
带心莲子十五粒

郝某　女　33岁　1950年10月29日

脉弦虚而微数，舌苔干黄，据述病由产后而得，业经十四个月，经水不调，腹中似有包块按之则痛，带下极多，午后寒热交作，腹时作痛，阴分太亏，面色不荣，法当从本治，更宜小心将护。

空沙参四钱　桑寄生五钱　全当归四钱　小川芎三钱
赤白芍各三钱　制乳没各三钱　醋青蒿三钱　酥鳖甲四钱
炒栀子三钱　粉丹皮三钱　酒炒元胡三钱　怀山药四钱
芡实米四钱　地骨皮四钱　生甘草二钱　生藕节五枚

二诊 11月3日

药后腹泻二次，满腹作痛，晡后仍作寒热，食物下胃作烧，夜不安眠，带下极多，病由产后而得，已经年余，宜小心将护，仍从本治。

台党参四钱 醋青蒿三钱 酥鳖甲四钱 地骨皮三钱
小茴香三钱 全当归四钱 左金丸布包，三钱 赤白芍各三钱
小川芎三钱 粉丹皮三钱 炒栀子三钱 制乳没各三钱
酒炒元胡三钱 怀山药五钱 芡实米四钱 白果肉四钱
带心莲子十五粒

三诊 11月10日

服前方数帖，病无出入，良由产后之病气血两伤，已成怯症，经仍照行，带下仍多，腹仍作痛，大便如水，肠脾不和，仍从本治。

炙黄芪四钱 台党参四钱 焦冬术三钱 炒枳壳三钱
当归身四钱 小川芎三钱 山萸肉三钱 芡实米四钱
怀山药四钱 炒苡仁四钱 大熟地砂仁二钱研拌，四钱
白果肉四钱 小茴香三钱 大腹皮三钱 陈仓米五钱
炙甘草三钱 炒苡仁四钱

四诊 11月17日

据述口干不思饮，牙龈作痛，腹泻渐轻，带下仍多，小溲有沉淀，呛咳无痰，肢体仍作寒热，内蕴湿热甚多，产后之病，宜小心将护。

炙黄芪四钱 台党参四钱 於潜术三钱 当归身四钱
小川芎三钱 大熟地四钱 山萸肉四钱 地骨皮三钱
知贝母各三钱 盐黄柏二钱 生熟稻芽各四钱 六神曲布包，四钱
焦鸡金三钱 芡实米四钱 怀山药四钱 北五味二钱
白果肉六钱 陈仓米五钱 生甘草二钱

五诊 11月23日

脉仍弦虚，寒热仍作，带下极多，胃纳不佳，饭后发胀，小溲仍不清，产后

身虚，仍当治本。

炙黄芪四钱　台党参四钱　土炒於术三钱　醋青蒿三钱
酥鳖甲四钱　全当归四钱　小川芎三钱　地骨皮三钱
山萸肉三钱　大熟地砂仁二钱研拌，四钱　怀山药四钱
盐菟丝三钱　北五味二钱　金狗脊去毛，三钱　建莲子四钱
芡实米四钱　阿胶珠三钱　炒杭芍四钱　白果肉四钱
陈仓米五钱　生甘草二钱

李某　女　36岁　1950年10月13日

脉见弦虚，舌苔薄黄，据述月经不调，四十余日一行，此次行后解沥不尽，各色均见，此五色带也。脾虚太甚所致，周身骨节酸痛，近更加麻木，脊背腰腿皆酸痛，内蕴风湿为患，法当标本兼治。

台党参四钱　桑寄生四钱　当归须三钱　小川芎三钱
赤白苓芍各三钱　芡实米四钱　怀山药四钱　忍冬藤一两
首乌藤一两　生桑枝五钱　山萸肉三钱　真郁金三钱
制乳没各三钱　蕲艾梗三钱　干地黄砂仁二钱研拌，四钱
阿胶珠三钱　炙甘草二钱

二诊　10月17日

带下仍多，因而血虚生热，故头部后脑，有时皆痛，骨节酸痛，肢体麻木如故，仍当从本治。

台党参四钱　杜牛膝三钱　首乌藤一两　当归首四钱
生桑枝四钱　芡实米四钱　怀山药四钱　炒苡仁四钱
阿胶珠四钱　干生地四钱　制乳没各二钱　蕲艾炭三钱
生甘草二钱　带心莲子十五粒

三诊　10月21日

据述右手及左腿仍麻木，带下仍多，血虚不能荣养，仍从本治。

炙黄芪五钱　台党参四钱　桑寄生五钱　全当归四钱
大熟地砂仁二钱研拌，四钱　首乌藤一两　海风藤六钱
山萸肉三钱　阿胶珠四钱　怀山药四钱　芡实米四钱
土炒杭芍四钱　白果肉四钱　朱茯神四钱　生甘草二钱
带心莲子十五粒

服汤剂二三帖后，可早服人参养荣丸二钱，晚服归脾丸二钱，温开水送下，连服十日。

刘某　女　49岁　1951年6月13日

据述月经不调，往往十余日一行，行则淋漓不断，色亦不正，经净则五色带随之而下，腰腹胀痛，肝脾肺胃各经皆虚，蕴湿亦重，法当从本治。

北沙参四钱　焦冬术三钱　炒枳壳二钱　当归身四钱
小川芎三钱　焦山栀三钱　粉丹皮三钱　白果肉五钱
怀山药四钱　芡实米四钱　酒芩柏各三钱　生熟苡仁各五钱
血余炭三钱　天水散冲，四钱

二诊　6月17日

依前方加：胡桃仁四钱，杭巴戟四钱，生藕节五枚，再进。

三诊　6月20日

前方再加：川牛膝三钱，盐杜仲三钱，再进。

四诊　6月24日

脉已见平，各病皆轻，惟右耳有时尚鸣，腰际作酸，五色带亦日见少，素体蕴湿化热，为日已久，当依法加减再进。

台党参四钱　焦冬术三钱　全当归四钱　小川芎三钱
焦山栀三钱　粉丹皮三钱　盐杜仲四钱　川牛膝三钱
杭巴戟四钱　金狗脊去毛，四钱　干地黄五钱　山萸肉四钱
白果肉六钱　芡实米四钱　怀山药五钱　炒扁豆四钱

酒芩柏各三钱	生熟苡仁各四钱	血余炭三钱	生甘草二钱
鲜荷叶一角，带梗五寸			

乳癖

乳癖多与情志内伤、忧思恼怒有关，其病机为气滞痰凝，冲任失调，病在胃、肝、脾三经。故先生谓治此病总以疏肝解郁、理气调经为主，以郁金、香附、佛手、元胡为君，并选用软坚散结、活血化瘀之品，如山甲、皂刺，并培以党参、当归补气血肝肾，以收全效。

王某　女　45岁　1950年4月29日

脉见沉弦，两乳内生核，大如胡桃，按之微痛，已近二年，每次经前即痛，过期则安，此乃肾气不足，肝郁不舒，肝木克土，故胃纳亦减，过食则不消化而作痛。为日已久，当从本治，不易收速效也。

台党参四钱	真郁金三钱	盐橘核三钱	制乳没各三钱
沉香曲布包，四钱	酒炒元胡三钱	川贝母三钱	赤白苓芍各三钱
佛手片三钱	焦鸡金三钱	苦杏仁去皮尖，三钱	生黄芩二钱

二诊　5月2日

药后尚安，肝郁太久，乳核不易消化，脾肾两虚，食物下胃则噎而呃，腹部作痛，气体太亏，当依法再进。

台党参四钱	小川芎三钱	醋香附三钱	沉香曲布包，四钱
皂角刺二钱	制乳没各三钱	山甲珠二钱	干地黄四钱
赤白苓芍各三钱	佛手片三钱	焦鸡金三钱	厚杜仲三钱
金狗脊去毛，三钱	苦杏仁去皮尖，三钱	生藕节五枚	

三诊　5月6日

脉舌均好，经期已过，乳核如故，食物下胃，膈中胀闷不舒，腰痛已轻，仍当治本。

台党参四钱	焦冬术三钱	炒枳壳三钱	真郁金三钱
沉香曲布包，四钱	炒稻芽四钱	焦鸡金三钱	佛手片三钱
盐砂仁三钱	制乳没各三钱	全当归三钱	小川芎三钱
皂角刺三钱	盐杜仲三钱	生甘草二钱	生藕节五枚

四诊　5月19日

乳核仍未消，食物下胃仍作呃逆，膈胁间仍胀闷，此乃肝木侮土，为日已久，此方服后如无不适，则可将药量加倍，制成水丸，如梧桐子大，每日早晚各服四十丸，用淡盐水送下。

台党参四钱	真郁金三钱	沉香曲布包，四钱	皂角刺四钱
山甲珠四钱	佛手片四钱	焦鸡金三钱	制乳没各三钱
醋香附四钱	盐砂仁三钱	小川芎三钱	盐杜仲四钱
炒稻芽四钱	全当归五钱	赤芍药四钱	生甘草三钱

外科病案

疮疡痘疹

《素问》云:“诸痛痒疮，皆属于心。”故疮疡痘疹，从火论治，须分虚火实火。久病必虚，法当标本兼治，不求速效，以养气血为本，先生多用参、芪、归、地、山药等培补气血，气血足则诸病渐愈；实火则以清热解毒透疹为要，以二花、连翘、栀子、石膏、芩柏等诸药清热解毒，丹皮、赤芍等凉血，以求速效。

汪某　男　46岁　1950年12月7日

脉见弦滑而虚，舌有薄黄苔，据述曾患肺胀之病，肺有积水，抽水后稍适。近日胸次人字骨下起一水泡，亦曾抽出脓水甚多，且陆续有脓及血水渗出。素体肺肾两虚，不能攻伐。法当标本兼治，缓缓图之，不能求速效也，疏方酌服，得效再议。

南沙参四钱　苦桔梗三钱　苦杏仁去皮尖，三钱　知贝母各三钱
制乳没各三钱　真血竭三钱　野百合四钱　北五味二钱
炙百部三钱　忍冬藤四钱　细生地五钱　霍石斛四钱
朱茯神四钱　生甘草三钱

二诊　12月13日

脉弦象已减，惟尚见虚滑，服前方四帖尚安，惟胃纳不旺，食物不甘，胸次之疮已不出血，肿仍未消，有时呛咳，甚则作喘，虚火尚甚，法当从本治。

南沙参四钱　朱茯神四钱　知贝母各三钱　霍石斛四钱
细生地五钱　制乳没各三钱　真血竭三钱　北五味二钱
灵磁石先煎，五钱　沉香曲布包，四钱　忍冬藤四钱　炙百部三钱
野百合五钱　甘枸杞三钱　生甘草二钱

三诊　12月17日

脉来往尚匀，舌苔薄黄而干，喉际发痒，时作呛咳，胸次之疮，亦无变化，惟不时有水外浸，干则脱皮，此肝热脾湿之故，仍当从本治。

台党参四钱　嫩白前三钱　苦杏仁去皮尖，三钱　苦桔梗三钱
天花粉四钱　制乳没各三钱　知贝母各三钱　云茯苓四钱
大麦冬二钱　西防风二钱　忍冬藤五钱　酒芩柏各二钱
淮山药四钱　生杭芍四钱　生甘草三钱　生藕节五枚

四诊　12月20日

脉弦象仍未退，胸次之疮，尚有水出，已不作痛，此虚象也，仍当从本治，依前法加减再进。

台党参四钱　制乳没各三钱　真血竭三钱　真郁金三钱
北五味二钱　朱茯神四钱　干地黄五钱　山萸肉四钱
金狗脊去毛，四钱　知贝母各三钱　霍石斛四钱　野百合五钱
炙百部三钱　净白及三钱　生甘草二钱
生荸荠捣取汁兑入，五枚

五诊　1951年1月19日

脉较前有神，疮水亦见少，惟内蕴湿热未尽，脾胃尚虚，仍当从本消息之。

生黄芪五钱　台党参四钱　焦冬术三钱　制乳没各三钱
真血竭三钱　北五味二钱　知贝母各三钱　野百合五钱
嫩白前三钱　真郁金三钱　朱茯神四钱　珍珠母先煎，一两
净白及三钱　金狗脊去毛，四钱　山萸肉三钱

干地黄砂仁二钱研拌，五钱　生甘草二钱　生藕节五枚
生荸荠捣取汁兑入，五枚

六诊　2月13日

据述昨夜腹痛作泻，至今晨共泻四次，溏恭，多不消化之物，呛咳痰不易出，此肺虚有热，积于大肠，致成此候。仍当从本治。

南沙参四钱　知贝母各三钱　西防风二钱　赤白苓芍各三钱
大腹皮四钱　天花粉四钱　广木香二钱　六神曲布包，三钱
炒稻芽三钱　焦鸡金三钱　制乳没各三钱　北五味一钱
苦杏仁去皮尖，三钱　橘子络二钱　生甘草二钱　陈仓米一勺
生荸荠捣取汁兑入，五枚

七诊　2月16日

脉沉取微数，唇红，舌有薄黄苔，呛咳痰多，略有内热，外袭风邪，致成此候，法当从本治。

南沙参四钱　知贝母各二钱　天花粉三钱　天麦冬各三钱
云茯苓四钱　北五味一钱　西防风一钱五分　炒栀子三钱
粉丹皮三钱　酒黄芩四钱　首乌藤四钱　忍冬藤三钱
净连翘三钱　生甘草二钱

八诊　3月9日

脉见滑弦，舌苔薄黄，略感外邪，牵发内热，咳嗽时作，胸次之疮尚作痛，仍当从事清养。

南沙参五钱　知贝母各三钱　忍冬藤四钱　西防风三钱
制乳没各三钱　赤苓芍各三钱　苦桔梗三钱　酒芩柏各二钱
细生地各三钱　净连翘三钱　苦杏仁去皮尖，三钱　生甘草二钱
生梨皮一具　生荸荠捣取汁兑入，五枚

九诊　3月24日

咳嗽尚未愈，痰黏喉际，不易吐出，风邪化热，法当清化。

空沙参四钱　苦杏仁去皮尖，三钱　苦桔梗三钱　知贝母各三钱
云茯苓四钱　杜牛膝三钱　法半夏三钱　橘子络三钱
北五味一钱　天花粉三钱　野百合四钱　炙百部三钱
制乳没各三钱　生甘草二钱　生荸荠捣取汁兑入，五枚

十诊　3月27日

脉来往尚调，腹已不痛，肺气略虚，尚作咳嗽，痰已易出，法当清养。

南沙参四钱　天花粉三钱　嫩白前二钱　北五味一钱
知贝母各二钱　制乳没各二钱　野百合四钱　炙百部三钱
苦桔梗三钱　云茯苓四钱　大麦冬三钱　六神曲布包，四钱
盐砂仁二钱　生甘草二钱　生藕节五枚　大红枣三枚

十一诊　4月16日

痰黏喉际，呛咳不爽，不易吐出，此乃内蕴湿热，外袭风邪所化之胶涎，法当从事清降。

南沙参四钱　枇杷叶四钱　竹叶茹各三钱　天花粉四钱
嫩白前三钱　法半夏三枚　云茯苓四钱　西防风二钱
制乳没各二钱　杜牛膝三钱　射干三钱　知贝母各二钱
橘子络二钱　生茅根五钱　生荸荠捣取汁兑入，五枚

十二诊　4月22日

脉见沉滑，据述胸次之疮已愈，惟有时尚作痛。略有呛咳，肺经有热，兼感风邪，致成此候，仍当依法再进。

北沙参四钱　苦杏仁去皮尖，三钱　知贝母各二钱　天麦冬各二钱
制乳没各二钱　荆芥穗二钱　西秦艽二钱　干地黄四钱
酒黄芩三钱　赤白苓芍各三钱　忍冬藤三钱　炒苡仁四钱

生甘草二钱　生荸荠捣取汁兑入，五枚

十三诊　6月6日

据述服前方甚安，胸痛亦见轻，惟偏右胁间忽然胀大，皮色发红，按之极软，有似积聚，病久气虚，痰蓄为患，当属痰核，亟当消化，否则成疮则牵发旧疾矣。

空沙参五钱　知贝母各三钱　制乳没各三钱　苦杏仁去皮尖，三钱
天花粉三钱　忍冬藤五钱　嫩白前三钱　净连翘三钱
皂角刺一钱　当归须四钱　橘子络三钱　丝瓜络三钱
云茯苓四钱　盐泽泻四钱　生甘草二钱

十四诊　7月22日

脉微见浮滑，鼻略塞，时作呛咳，内有积热，外感风邪而致，惟右胁间已渐平复，足征肺胀有渐消之势，仍当从本治。

台党参三钱　老苏梗三钱　苦杏仁去皮尖，三钱　知贝母各三钱
西防风二钱　忍冬藤四钱　天麦冬各二钱　朱茯神三钱
制乳没各二钱　北五味一钱　嫩白前三钱　生甘草二钱
生藕节五枚　生梨皮一具

十五诊　9月21日

脉沉取神力较前充足，心肺之气亦较前稍旺，故动作均能自如，不致发喘，惟胸次之患有时偶有水出，仍当从肺胃两虚主治，以膈腹间尚有湿邪为患，血分尚未能复元，仍当标本兼治。

台党参四钱　生於术三钱　桑寄生五钱　朱茯神四钱
制乳没各二钱　生芪皮四钱　金狗脊去毛，三钱　甘枸杞四钱
大熟地桂心二分研拌，五钱　山萸肉三钱　淮山药四钱
甘菊花二钱　生甘草二钱　生藕节五枚　大红枣三枚

史某　男　19岁　1950年4月2日

脉见滑大，舌有薄白苔，据述人字骨下不时胀闷而感发热，饮后更甚，内蕴风湿之热，串入经络，皮肤发生疙瘩，红肿而痒，搔之更甚，业经五六月，法当从本治。

首乌藤一两　白蒺藜去刺，四钱　白鲜皮四钱　地骨皮四钱
炒栀子四钱　粉丹皮三钱　忍冬藤五钱　真郁金三钱
制乳没各三钱　当归须四钱　细生地四钱　赤苓芍各三钱
生甘草三钱　生苇茎一尺

二诊　4月5日

服前方尚安，胀闷见轻，惟肢体仍有疙瘩作痒，血燥气逆，故饮汤后呃逆则安，为日已久，仍当依法加减再进。

空沙参四钱　真郁金三钱　沉香曲布包，三钱　嫩桑枝四钱
炒栀子三钱　粉丹皮三钱　忍冬藤五钱　制乳没各三钱
净连翘四钱　酒黄芩柏各三钱　白蔻仁三钱　白鲜皮四钱
西防风三钱　细生地四钱　生甘草三钱　生茅根五钱

三诊　4月10日

据述周身经络跳动，坟起如红疹，有连连成片之势，体温较高，动辄出汗，饮水下咽之后，则肠胃间辘辘有声，内蕴湿邪甚重，法当标本兼治。

空沙参四钱　忍冬藤五钱　牛蒡子三钱　净连翘四钱
炒栀子三钱　粉丹皮三钱　制乳没各三钱　赤苓芍各三钱
酒芩柏各三钱　苦杏仁去皮尖，三钱　苦桔梗三钱　西秦艽三钱
细生地四钱　生甘草三钱　生藕节五枚

四诊　5月4日

据述头部发眩，食物下胃则上逆至喉际作鲠而干呕，肢体疲乏，手指有时抽

动，此乃脾虚之故，法当从本治。

台党参四钱　焦冬术三钱　炒枳壳三钱　真郁金三钱
灵磁石先煎，五钱　沉香曲布包，四钱　冬瓜皮五钱　金狗脊去毛，四钱
焦鸡金三钱　大腹皮三钱　川牛膝三钱　当归须三钱
炒杭芍四钱　苦桔梗三钱　酒黄芩三钱　生甘草三钱
生荸荠捣，三枚　鲜藕节五枚

五诊　5 月 10 日

病情列前方，胸痛腹胀而有水声，乃停滞未化之故，仍当从本治。

焦冬术三钱　炒枳壳三钱　真郁金三钱　大腹皮三钱
五味槟榔三钱　沉香曲四钱，二味同布包　生熟稻芽各四钱
赤苓芍各三钱　当归须三钱　制乳没各三钱　盐泽泻三钱
藿香梗三钱　天水散冲，四钱　生茅根五钱　生藕节五枚

冯某　女　30 岁　1950 年 11 月 20 日

据述婚后一月，周身即发生疙瘩，牵及肌肉筋骨作痛，目前肢体已渐愈，惟手指及手掌尚甚，指甲因之剥落，此由感受毒气而然，业经六年，其根已深，当从本治。

生黄芪四钱　苍白术皮各三钱　生栀子三钱　粉丹皮三钱
生桑枝尖五钱　制乳没各三钱　当归须五钱　忍冬藤六钱
土茯苓六钱　大生地六钱　赤白芍各三钱　生甘草三钱
小川芎三钱　生茅根一两

二诊　11 月 24 日

据述药后效佳，以前手指发痒则发生疙瘩，药后虽痒而疙瘩未生，自是佳象，但病经六年，毒气深入血分，故指甲尚剥落，仍当依法再进，徐徐图之。

生黄芪尖四钱　苍白术皮各三钱　忍冬藤八钱　净连翘四钱

土茯苓八钱　制乳没各三钱　生栀子四钱　粉丹皮四钱
全当归六钱　桑寄生六钱　真血竭二钱　甘松节五钱
赤白芍各五钱　细生地六钱　生甘草三钱　生茅根一两

三诊　11月30日

据述药后仍发痒，破则出水，此乃余毒未尽，药力驱毒之故，病经六年，其根已深，当缓缓图之。

生黄芪尖连皮，五钱　泔浸苍白术各三钱　土茯苓八钱　制乳没各三钱
真郁金三钱　赤白苓芍各四钱　宣木瓜五钱　生栀子四钱
粉丹皮三钱　全当归四钱　生桑枝六钱　细生地八钱
生甘草三钱　生茅根一两

四诊　12月5日

依前方加：忍冬藤六钱，白鲜皮四钱，净连翘三钱，再进。

沈某　女　14岁　1951年9月5日

脉见沉弦而虚滑，舌苔薄白而腻。面色不荣，据述月经尚未通，日前两手腕及两腿均发生疙疸，按之则痛，有时动作亦痛，此乃肝郁有热，脾虚生湿，流串经络所致之候，业经年余，近两月较前加甚，法当从本治。

南沙参四钱　制乳没各三钱　全当归三钱　小川芎三钱
真郁金三钱　盐炒小茴香三钱　炒栀子三钱　粉丹皮三钱
金狗脊去毛，三钱　抱木茯神四钱　山甲珠二钱　皂角刺二钱
细生地四钱　生甘草二钱　生藕节五枚

二诊　9月8日

据述服昨方尚安，肢体之疙疸尚未清，重按之则作痛，此发自经络之病，筋骨亦因外邪侵入不能养，致成此候，业经年余，其根已深，仍依昨法加减再进。

台党参四钱　生芪皮五钱　当归须五钱　海风藤五钱

制乳没各三钱　真郁金三钱　忍冬藤六钱　鸡血藤四钱
川牛膝三钱　桑寄生五钱　净桂木三钱　赤白苓芍各三钱
炒栀子三钱　粉丹皮三钱　生甘草二钱　生藕节五枚

三诊　9月19日

药后尚安，周身疙疸，仍未尽消，服药则轻，停药则甚，右腿内有一肿块，按之硬而痛，行路更甚，此乃肝热为患，所谓筋挛之病，为日已久，当缓图之。

台党参四钱　全当归五钱　橘子核四钱　制乳没各三钱
真郁金三钱　赤白苓芍各三钱　炒栀子三钱　粉丹皮三钱
皂角刺三钱　山甲珠三钱　伸筋草四钱　净桂枝三钱
海风藤四钱　首乌藤八钱　川牛膝三钱　生茅根五钱
生甘草三钱　生藕节五枚

褚某　女　42岁　1951年9月13日

据述病已四月，面部及四肢发生疙瘩，时发时愈，搔之则出水，痛而不痒，经水逾期始至，色亦不正，血虚有热，法当标本兼治。

生芪皮四钱　生桑枝三钱　当归须三钱　炒栀子三钱
粉丹皮三钱　忍冬藤四钱　西秦艽三钱　制乳没各三钱
白鲜皮三钱　干生地砂仁二钱研拌，四钱　赤苓芍各三钱
小川芎三钱　方通草二钱　生甘草二钱　生藕节五枚

二诊　9月15日

药后病无出入，素体血燥，风湿内蕴，仍当依法加减再进。

生芪皮四钱　汉防己三钱　白鲜皮三钱　地肤子三钱
生栀子三钱　粉丹皮三钱　制乳没各三钱　赤苓芍各三钱
西秦艽二钱　干生地砂仁二钱研拌，四钱　生桑枝三钱
木瓜皮四钱　忍冬藤四钱　酒芩柏各三钱　生甘草二钱

生藕节三枚　　生苇茎一尺

三诊　9年20日

依前方加：苍白术各三钱，嫩白前三钱，净连翘四钱，再进。

四诊　9月25日

脉滑而不匀，舌有黄苔，左耳内流出黄水，面部及肢体疙瘩依然，左侧更甚，时时作痒，肝旺脾湿，血虚有热之故，为日已久，仍当治本。

生芪皮四钱　汉防己三钱　龙胆草三钱　赤白苓芍各三钱
酒芩柏各三钱　杜牛膝三钱　甘菊花三钱　炒栀子三钱
粉丹皮三钱　制乳没各三钱　金银花四钱　知贝母各三钱
白鲜皮三钱　地肤子三钱　生甘草三钱　生藕节五枚
生梨皮一具

马某　女　31岁　1950年11月2日

脉见滑数，舌苔薄黄，面部发生疙瘩已四五月之久，红肿而痛，内蕴湿热之故，呛咳有痰，月经三四月一行，其量亦少，其色发黑，法当治本。

当归身四钱　小川芎三钱　桑寄生五钱　忍冬藤四钱
净连翘三钱　白蒺藜去刺，三钱　炒栀子皮三钱　西防风二钱
粉丹皮三钱　川牛膝三钱　宣木瓜四钱　赤苓芍各三钱
知贝母各三钱　酒芩柏各三钱　苏枋木三钱　生甘草二钱
生梨皮一具

二诊　11月9日

腰酸腹胀，经有欲行之势，宜乘势利导，使之畅行，湿热下注则面部疙瘩自可消也。

当归尾四钱　桑寄生五钱　桃仁泥三钱　蓝红花三钱
川牛膝三钱　生栀子三钱　粉丹皮三钱　大生地五钱

赤白苓芍各三钱　忍冬藤四钱　大腹皮三钱　净连翘五钱
知贝母各三钱　真郁金三钱　酒芩柏各三钱　苏枋木三钱
五灵脂三钱　小川芎三钱　生藕节五枚

三诊　11月16日

经水仍未行，面部浮肿，疙瘩甚多，腰腿皆痛，此经未畅行之故，仍当从本治。

当归尾七钱　小川芎三钱　川牛膝三钱　金银花六钱
净连翘四钱　栀子皮三钱　粉丹皮三钱　方通草二钱
真郁金三钱　元胡索三钱　桃仁泥三钱　嫩桑枝三钱
赤苓芍各三钱　冬瓜皮四钱　制乳没各三钱　盐杜仲三钱
制续断三钱　甘草梢二钱

四诊　11月23日

素体肝旺血燥，故面部疙瘩不能一时消退，现当经期，两腿酸软乏力，当乘此使经畅行，当能有效也。

金银花四钱　净连翘四钱　红蓝花三钱　单桃仁去皮尖，三钱
苏枋木三钱　川牛膝三钱　栀子皮三钱　粉丹皮三钱
真郁金三钱　知贝母各三钱　盐杜仲三钱　制乳没各三钱
荆三棱三钱　蓬莪术三钱　生甘草二钱　当归尾四钱
生藕节五枚

才某　女　16岁　1950年12月26日

据述前数日身热颇剧，见汗未透转为湿毒发颐，两颊肿痛，不能食物，但口干饮水而已，此内蕴有热，外袭风邪之故，法当标本兼治。

金银花四钱　净连翘四钱　桑枝叶各三钱　西防风二钱
炒栀子三钱　粉丹皮三钱　酒芩柏各三钱　赤苓芍各三钱

杜牛膝三钱 淡竹茹二钱 真郁金三钱 制乳没各三钱
细生地四钱 生甘草二钱 生苇茎五钱

二诊 12月27日

依前方加：火麻仁三钱，郁李仁四钱，再进。

三诊 12月29日

脉见沉弦，舌苔中厚黄腻，项肿未消，胃纳不开，亦不思饮，肝胆热重，法当清化兼化解，冀其消肿，勿使生他症也。

金银花四钱 净连翘四钱 胆草炭三钱 杜牛膝三钱
知贝母各三钱 赤苓芍各三钱 酒芩柏各三钱 西防风二钱
炒稻芽三钱 六神曲布包，四钱 制乳没各三钱 真郁金三钱
火麻仁四钱 细生地砂仁二钱研拌，五钱 生草梢三钱

邹某 男 4岁 1951年1月11日

脉数纹紫，据述疹出未透，腿以下未见，休温高时感受风邪致疹毒未尽，呛咳有痰，因未忌生冷致成此候，便干溲黄，内热甚重，宜小心将护，不可大意。

空沙参三钱 苦杏仁去皮尖，三钱 知贝母各三钱 大力子三钱
薄荷梗二钱 炒栀子二钱 粉丹皮二钱 炒稻芽三钱
六神曲布包，二钱 火麻仁二钱 酒芩柏各二钱 西防风一钱
忍冬藤三钱 净连翘二钱 天水散冲，三钱 生苇茎五寸

二诊 1月12日

药后虚汗时出，故依前方加：浮小麦一两，再进。

三诊 1月15日

药后尚安，疹邪已退，化热未尽，故眼帘上有青筋，手心尚热，舌苔干白，胃热太甚，食物易消，故善饥，大便间日一次，小溲频数，仍从本治。

生石膏先煎，四钱 北沙参三钱 知贝母各二钱 炒栀子二钱

粉丹皮二钱　金银花二钱　净连翘二钱　白蒺藜去刺，二钱
天花粉三钱　甘菊花二钱　焦鸡金三钱　酒芩柏各二钱
六神曲布包，三钱　浮小麦五钱　大麦冬三钱　火麻仁三钱
赤白芍各二钱　天水散冲，四钱　生茅根五钱　生荸荠捣，三枚

四诊　1月17日

药后一切均安，惟余热未尽，眼尚发干，舌苔仍厚腻，口有臭气，胃火尚甚，故食物易消，小溲甚多，其色已淡，大便间日一次，虚汗未止，当依法加减。

北沙参三钱　霜桑叶二钱　甘菊花二钱　忍冬藤三钱
粉丹皮二钱　炒栀子二钱　净连翘三钱　天花粉三钱
霍石斛三钱　六神曲布包，三钱　炒稻芽三钱　火麻仁三钱
酒芩柏各二钱　赤白苓芍各二钱　生甘草二钱　生藕节五枚
生荸荠捣，三枚

五诊　1月19日

依前方加：首乌藤五钱，淡苁蓉三钱，知贝母各二钱，再进。

六诊　1月21日

内热夹食尚重，鼻中有血痂，夜眠不安，有时出冷汗，体温稍高，大便间日一行，小溲清长，热邪未尽，法当从事清降。

空沙参三钱　金银花三钱　净连翘三钱　知贝母各二钱
炒栀子二钱　粉丹皮二钱　醋青蒿二钱　酥鳖甲二钱
炒稻芽三钱　六神曲布包，三钱　赤白苓芍各二钱　火麻仁三钱
杜牛膝三钱　首乌藤四钱　生甘草二钱　生荸荠捣，三枚
生梨皮一具

邵某　男　4岁　1951年1月21日

脉息见数，舌苔薄黄而腻，据述发热已五日，周身发出红疹，面部极多，前后心已见点，手足心尚未太透，头痛呛咳，喉亦作痛，不时发烦，内热极重，外袭风邪，致成此候，且平日大便下血已久，肺肠之热亦甚，法当从事清透。

金银花三钱　净连翘三钱　知贝母各三钱　大力子二钱
板蓝根三钱　甘中黄三钱　苦杏仁去皮尖，三钱　酒芩柏各二钱
赤苓芍各三钱　炒栀子三钱　粉丹皮三钱　西防风一钱
生苇茎五钱　生甘草二钱　生藕节五枚

二诊　1月24日

据述昨日午后，温度不高，今日面色见红，呛咳声重，呼吸声粗，有作喘之势，两耳作痛，烦燥不宁，热邪上攻故头部不舒，口干引饮，食火太甚，当从本治。

生石膏先煎，六钱　金银花四钱　净连翘三钱　知贝母各三钱
天花粉四钱　六神曲布包，三钱　板蓝根四钱　甘中黄三钱
炒栀子三钱　粉丹皮三钱　酒芩柏各三钱　苦杏仁去皮尖，三钱
淡竹茹二钱　生苇茎五钱　生荸荠捣，三枚

三诊　2月5日

药后各病皆轻，惟两耳尚聋，两颧发红，大便粪外包血，小溲色黄，肠风太重，食热上攻，致成此候，为日已久，当从本治。

生石膏先煎，四钱　盐元参三钱　知贝母各三钱　酒芩柏各二钱
杜牛膝三钱　粉丹皮三钱　生栀子三钱　地榆炭三钱
槐角炭三钱　细生地四钱　甘菊花二钱　霍石斛四钱
赤苓芍各三钱　甘草梢二钱　生藕节五枚

四诊　2月12日

面红已退，据述腹中有时作痛，大便仍包裹有血，此乃肺经有热，食火亦甚，移于大肠，致成肠风下血，业经十月，亟当从本主治，幼儿防其留根，饮食寒暖，诸宜小心。

生石膏先煎，五钱　空沙参三钱　炒栀子三钱　粉丹皮三钱
知贝母各三钱　天麦冬各三钱　地榆炭二钱　赤苓芍各三钱
细生地三钱　六神曲布包，三钱　生稻芽三钱　甘菊花二钱
淡竹叶二钱　生甘草二钱　鲜藕汁一大勺　生梨汁一大勺

五诊　2月19日

脉见滑数，舌有薄苔，鼻流清涕，头痛耳痛，腹亦有时作痛，痛则便血，纯是热象，便血业已经年，内热又感外邪，故体温稍高，仍当治本。

生石膏先煎，五钱　忍冬藤四钱　炒栀子三钱　粉丹皮三钱
杜牛膝三钱　桑枝叶各二钱　西防风二钱　酒芩柏各二钱
细生地四钱　知贝母各三钱　大腹皮三钱　炒稻芽三钱
甘草梢二钱　生藕节五枚　生荸荠捣，三枚　鲜藕汁一大勺
生梨汁一大勺

六诊　3月11日

据述头及右眼均痛，腹亦痛，周身发生风湿疙疸，形如疹点，温度极高，大便下血渐少，惟内热尚重，又感外邪，故清涕时流，法当从事清解。

白蒺藜去刺，三钱　忍冬藤四钱　净连翘三钱　大力子三钱
炒栀子三钱　粉丹皮三钱　生熟苡仁各三钱　西秦艽二钱
苦杏仁去皮尖，三钱　赤白苓芍各三钱　酒芩柏各二钱　生甘草二钱
生苇根五钱

凌某　女　50岁　1951年2月28日

脉沉弦细数，两手不匀，舌苔薄黄而舌质紫红，肢体畏寒，凡六道经络相通之处如颈项、手腋、足弯、腹部皆发红疹，多在关节处，痛痒不支，甚至前阴皆糜烂作痒，有时心慌，湿邪化热为患，为日已久，法当从本治，更宜小心将护，不可大意。

空沙参四钱	白蒺藜去刺，三钱	白鲜皮三钱	地肤子三钱
海风藤五钱	忍冬藤五钱	赤苓芍各三钱	栀子皮三钱
粉丹皮三钱	酒黄芩柏各二钱	干生地五钱	荆芥穗三钱
鲜茅根一两	甘草梢三钱		

二诊　3月3日

依前方加：紫丹参三钱，瞿麦三钱，萹蓄三钱，知贝母各三钱，再进。

三诊　3月7日

药后各病皆轻，昨又感风加剧，湿毒太甚，故痛痒加甚，大便色黑而胶，法当从本治。

空沙参四钱	金银花一两	净连翘四钱	栀子皮四钱
粉丹皮四钱	地肤子四钱	酒芩柏各三钱	西防风三钱
白鲜皮五钱	荆芥穗三钱	秋蝉衣三钱	海风藤八钱
赤苓芍各四钱	细生地八钱	白茅根一两	甘草梢三钱
生藕节五枚			

四诊　3月28日

据述近日因食发物，周身又发红而痒，大便明显黑而胶，湿邪下行未尽之征，睡后易惊，如有水凌心之象，仍从本治。

北沙参四钱	白鲜皮四钱	地肤子四钱	栀子皮四钱
粉丹皮三钱	金银花一两	制乳没各三钱	土茯苓皮八钱

荆芥穗四钱　西防风三钱　酒黄芩柏各三钱　首乌藤一两
赤白苓芍各三钱　海风藤六钱　大生地八钱　冬瓜皮八钱
甘草梢三钱　生藕节五枚

五诊　3月30日

湿毒深入血分已久，因食发物又牵发，周身发生疙疸，两手尤甚，肿胀而奇痒，仍从本治。

金银花一两　净连翘四钱　白蒺藜去刺，四钱　白鲜皮五钱
炒荆芥三钱　西秦艽三钱　炒栀子三钱　粉丹皮三钱
赤白芍各四钱　土茯苓一两　秋蝉衣四钱　海风藤五钱
地肤子五钱　酒芩柏各三钱　细生地八钱　甘草梢三钱
鲜茅根一两

张某　男　60岁　1951年10月21日

脉沉数，舌苔黄，据述患痰喘已二十年，初由吐血后而得，近因感风牵发更甚，素体内蕴风湿太久，由脏腑串入肺络，故仅在两手脉际发生癣疾奇痒以致夜不能眠，法当从本治。

生芪皮五钱　白鲜皮四钱　地肤子三钱　炙紫菀三钱
北五味二钱　知贝母各三钱　西防风三钱　土茯苓皮三钱
忍冬藤五钱　海风藤四钱　野百合四钱　炙百部三钱
空沙参四钱　生甘草皮三钱　鲜茅根五钱　生藕节五枚

二诊　10月24日

药后尚安，惟风湿之毒由脏腑发生注于两手脉际，成为顽癣，血热而生风，故奇痒，非搔破流水不安，并依法加减再进。

生黄芪六钱　西秦艽四钱　海风藤一两　忍冬藤八钱
赤苓芍各四钱　丝瓜络四钱　白鲜皮四钱　地肤子四钱

生桑枝五钱　净连翘四钱　细生地四钱　苦杏仁去皮尖，三钱
知贝母各三钱　生甘草三钱　生梨皮一具

三诊　10月28日

两手脉际发生顽癣，奇痒，非搔出水不安，此乃脏腑内蕴风湿之故，湿毒太甚，收效不易，仍依前法加减。

生芪皮五钱　赤白芍各四钱　丝瓜络四钱　制乳没各三钱
真血竭三钱　白鲜皮四钱　地肤子四钱　冬瓜皮五钱
生姜皮二钱　忍冬藤五钱　西防风三钱　生桑枝五钱
生苡仁四钱　干生地五钱　南红花三钱　甘草皮三钱
生苇茎一两

四诊　11月4日

依前方加：西秦艽三钱，生栀子三钱，海风藤五钱，再进。

五诊　12月9日

据述近日因劳乏太过，喘病又发，腕部癣尚作痒，非搔出水不安，血虚失养所致，仍依前法加减。

灵磁石先煎，六钱　生芪皮五钱　南沙参四钱　知贝母各三钱
天麦冬各三钱　冬瓜仁皮各五钱　炙百部三钱　野百合四钱
嫩白前三钱　白鲜皮四钱　赤白苓芍各四钱　制乳没各三钱
细生地五钱　栀子皮四钱　生甘草三钱　生藕节五枚

六诊　12月19日

内热太甚，咳嗽兼喘，痰中带血，夜不安眠，气急时非起坐不安，法当豁痰清热以为治。

灵磁石先煎，六钱　台党参四钱　冬瓜仁皮各四钱　知贝母各三钱
天麦冬各三钱　天花粉四钱　炙紫菀三钱　北五味二钱
大生地四钱　炒栀子三钱　粉丹皮三钱　生甘草三钱
生藕节五枚　生梨皮一具

瘰疬

瘰疬发病多由三焦、肝、胆等经风热气毒蕴结而成，肝肾两经气血亏损，虚火内动所致。先生治此证从肝入手，以疏肝解瘀，软坚散结为要，多用香附、郁金、川楝子、橘子核、皂刺，并以当归补血，桑寄生、狗脊补肾，以从本治。

吕某　女　26岁　未婚　1950年3月10日

脉弦虚而微数，舌苔垢腻，据述脊骨凸起，不时作痛，转侧尤甚，四串为患，右耳下有瘰疬，月经衍期，为日已久，肝郁太甚太久，脾运不强，故食不甘味，法当从本治。

桑寄生五钱　当归须三钱　小川芎三钱　制乳没各三钱
真郁金三钱　醋香附三钱　酒炒元胡三钱　皂角刺二钱
细生地四钱　金狗脊去毛，三钱　紫草茸三钱　赤白苓芍各三钱
丝瓜络三钱　蕲艾梗二钱　生甘草二钱　生藕节五枚

二诊　3月12日

药后自觉精神稍佳，余病如故，每睡醒后胸次作痛，稍压则舒，此乃肝肾不和，有木侮土之势，仍依前法加减。

当归须三钱　小川芎三钱　沉香曲布包，三钱　制乳没各三钱
炒枳壳三钱　醋香附三钱　首乌藤四钱　土炒杭芍四钱
蕲艾梗三钱　桑寄生四钱　金狗脊去毛，三钱　苏枋木三钱
川牛膝三钱　生甘草二钱　生藕节五枚

三诊　3月14日

脉尚见弦虚，后背第八、九节，突起一块，按之觉硬，牵及胸次作胀，服昨方后，胸胀已消。食物稍甘，惟有时呃逆，心气觉虚，肝胃不和，仍依昨法

加减。

桑寄生五钱　九节菖蒲五钱　金狗脊去毛，三钱　骨碎补三钱
制乳没各三钱　当归须三钱　小川芎三钱　沉香曲布包，四钱
首乌藤六钱　醋香附三钱　真郁金三钱　海风藤四钱
赤苓芍各三钱　生甘草二钱　生荸荠捣，五枚

四诊　3月17日

药后胃部甚舒，呃逆亦减，惟脊背突起处如故，起坐有时均觉沉重，以两手支腰调气则安，间作呛咳，心虚有热，水火不济，致成此候，法当培养心气，兼顾督脉以为治。

台党参四钱　金狗脊去毛，三钱　骨碎补三钱　抱木茯神四钱
真郁金三钱　全当归三钱　制乳没各三钱　小川芎三钱
首乌藤一两　杭巴戟三钱　九节菖蒲二钱　赤苓芍各三钱
盐杜仲三钱　制续断三钱　生甘草二钱　生苇茎五寸

五诊　3月21日

药后呃逆已止，脊背突起处，如呛咳及乘车震动，略感作痛，中气不宣，心经见虚，法当从此消息，缓缓图之。

台党参四钱　补骨脂四钱　抱木茯神三钱　透骨草三钱
当归身三钱　制乳没各三钱　首乌藤八钱　制续断三钱
金狗脊去毛，三钱　小川芎三钱　大熟地砂仁二钱研拌，四钱
山萸肉三钱　乌贼骨四钱　赤白芍四钱　真郁金三钱
生甘草二钱　生藕节五枚

六诊　3月27日

脊骨突起处与心经相通，故不能震动，故乘车行路均觉不适，中气为之不舒。此方服二三帖后，可照原方分两加倍，熬成膏滋，常服，以期缓缓取效。

灵磁石先煎，五钱　台党参四钱　抱木茯神四钱　骨碎补四钱

桑寄生五钱　乌贼骨五钱　透骨草四钱　伸筋草四钱
当归身五钱　蕲艾梗三钱　细生地五钱　山萸肉三钱
制乳没各三钱　金狗脊去毛，五钱　生杭芍五钱　大麦冬四钱
生甘草三钱

靳某　女　21岁　未婚　1951年2月16日

据述发生瘰疬，业经数月，两胁肋皆痛，月经前后参差不定，行时腹胀腿疲，此乃肝郁之故，为日已久，当从本治，更宜小心将护。

白蒺藜去刺，三钱　桑枝叶各三钱　真郁金三钱　制乳没各三钱
真血竭三钱　生杭芍四钱　全当归四钱　小川芎三钱
干生地四钱　蕲艾梗三钱　大腹皮三钱　忍冬花四钱
净连翘四钱　炒香附三钱　生甘草三钱　生藕节五枚

二诊　2月19日

药后尚安，两胁仍胀痛，经行衍期，此皆肝郁太甚之故，脾肾两虚，仍依昨法加减。

桑寄生五钱　忍冬藤四钱　橘子核三钱　制乳没各三钱
真郁金三钱　真血竭三钱　细生地四钱　小川芎三钱
全当归三钱　赤白芍苓各三钱　金狗脊去毛，三钱　制香附三钱
生甘草二钱　生藕节五枚

三诊　2月22日

药后各病皆轻，前方既效，可多服一二帖。原方加：皂角刺二钱，广木香二钱，再进。

四诊　2月27日

脉见沉弦，项下凉麻渐消，左胁下痛减而未止，昨日略感风邪，发为呛咳，内热稍重，当标本兼治。

桑枝叶各三钱　西防风三钱　苦杏仁去皮尖，三钱　苦桔梗三钱

知贝母各三钱　天花粉四钱　云茯苓四钱　制乳没各三钱
嫩白前三钱　北五味二钱　忍冬藤四钱　橘子核三钱
皂角刺三钱　生甘草二钱　生藕节五枚

五诊　3月7日

药后各病皆轻，胁痛已止，劳乏后稍感微痛，呛咳尚未痊愈，当依前法加减。

桑寄生四钱　忍冬藤四钱　净连翘四钱　制乳没各三钱
首乌藤五钱　嫩白前三钱　北五味二钱　真郁金三钱
皂角刺三钱　赤苓芍各四钱　知贝母各三钱　生甘草二钱
生梨皮一具　生荸荠五枚

六诊　3月14日

据述昨日又作呛咳，肠胃不和，大便因而失常，时溏时干而不畅，昨夜忽感两腿发酸，经行四日，其量不多，肝虚有热，法当标本兼治。

全当归三钱　火麻仁三钱　郁李仁三钱　小川芎三钱
川牛膝三钱　知贝母各三钱　制乳没各三钱　生熟稻芽各三钱
沉香曲布包，四钱　忍冬藤四钱　净连翘四钱　桑寄生四钱
炒五灵脂三钱　酒芩柏各三钱　生甘草二钱　生荸荠捣，五枚

七诊　3月25日

据述近日又因劳乏，两胁肋又作痛，呛咳时作，食物下胃则腹作痛，舌根起刺，内热甚重，复感外邪，致成此候，法当标本兼治。

金银花三钱　净连翘三钱　桑枝叶各三钱　嫩白前三钱
苦桔梗三钱　制乳没各三钱　真郁金三钱　橘子络三钱
大腹皮三钱　六神曲布包，四钱　炒稻芽四钱　焦鸡金三钱
北五味二钱　野百合四钱　生甘草二钱　生荸荠捣，五枚

高某　女　28岁　1950年10月14日

素体肝旺，动辄生气而哭，故两眼因之发蒙，头部昏眩，腰腿皆痛，腹内偏左有包块为患，串入腹内作痛，项际偏右，发生瘰疬，日形肿大，牵及左项亦生，此乃肝热所致，素体贫血，宜小心将护，不可过急。

生龙齿八钱　生牡蛎八钱　珍珠母一两
灵磁石五钱，四味同先煎　朱茯神四钱　生白芍四钱
龙胆草三钱　合欢花四钱　甘菊花三钱　乌梅肉三钱
川楝子三钱　真郁金三钱　制乳没各三钱　细生地五钱
莲子心一钱　生茅根五钱　生甘草三钱

二诊　10月16日

依前方加：皂角刺一钱，山甲珠三钱，川牛膝三钱，减去甘菊花、乌梅肉，再进。

三诊　10月19日

药后尚安，项右瘰疬已见消，头仍发眩，肝火上攻则两颧发赤，肢体乏力，行动维艰，甚则心跳，腹部包块仍不时发胀，仍以治本为要。

台党参四钱　生白术三钱　朱茯神五钱　全当归四钱
生杭芍四钱　酒炒元胡三钱　醋香附三钱　川栋子三钱
真郁金三钱　制乳没各三钱　皂角刺二钱　山甲珠二钱
川牛膝三钱　桑寄生五钱　酒黄芩柏各三钱　山萸肉三钱
干生地砂仁二钱研拌，四钱　甘草梢二钱　生藕节五枚

四诊　10月25日

右项瘰疬已略见平，惟腰痛腹胀，偏左之包块未消，经水欲行之时往往烦燥，肢体倦怠，脾肾两虚，仍从本治。

台党参四钱　於潜术三钱　桑寄生五钱　金狗脊去毛，四钱
盐杜仲四钱　酒炒元胡三钱　醋香附三钱　大腹皮三钱
真郁金三钱　制乳没各三钱　皂角刺三钱　山萸肉三钱

干地黄砂仁二钱研拌，五钱　苏枋木三钱　杭巴戟三钱
酒黄芩二钱　生甘草二钱　生藕节五枚

五诊　10 月 29 日

左项瘰疬如故，肝胆之热太甚而脾肾两虚所致，左胯腿部牵及大筋、尾闾皆痛，带下极多，小溲尿后复思滴，膀胱热重可知，内热亦甚故肢体畏寒，仍从本治。

台党参四钱　桑寄生五钱　全当归四钱　赤白苓芍各三钱
山甲珠三钱　皂角刺三钱　制乳没各三钱　盐杜仲三钱
制续断三钱　酒炒元胡三钱　酒黄芩三钱　芡实米四钱
怀山药四钱　真郁金三钱　伸筋草三钱　朱灯心三十寸
甘草梢二钱　生藕节五枚

萧龙友医集·下篇

息園醫話

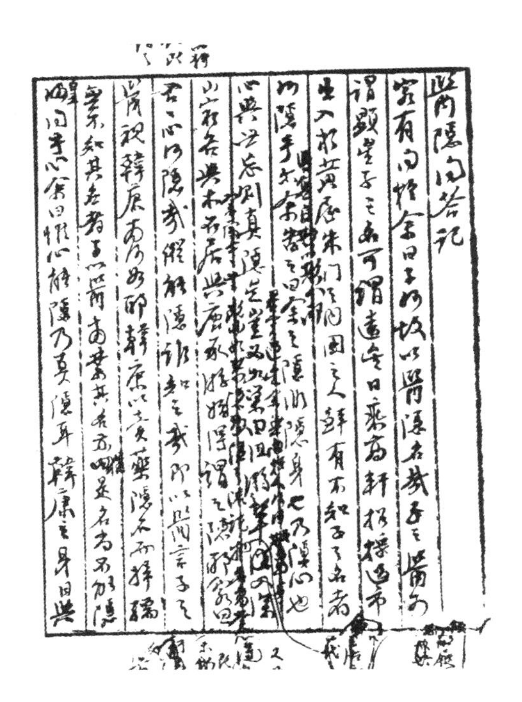

萧龙友先生《医隐问答记》手稿

據述病情初由左右輔車作痛牽及頰[illegible]筋目
久不愈後將牙拔其痛乃止自是兩目障鼻衄
牙瘡等病[illegible]作至瘡劇時延日[illegible]刺出血後[illegible]
變為頭痛神昏衝氣不得近[illegible]處及左右[illegible]處先
後作痛起臥不寧病已經年服藥罔效統觀所見如
證純係胃病[illegible]為胃之門戶牙床尤為胃經脈絡所
繞[illegible]腦火上炎[illegible]拔
牙後又見目障鼻衄等證蓋陽明之脈繞絡於目故
凡治目多治陽明鼻根上接太陽經脈鼻孔下夫陽明
經脈全屬所謂燥陽[illegible]血也日久牙瘡刺血過
多氣為之動故常不得近腰處及左右脇作痛又皆陽
明脈所絡之處故斷斷為胃病但腎為胃之關土病
不能制水故牙為之瘡肝開竅於目土受制於木故目
為之障陽明太陽兩經相[illegible]頭痛鼻衄久病
必歸於腎故精神緊急衝氣不得[illegible]
滋扶正氣[illegible]胃湯法加減一方呈
教未知於病情有當萬一否也千里求方不敢
拒[illegible]多請 高明斟酌為幸 方駿草上

萧龙友先生复患者函

医范十条

一、造父非良马不善御，羿非调弓矢不善射，医非有验方妙法不能治病。汗、吐、下三者，张长沙所传之遗法也，后世有以此法不能尽病之变者，于是假他道而矫饰，偷他技为附会，崇利名誉，交战方寸，而医道遂一落千丈，圣学不兴，百技陋衰，后学者何处问津耶？虽然，学视者先视舆薪，学听者先闻抚钟，汗、吐、下者，即如视者之薪、听者之钟也，医者舍此将安适从哉？此汉学之所以可贵也。

二、以学稽古，以才御今，医者之务也，不明乎此，何以见长沙之所述耶。苟徇俗之所习，囿己之所见，不遵古法，此之谓不学无术。不学则失师，无术则非技，以之治病，岂非盲于心者哉，何能稽古，何能御今，吾见其误人而已矣，奚可哉！

三、以今眼观古术，犹登塔楼而望泰岱，其高难跻；以古眼观今术，犹对明镜而察妍媸，其蔽立见。故泥于古不可言医，囿于今更不可言医，必也斟酌损益，以求合乎今人之所宜，而后可以愈病。然非困于学、竭于术，不能至斯境也。彼夸寸长、炫小慧，而扬扬得意者，知所反已。

四、帝王不同礼，齐鲁各异政，天变道不变，世异艺必迁，其势然也。古医不可知，即载在典籍者，如和缓之类，亦仅震其名而矣。自后汉张长沙之法与晋王叔和之法行，唐宋元明各医家莫不遵而守之，虽著书立说各有不同，而惟阴阳之理是循则一。至于五行生克之说，皆后起者也，不可泥也。然今之医，舍是无可言，岂非悖古之甚者耶？

五、人之生也，七窍相同，九脏无异，然有夷夏之别，南北之殊，山海之奇，寒热之变，虽夏葛冬裘，酒醉肉饱，比比皆是，然所病则千变万化，无一可以同治，药石之施，岂易言哉。此我道之所以易知而不易行，而获古之业其可以已耶？

六、今医能如古医耶？今药能胜古药耶？吾之其必不然也。古之人医重师传，阳年采阳药，阴年采阴药，悉皆野产，得天地之气厚、日月星辰之精华多、风雨雪霜之蕴泽厚，故其力专而功大，医用之又有法，故称为特效。今之药多出于种植，生者气力已薄，及制为膏丹丸散，药水药片，其效虽专，其气力更薄，盖不得天地山川阴阳之真气，徒以欺世骇俗而已，医药云乎哉。

七、以镜鉴人，不如以人鉴人，盖镜中影只自知无可比，而书中影则使万世之人皆知也。伤寒诸书，仲景之影也，以之作鉴，则治病必有一定之法，如影之不变也，反是则离神而取影，鉴中之影，皆非真影矣。学医者其鉴诸。

八、国异政，家殊俗，三代两汉之人之言医者，吾未之见也。医书汗牛充栋，究其可读者，不过二三种。《灵》《素》伪书也，多不可从，王叔和《脉经》以次，亦多伪书也，皆不可信。其不伪可信者，惟《伤寒》《金匮》《本草经》而已。然《伤寒》虽分六经，而多脱简，《金匮》亦非完全之本，特古医之精义皆在，故汉以来皆奉为金科玉律，《本草》尚可以解药性、药味及出产之地，舍此又奚从哉。

九、夫医者意也，意生于心，必心正而后意诚，意诚而后能辨证，而后能处方。大学所谓诚其意者，勿自欺也，即学医之要诀也，今之医能不自欺者有几人哉，自不能信而欲信于人，难矣！徒以糊口而已，诚意云乎哉。

十、人有观英雄之迹，闻烈士之行，中心慷慨而向慕之者，无他，忠愤之感，千古一气，不可止也。况举古之术以疗今之病。吐下寒热苟中窍，则知古贤之不欺，自可与之晤言于一堂，交欢于万里，梦寐之间如相晤语，岂非神乎技也哉。然而难矣，望古而未之见矣，徒向慕而矣哉，知闻而欲行古之道者，可以反观矣。岂知仲景之书即英雄之迹、烈士之行也哉。

医药原始论

吾国之医药，乃自然发生于至道中，先天地而有者，自圣人出，得道之要，而医药之神用乃定。何以言之？天以阴阳五行化生万物，而医药之精华即寓其中，如晴雨之互相为用，而寒热之生气亦于此表见相同，皆自然也，非强作也。天若旱也，是阳亢之气太甚，必得阴雨为药而医之；天若潦也，是阴霾之气太甚，必得太阳为药而医之。此定理也，万古不能易者也。人身一小天地，与七曜之气相感召，而阴阳互为其根焉。盖人之生病，不外阴阳错乱，或寒热不调，内伤饮食，外感风寒，至于七情六欲之变化，虽非由风寒饮食，而风寒饮食疑因之不得变易感召焉。但人身之虚实有别，老幼强弱有殊，故治法大殊，不可不悉心研究也。大抵天之寒热，乃天地之元气，千变万化，故燮理亦不能一致，此古今中外气候之不同，而医药之精奥即蕴藏其中焉。今之为医者，动称世医，诩其三折肱也，考其实亦不过仅得家传之方法而已，及问其家法之究竟何如，仍茫然而不能应，亦犹邵尧夫之教蠢子而已，安有心得之可言，安能知天人相感召之气为何如也。其次则为名医之授受，各本其所得而传之徒，能使人昭昭，亦能使人昏昏，问之而亦不知也，皇能知先天自成之医药，于后起者有息息相通之理耶？此自欺欺人之谬说，而流传谬种竟不能去者也。

自西医以机械治病入我中国以来，更视人为活动之机器，动辄以手术剖解之，不复知有阴阳之真气互相磨荡于其间矣。故凡听诊器、透视镜之类，皆能补医生视听之不足，其洞见脏腑癥瘕，亦与中药之各种内照之说相等，未可轻视也。借此亦可互相发明人体之究竟。今之能读《内经》《伤寒》《金匮》《本草》诸书，发明手足六阴六阳之虚实，以验病之新旧衰旺，明得失出入，往往与天相合而应手奏效者，此无他，皆能得道之要者也，昧者反是。必明乎此而后知医药之关乎天，可不待烦言而解矣。总之，此中关键，至精至微，可为好读书者言，不能为好虚名者讲也。至于药，皆禀阴阳自然之气而生，其气味、形质，皆有一定，自神农尝百草之后，皆详细说明，以示后人。故凡药野产为贵，古医恒自采药以备用，所谓阳年采阳药，阴年采阴药者是也。降及后世，医与药分，而药之效用全失。宋以后，药肆大开，药局遍设，作法皆之膏丹丸散，同煎剂以治内，而外治之熏蒸、推熨诸法，亦从而变异，不复如古之真实有特效矣。神通云乎哉？灵感云乎哉？天人之际，医药之间，吾愿同人之操此业者，尽心体察，而得原始之道焉，庶几不致戕人生命，是则余之所厚望也夫。

息园医隐图记

昔贤有言，医可知不可行，此名论也。盖医为儒门事亲之学，知则遇家有疾病，可以参酌药方，不致为庸医所误。但医学精深，非能通天地人之奥者不能入大医之门，况关人死生，白头难尽，行则人之性命系于吾身，万一学有不到，则冤死者必多，是生人之术反为杀人之具矣，乌乎可？余学医本为事亲，到今明知其难而何以故犯之何耶？岂真欲以良医代良相乎？非也。余之贸然行此也者，实出于万不得已，无可如何也。吾家数代，以教官为业，自科举停，教官废，既不能拜褐登朝，即不能不出而为亲民之官，以州郡尚能作事也，小试牛刀，尚无陨越，以为长此可以托身矣，不料民气嚣张，百端政变，欲仍事宦途而不合时宜，欲改学农夫，而耕无田地，欲变为经商，而无资作本，欲卖书与画，而名经不彰，其他则无可为者，而家人嗷嗷待哺，亲故咄咄逼人，四顾彷徨，既无朝可立，又无山可藏，惟有隐于医，尚可赡家糊口而兼顾贫亲，又因连年以来，为人治疾，辄有小效，自信当可一试，遂学韩康长安卖药而毅然为之。三十年来，小心翼翼，浪得虚名，未犯□□□□□（重按：原稿此五字缺损）故事，而无心之过，则自不及知，非天之怜我，人之谅我，青主之逃名能如是哉？因作此图，以为纪念，并乞知我者一为题识，加以训诲，而借勉励作座右铭焉。

壬午小雪玄玄老人识于息园北窗下

（重按：先生此篇，原题于张大千先生所绘息园医隐图后，惜此图已失。）

医隐问答记

客有问于余曰：子何故以医隐名哉？子之医可谓显矣，子之名可谓远矣，日乘高轩招摇过市，出入于黄屋朱门之内，国之人鲜有不知子之名者，何隐乎尔？余告之曰：余之隐非隐身也，乃隐心也。心与世忘，则真隐矣，岂必如巢由、沮溺辈，深山穹谷与木石居、与鹿豕游，始得谓之隐耶？客曰：否。子心何隐哉？虽能隐，谁知之哉？即以医言，子之医视韩康为如何耶？韩康以卖药隐名，而妇孺无不知其名者，子以医为业，其名亦犹是，名尚不能隐，皇问于心。余曰：唯心能隐乃真隐耳，韩康之身日与妇孺相接，故妇孺无不知之，然其所知者，韩康身外之名，非韩康之心也。妇孺知韩康，韩康并不知妇孺为何人，虽知其名，于韩康何害？人之知我者亦如是，于我之心何害？吾故曰唯心能隐乃真隐耳，何必求不知者亦强其知我心耶？试问今之世运何如乎？今之人心何如乎？伦常废坠，道德沦亡，海水生尘，山火自燎，求一片干净土而不可得，欲以身隐，究将安归？惟心空空洞洞，业于医即安于医，而又不囿于医，即我佛所谓应无所住而生其心也，我虽名为医而不住于医，心不住则心隐矣，心隐安知有身，又安知有世哉。况余之医人也，无等差，无分别，上自皇帝，下至乞儿，来求余医，余即以心印之，即其求医之心，不知其为皇帝、为乞儿也，应无所住也。古所谓上医医国，下医医人，此之所谓医，犹迹象之医也，非心医也。又曰大隐在朝市，小隐在邱樊，余不知何为朝市，何为邱樊，此之所谓隐，犹有地之隐，非心隐也。纵遍行于四海也，全不知利之来也，余隐于余心，余但知有自利利他，无形之利，而不知有堆金积玉之利也。盖心不住于名与利，此即吾之隐也，故名之医隐。况隐之为义，又有寄托之义，此世所称画隐、琴隐、渔隐、酒隐之类，此皆有同意，而与余之心隐于医者，又大有悬殊焉？盖琴画之隐，无责任心，不过自乐其乐而已，医则于人有关，非自闲，乃甘苦惟心知之，故余以为名焉。客曰：子之言似是而非，似真而虚，吾不能强与子辩，姑存其说，以俟来者。吾今而后，请即以心隐为君称可乎？余曰：可。客遂欣然辞去，余乃援笔书之以为记。

门下对谈录

或有问于余曰：医始于何时?

答曰：医之与生俱来者也，如寒思就阳、热思就阴类，即含有医之识在内，不独人也，凡物皆然。以时考之，其在伏羲之世乎。

问曰：何以知在伏羲之世?

答曰：上古之时，人禽不分，人形不备，伏羲首出，禀灵异，通天地之奥，知生人之源，以风为姓，盖不啻曰“风者即生我之父母也”，后世以风为天地之生气，即本此。

问曰：既曰伏羲，何以史无称者?

答曰：史阙如也。伏羲传世者只有八卦，而衍卦即可以知病，故至今传世者，尚有《伏羲八卦病源》一书，虽系后人伪作，但其理可信也。

问曰：醫（医）字作何解?

答曰：许慎《说文》曰：“醫，治病工也。殹，恶姿也，醫之性然。得酒而使，从酉。王育说：一曰殹，病声也；酒，所以治病也，《周礼》有醫酒。古者巫彭初作醫。”案酉、酒并训就也，人有病声，醫以药石，就人血理治之，故谓之醫也。因巫彭作醫，故医字又作毉。

问曰：医字如此解，既闻之矣，尚有别解乎？

答曰：有。《古医述》有曰“医者易也”。易者何？日月也。明者何？阴阳也。一阴一阳之谓道，故医称道。

问曰：语有云“医者意也”，何与《古医述》所引不同耶？

答曰：两是也。医者易也，训言医理之原；医者意也，训言医病之实。皆至言也。

问曰：今之言医者，动称黄帝何也？

答曰：因黄帝好言道，故属之也。

问曰：除好道之外，尚有可征之事否？

答曰：在《古医述》中有曰“医始于黄帝之时”。盖黄帝与蚩尤作战，始作兵器，有弧、矢、戈、殳之属，动辄伤人。蚩尤之受伤者，得其医祝由为治而愈。故医字从矢、从殳。矢，中人者也，故病有中风、中寒、中暑之名。殳，伤人者也，故病又有伤风、伤寒、伤暑、伤食之名。且疾字从矢、疫字从殳，此其可征者也。

问曰：《古医述》系何人所作，子曾见否？

答曰：书为朝鲜人许浚所作。从前在黎莼斋处见抄本，书分上下两卷，上卷述医学源流，颇新奇，所引之书有《黄帝内经》《伏羲八卦病源》、神农尝毒草之类，下卷述古医方，所引多在《金匮》《伤寒》之外，间有《医心方》《千金方》所有者，如天露饮治痨病、双珠散治疯病、寒食散治饥、来生散治热、七星散却老、辟恶散治鬼之类，皆他古方所无，亦有可取也。

问曰：此书可借观否？

答曰：此书当初黎氏想传刻，不知何事作罢。我有一抄本，庚子在京遇拳乱已付之丙丁，此时不过仅记数条而已，不能全录也。

问曰：医之名既由黄帝时大著，然则《内经》一书，可深信矣。

答曰：黄帝、岐伯问答医事，他书不载，未可深信，意其当是战国时诸医家所同作，非一人之手笔，其中所引有黄帝之说，不尽黄、岐之言也，以书证之，大约如曲合议礼，编成《礼记》，白虎观讲经，编成《白虎通德论》之类，故矛盾处甚多，错简处亦不少，善读者自知也。

问曰：《内经》既非经书，何以自汉至今，言医者无不奉为圭臬，此何说也？

答曰：医有道有术。以言道也，则非通天地之生气，知阴阳变化，不足以言医；以言术也，则不知形体，不明穴道，不能用针灸、按蹻诸法。《内经》一书言生理、言病理、言诊断，无一不备，虽间有疏漏错误，安知非传写之讹、注解之差，以此薄之，未为允也。

问曰：今之医者未闻言道，亦未闻言术，仅知切脉主方。何也？

答曰：自宋以后，医皆尚空谈，避难就易，高谈五行，单主药物方案，其他不究，所以为今之科学家所诟病也。

问曰：五行可废乎？

答曰：五行与病无干，以道则不可废，治情欲之病则不可废。如治杂病，行术可耳，何用道为？故不必泥于五行也。

问曰：如子所说，五行不必泥，阴阳亦不必泥耶？

答曰：阴阳者，父母之阳精阴血，乃生生之源，不可离也。人生天地之中，负阴抱阳，虽曰三才，若自先天而言，则纯为阴阳之一气结合而成形也。

问曰：阴阳既为生生之源，则人身一小天地之说可信矣。何以今之医家比之为电之雌雄、物之正副，视为不足轻重，何也？

答曰：今之医家用科学化讲形质，不明神气，故轻视之。岂知《内经》一书，专明神气，专讲阴阳，五运六气不过发明阴阳之理而已。故《内经·生气通天论》曰，夫自古通天者，生之本，本于阴阳，天地之间，六合之内，其气九州、九露、五脏、十二节，皆通乎天气，而《四气调神大论》更备论四时之气，以为阴阳四时者，万物之终始也，死生之本也，故从阴阳则生，逆阴阳则死。奈何轻视之哉！

问曰：子言风为人之生气，又言阴阳为死生之本，究竟风气与阴阳之气，是一是二，请申言之。

答曰：风者生气也，阴阳者生理也。以言风则《金匮真言论》曰，天有八风，经有五风，风能生人，亦能发邪，似与生气之说有间。不知人有生死，风有变化，人之生也，随风气而生化，人之死也，亦随风气而变化，明乎此，则可与言医道矣。

问曰：前言伏羲以风为姓，不啻以风为生我之父母，此义甚晦，不解其故？

答曰：子不明其义，请以“風”字解之。《说文》，风，八风也，从虫，凡声，风动虫生，故虫八日而化。《大戴记》《淮南书》，皆曰二九十八，八主风，风主虫，故虫八日化也。谓风之大数尽于八，故虫八日而化。故風之字从虫。又《说文》，虫，一名蝮博，三寸，首大如擘指，象其外形。物之微细，或行或飞，或毛或蠃，或介或鳞，以虫为象，凡虫之属，皆从虫。故《语》云，毛虫三百六十，而麟为之长；羽虫三百六十，而凤为之长；鳞虫三百六十，而龙为之长；介虫三百六十，而龟为之长；蠃虫三百六十，而人为之长。是人亦虫也，人既为虫，非风生化而何？

问曰：人之为虫，于古有征，然人在胎中，含母之血，受母之气，于天风何干？子以虫为生理，殆有说乎？

答曰：人之一身皆积无数微细之虫而成者也，余实验之，故敢断言为风所生，此生理之原、千古之秘，无人能发者也。中医讲气化，其奥在此，非空言也。精虫人知之，血虫人知之，岂知人身无一非虫。一发之微，其根之白点，以显微镜观之即有无数之虫蠕动，一点血、一吐沫中，亦无数之虫蠕动，甚至二便中皆有虫，其皮肤之虫，净则不见，秽则化为虱虮。西医所研究之微生虫病菌，皆人身固有者，非因病而生，不过因病而变耳。故受寒则虫寒，受热则虫热，去其寒热而虫自安。彼谓寒热为媒介物，与病无干者，实不知其理之甚者也，尚高谈真理，岂非欺人者哉。

问曰：子言人身皆虫，既闻之矣，是否躯体之内，皮肤之里，皆为虫游行之地，抑或各有巢穴，各不紊乱，愿闻其详？

答曰：虫在人身，有分有合，既不能剖解以视人，恐此论为人所非，然真理具在，不容诬也。人之先天，乃父精母血和卵子而生，此一点精虫血虫即蕴藏脏腑、经络、筋骨、肌肉、皮毛一切在内，先由合而分，后由分而合，生生不已，由胚胎而成形。在胎之中，即随母之气化为气化，及坠地以后，呱呱一声，则自与风气相接触矣。然肢体具雏形，系自然界生理，逐年长成，由少而长而老，而其根仍是父精母血及卵子发育而成者也。彼不讲气化者，试问生理何在？以为剖解所得，部位分明，脉络贯通，较古医精细，即为得出真理，岂知所得乃真形，非真理也，必形气合化而后生理始见。吾劝学医者，慎勿死讲生理也。

问曰：子言生理，既见其真，且可补《内经》未发之秘，但今之医总以《内经》为不可靠，必欲推翻之，子亦有说乎？

答曰：此《庄子》所谓彼亦一是非，此亦一是非也。彼以剖解试验所得者证古之所失，当然有不合处。但古之人具有天眼、慧眼，可以洞见脏腑，明其气化之行动，非仅在经络脉理之牵连也。彼以为不牵连者，绝不相通，不知气机之行，毫无扞格。经所谓营行脉中者，其牵连者也，所谓卫行脉外者，则不牵连者也。凡脏腑空处，及肢体六缝，皆可相通，所谓神气之游行脏腑间，辄相为表里者也。此种神人，属千年一见，何能人之领悟。彼等于此等处，动以神话目之。诚然神话，但非神人，何能了解。此又《庄子》所谓子非鱼，安知鱼之乐者也。总之，风化在身，则生气存，一经剖解，则纯乎死形，何能言生理哉。即使局部之剖解得见生气，然经麻醉之后，所得之生机亦少，何能知全体之运动也。

问曰：如子言，则今医之脏腑其构造纯与古不同矣，何相去如此之甚也，余甚疑之。

答曰：子何疑焉。《内经》训藏曰：藏者，藏生气也，生气有出入，非藏而不泻也。腑者，腐也，有腐化之义，非府库之谓也。胃者，化物者也；胆者，助胃消化者也；膀胱者，气化所从出也；三焦者，蒸气所灌溉者也；大小肠者，出屎尿者也，皆为腐化物之器也。故二便之便字又作变，盖变化水谷排泄秽浊之总机也。彼所言脏腑，亦不过如此，惟名词有不同，部位有移动耳，子何疑焉。

问曰：脏腑之生理，如子所说，略悉大概矣，请问脑部之作用如何？

答曰：脑主骨，生骨髓，故称髓海，小儿初生脑常不满，此骨髓不完也，髓不充则不能行，故必脑满而后能行也。

问曰：子说生骨髓，与西医脑主神经之说迥异，究以何者为是？

答曰：植物之根在下，动物之根在上，脑者，人身之根也，根即神经之谓，脏腑肢体主运动属之。所谓髓海者，乃内脏之精也。

问曰：中医以人之灵明在心，西医以人之灵明在脑，用心用脑是否相同？

答曰：心系共脑系，息息相通者也，用心则脑应之，用脑则心随之。中文思想二字，即可贯通中西之说，思字之上半为田字，脑也，想字之上半为相字，印象也。凡心所有之事，无不即系于脑，此其所以通也。

问曰：脏腑之气，吾知之矣。请问脉络，今医以脉为血管，中医以脉为经脉，究有异同否？

答曰：脉为血管为经脉皆是也，惟呼名不同耳。今医之言动脉、静脉，即古之言经络也，动者为经，不动者为络。谓之经者，以取十二经之气于此，故以经名之，非别有血管也。

问曰：经脉即同，吾无疑矣，古之脉分三部九候，今仅在寸口者何也？

答曰：古之取脉，不仅在手，凡乳下、两额、两颊、耳前、足趾、踝后、趺阳，无不按切，又不仅于寸、关、尺分三焦，兼以轻重别脏腑，所谓三部九候，其术良多。秦越人亦具有天眼者，因见各处之动脉皆能候脏腑之气，而寸口之气尤能聚注，故当取之于手后，世遂宗之。其实诊病不仅在脉，脉不过诊断之一法耳，彼高谈脉诊者，亦所见不广耳。

问曰：如子所说，则《脉经》及《脉要精微论》皆可废乎？

答曰：可不必，参观可耳。切脉固是要事，不过于浮沉迟数查病者之虚实寒热，至言一证兼数脉、一脉兼数证，大半皆由臆度，只是来往大小可靠而已。古今亦有精于此者，精则真能辨证候、决生死、知富贵贫贱寿夭、定男胎女胎于数月之间，然代不数人，其他皆臆度而已矣。

问曰：脉既为血管，经为何物？

答曰：经即十二经，其络与脑相通者，所谓百脉皆系于脑者，即经也。今医谓之神经即此，发于心而贯于脑，周身表里萦绕皆是，此经最灵，容易感触。故十二经之属皆曰感，即经外感邪气也，感则上脑，故经病头痛为多，非于脉络之外另有一经也。

问曰：吾闻神经另一系与脏腑不相连，子言即十二经何也？

答曰：人身之经彻内彻外，脏腑间有脉络相连而通者，有脉络不相连而亦通者，即蒸气所到也。传经之病由蒸气传者为多，必泥于脉络相连属，则不知生理者也。

问曰：何为蒸气？

答曰：即命门真火所蒸之气也，此气内泽脏腑，外荣皮肤，生生之源，惟天眼、慧眼人能见之，死后剖解，何能知此！

问曰：子言此气惟天眼、慧眼人能见之，今无其人，何能征信，故今医每对此等处，多以神话非之，以为决无此事也？

答曰：今之人虽无慧眼，尚有慧根，此等妙解，慧根人虽不能内观，必能深信，何必尽人求解？我闻德医有研究此者，欲使西人信而有征，其在二十二世纪之时乎？

问曰：蒸气如何，子能见之确否？

答曰：余偶能见头上之蒸气，不能内观，亦不能洞见脏腑也。能见脏腑者，三十年前有一人名张仲武，不知医，能为数脏腑之物。光绪十八年成都有一陈姓者，其子患停滞病，为医所误，已奄奄一息矣。求吾友陈蕴生往诊，陈曰：此积也，误服参芪，殆矣，欲下之未敢也。请张仲武查脏腑，张曰：膈间有一红颗，下此即愈，他无病也。陈乃以承气汤下之，果便出石榴子一颗，尚是隔年之物，病遂愈。此余所亲见者。近有黄同生者，江西人，不能看脏腑，却能看头上之气，望气即知人之贵贱寿夭，且能看神鬼。我曾与之比较，所看之气皆同我所看之气，只孙慕韩、张雨亭两人气纯而高，张气稍杂耳，袁项城之气，临病时方看见，仅青白气二三尺，我决其必不久，果然。因出现可问而知，如不信可接他去考验考验，则信矣。如再不信，是不知有生理者矣。

问曰：头上蒸气，尽人而有邪？抑贵寿人方有邪？

答曰：尽人皆有，不过贵寿人高长红亮耳。平人之气，勃勃上充，其形如牵牛花。能敛气者，即可成婴儿、成彩毫，如佛爷头上之五色光，仙人头上之肉髻，皆是此气所成也。即老子过函谷关，尹喜远望紫气；即汉高帝所在之地，有五色云气上覆，吕后望而知其所在，均此蒸气也。

问曰：人生蒸气如此，与机器之蒸气有无分别？

答曰：自然不自然之分耳。人之蒸气日夜不息，自然者也。机器之气借煤火之蒸，不自然者也。但其运动时，其气到处流行则同。今医视人体为机械，故以修理之法行之，哪知蒸气之作用也。

问曰：蒸气之作用在人身于何见之？

答曰：余前所说头上之气，其明征也。再则《内经》之形容三焦亦得之矣，其言曰：上焦如雾，中焦如沤，下焦如渎。盖三焦者连络脏腑之油膜，得命门之火，以流动脏腑之水气，使清气上升，浊气下降。譬如蒸饭，锅下是水，锅上是甑，甑之上有盖，灶中火一发，则蒸气冲出盖矣，蒸气腾腾然，此如雾之象也；甑边之水珠如滴如注，此如沤如渎之象也；锅中之水汩汩然，此水渎之象也。非有慧眼观察，安能形容如此。彼见其形者仅油膜一块，究不知其用如何，故疑之也。

问曰：脏腑之名中西医所说不一，如脾之非为胰之类，究以何者为是？

答曰：脾为五脏之一，最能藏谷物之生气者，终日终夜，运动不已。胃中消化饮食，浊质分别归大小肠，清气全归于脾，故脾者归也。西医谓之胰者，与中医呼兽体相似，中人谓猪身之脾即为胰，所谓猪身上之连贴即此，非有二也。以慧眼观之，脾之作用最大，古人谓脾统血，其实说统全脏之生气，如土之能生物也，故五行家以土属之脾焉，但剖解实验者决不以为然。知真理者自能了解，无须多言也。

问曰：中医有奇经八脉之说，西医无之，何以谓之奇？

答曰：奇字，读为奇偶之奇，非奇怪之谓也。以此脉无表里，无依附，独往独来，维系全身也。督脉者，督理一身之气，故直贯颠顶；卫脉者，御动胃脉，调和一身之营血，故女子卫脉不和则病血；任脉者，助一身之筋力，为之总纲；带脉者，为两肾之系，固真精之元者也。阳脉维持一身之阳气，阴脉维持一身之阴气，阳蹻统阳经，阴蹻统阴经，皆与十二经络之气相贯通往还。其形不连属，其神则相依也。西医统以神经名之，其分部命名虽与中医不同，然其生理之作用则同也。

问曰：奇经八脉之作用既闻之矣，说与《内经》有出入何也？

答曰：此汉以来相传之师说也，散见于《岐伯百脉经》《轩辕阳阴经》《扁鹊脉经》诸书，非臆说也。

问曰：男女之脏腑构造有别，请问其异同处？

答曰：男女脏腑之位置左右不同，故有男人女体，亦有女人男体者，望气闻声，皆能辨之，其大不同处，则在内肾、外肾之别，故女体能容而怀胎，男子则否，但男子亦有行经者，以为是病，依病治不应，乃知为异体。余生平仅见两人，均无生育，验其精虫与女人之血虫相似，真可怪也。

问曰：男女异形，究竟有若干种，如何分别？

答曰：异形之人，种类太多。宋代《洗冤录》载有五不男、五不女；其他有骈拇、骈枝、骈肋、独肾；更有一种最奇者，则双胎连体，或臀连，或肋连，动作最为辛苦，亦不能延寿，皆属废物，不能以病论，亦不必研读其生理之原也。

问曰：女之异男在行月经，何以谓之经，此亦生理之一，不可不知者，欲问其详？

答曰：经者常也，月行有常度，经水有常期，其愆乎常者，皆病也。方书以提前为热，推后为寒，此说亦难尽信。要之，查其色总以红为正，不红则否，凡逆行上溢而吐、衄、错行，下流而暴崩，皆子宫有病使然。女人之生理全在子宫，子宫正未有不孕育者，如或前或后，或上或下，或左或右，或大或小，或生瘤，或反口，皆可使经行失常，皆不能孕育。

问曰：子宫生理，余已知其究竟，俟有疑者，再来请益，敢问病理如何？

答曰：病理中西所论不同，内感外伤，一虚一实，内因、外因，远因、近因，天因、人因，禀赋之强弱，居地之寒暖，十二经现病之部位，天气之转变，寒热之真假，其理最细最繁。医者汗牛充栋，皆论病理者，仁者见仁，智者见智，各有不同，其可者，仍以《内》《难经》《伤寒》所说为是，其书具在，细读自知，无庸引证也。

问曰：伤寒一证，古今研究不同，其病理究竟如何？

答曰：仲景之作《伤寒论》也，是取《内经》冬伤于寒，春必病温之义而发挥者也。冬伤春病，其为伏气之病也何疑，即是春温病，言伤寒者，从其朔也。请言病理，大寒后、春分前，天令严寒，水冰地冻，一种肃杀之气，人感之，即时病也，名正伤寒；若不即病，至春而发者，名温病；至夏而发者，名热病。若冬有非时之暖，人感之而病者，名冬温；若春夏秋有非时之暴寒，人感之而病，为感冒伤寒；若四时天气不正，人感之而互相传染，长幼率皆相似者，为时气。若温病七八日，忽变寒热往来，为温病。若冬时感温，至春更遇温暖而病者，名曰瘟毒。又突遇风邪，变为风温。若时行疫气，沿门逐户，名温疫。夏月暑温交蒸，名中暑。又有湿热相搏，而为湿温。又有四五月湿令大行，为中湿。有先伤湿而后伤风，为风湿。又有疫证、食积、虚烦、脚气、类伤寒诸证，发热虽同而治法则异。仲景诸方，多为即病者而设，其类伤寒，必别有治法，今皆亡失，而不可考。后世之医，遵其旨而立方，凡合于病理者无不愈，悖于病理者无不剧。不同伤寒之病理，则凡外感皆统于此，其他细读各家之书自明，无庸繁征博引也。

问曰：病既有内因外因，外因之因于天气而转变者，既闻之矣，请问内因？

答曰：内因之轻者，由口而入之，饮食为患也。一切停滞之证皆属之。至于七情六欲之病，得病之原既不同，而复杂之病理亦非数语所能罄，甚至疯癫狂痫之重病，有得于遗传者，有得于刺激者，有得于有求不遂者，有得于境遇为难者，种种不同，一言难尽。中法皆按经查其病理，西人则统归之于神经，多读多看，自有得也。

问曰：医有新旧之分乎？

答曰：医有中西，无新旧也。所谓温故知新也，以言新旧，中西皆有，不得以中为旧，而以西为新也。其鄙中医为旧者，盖含有舍旧谋新、厌旧喜新、弃旧从新之意，正不必如此分别。如必欲分之，谓之古医今医可也。凡学者皆有古今之分，虽经学之分以今文古文为断，然学术实有今古之判，于医何独不然？

绍重侍诊录

关于医德医风

先生尝云:“不观《玉函经》之言乎，医者意也，既曰意，则非徒恃机械之法所行者矣。况医之原出于至道，而谓手术能尽道之蕴奥，有是理乎?虽然，手术亦不可不明也，设遇病有不能攻、不能挞、不能药者，仍非用湔割之术无以济其穷。神而明之，存乎其人，又未可执一以求耳。宋以后医家虽名为笃守《内经》，其实皆以五行生克附会穿凿，空而不实，精而不当，遂成为今日之医，于古之所谓医道、医术，相悖不可以道里计。”

谆谆告诫，苦口婆心，可见其对于医业伦理之重视。

关于四诊方面

在临床上，对于望闻问切的辨证关系，先生认为:“中医治病，以望闻问切为四要诀。望者，察病人之色也;闻者，听病人之声也;问者，究病人致病之因也。三者即得，然后以脉定之，故曰切。切者，合也，诊其脉之浮沉迟数，合于所望、所闻、所问之病情否?如其合也，则从证从脉两无疑义，以之主方选药，未有不丝丝入扣者。否则舍脉从证，或舍证从脉，临时斟酌，煞费匠心矣。”尝谓:“切脉乃诊断方法之一，若舍其他方法而不顾，一凭于脉，或仗切脉为欺人之计，皆为识者所不取。彼御医之所以斤斤于脉者，亦有不得已之苦衷，乃仗脉以立定足跟，庶免病情万一发生变化时之获罪耳。御医之困难，至慈禧垂帘之时，则更变本加厉。盖彼对于光绪，不但不欲其健康，更不欲其生。于己则唯恐人之谋害，故前后请脉之御医，每于出入相遇之际做出暗记，以指掐纽扣或朝珠，如何掐法，掐第几个，以示所诊为何脉，即可前后相符，此乃当时之朝政所造成，而影响于今日北京之医界甚深，是亟须矫正者。然如此说法，并非否定切脉，脉理自有其参考价值，以上所论，乃针对过神其说者而言耳。”

先生曾检《脉诀汇编说统》一书赐余，并于扉页题曰：“脉理精微，极难领悟，此非可以言传者，故医家四诊，切在最末。盖望气闻声，专属医之耳目，而问则询病之情，两方参考，方得真谛，至于切脉，乃以脉情证病象。古今谈脉者又多不相同。此《汇编说统》尚明晰切要，初学读之，尚能领悟，故余表而出之。”先生屡戒门人曰：“临床时遇脉与证异者，或弃脉从证，或舍证从脉，则当临时细细斟酌，不可含糊将事。缘人之脉，有千变万化，如反关及歇至等类，皆宜深究，《脉经》所载固已明晰，但其变态有出乎《脉经》之外者，不可不从按脉切理之理字上注意也。”

对于平脉与病脉，先生认为：“脉以和缓为平，病中如见此脉，即是退病象，平人更无论矣，否则皆病脉也。故梦觉道人周先生于脉诀二十七字中，独取缓字为平，而以二十六字配合阴阳，以定寒热虚实，而名其书曰《三指禅》，即《内经》以平人定病脉之要旨，而贯通以究其极者也。夫禅者，玄机也。凡事皆有机，而病机尤甚，察脉能得其机，则心中了了，指下未有不了了者，自无以寒为热，以虚为实，而阴阳不分之弊矣，然此非三折肱者，不能悟也。”

先生授徒，屡以必先知平脉而后知病脉作息简识。并有《说四诊》一篇以授诸门人，录之于下。

“医家自来以望闻问切为四诊，已有歌诀可证，所谓望而知之之谓神，闻而知之之谓圣，问而知之之谓工，切而知之之谓巧。古医之擅长者多矣，观《扁鹊仓公传》中所载，可以知其大概，余读历代名医之案，亦可究其详矣，兹复推其义而演绎之。

望：气在人面，或显或晦，或明或暗，皆由内之充实与否，而发现于外者也。故医之对于病人，当于一望定之，所谓望者，即系以医之眼光对病人之眼光而云然也，如相对无差，则病当减，如一见而诧，则病深矣，再由眼而推看面部之属于脏腑各部位之气色，则病更无遁形，更于问时辨明之，以期无误，然后方能主方下药，自少错误。倘有疑处，则应多望，盖色在皮里肉外，五色之分，关于脏腑之衰旺，望之无疑，乃定治法，不可汲汲也。

闻：声发于丹田，自喉中出，或大或小，或长或短，或清或浊，或哑或明。医之对于病人，当于一开口时细听之，即以医之双耳纳病人之声于听中以辨之也。如听有不明处，即须查问是医之耳闭，或是病人之耳聋，并问其是旧有、是新得，然后辨病之属外感、属内伤，而分治之。倘有疑处，当再三辨细询明，乃为主方，不可鲁莽从事也。

问：既望其色，闻其声，略知梗概矣。或有望不定、闻不准者，必须临时细问其如何变动，而病情乃能尽得。倘遇病人为聋者、哑者，临诊时有亲友可以代述，则详问其亲友，倘无人在侧，病者能识字知文理，则以笔谈代喉舌，如并此而不能，则当耐烦而审查之，必得无余蕴而后止。如所问与所望所闻相符，自易为治，倘不相符，更当切脉证明而辨别之，庶不致有误也。

切：切者，合也。既望矣，既闻矣，又详细问明矣，于病已得八九，似可无疑矣，然不切脉，仍不能确定也。盖脉有阴阳之殊，而浮沉、迟数、大小不同，男左女右之情形亦不同。如脉与症合，按症疏方，自无错误，倘脉与症异，或弃脉从症，或舍症从脉，则当临时细细斟酌，断不可含糊将事也。”

先生谆谆告诫门人：“欲知平脉，必先切己脉，且于可能范围之内，于平旦切家人之脉，积之既久，自能有所领悟。欲知病脉，必于师诊之后，依其医案再诊其脉，久久自能明辨，待经验稍丰，下指即有所标准。”先生亦曾解释平人脉与病人脉并非一律，亦因人而异，有脉跳素快者，亦有脉跳素慢者，临症必须详加追问，考虑其素质，否则如遇脉跳素快之人，再加热病之脉数，未有不大惊小怪者，所以病人往往固定请某一医生诊治，在某些方面，是有其优点的，可以少走弯路。其素沉、素浮、素弦、素长、素短等，均须于临症时加以考虑，然亦非神秘之事，若结合病人之体格、性情、籍贯、职业、平素生活习惯等等，自不难得其奥秘。

先生在临床上主张辨证论治，四诊合参，在四诊中，认为问诊最为重要。曾谓门人曰："唯问诊乃能了解病人，故余诊病，问最留心，反复询究，每能使病人尽吐其情。"又曰："切脉乃诊断方法之一，若舍其他方法而不顾，一凭于脉，或仗切脉为欺人之计，皆为识者所不取。"并主张老少治法不同，不同对象就要采取不同的治疗措施，立法主方，因人而异。但须分别，同中有异，异中有同。曾曰："三春草旱，得雨即荣，残腊枯枝，虽灌而弗泽。"对于治老人病，多不加攻伐，避免汗、吐、下，而以调理清养立法，每得理想的效果。先生从不自我吹嘘，从不打击同道，能治者则治，不能治绝不敷衍。例如民国十四年（1925），孙中山先生患病住院，曾请先生出诊，先生诊后，认为肝绝之脉，已非汤药所能奏效，坚决不予处方。孙氏逝世后，经病理解剖，所患为肝癌，一时社会为之轰动，亦可证先生脉学之精。

对于药学之见解

对于本草学，先生尝谓："中国药学创自神农，夫人而知之矣，然自三代以来，所传之书，仅《神农本草经》三卷，识者以为战国时人所辑，非神农时口授之原也。秦汉以后，发明本草之家不下数百，但可取者亦甚寥寥。以余眼而论，蔡邕、陶弘景两书外，最古之本草，莫如敦煌石室中之唐卷子抄本，其书朱墨并行，持编最精，湘潭王壬秋先生曾论定之，惜其书仅有说而无图，后以苏恭图经本为有据。下此则苏颂《嘉祐图经》，及曹孝忠校正之《经史证类本草》、陈承《补注图经》而已。明代李时珍《本草纲目》，虽较诸本加多，而图亦备，第多以意为之，与药物本质不合，且无彩色分别，读者憾焉。清内府有写本《新本草》，与《纲目》类似，最动目者为药物图考，皆依类傅色，灿然可观。此书为厂肆一古董商所得，江安傅沅叔先生见之，曾劝其影印，以供医林研究，卒未果，此最为余所心仪者也。”

先生一贯主张医和药不能分割，医者不但应识药，而且最好能亲自采药，于二十世纪三十年代尝论云：“古之医士，药由自选，深山穷谷，日事搜寻，阳年采阳药，阴年采阴药，以备囊中之用，其有道远不能得者，率皆互易，以求其备，临症则自为㕮咀配合，故万无一失。李唐以后，医与药分，野品绝少，往往以伪品相混，医者立方之后，不知药之真赝，治病鲜效。职此之由，相沿至今，能识药者尤少，不幸为人口实。而舶来品之洋药，遂夺我利权而去……抑余尤有说者，医士之不识药，自赵宋开设药局始，其时医士处于无用武之地，而所持以为研究者，仅在《图经》，而《图经》无善本，虽欲深考，亦无由而得，所以药之应如何改良，迄今尚无善法也。”

先生对于采药与制药的关系尝谓：“昔之良医，未有不以储药为先务者，其大要则阳年采阳药，阴年采阴药，会合五行之气，以备一时之用。盖上古以司岁备物，谓得天地之精，如君相二火司岁，则收取姜、桂、附之热类，如太阳寒水司岁，则收取黄芩、大黄之寒类，如太阴土气司岁，则收取芪、术、参、苓之土类，如厥阴风木司岁，则收取羌活、防风之风类，如阳明燥金司岁，则收取苍术、半夏之燥类，以取得之主时之气为助。中古以后，不能司岁备物，乃用炮炙以代天地之气，如制附子曰炮，助其热也，制苍术曰炒，助其燥也，制大黄以黄连浸，助其寒也；反是，则附子以盐制，减其热也，苍术以米泔制，减其燥也，大黄以酒制、黄连以姜制，减其寒也。以此类推，其制法皆有精意存乎其间，岂偶然哉。夫采药既有阴阳之别，用药亦有生熟之分，古法所存，有如上述。所以然者，凡药之性多有毒，治病者多系以毒攻毒，不过单用则力专而厚，分用则力杂而薄，以其杂而薄也，故不能不有所宜忌，则后世之制药，已较司岁备物为慎矣。然药之所宜，高贵单用，自偶方而药乃讲配合也。观《神农本草经》一书，其经文虽未明言炮炙，而地黄则谓生者良，禹余粮则谓宜炼饵，似在古已有制法，但不如宋雷敩之私心自用耳。尝谓医与药本不能分者也，医之处方，妙在用药，惟有君臣佐使之名，而各人配合不同，则各方之收效迥异。譬之绘画，同一用五色也，而妃黄鹅白、深浅浓淡之不同，则各呈一精彩焉。譬之乐律，同一用五音也，而有宫调高下疾徐之不同，则各为一节奏焉。于药何独不然。所以非自采自制，不能表异而见长也，彰彰明矣。乃自宋设局处方，以至今日，药归公卖，医不自储，而丸散膏丹之炮炙，皆不能各自为法，杂而不纯，博而寡要，美其名曰秘方、局方，其实皆不经之方也。即使真有良方，而配合之法不传，既无专书，何由辨识，有心人忧之久矣。"

先生每语及门，盛赞野生药物力量之充足，曾云："古之药悉野产，得天地之气厚，日月星辰之精华多，风霜雨雷之蕴泽厚，故其力专而功大，医用之又有法，故称为特效。今之药多出于种植，生者气力已薄，及制为膏丹丸散、药水药片，其效虽专，其气力更薄，盖不得天地山川阴阳之真气也。"另一方面，先生鉴于医道沦丧，有贩卖日人旧人说，自诩为经方大家，而毫无临症经验者，尝云经方固可贵，而单方亦可贵。曾于世界书局版《中国药学大辞典》序文中论及单方问题："余于药学，虽少心得，亦不无考证，尝恨中国之药，能治人之要症，而为医家所忽、本草不收者不知凡几。姑举一二品以为印证，如马宝一物，最能开痰降逆，第一能治虚呃，而于癫、狂、痫各病，尤为要药，《纲目》不收；又如水茄秧一种，北方随处产生，本如豆梗，嫩茎四出，叶厚而长，春夏间开小白花，结子如茄形，大如豆蔻蕊，其梗煮水，能治崩漏，《纲目》亦未收。如此之类，指不胜屈，余拟作补遗，尚未有成也，因思天地之间，讲药物者大有人在。"又曾为文论述草药之可贵云："按药名自《神农本经》起，历代增加，至《本草纲目》并《纲目拾遗》，可谓详备极矣。余见川中卖草药者，其药名多为《纲目》所不载，而治病奇效，有出官药之上者，似亦当采取及之。"

对于医史之见解

先生虽非医史学家，但精通文史，故对医学史亦有精譬之见解。尝云："史以记言记事也，凡史所记皆易征信，独医史难于征信，何也？孔子删书断自唐虞，而医学则肇端于神农、黄帝，黄帝以前之书，太史公谓其不雅驯，缙绅先生难言之……秦燔之际，医卜书册，尚存劫余，《太易》《太素》之名，得以并传于世，然以今之《内经》而论，似非《太素》原文，即以为真，亦只得谓之医学，不得谓之医史也。厥后虽有史传诸作，均与史例不合。惟明代李川父《医史》十卷，中有张机、王冰等补传，饶具史裁，而《四库提要》斥其冗杂特甚，盖以所收不尽可信故也。他如王宏翰之《古今医史》、程云鹏之《医人传》等，虽有其书，更与史例无关，不足取矣。窃谓医通于道，而道非学不明，独惜医学之传，或之上古，或之神仙，统系不明，无从考信，为之史者，倘不明其传授渊源，何以知人论世。例如黄帝时代，六相皆以医兼史，凡百政教，悉统于医，故医之历史，此际最为光荣，而典章无可考。自医与史分之后，政教并为史家所专，而医则降为技术类，虽然降自降，而历代设官论政，亦未尝不以医为要也。故欲治医学史，必先将历代典章学术搜讨无遗，然后可以言史，否则医自医、学自学、史自史耳，何益之有哉。曩余有志于此，因方之史例，多有未合，深惧言之不文，行之不远，未敢冒昧。拟仿《汉学师承记》作《医学师承记》，仿《传经表》作《传医表》，期于学术之统系有所折衷，而征信焉，人事纷挐，迄未有成，至今耿耿。”据此，则先生对于医史之见解，已可一览无遗矣。

又曾为文以释医字云：“诸生有志学医，读书必先识字，兹将医字意义解释于后。‘殹’（医之本字，从医，读若计，矢箧也，从殳，兵器也。《说文》：殹，恶姿也，如病人之姿也。既病人，其姿自恶，故以为训），又作‘毉’（治人之病，始于先巫，故医字又从巫，巫者工也，以人治人之工也），又作‘醫’（古人以药治病，多用酒和，故医字又从酉，酉者酒也。《内经》有鸡矢醴一方，即为用酒和药之征）。《金匮玉函经》曰：医者意也（言以己之意揣度病人之意，而为之治疗也，此又后起之解说，非本意也）。上古之人，茹毛饮血，穴居野处，无宫室栖身，无衣服被体，睢睢盱盱，浑浑噩噩，禀赋既厚，嗜欲亦无，日作夜息，自生自养，虽有风寒暑湿不能侵，即由少壮老死亦不觉。深山穷谷之中，不无精灵鬼怪之忧，故间有精神恍惚之状，先巫者知其致病之由，乃设祝由，为之解脱，而病可愈。此祝由治病之所由来也，疑此人当在伏羲之前（巫之治病，专用祝语，并无文义，当在有文字之前。《内经》曰先巫者，应知百病之胜，先知其病之所以从生者，可祝而已。盖言病之生，必有所以胜三者，然必先知一生病所以定之由，而后以胜之，则可移经变气，祛其邪矣。此专为鬼神精怪之援而言，与治六淫七情之病有不同也）。伏羲氏作卦以明天地之阴阳，始之有风寒暑湿之淫气。神农氏作，教民谷禾，以明人生之阴阳，始之有疾病疴痒之病情。黄帝氏作，乃与岐伯等研究治人之良法，而医学乃大备（神农教稼，所尝者谷禾也，因尝谷禾而知毒草，故曰尝草）。又黄帝之时，治病虽知有六淫之病，而无法明治，厥后见矢之中殳，殳伤人有中于皮肉者，有伤于脏腑者，因治兵器之伤，而悟六淫之伤人亦如此，于此乃精研治法，分别三阴三阳，配合五行，以救人之疾苦，传之至今而不变（此说出自《扁鹊外经》，惟此卷不传，无从考究）。又说人病痛，苦其状不能形容，故借矢之中人、殳之伤人以形容之，所以人之患病曰中风、中寒、中暑，伤寒、伤风、伤暑，此造字之大意也（伏羲、神农、黄帝或遗之书，有《太易》《太素》《本草》三种。黄帝、岐伯问答之词，盖就《太素》所记载者，而更加发明也，故其书曰《素问》，即今之《内经》是也，形容病状最详）。

当黄帝之时，治病之法已多，用针、用灸、用砭、用酒、用汤、用膏、用散，皆操自工。其时医之道最高，医之名最大，而民间夭折最少，故五千年来尚称黄帝子孙，其蕃育之法，亦如今之讲究优生也（《内经》载有九针，唯毫针一种，系刺穴道所用，其余八种，皆系去瘀血、剔腐肉、穿骨、通筋之用。砭亦为治伤之器，前谓因兵伤而悟六淫之病，盖亦有因，非虚语也）。盖其时神人信出，有能见脏腑者，有精返六道者，凡脏腑如何位置，气血如何流通，经络如何贯串，筋骨如何连属，甚至开俞会合，无不明白指示，然后由解剖以证明，所以治病如神（《内经》所载以人身配天地，丝毫不爽，故曰人身一小天地也）。

总之，三代以前，医之权操于上，三代之后，医之权操于下。高视者曰医者道也，非其令不传；卑之者曰医者技也，等于工人，故曰医工，此又因字义而推论之者也。”

对于中西汇参之见解

先生对于汇通中西的主张，曾屡发议论，某些论点竟能与今日之中医政策有所暗合，在《医范十条》中曾论及今与古的辩证关系（见《医范十条》第三）。彼时主张废止中医者，盛倡中医之不科学，先生独力辟其谬云："盖彼有彼之科学，我有我之科学，非必如彼而后言科学也，况古之医本从科学来者乎。"至于如何对待，亦曾具体论及。总之医药为救人而设，本无中西之分，对于勉强沟通，则大不谓然，尝云："要知中西医术，皆有特长，胥能治病，但使国人有医学常识，自能择而用之，正不必强而沟通，亦不必显为区别。如能捐除门户之见，取彼之长，补我之短，可也；舍我之长，攻彼之短，不可也。"

论读书

祖国医籍，汗牛充栋，先生独辟蚕丛，主张以《伤寒论》为鉴，曾谓《伤寒》《金匮》为可读之书，"医书虽汗牛充栋，究其可读者，惟《伤寒》《金匮》《本草》等等而已，然《伤寒》虽分六经而多脱简，《金匮》亦非完全之本，特古医之精义皆在，故汉以来，皆奉为金科玉律"。

一日，先生与及门诸子论读书之法，酒酣兴豪，谓仲景书如英雄志迹，烈士之行，并谓赵君仲琴近有《金匮经解》之作，此可读之书也。曾题其书曰："通天地人曰医，医非小道也。综古今中外之医学以相较，固各有授受之不同，然其具微如之理，令人不可思议者则中医尚焉。盖自轩岐以来崇尚医学，其要处仍以剖解为重，故人身之筋骨、经络、脏腑、皮肉等等无不有一定之名称，不徒明其部位，而且知其贯通，则穴道为首，而色脉次焉，观《针经》之所载，最为详尽，古人治病皆为针法，故有万病一针之议，至今知此者尚多，特精者少耳。至于按摩汤药，皆后起之方法也，但汤药最稳，故流传至今，普遍传投而不废焉。读者当能领悟也。仲琴属为批判，因不揣冒昧，略有余论如此。他如自注三焦一段，其谓典注，窍孔不能通，于喝墨水不溺黑溺为证秘。赵君仲琴为河间望族，世习医术，久称三折肱者。上辈善读灵素，深于针灸之秘，活人无算。及君之身，乃研讨仲师《伤寒》《金匮》深有心悟，乃注为《经解伤寒》一书，早已传世。今者《金匮经解》方成，余得受而读之，服其见解之明达，注释之精通，得未曾有。令人善读者尤在行文善用比喻，凡理晦不易明之处，借物一喻其理，虽然，并无不经之处。即如讲元真之理而以灯泡之度数与电力之足与不足相譬喻，通畅即是电力充足，盖泡好线圆则无虞矣……”

论脉象与卦象

先生序重刻《三指禅》有曰："此编以男女异尺而别阴阳，显合《周易》乾坤咸恒之义，所以古人有以卦喻脉者。所喻如何，纯阳脉则为乾之象，纯阴脉则为坤之象；他如芤脉中空，有离中虚之象焉；革脉浮大，中候沉候皆不见，有艮覆碗之象焉；牢脉沉大，浮候沉候皆不见，有震仰盂之象焉，又中候独见，浮沉皆不见者，其象若坎中满，则抟土之象为败脉矣。又有浮候不见，而中候沉候并见者，其象若兑上缺，则鱼游虾戏之形，亦败脉也。又有中候浮候皆见而沉候不见者，其象若巽下断，则阴阳两尽，为脉绝矣。"即此数语，可征先生指下辨别之征，超出一般三部九候之外。对于坎、兑、巽三脉，屡嘱及门，必须钻研，尝反十全为上之意而言曰："能识死脉，即是上工。谚有云：未知生焉能知死。切脉则不然，未知死焉可知生。雀啄、屋漏、鱼翔、虾游，若不详加辨识，未有不偾事者。"又尝语门人云："精于斯道之士，往往别有会心，又非笔墨所能形容，若食古不化，不能融会贯通，心领神会，则不足与言脉，甚矣脉理之不易讲也。"

关于单方、验方

先生侄婿左君次修，为安徽桐城世家子弟，精书画、篆刻，尤长于甲骨文。二十世纪二十年代定居山东济南。七七事变后，为不愿为日人服务，闭门家居，以卖字、刻印为生。四十年代初，以先生为顾问在济南开设同康药房，自制六一油、六一玉枢丹、蒿虫散等常用药物多种，其中多为萧氏推荐之验方。并装配六一小药库，施药救人，为广大劳苦大众解疾病之苦。

先生在门诊中，亦常向患者推荐简、便、验、廉之单、验方。暑天喜用六一散。如有伤寒迹象，或头晕，或无汗，则用六一散以开水冲泡，待凉饮用；如心悸则用益元散（六一散加朱砂）；小便黄则加鲜荷叶。尝云："本草书中之单方，近已无人使用，要知单味药有时较复方更为简而廉，取效亦快。如《本草纲目》中之蒿虫散，对小儿疾病颇为有效。方载《本草纲目》虫部之青蒿蛀虫下。其词曰：'一捧朱砂一捧雪，其功全在青蒿节（虫生在蒿之节）；纵教死去也还魂，妙用不离亲娘血（即乳汁也）。'旧法系用青蒿虫七条，朱砂、轻粉各一分，同研成末，用末擦在乳头上，与儿服。如婴儿初吃乳时即与之服，将来出痘麻也稀少，或可以不出，而胎毒自解，真是儿科圣药，即不吃乳之儿有病，亦可用少许冲白糖水服，胜服一切儿科药也。此余数十年之秘方也。"再如，以金瓜熬膏治哮喘、以桑寄生煮鸡蛋预防习惯性流产等，皆为其常用之单方。对于食疗，认为"是药三分毒"，"药补不如食补"。尝云："《本草纲目》中，'粥'单列一项，收入四十余种，盖粥能养胃气，生津液，推陈致新，利膈益胃，如薏米仁粥除湿热，利肠胃，莲子粥健脾胃，止泻痢，薯芋粥补肾精，固肾气，加大枣则可治小儿脾虚疾，寓药于食，可谓善补。"此外，夏季常用银花露、生地露、元参露等，皆不失为祛暑清热佳品。在夏季尤推崇荷叶粥，认为荷之为物，色青中坚，象乎震卦风木，在人则为足少阳胆同手少阳三焦，为生化万物之根蒂，因此物以成其化，胃气何由不升乎"。

整理中国医药学意见书（附编书法）

中国之医，有道有术。黄帝、岐伯之问答，道与术而并论者也。其书有《内经》《外经》之别（《外经》名见《汉书艺文志》），《内经》多论道之言，为气化之学所从出；《外经》多言术之用，为解剖之学所从出（说见《永乐大典》术字编下）。故汉以前之医，大都皆能由术入道，即《庄子》所谓技而进乎道者也，如扁鹊、仓公、华陀传中所称治病之法，胥本乎此。六朝之后《外经》失传，而所传之《内经》又为秦汉人所改窜，黄岐之真学不明，学医者无所适从，乃群尊仲景为医圣，奉其《伤寒》《金匮》之书为不二法门，专以伊尹汤液之法治病，而所谓剖解之术几无人能道。宋以后，医家虽名为笃守《内经》，其实皆以五行生克，附会穿凿，空而不实，精而不当，遂成为今日之医。而于古之所谓医道医术，相悖不可以道里计。（重按：此段专论医道与医术。）

说者曰吾国医学，自古侪于巫卜，官司不为提倡，故愈趋愈下。不知历代君相，于医皆有发明，皆设有专官以董其事，宋则设十三科以取士，明、清两代亦于各县设有医学训导，特学之者不专而系统不明耳。今者西医东渐，趋重科学，其术虽未必尽合乎道，而器具之完备、药物之精良、手术之灵巧实有足称者，今欲提倡国医，如仅从物质文明上与之争衡，势必不能相敌，而所谓中医之精粹，亘数千年而不败者，其故安在？必当就古书中过细搜讨，求其实际，列为科学，而后可以自存，可以大显。盖彼有彼之科学，我有我之科学，非必如彼而后可以言科学也，况古之医本从科学来者乎？谓余不信，请将古人传授望闻问切之法，以及针灸、按摩、接骨之术，旁及治病验病之仪器，一一考察，自可了然，今之医者，不明此理，遂使教者、学者莫衷一是，笼统以气化二字名之，问其何为气化，则又空以五行生克当之，无惑乎道之不明，西人反引为口实，谓我学之无据也。（重按：此段说明中医学是科学的。）

中医之学，以阴阳为体，以五行为用，妙合天地自然之气，如火何以属之心，水何以属之肾，此中有至理、有实质，非空谈也。如肾之实质为何，即男女媾精之阴水是，心之实质如何，即男女媾精之真火是，惟水火之相生，而五行之属五脏，纯为气化之作用可知。故肝叶焦后，叩之成角声，肺叶焦后，叩之成商声，此实验之明证也（说见《道藏》）。（重按：此段阐述阴阳五行与人体的关系。）

鄙人学问谫陋，因见夫中医式微，同人等皆欲整理，以图保存，不揣冒昧，拟将古人之书，全体打散，另为编纂，定名曰《生理学大全》《病理学大全》《药物学大全》《治疗学大全》。去其糟粕，存其精华，如此办理，似易归入科学途径。惟是今之医，守旧者自以为能，执迷不悟，维新者则又偏于西说，而以古人为非，此两失之道也。要知医无新旧，只有是非，吾但求吾之是可矣，不必他议也。如吾人说用心，西人说用脑，看似不同，实则为一。请以思想二字为证，思字上从田（篆文田字似人脑形），下从心；想字上从相（脑中印象也），下从心（心也）。盖心与脑不相离，用心即用脑，用脑即用心，古人并非不知神明思虑为大脑之功用也，盖各得其半耳。又如肝主动，西人谓以神经之功用误属之肝，吾人则谓肝干也，为一身之主干，故筋与经络皆属之，其动也，纯属风化使然，人生空气之中，何一非风为之主动，西人以肝与神经分而为二，吾人将肝与神经合而为一，所见不同耳。又如脾主运，西人谓误以小肠之功用属之脾，吾人则谓脾卑也，五脏以此脏最卑，故曰脾，因与胃相同能助消化，与小肠之功用同，西人以脾与小肠合而为一，吾人则以小肠与脾分为二，故所见又不同耳。至于肾则为人生受命之源，乃先天之本，而两肾则为媾精之作用，与睾丸息息相通，西人则谓为排尿之具，不知尿之入膀胱乃由三焦网油引之而入，三焦之下网与肾子相连，而肾子又与膀胱相连，《内经》所谓下焦如渎者即指此，并非排尿之具也。民国五年，袁世凯病笃，将两日尿不通，西医谓腰子有瘀血阻尿道，去瘀则尿通，于是在腰际连打六针，取血六杯，而尿仍点滴俱无。梁任公尿血，西医谓病灶在腰子，用手术割去其左腰子，而尿血如故，其后小溲更畅，故交合不快，此为肾子非排尿工具之铁证。又光绪年间，山东有高姓者患腰痈，为德医主治，因毒重烂右腰子一枚，而左腰子亦见损，乃宣告不治，后为中医陶云门治愈，一切如故，但不能交媾。又有王姓一人，由车上坠下，跌伤腰际太重，后亦取出肾子一枚乃愈，厥后亦不能生育。此为肾子为男女功用之明证，此不特人如此，禽兽亦然，常见猪鸡去其肾子，皆不能交合，而肥茁如故，此不考而知之者也。如此之类不能两是。盖吾人之征验脏腑，系道家之能内观者发其端，嗣由天眼通者，洞见脏腑之位置，行动以证其实而定其名。西人则专由尸解而得，虽剖解详明，只能得其部位。盖吾人内观洞见之征，不能尽人所能，全恃实验以为证明之具，西人尸解之征，人人能见，故易取信。但尸解人已死，脏腑不能无变化，不如生者气血流通之有凭也。若夫论病，西医多谓吾人以证为病，此说诚是，病在头应属之头，病在心应属之心，自然不错，但官能有限，而病变万端，安能该括。故吾人之定病名，有属之六淫者，如中风、伤寒之类是也，有属之七情者，如癫、狂、痫之类是也。倘以西医之病名为是，以吾之病名为非，亦未见其的当。例如西医所谓之急性肠炎，即吾人之霍乱，试问霍乱病是否专属之肠炎。况西医之病，亦有不加官能名者，如虎列拉、猩红热之类，平心体察，不辩自明。他如用药之法，群谓宜仿西医，一一化验而用，不用天然质，此则非废汤液不可，如化验之药真比汤液有效，而价又廉，则径废之可也，况膏丹丸散吾国本有，精益求精当能收效，如欲试验，不妨择汤液方中药味少而著效多者，先行化验参合用之，看其成效如何，如化验者比原料功用较大，则一切汤方皆用化验法行之可也，如其不然，则仍遵古，不必议变。昔德国著名医学博士贝斯多（译音）曾在柏林医校演说，谓医家有两要素，一要愈病快，一要用钱少，究以何法为善？众不能答，贝君曰：除中国之特效汤液不能如此。西人尚如此，吾人转欲改之，亦太嗔矣。其他如我国之偏方草药，全国各地皆有，如能阐而明之，必能大发光彩也。如北京天桥有一人能治水臌，不知用何药煮枣，但服三十余颗枣即可治愈，吾亲见治愈之人，真可谓简而廉者也。（重按：此段言心与脑之关系及中药之科学性。）

总之医药为救人而设，本无中西之分，研此道者，不可为古人愚，不可为今人欺，或道或术，当求其本，以定一是，万不可舍己芸人，亦不可非人是我。如此办理，中医或有昌明之日，否则径学西医可也，何必谓整理国医也哉！敝见如此，是否有当，敬请同人公议。

附　编书法

《生理学大全》

编法自男女媾精起至一月胎象如何，以及十月胎象如何，生产后培养如何，自少至壮至老禀赋、性情如何。盖不从胎儿说起，不明先天之强弱，不就少壮老说道，不明后天之虚实。况各方之人有寒带、热带、温带受气之不同，即一国一省之人，亦有东西南北之异候，必先将此一一证明，然后分论形体脏腑，及脉络、经络、筋骨、肌肉、皮肤、毛发，并俞穴会合，各细微处，皆详实证明说出所以然之功用。先引中国古书之说，凡子书、道经、佛经内之说及生理者并采之，次及近代名人之说，最后附东西洋诸说，吾之非者改之，吾之是者存之。并绘总图、分图，以表明同异，定其一是，图以精密详实为上。后附解剖学、法医学两门，盖解剖所以证实人生之构造、组织如何，法医所以验明死后其形状如何，故只能附于此书之后。

《病理学大全》

编法先述内伤，次述外感，又次述变证，又次述传染，又次述疮疡。所以然者，内伤有胎中带来之病，有乳母误传之病，故宜先述，至外感则病名更多，古今中外不同，更须加意分别，变证百出，尤当依经证明，传染则就经验所得者，详加辨晰。外科疮疡之名，皆有一定，亦宜辨其部位形象之阴阳以说明之，如某疮发自皮肤、某疮发自肌肉、某疮发自经脉、某疮发自脏腑、某疮发自骨髓之类，但述病名及发病之源，病时舌脉如何、气色如何、形状如何、声音如何，不讲治法。能于每病名之后，列一中西对照表，尤为详备。后附细菌学，以研究何种病发生何种菌，吾国从前种痘之法有与此相似者，可从新法证旧法之得失也。

《药物学大全》

中国本草五十余种，可谓详核明备矣，但作教科书，须简明适用，不宜泛滥，每一种药，只宜详载产地及色、香、味，并性之寒、热、温、凉、燥、湿、平、淡，并绘详图，兼附炮制、调剂药物暨种植药物诸法，西药附后，以备参考。

按药名自《神农本经》起，历代增加至《本草纲目》并《纲目拾遗》，可谓详备极矣。余见川中卖草药者，其药石多为《纲目》所不载，而治病奇效，有出官药之上者，似亦当采取及之，但自民国以后，一般新人物迷信西药、化验等，斥此种草药为有毒，一概禁止售卖，至今已绝，未知尚能觅得否。

《治疗学大全》

编法当依病理学书中所有病名及舌脉气色形状一一详叙，治法先引古法、古方，次及今法、今方，并旁及针灸、推拿、按摩、正骨、火罐、酒咀、水蒸诸法，而外科治法亦分门备载，又次及西法。要研究何种病用中法治稳而捷，何种病用西法治平而快。每病名之下列一对照表，并详列方药一表，以备检查，后附诊断学、处方学以证得失。

《古今医界名家论说大全》

编法自《内经》起至近代医家著作止，择其精要者汇纂一编，以备诵读。不管说生理、说病理、说药物，用中法、用西法，总以精当适用为断。五方之风气不同，各方人之学说皆宜备采，以求万法该括，不遗不滥，人人皆可奉为圭臬之用，断不可以臆说参加，误人子弟。每引一说，务将某书某人所作注明，以便征考原书。

如此编法看似分而难合，其实最易沟通，划一之道，舍此无二法。教者能于此中取材编辑教科书，自易成为统系，归入科学也。

又按编书之法，在京宜于国医馆中，在外宜于分馆中，另设一编书局，将中西各种书籍、图画、仪器采买全备，请同道中学问渊深，经验宏富，笔下隽明者，分认各学科，依类编纂。大约一科之中，多则七八人，少则五六人，方能举事，每科以二人为专任编辑，以四五人分担查考书籍，分类查明，送交编辑者备用，辑成之后，再行会勘，如此办理，庶几书易成而不至旷日持久。但兹事体大，求书固难，求人尤难，非各省同道中人分担一门，合群策群力以副之，恐不易实现也。

复钱今阳先生书

今阳先生惠鉴：昨奉来函并承赐大著《中国儿科学》一本，不胜感谢。小儿科从古谓之哑科，以其不能自说病，全仗医者于四诊中细求之，始能得其情状，故号为难治。昔之精于此医者，相传有《颅囟经》一书，是治小儿之善法，厥后则称扁鹊精此道，其事见于《史记》。至赵宋时钱氏仲阳之治小儿有名于世，后人师焉。执事之学虽于钱乙有不用处，但家学渊源，其诊断治疗之法，大略相似，以今阳之名盖有以也。龙友展卷细读，然后知执事造诣之深为不可及，后至所论四大要证，尤为洞见症结，可为学者之法，题为《中国儿科学》宜也。龙友昔年治病，对于儿科亦颇重视，医乳孩之病，仅以一方普治之，无不奏效，从未出错，其方即所谓蒿虫散是也，方载《本草纲目》虫部之青蒿蛀虫下，词曰："一捧朱砂一捧雪，其功全在青蒿节（虫生在青蒿之节），纵教死去也还魂，妙用不离亲娘血（即乳汁也）。"旧法系用青蒿虫七条，朱砂一分，轻粉一分，同研成末，搽在乳头上与儿服，如胎儿初吃乳时，即与儿服，将来出痘麻必稀少，或可以不出，而胎毒自解，真是儿科圣方，即不吃乳之儿有病，亦可用少许冲白糖水服，胜服一切儿科方也。此龙友经验数十年之秘方，特为抄出，请附于大著《中国儿科学》之后。但此方不能普遍适用，非能觅得有青蒿虫之地，方能配制，殆亦难矣！不如仍用官方治疗，因时、因地、因人、因病主方之为得也。至于大著之理论方法，仲阳之后，真少见及此者，是真有功于人道之作，习医者皆宜奉为圭臬，共同研究，以期有补于世。龙友向来健实，不过中气常虚，不能疲劳，劳则火生而易发病。近因为人民代表开会劳忙，又感暑邪，势必心气更虚，周身倦怠，不能作文字，惭愧万状无已。请即以此函作为序言如何？

时公元1955年8月8日不息翁萧龙友谨复年八十六在北京

复患者书

据述病情初由左右辅车作痛，牵及老筋，日久不愈，后将牙拔，其痛乃止，自是而目胀、鼻衄、牙痛等症齐作。至痛剧时，逐日针刺出血后，忽变为头疼神昏、冲气不纳，近腰处及左右肋处先后作痛，起卧不宁。病已经年，服药罔效，统观所见各证，虽关老筋，却纯系胃病。缘口为胃之门户，牙床尤为胃经脉络所绕，胃实龈肿，胃虚龈糜，痛而牵脑，火上炎矣，故拔牙后又见目胀、鼻衄等证。盖阳明之脉统络于目，故凡治目多治阳明。鼻根接太阳经脉，鼻孔下夹阳明经脉，《金匮》所谓“热伤阳络则衄血”也。日久牙痛，刺血过多，牙齿属肾，气动即水动，故觉不纳。近腰及左右肋作痛，又皆阳明脉络肾之处，故敢断为胃病。但肾为胃之关，土病不能治水，故牙为之痛；肝开窍于目，土受制于木，故目为之胀。阳明、太阳两经前后相络，络即交病，头痛、鼻衄即成例病。久病必归于肾，故精神倦怠、冲气不纳。现象如斯，已成奇恒病，恐难求速效也。治法似养胃阴、扶正气为宜，谨从叶氏养胃汤法加减一方呈教。未知于病情有当万一否也？千里求方，不敢藏拙，并望多请高明斟酌为辛。

方骏草上

（重按：从署名看估计写于20世纪40年代。）

《新刻三指禅》叙

中医治病，以望、闻、问、切为四要诀。望者，察病人之色也；闻者，听病人之声也；问者，究病人致病之因也；三者既得，然后以脉定之，故曰切。切者，合也。诊其脉之浮、沉、迟、数合于所望、所闻、所问之病情否？如其合也，则从证从脉两无疑义，以之主方选药，未有不丝丝入扣者。否则，舍脉从证或舍证从脉，临时斟酌，煞费匠心矣。脉以和缓为平，病中如见此脉，即是退病之象，平人更无论矣。否则皆病脉也。

梦觉道人周先生深得此中三昧，于脉诀二十七字中，独取缓字为平。而以二十六字配合阴阳，以定寒、热、虚、实，而名其书曰《三指禅》。即《内经》以平人定病脉之要，皆而贯通以究其极者也。夫禅者，玄机也。凡事皆有机，而病机尤甚，察脉能得其机，则心中了了，指下未有不了了者，自无以寒为热，以虚为实，而阴阳不分之弊矣。然此非三折肱者，不能悟也。独是脉之象虽多，亦有未能恰合者，此编以男女异尺而别阴阳，显合《周易》乾坤咸恒之义。

所以古人有以卦象喻脉者，所喻为何？如纯阳脉则为乾之象，纯阴脉则为坤之象；他如芤脉中空，有离中虚之象焉；革脉浮大，中候沉候皆不见，有艮覆碗之象焉；牢脉沉大，浮候沉候皆不见，有震仰盂之象焉，又中候独见，浮沉皆不见者，其象若坎中满，则抟土之象，为败脉矣；又有浮候不见，而中候沉候皆见者，其象若兑上缺，则鱼游虾戏之形，亦败脉也；又有中候浮候皆见，而沉候不见者，其象若巽下断，则阴阳而尽，为绝脉矣。凡此之类皆合乎玄机，而可以参禅法参之者也。

此书流传于世，为医林奉为圭臬久矣，惜无精本，不免有亥豕鲁鱼之误。魏生凤山于此书颇有心得，拟刻精本，嘉惠医林，就商于余，余嘉其志而怂恿速成之。刻既竣，求叙原起，为之说其大略如此，至精于斯道者，别有会心，则又非此书所能囿者矣，学者观其大意，而以望、闻、问三诀合参之可也。

中华民国二十二年岁次癸酉仲秋月三台萧方骏蛰蛰公识

《珍本医书集成》题词

吾国医书　肇自灵素　粤有难经　比之疏注　金匮伤寒　导人先路
六经论治　形气兼顾　历数千年　莫或能误　千金外台　搜罗宏富
方案并呈　有如集部　唐宋而还　书多显著　金元四家　各有巨著
明清以来　更多家数　指不胜屈　是为医故　秘书虽多　殊少流露
或藏大家　或收四库　即有售者　旷时难雇　况今讲学　不能顽固
中西沟通　各有程序　无书考核　焉能独步　世界书局　知急先务
爰浼裘君　各方收聚　所得珍本　百家悉具　内外科全　兼及妇孺
版本清明　校勘精细　旧识新知　网罗饶裕　古人精神　开卷如晤
都九十种　实堪爱护　题曰丛书　名实相副　嘉惠医林　金针暗度
匪曰眼宽　实由心悟　家置一编　如获宝璐　琳琅满目　令人欣慕
敢告同人　勿失良遇　我为题词　聊当露布

中华民国二十五年岁次丙子闰三月三日三台萧方骏龙友甫题于北平息园

《中国医学史纲要》序

史以记言记事也。凡史所记皆易征信，独医史难于征信，何也？孔子删书，断自唐虞，而医学则肇端于神农黄帝，黄帝以前之书，太史公谓其不雅驯，荐绅先生难言之。夫所谓不雅驯者，大抵言医之书，多近神怪，为孔子所不语，故屏而不载。秦燔之际，医卜书册，尚存劫余，《大易》《太素》之名，得以并传于世。然以今之《内经》而论，似非《太素》原文，即以为真，亦只得谓之医学，不得谓之医史也。厥后虽有《医学大成》《医林史传》诸作，均与史例不合。惟明代李川父《医史》十卷，中有张机、王冰等补传，饶具史裁，而《四库提要》斥其冗杂特甚，盖以所收不尽可信故也。他如王宏翰之《古今医史》，程云鹏之《医人传》等，虽有其书，更与史例无关，不足取矣。窃谓医通于道，而道非学不明，独惜医学之传，或托之上古，或托之神仙，统系不明，无从考信。为之史者，倘不明其传授渊源，何以知人论世。例如黄帝时代，六相皆以医兼史，凡百政教悉统于医，故医之历史，此际最为光荣，而典章无可考。自医与史分之后，政教并为史家所专，而医则降为技术矣，虽然降自降，而历代设官论政，亦未尝不以医为要也。故欲治医学史，必先将历代之典章学术，搜讨无遗，然后可以言史。否则医自医、学自学、史自史耳，何益之有哉。曩余有志于此，因方之史例，多有未合，深惧言之不文，行之不远，未敢冒昧。拟仿《汉学师承记》作《医学师承记》，仿《传经表》作《传医表》，期于学术之统系，有所折衷，而征信焉。人事纷拏，迄未有成，至今耿耿。顷树屏仁弟，持所作《中国医学史纲要》见示，曰此为教课计也。余浏览一过，见其所采之书，上自皇古，下及近世，于历代医制之变迁、医学之授受，皆有至当之论列，与鄙意隐相合，较之李川父、王宏翰诸人之书，博而能约，信而有征，洵佳制也。学医者如能各手一编，则于医制之源流、医家之授受、医籍之流传，皆得有所参考，如冥行得烛，散钱有串，其有助于医林岂浅鲜哉！于其将付剞劂也，特识数语，以弁其端。至其作书之意，绪论中以备言之，兹不复赘。

时中华民国二十五年岁次丙子十一月三台萧方骏龙友

《中国制药学》序

昔之良医，未有不以储药为先务者，其大要则阳年采阳药，阴年采阴药，会合五行之气，以备一时之用。盖上古以司岁备物，谓得天地之专精，如君相二火司岁，则收取姜桂附之热类，如太阳寒水司岁，则收取黄芩大黄之寒类，如太阴土气司岁，则收取芪术参苓之土类，如厥阴风木司岁，则收取羌活防风之风类，如阳明燥金司岁，则收取苍术半夏之燥类，以期得之主时之气为助。中古以后，不能司岁备物，乃用炮制，以代天地之气。如制附子曰炮，助其热也；制苍术曰炒，助其燥也；大黄、黄连以水浸，助其寒也；反是则附子以盐制，减其热也；苍术以米泔制，减其燥也；大黄以酒制、黄连以姜制，减其寒也。以此类推，其制法皆有精意，存乎其间，岂偶然哉？

夫采药既有阴阳之别，用药亦有生熟之分，古法所存，有如上述。所以然者，凡药之性皆有毒，治病者皆系以毒攻毒，不过单用则力专而厚，分用则力杂而薄，以其杂而薄也，故不能不有所宜忌，则后世之制药，似较司岁备物为慎矣。然药之所宜，多贵单用，自偶方出而药乃讲配合焉。观《神农本草》一书，其经文虽未明言炮制，而地黄则谓生者良，禹余粮则谓宜炼饵，似在古已有制法，但不如宋雷敩之私心自用耳。尝谓医与药本不能分者也，医之处方，妙用在药，虽有君臣佐使之名，而各人之配合不同，则处方之收效迥异。譬之绘画，同一用五色也，而妃黄鹅白、深浅浓淡有不同，则各呈一精彩焉；譬之乐律，同一用五音也，而移宫调徵、高下疾徐之不同，则各为一节奏焉。于药何独不然。所以非自采自制，不能表异而擅长也，彰彰明矣！

乃自宋设局处方，以至今日，药归公卖，医不自储，而膏丹丸散之炮制，皆不能各自为法，杂而不纯，博而寡要，美其名曰秘方、局方，其实皆不经之方也，即使真有良方，而配合之法不传，既无专书，何由辨识，有心人忧之久矣！

岁在丙子，北京药界同仁开设中药讲习所，延杨君叔澄为教授。杨君本医学世家子，渊源有自，乃择采古人制药之法，上自《灵枢》《伤寒》《金匮》，下及唐宋以来诸家专门之学，旁及药肆普通制造之品，分为丸散膏丹酒胶各类制法，并详述火制、水制、酒制、药制、水火合制、自然制等法，成上下两编，以教学子。讲演既竟，持以示余，并征序言。余受而读之，服其采辑之博，撰述之精，分别部署，有论有要，直是金心在中，银手如断，凡有益于人者，则表而出之，如延寿丹之类是，有害于人者，亦详为说之，如全鹿丸之类是，其用功不可谓不勤矣。吾知此书一出，不特制药者得有所本，即医家病家，因病求方，亦有所据，不至乱用乱服，如麻黄取炭、枸杞炒炭、麦冬去心、黑铅生用，使人不可端倪也，其有功于医药两界岂浅鲜哉。请速付剞劂，以广流传焉，是为序。

民国二十九年岁次庚辰陬月三台萧龙友识

《伤寒金匮补遗碎玉》合编序言

《伤寒金匮补遗碎玉》者，天人合作之书也。书成，孙君祥麟持以示余，余浏览数过，见其中所论生理学、病理学，多有精微未经前人所道者，即所主之方虽不尽纯，亦奇特有深意，非有天命，乌能如此哉？此其故余可得而详言之矣。当国民政府南迁之后，废止中医之声甚嚣尘上，南北同道皆引为隐忧，思有以挽救而保存之，于是北有国医学校之成立，南有国医研究所之组织，咸以吾国之医集大成于张仲景《伤寒》《金匮》之外，必尚有未传之书，时同人中即有发愿往南阳求遗书者（事见国医学校人名一时不记忆），彼至其地，居然得唔仲师裔孙某，亦通医学，相与谈论，乃知仲师之撰《伤寒论》，曾十三易稿，现传世者第七稿耳，当即追问十三次稿有传书否？其裔孙云：有。一时不易检，请缓以时。此论一出，同人中莫不惊异，互相传说而余因以知之。岁丙子，天津张远伯病风，邀余往诊。余并约针师孙君祥麟同往医治，因病棘手，有意求神方者。余乃述及此事。孙曰蒙有天道，可以亲求仲师立方，遂如法遣通天使者储义缙直上天宫。方知仲师尚在天曹执掌医事，名为惠和老祖。求方之后，并问师著伤寒之书是否十三易稿？师曰是。问稿曾传世否？师曰：未。问可再传否？师曰：可。问师著伤寒何所本。师曰：本之《内经》冬伤于寒，春必病温之义。问何以不名曰温而名曰伤寒？师曰：从其朔也。言伤寒而伤风伤暑伤湿及一切病证皆统于内，故吾书名曰《伤寒杂病论》。以吾族死于伤寒者多，故重视伤寒而特表出之也。祥麟闻此，便发愿请师传书，邀余共成此事，迁延数年，余因事不果。祥麟乃独立延储君义缙上天请遗稿，令其侄孙振渤传抄词句，更请张君子藏排比文字，以子藏深于伤寒之学也。仅及半而祥麟病，赖仲师处方医治，病愈始卒成之，先后才数月耳。定名曰《伤寒金匮补遗碎玉合编》。书成之后祥麟极欲付梓，以广其传。因绌于款，又迁延两载，始邀集同人分认款项而排印之。讵知书未成而祥麟已归道山矣，伤哉。余惟此书之能传于世，始由于南北同道之搜访；继由于余之传说，终由于祥麟之问天。书之成亦云难矣。或以为此近荒唐，未必可信。余曰：天人合应，启发精英，自古有之，如郭玉之由梦境而成驻景神方者，殆与此类。以视《石室秘录》之借岐伯、雷公诸名而为书者，似有过之无不及也。余因之有感焉。夫《伤寒》《金匮》本为中医治病之大法，其要在分阴阳、表里、虚实、寒热，阴阳虽以六经统之，然却有纯阴纯阳、假阴假阳、半阴半阳之判，又有在表在里、半表半里之分，纯虚纯实、假虚假实之异，单寒单热、假寒假热、寒热往来、寒热浑杂之别，微论六淫之变化，七情之隐怪。但能得其病位所在，病机所伏，皆当于此求之。所以《伤寒》一篇虽有三百九十七法，一百十三方，并《金匮》各门之方法，又不下数百，而以之临床诊断，犹恐有未能穷究病情、病态之虞。今以补遗，足成是书，或法门加多，庶不致有张皇失措之虑。仲师之为中医挽救而保存者，其功真不在禹下也。子藏请为序，久未报命，深恐人之责余好怪也，继思倘无一言，又恐无以对亡友，因拉杂书此，以归之见知见仁，阅者自能详辨也。

玄玄老人萧息公识于北京西城息园

（重按：先生此序，作于1941年，从文末所述，盖迫于对孙祥麟之旧谊，不得已而为之也）

《崇陵病案》序

力君轩举，小学家也，平日以治经之法治医，所以能深得《内》《难》《伤寒》之蕴奥，而论证用药，见垣一方，卓卓乎为名手焉。民国初元，余曾与之相晤，谈医亦相得，且偶谈及为两宫请脉事，皆略而弗详，今观《崇陵病案》一书，然后知力君医术之真有得也，但力君之得名在此，而力君之遭忌亦在此，至其所以遭忌之因，赵君树屏序中已详言之，勿庸再赘。大抵臣下为君上治疾，其难有四，汉郭玉已先见及之矣，在汉犹如此，厥后君位愈尊，臣职愈卑，天威咫尺，其难更有不堪言状者。唐宋以来，宫闱之间，因医肇事者，史不绝书，而明代红丸一案，尤其显著者。然则力君之遭忌亦有由也，夫皇上虽尊，本有在位不在位之别，臣下虽卑，亦有在职不在职之异。力君治崇陵之病，乃在位之君也，在位则关系天下至重，监督关切之既多，忌刻争名之人亦众，动辄得咎，不綦难哉。如其在职，则分所应为，否则虽奉召治疾，对于太医，迹近干涉矣，如前医之方无误，后医者不改其方，犹可见原，倘前医有误而药不应，后医改法而药应，则前医惶恐矣，其遭忌也，此其一。原位本职，尚无异言，力君既非太医院人，请脉随陆相，又不依御医带领旧例，其获上如此，焉得不受太医之排挤，其遭忌也，此其二。幸而见机而作，以病力辞，稍加迟回，则恐将有不测之祸矣。若不在位之君则否，宣统皇帝之居天津行在也，每有病，必召余往治，余虽仍以臣下自居，而皇上则以朋友相待，纵有太医在前，请脉疏方，毫无窒碍。何也?以无监督之人，亦无争名之辈，惜力君未之见耳。犹忆光绪季年，德宗病笃，各省召医，当时山东巡抚袁树勋亦曾将贱名达军机处候旨，幸未奉召，不知四难之所在，而对力君则有愧色焉。异地皆然，特时会有不同耳。以行在请脉之平常如此，而宫中请脉之郑重如彼，其故为何?即在位不在位之分，与在职不在职之别也。然而力君之《崇陵病案》为可传矣，读此书者，应当鉴力君之苦心，而叹太医积习之不可挽也夫。力君为汪君逢春之师，汪君欲刻此书，问序于余，余因有感于中，拉杂书之如此，汪君以为然否?

中华民国三十二年岁次癸未季秋月三台萧方骏谨序

新刻孙先生《内经浅注》序

《内经》一书，集医学之大成者也。书非黄帝时做，前人早已辨之，大抵出于秦汉之间，不一时，亦不一人，如曲台议礼之有《礼记》；其称《灵枢》《素问》者，亦犹《礼记》之有大戴小戴也。文辞古奥，读者为艰。自来注家，如全元起、杨上善、王冰，以及马元台、张隐庵辈，非不有见，而深者见深，浅者见浅，均未能明通经旨，后之注者，更无论矣！

子云孙先生，有元之进士也，生前深通医学，而名不彰，著作亦不传，知者寥寥。旧京东城设有医坛，历十数年，一日先生莅坛，自表乡里，与诸生谈医，逐日研究，遂注成《内经》一部。同乡邓宇安先生与同道者，拟醵资刊行，以广流传，问序于余。余受而读之，见其所注，乃仿五经直解办法，逐字逐句解明，使人易知易晓，诚便于初学，有功于医界，惟不免有武断之处，如阙文脱简，昔人皆不敢妄加改纂而缺疑者，先生乃大刀阔斧，于脱者补之，疑者删之，便觉顺理成章，无不可读之文字矣。且所引之书，不仅明以后之人，下至清末唐容川之说，亦采用之，甚矣其灵也。

当此医学竞争时代，又值中医改化之时，对于旧说，正不必过于泥古，如先生之一意孤行，正可为中医科学化之先导，殆亦有所见而然。吾不敢议其非，亦不敢以为是，但觉其注解详明，就中所补之方，皆有深义，非三折肱者不办，若因其无稽而弃置之，殊觉可惜，遂怂恿付梓以成其美，深于医学者，自知择而用之者也。是为序。

中华民国二十四年岁次乙亥仲春月吉日三台萧方骏龙友

《医药月刊》题词

中国医学至精且深，家传师传，极不一致，虽渊源可说，而统学参归。誉之者以为技近乎道，毁之者以为学不应时，其实皆是也。夫医有精粗，偏于物质，粗迹虽备，精义不明；偏于理论，精义虽明，物质不备，必二者无遗无漏，而后可称为医。医岂易言哉。盖古人之于医学，其初未有不从生理入手者，故脏腑经络官骸之类，莫不言之有物，绘之成图，其时殆有精美之刀圭，由实验剖解而近于气化者也。今之医者，读书不明，于形体之构造，尚未洞悉，便躐等而高谈哲理，浮而不实，空而无当，无惑乎为西医所诟病，不知中医之讲生理，远在五千年以上，所以证西医之说，无一不符，其不符者，仅名词耳。至于穴道俞输之精微，又远出西医之上。只以研究乏人，师传不一，器械不备，考察无资，比之西医，遂觉瞠乎其后。虽然，亦有故，缘中医有道术之分，非其人不传，传者又未必医士，往往出一奇方，能医群医所不能治之病，用一灵药，能治中医药所不能疗之疾，惟其秘密，是以不传，倘不搜而求之，终亦必亡而已矣，岂不大可惜哉。同人有鉴于此，乃设一研究会，并出月刊。冀于古学有发明者，笔之于书，共同印证，于今病有疑难者，说明病情治法，其治愈者，临症得有参考，未愈者，彼此可以互诊以求有效。于此联合海内同道，相与切磋，广通声气，务使秘方失传者，借此可以揭载，治法有效者，因此可以流通，传皆既久，人才斯出，庶几学有进步，业有悠归，互证渊源，浸成统系，诚一举而数善皆备者也。兹当发行之日，鄙人不揣谫陋，特书数语，以弁简端，尚祈大雅宏达进而教之，幸甚幸甚。

记国医学堂之缘起

民国成立以后，西医鼎盛，中医式微，议废之声，不绝于耳，南北同仁，皆有忧色，但无以阻之。张君子畅，忽发大愿，欲纠合同志以报国医之亡。其时与余并不相识，一日，忽造门请见，开口即问曰，中医将亡矣，先生有所闻否？余曰早有所闻，特无法与西医相敌耳，中医精深细微，非通天地人之奥者，不足以言医，试问同辈中有几人能配说中医乎。中医道大，不是医术不佳，是学医者未能升堂入室，故为人所窃笑。如西医者，由学堂出身，讲究生理、病理，学有程序，治有特效，使人深信。中医仅凭脉理药方，以五行生克为主立论，不比西医剖解之信而有征，一切器具足以得病之真谛及部位，仅以此而言，余亦以西医为然，不得以物质文明诮之也。张曰，据先生之说，何不即提倡中医学堂以与之相抗。余曰，谈何容易。张曰，不难，万丈高楼平地起，何怕之有。先生如有意，余愿供奔走之役，不成不止。余曰，君有此雄心，请试为之。于是张乃立章程、招生徒，假一小房，试办一年以来，颇有小效，余乃极力助之。焦易堂闻之，亦在南京设国医讲习所，而国医乃有发展之望。其时，南方因某要人一病，西医未治愈，经中医挽回，政府渐渐有不废之意，然犹未定也。未几，谭组庵（重按：即谭延闿）病，西医束手，经熊秉三（重按：即熊希龄）荐施今墨前往治疗，虽未彻底痊愈，然亦大有起色。又经施君向要人游说，中西并重，医法各有短长，不能偏废之意，不觉潜移默化，竟有扶持中医之趋向矣。施君北归，余因学校人财两缺，乃请其加入，共同办理，并请孔伯华亦加入，时有陈君宜诚，亦热心医道，便合为一。但生徒渐多，教者亦缺，有周某者，学问甚深，乃延其主持学务，子畅则专理校务，浸浸有规模矣。忽闻周君讲书，学生有不满意者，稍闹意见，余不能遏止，施君遂请分治，于是分而为两，北京国医学院归余与孔君伯华主持，华北国医学院则专由施君主持，两校对峙，生徒争胜，各有可观。未几，两院皆因用人不当，一切废弛，财力亦日绌一日，余乃弃之而去，张君子畅亦随余辞职，以后则专归孔君办理，余不复问矣。此校之建，张君子畅之力也，无张则无学校，无学校则不能使人注目，政府虽不予立案，然已平地雷声，无人不知矣，惜乎办理不善，恐始终不能与西医争胜，所望有心人崛起而改正之，则不负张君子畅发起之意，焦君等赞成之心也。余特表而出之，以告不知者。闻张君近日颇能自立，医道隆隆，声名鹊起，此天之所以报之也，辍笔欣然。

（重按：先生此稿未记年月，估计在1937年左右。）

在第一届全国人民代表大会上的提案

案由：请设中医药大学并中医医院同时并行以利人民保健案。

理由：我前日在大会发言，主张医务工作宜学校与医院并设，使理论不空，而临床实习有据，同时并进，庶几能有益于学子。其办法宜先设医药大学，附设一中医医院，凡中西科学之人物必备，中西应用之药物必全，学生先招千人，皆须中学毕业而优秀者，俾学习三年，学成分发各省区州县，凡有合作社之处，均为安置一医师，经费由合作社出，冀乡镇人民有病，临时可以医治。不然，以中国幅员之广大，人口之众多，现仅有中医30万、西医2万，如何能分配。必也先造就师资若干人，分发各省，传习医务，令有一合作社，即有一医师，倘社中人发生疾病，随时可以医治，便可少传染迁延之弊，并可收道一风同之效，而人民胥能登仁寿之域也。是否可行，应请大会同仁公决，提交政府办理。

提案人：萧龙友　副署人：鲜英

1955年　月　日

中医学院成立感言

当北洋军阀瓦解，国民党伪政权成立后，中西医斗争存废之际，我曾建议设立中医专科学校，以广流传。唯当事者崇尚欧美，蔑视祖国遗产，当时中医几乎有被消灭危险，更谈不到兴学育才。因而在北京约集孔伯华、瞿文楼诸先生创办国医学院，嗣因经费难筹，而伪政府又以不合学制不予立案，终于在敌伪期间被迫停办，此为我痛心之事。

解放后，党中央和毛主席英明领导，制定了正确对待中医的政策，大力号召充分发挥中医师的作用，整理并发扬祖国医学遗产，使我已灰之心复燃，因而在第一届全国人民代表大会第一次会议上提出建议，请求政府设立中医专科大学，培养继起中医人才。两年来，各地群众多给我来信督促此事的实现，今年二月间，中国人民政治协商会议第二届全国委员会第二次全体会议上，此事又经施今墨、袁鹤侪、秦伯未诸先生提案建议。今知政府已明确规定在今年暑期于北京、上海、成都、广州四处各设中医学院一所，招收应届高中毕业生以及志愿学习中医的干部入学，使祖国医学得到广泛的有系统的传授，造福人民，自非浅鲜。我的素志终于得偿，在病中闻此消息，感到无比愉快、兴奋。这充分说明人民政府的一切措施都是符合人民的利益的，人民的愿望，也只有在共产党的领导下才能实现。

现在我对办好中医学院还有几点建议：第一，要质量并重，课程不宜过于艰深，不要好高骛远，务须循序渐进，不宜求速，总须融会贯通，使学者能够真正了解中医学的理论与治则，运用唯物辩证法来发扬中医学术之优特点。第二，已往中医传授，门户之见较重，且多故步自封，所以近百年来进步较缓。现在中医学院的教学，必须打破门户之见，急起直追，赶上世界先进医学的水平，加强理论实际相联，进一步发扬中医学，以供世界同用，而成立世界的新医学。

原载1956年6月8日《健康报》第二版

蟄公談藝

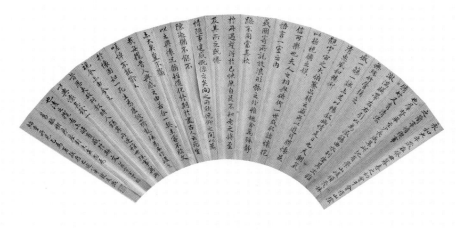

萧龙友先生手书扇面《兰亭集序》

跋汉蔡伯喈画山水挂幅

此画题名为后汉蔡邕，系粗绢本，上有神龙、绍兴各玺，乃知自唐以来即为内府宝藏，是流传有绪之物，即云伪造，亦是后五代人所为，非宋以后画家所能办也。在山水中则别开生面，大小李将军，皆由此夺胎而出，诸赵青绿山水，亦取法于此，识者当能辨之也。玄玄老人识。

跋晋顾恺之画罗汉卷

顾恺之画，流传人间者，稀如星凤，不特真者难得，即董文敏鄙为酒肆间物者，今亦不可见矣。此卷仅画降龙伏虎罗汉三尊，审其两端，似非完本，当系画十六应真之残者，经唐宋明三帝宝藏内府，宸翰辉煌，绝非伪作。余无意间以重价得之，中外书画展览会，皆借去陈列，欧西画家多来问价，并托人关说，拟购买献之国家。因系吾国之粹，不敢轻让，盖欲留以示国中后贤临摹，并愿其长存霄壤，得者宝之，不仅为子孙计也。玄玄老人识。

跋伪本王右军书道德经墨迹卷

此卷不知何人所书，称为王右军者，假名也。然不知者往往为其所欺，故不能不辨也。考右军换鹅书乃《黄庭经》，非《道德经》也。相传亦有《道德经》之说，作伪者据以为实，遂有此卷。细审书法，亦非宋以后人所能办，盖其用笔超逸，结体轻松，行间疏阔，气势流动，无经生之习气，无抄胥之情形，是唐五代间知书之人所书，但未深得山阴法乳耳，然数千字首尾一律，无懈可击，亦非易事，倘使钩勒上石，加意刻出，大可得《黄庭内景经》三分笔意，亦可为艺林生临池之一种雅趣也。查纸质似是唐麻纸，或系唐以前之纸亦未可知，识此以质博雅君子一证订焉。丁亥八月廿二日午后破睡书此。容再细考，以判得失，而分真伪。

跋六朝陆探微道相图条幅

陆探微为六朝刘宋时大画家，其创作多具有法度，为后人所师。此幅人物极静穆而有道气，树亦生动不枯，用笔用色均有活泼之势，余得之诒晋斋家中，题签当是成王之字，恐系赐本，海内收藏家实少见也，得者宝之。息园居士漫识，时丁亥秋年七十八岁。

［重按］诒晋斋为成亲王永瑆斋名。

跋唐阎立本画移居图卷

此卷上有宋王晋卿题字，订为唐人作，因其笔画似《职贡图》，故潘君以归之阎立本。细观结构精极，前后照应之有情，似非名手不办，断为《葛仙移居图》，诚是。宋元人临本最多，皆不及此，余见钱舜举一卷，差强人意，然亦有仙凡之别、雅俗之分矣。甚矣，作画之难也。息公识。

跋唐吴道子画观井图卷

观井图系墨笔，无款识，有吴道子图书，故断为吴画。中画一方井，一道者低头向井内垂视，盖取临深之意，亦示汲古之功也，笔如屈铁，力透纸背，恐非唐贤不办，小品极不易得，可宝也。玄玄老人识于北平西兵马司息园，时年七十八。

跋唐吴道子画古鼎图册

此古鼎名三牺，并无款识，当时为许国公所得，唐以前鼎出最少，故以为希世之珍，求观者甚多，许国公恐其有损，乃倩道子画此图以应观者之请，原物乃深藏，不肯轻于示人矣。盖宝鼎之出，在汉时即以为祥瑞，荐之太庙，布之歌诗，其宝贵如此，汉以后未闻再出，至唐许国公家始再见，故其宝重如此。至宋代，则地不受宝，出土甚多，而仿铸者亦由此而兴，所以传至如今，不知其几千万也。能真得三代之器，亦可贵也，然而难矣，即此画图亦可宝矣。玄玄老人识于息园。

跋唐颜鲁公书墨迹条幅

颜书传世墨迹有《祭侄文》，有《与刘太冲书》，有《鹿脯帖》等六七种，未闻有条幅堂幅流传，此条系蜡笺纸所书，其用笔结体，的系颜法，但非原本，乃双钩阔填者，规模尚存，亦可宝也。玄玄老人识。

跋苏黄米蔡四家墨迹卷

此卷集苏黄米蔡四家之书而合成一卷，当日集者必系寒士，无力购买精品，而又笃好，故极艰难而成此卷。细审苏书是伪作，黄书虽少却是真迹，米更不真，蔡则非赝，小楷肃穆可爱，亦不易得也。余近年最喜山谷书，所见皆大草大行书，而小字最少，此作虽非精品，尚是小行书一类，细玩亦可以赏心悦目也。丁亥八月。

跋宋苏文忠公致王郎书墨迹卷

此卷行楷颇具规模，虽非真迹，却是临本之善者。东坡海外所作字，无论大草行书楷书，皆具有大海风涛澎湃之势，决无局促不展拓者，此册太拘束，故断为临本，然亦可作临池之助，存之可也。丁亥八月补识。

跋宋黄山谷书洛神赋十三行墨迹册

山谷小楷以《九陌黄尘乌帽底诗帖》为圣，余皆不能如妙。此册书《洛神赋》十三行，不知所据何本，当系从墨迹临出，故结构与今所传之青、白两玉版本皆不同，而文亦有异，如琼瑛作琼拂、杂遝作乍遝、无匹作一匹、轻袿作红袿之类，皆其证也。然笔笔有山阴法乳，是真能得小王之骨髓者，所以能自成一家，在宋贤几无出其右者。余自得此帖，终日临摹，虽不能似，所得亦不少矣，因记岁月于后。时丁亥八月既望，玄玄老人识于兵马司息园。

［重按］丁亥为民国三十六年（1947），此册重侍学息园时曾见之，为硬黄纸小册，真宋物也。

跋宋米芾行书条幅

南宫书变化不可测，此幅书“步入天台石路深”律诗两首，纯是王献之笔法。崇宁元年，正当大衍之岁，故其精力弥满如此。此幅长八尺，乃是宋家研宣，不同粉笺易写，余见米书多系着笺纸，此幅尤可宝也。

跋宋朱文公书豳风诗墨迹卷

朱文公书相传所学是曹孟德，曹公书不多见，而文公书却中规中矩，方圆合度，谓其腕下有道脉，良然。是《豳风》诗卷为其高兴时随笔所作，兼有化机，更可宝也。丁亥八月。

跋宋马远潇湘八景图卷

潇湘八景图，宋以前无画者，南渡之后始有此画。此卷乃马远手笔，八景分四张，以淡墨细笔钩勒而成，与平日所作者大异，久藏内府，流传有绪，诸玺尚在，不知何时流出，余得之天津，因宝藏之。丁亥十月晦日玄玄老人补题。

跋宋文天祥楷书折扇

此文文山墨迹，楷书庄重整齐，似学欧阳率更，而兼颜鲁公笔妙者。系为某座师写，在初得状元之时，故尚有馆阁习气。晚年则纵荡横肆，不似此之拘束。余藏有大楷横卷，真赝不可知，即为临本，亦是有忠义之气者所为，非俗子能办也。敬谨藏之，以示子孙，其人可敬，不独书法也。丁亥十月玄玄老人补识。

跋元赵文敏公书兰亭墨迹卷

文敏临《兰亭》，不知若干部，其传世之墨迹与石本，以余经眼者已有五本，此本乃细绢织乌丝栏，系为专写《兰亭》而作。卷前有蝉翼榻定武《兰亭序》一篇，与之相较，赵书稍宽博，似非对临者，然精神贯注，一笔不苟，洵称合作，此外尚有十六跋，黄鹤山樵长跋中曾详言之，余亦辗转觅得，乃系纸本，似非与此卷同时书，拟为合璧，请善钩者钩勒上石，以永其传，但不知有此力量，有此闲暇功夫否？姑识之以待机会。丁亥八月下旬。

［重按］此卷原在赵氏定武《兰亭》十六跋后，后被人装在南宋拓本之后，为赵氏晚年所书，笔法精良，前有南宋拓兰亭序，前后有宋、元多家题跋，尤为珍贵。现藏故宫博物院。

跋元赵文敏公书怀净土诗墨迹册

文敏书《怀净土诗》原有数本，字体亦不一，有中年书者，有老年书者。此册为六十三岁所书，当是第四本，以余所见，有五十八岁一本，娟秀过此而老健不如。宋君小濂，与余为异姓昆弟，其人直爽，有至性，虽系武人而笃嗜风雅，喜结纳，好收藏。官黑龙江都督二年，宦囊所入，悉以易书画碑帖，虽真赝参半，毕竟真迹尚有佳者。如此册在文敏书中的是上上神品，惜冲洗稍失神彩，然较尘垢时，却大改观，杨君谓其不知宝贵，则太过矣。余因是亡友之故物，乃以重价收之。时丁亥年八月既望，玄玄老人识于兵马司息园。

跋元赵文敏公书小楷前后赤壁赋册

东坡《赤壁》两赋，纯学《庄子》，是神仙文字也，自宋以后，文人莫不喜读之书之。东坡自书，大小已有数刻，墨迹均在，乃至宝也。元则赵文敏公喜书之，大小亦有数本，此小楷之最精者，故自题曰“书在北海境外”也。绢上乌丝栏系织就，非墨画，尤为珍异。因亦是小濂兄所藏，故并收之，濂兄有知，当必默为呵护也。丁亥八月玄玄老人识于息园。

［重按］宋小濂（1863—1926），字友梅，吉林永吉人。曾任黑龙江都督、中东路督办等职，富收藏，但真品甚少。先生所收二件，重曾在息园中见之，确系赵氏真迹，后不知散落何处。

跋元赵文敏公金书神仙传小楷册

此赵文敏以奉敕书藏经余金所写《神仙传》也。结构颇似《闲邪公》，运金如运墨，一万数千字，一笔不苟，真可敬也。其自跋后云：“孟頫于乙巳岁尝被旨金书藏经，蒙恩许举能书者自随，书毕及所举廿余人，皆得受赐得官，而孟頫尤膺宠赉，因以所赐内府碧笺，制为四册，谨以金书，用私宝秘。然书《列仙传》者，所以荣君恩于异数，祝圣寿于无疆云尔。大德十一年岁次丁未。”时文敏年五十五岁，精力尚足，故其书之精细有如此。内府旧藏之物，诸玺宛在，不知何时流出，余以重价收之，异日当请善钩者摹钩上石，以永其传也。丁亥八月。

跋元鲜于伯机书斋居感兴诗真迹卷

渔阳《困学》，鲜于伯机书在元时与赵文敏公齐名，文敏熟中见生，伯机生中见熟，皆于书法有独到处，与同时邓文原、虞伯生辈故有别也。此卷书《斋居感兴诗》二十首，老健挺拔，笔笔藏锋，字字入雅，焦墨枯毫，运用神妙，在伯机书中尤为杰构，不易得也，宝之。丁亥八月既望。

跋明文衡山书兰亭叙墨迹卷

文征明晚年书笔锐如刀，有入木三分之势，此卷《兰亭叙》，似是临褚河南本，方圆并用，首尾如一，天马行空，可以为喻，纸系仿宋白麻纸。衡山书虽易得，如此精好者亦不多见，那得不什袭珍藏也。息园居士识。

跋明文衡山书前赤壁赋卷

此卷前缺数行，不知何人填补，谓之务全文可也，以书法论，则真有霄壤之别矣。盖名家之书，无比较者，尚不觉其高妙，一经对勘，其功力之不可及，真非于此道三折肱者不能识也。将来如有力量刻汇帖，此亦上石之一种也。姑识之。

跋明王文成公书条幅真迹

王文成公深通性理之学，主张良知，与佛说相近，平生最喜参悟禅语，是从华严界来者。此幅所书石禅布衲语曰："自处超然，处人霭然，无事澄然，有事崭然，得意淡然，失意泰然。"此六句乃见道之言，可作偈语读，故清高宗题诗，以之为座右铭也。书法得颜之骨，不易得也，良可宝贵。丁亥八月玄玄老人题。

[重按] 此幅为内府之物，有乾隆御笔题诗。

跋明董文敏公书古诗十九首册

文敏自谓作书懒于矜庄，往往书一册一卷经数年或数月始成，其平日酬应之作，皆随手涂抹少经意者，此册合大草、章草、行书、楷书杂写而成，乘兴之作，每有佳者。曩闻文敏小楷多其姬人代书，此册无脂粉气，或其亲笔，极不易得，当何如慎重而宝藏之也。丁亥八月。

跋清王孟津墨迹卷

孟津书法，直入晋唐之室，本在董文敏之上，以其人品不足重，故抑之，而艺林皆不喜购藏，余则就字论字，亦有不可没灭者在。此卷前半行草，纯是二王法乳，后半隶书，亦深得《孔宙》笔法，其功力之不可及，非深于斯道者不知也。孟津传世之书，绫本长条大草最多，而隶书极少，即得而藏之，可不宝诸?丁亥七月既望玄玄老人识。

跋清傅青主三官经文墨迹卷

青主先生小楷，直入晋人之室，在清初总算一大家。平生好道，喜写道经，此《三官经》卷，乃其发愿所书者，恭敬整齐，首尾一律，至为难得，可宝也。尝有册子一本，文书与此无异，可作临池之助，故并存之。息公识。

跋清戴文节画卷

此卷长丈余，所画系是兰亭修禊图，布景闲雅，人物皆有道气，是晋人风度，设色古淡而无俗韵，今之人绝无此才力画此，可藏也。息公。

书萧持先书佛经百篇册后

右楷书佛经百篇，为持先二弟乙丑岁在济南日课之作也。是年九月，值三弟紫超五十初度，即欲以此经为寿，因事未果，岁月不居，匆匆十五年矣。今年己卯，三弟年晋六十四，二弟乃装潢成册，属余题识。余浏览数过，喜其所书之经皆取之大藏，借便诵习，苟能诵之百遍，定可百福骈臻。三弟平日虽不讲佛学，而深通佛理，若再能涉猎是册所书各经，所得必有超越之境也。因书此以为纪念，并以为寿。九月二十五日方骏识于北京兵马司息园灯下。

移奠精忠柏歌征题启

柏在浙江按察司使狱公廨之右，土地庙前，宋大理寺狱风波亭故址也。相传岳忠武遇害，柏即日死，数百年直立不仆。度以周尺，长二十尺有奇，围四尺有奇，人以忠武故，旌其柏曰“精忠”。咸丰庚辛之间，杭城再陷，毁于兵火，柏断为九，在众安桥忠武之庙，海外人等荣其古也，得其一以归。程伯葭观察恫其久而尽失也，以忠武实葬西湖栖霞之麓，乃商之同寅，移其八树于庙庭，以围周之，并系以诗，其辞曰：“维宋忠王之人极，木七百年化为石。懿欤两君展风烈，移奠此山镇湖碧。具有人性式此柏”。此宣统三年六月事也。程君属代征题咏，今适嘤社直课，即以此为题。萧龙友拜手。

［重按］嘤社为当时的一个诗社，取自《诗·小雅·伐木》“嘤其鸣矣，求其友声”之意。

年谱

1870年（清同治九年庚午）1岁

正月十四日卯时，先生生于四川省雅州府雅安县学署。时先生曾祖韵镵公任雅安县教谕，先生为长孙，生当三代具庆之时，四世同堂，一时传为佳话。

1873年（清同治十二年癸酉）4岁

韵镵公亲授方名，要求颇严。

1874年（清同治十三年甲戌）5岁

入家塾读书，诵习群经，即能通其大意，尤喜词章训诂之学。

1877年（清光绪三年丁丑）8岁

自创《音字经》一篇，自谓便于记诵，深为重堂嘉许。是年开始学习书法。

1880年（清光绪六年庚辰）11岁

自8岁起每日黎明即起，习大楷篆隶，深夜不辍，直至指螺下陷。本年为里中榜书匾额，为长者所称赞。

先生之母戴太夫人曾患血崩，久治不愈，先生本“为人子者知医”之意，乃究心方剂，进窥《内》《难》各经，并泛览唐宋以来各家方书名著。先生习医，当自此始。

1889年（清光绪十五年己丑）20岁

入邑庠（即县学），食廪饩（即秀才）。

原配安夫人来归。

1890年（清光绪十六年庚寅）21岁

入成都尊经书院词章科，博览群书，深研经史之余，有暇则览方书、研医籍。

1891年（清光绪十七年辛卯）22岁

长子世琛（元献）生。

1892年（清光绪十八年壬辰）23岁

川中疫疠流行，成都一地日死数千人，街巷为之一空，人皆闭门不敢外出，先生与陈君蕴生相约，提囊行药，所活甚众，是为先生以医药服务人民之始。

1897年（清光绪二十三年丁酉）28岁

登拔萃科，武英殿朝考以四川省第一名入贡。

1898年（清光绪二十四年戊戌）29岁

戊戌变法，改八股为策论，未能中式。派充正蓝旗官学教习。一面教学，一面研医，同仁有疾，则求诊于先生。

1900年（清光绪二十六年庚子）31岁

八国联军攻破北京，慈禧、光绪仓惶出逃。先生在京，曾被迫为洋人背粮，兼在琉璃厂卖字，以维持生计。

1901年（清光绪二十七年辛丑）32岁

和议事成，两宫返跸，订立《辛丑条约》。适值先生教习期满，依例分发山东，先后任嘉祥、济阳、淄川知县。时山东省会设立高等学堂，先生亲为制定章程，并兼任教习。

1902年（清光绪二十八年壬寅）33岁

原配安夫人逝世。

1903年（清光绪二十九年癸卯）34岁

冬，继配饶琼蕊夫人来归。

1904年（清光绪三十年甲辰）35岁

长女世珠生。

1905年（清光绪三十一年乙巳）36岁

在嘉祥任，重修嘉祥县龙王庙，并亲自撰文书丹摩勒上石。

1908年（清光绪三十四年戊申）39岁

次子萧瑾（伯瑜）生。

1909年（清宣统元年己酉）40岁

三子萧璋（仲圭）生。

1910年（清宣统二年庚戌）41岁

三任知县任满，升知府，未到任。

1911年（清宣统三年辛亥）42岁

革命军兴，溥仪逊位。先生移居济南大明湖畔，以书画自娱。

1913年（民国二年癸丑）44岁

次女秾华生。

1914年（民国三年甲寅）45岁

奉调入京，先后任财政、农商二部及执政府、国务院秘书、参事，及农商部有奖债券局总办、内务部顾问等职。并被聘为内务部中医顾问。此时求诊者日多，医名日盛。

1916年（民国五年丙辰）47岁

在京，三女萧琼（重华）生。

1917年（民国六年丁巳）48岁

在京，四女农华生。

1925年（民国十四年乙丑）57岁

3月，孙中山先生逝世，逝前曾延先生往诊，先生断为肝绝，未予处方。

1928年（民国十七年戊辰）59岁

国民政府南迁，先生遂辞去一切职务。于北京西城购得数号之地，自筑“息园”，自号“息园医隐”，正式悬壶应诊。

1930年（民国十九年庚午）61岁

与曲阜孔伯华、萧山施今墨创办北京国医学堂，任北平国医馆董事。此后屡任北平市中医考试委员会委员。

1932年（民国二十一年壬申）63岁

北京国医学堂因故分而为两，施今墨先生主持华北国医学院，先生与孔伯华先生主持北京国医学院。发表《整理中国医药学意见书》。

1937年（民国二十六年丁丑）68岁

七七事变，北京沦陷。先生除诊务外，闭门谢客，常与诸老友以诗酒自娱，并自称“蛰蛰公”。

1941年（民国三十年辛巳）72岁

先生侄婿左君次修，在山东济南设立同康药房，聘先生为顾问。先生乃提供验方多则，制成成药。

1949年（己丑）80岁

中华人民共和国成立。先生深喜日月重光，乃命其侄婿左君次修为治一印，文曰“息翁今改不息翁”，以示其自强不息之意。是年被选为北京市各界人民代表大会代表。

1950年（庚寅）81岁

8月7日～19日，第一次全国卫生工作会议在北京召开，先生以华北区特邀代表出席。此次会上制定了“预防为主，面向工农兵，团结中西医”三大方针。北京市公共卫生局聘先生为中医师考试委员会委员。年末被聘为政务院（今国务院）文史研究馆馆员。

1952年（壬辰）83岁

10月，亚洲及太平洋区域和平会议召开，李济深先生礼请云门山虚云老和尚来京，住锡北京广济寺。是年虚老113岁高龄，长途跋涉，偶感风寒，延先生往诊，投药数剂，病即霍然。

1954年（甲午）85岁

当选为第一届人民代表大会代表，在大会上积极发言，并提请设立中医大学。出席全国高等医学教育会议。担任中华医学会副会长。

12月2日（农历十一月初八日），饶琼悫夫人逝世，享年74岁。

1955年（乙未）86岁

卫生部中医研究院（今中国中医科学院）成立，先生被聘为学术委员会委员。乃将旧藏国内仅有四部之珍本医籍日本文久元年江户学训堂印本《医方类聚》捐赠该院图书馆。秋，被聘为中国科学院生物学地学部学部委员、中华医学会副会长、北京中医学会耆宿顾问。中央人民医院聘先生为中医顾问，经常与钟惠澜院长探讨学术。是年《人民画报》五月号登载先生与钟惠澜院长的合影。

1957年（丁酉）88岁

因年老体弱，入中央人民医院疗养。

1958年（戊戌）89岁

长子世琛（元献）逝世，享年66岁。

1959年（乙亥）90岁

连选为第二届人民代表大会代表。

1960年（庚子）91岁

10月20日（九月初一日）凌晨五时三十分，逝于北京中央人民医院。治丧委员会人员组成：李德全、徐运北、钱信忠、傅连璋、郭子化、徐冰、连贯、童第周、章士钊、黄家驷、闫毅、钟惠澜、黄开云、车敏瞧、鲁之俊、李挺、王文鼎、蒲辅周、于道济、蒋兆和。

10月27日与夫人饶琼蕊女士合葬于北京香山万安公墓。

后记

穷二载之功，《萧龙友医集》终于和读者见面了，同时，也为先师龙友先生的著作整理工作画上了一个句号。先师毕生医学与文学、诗赋、著作颇丰。少年著作，多毁于庚子之乱，中年及老年著作，绝大部分于文革中为祝融氏吞噬。医案则1949年前从无存稿，有之则自1950年始，故先生医案，至此已全部包括在《北平四大名医医案选集》与本书中。文稿则因残存较少，无法单独成集，故附于本书之后，聊存雪泥鸿爪。

在编辑过程中，承蒙吕文瑞、周立荣女士大力协助，在此致以衷心的感谢！

甲午长至日绍重于古金城